柳氏中医灸方发微

柳少逸 ◎编著

中国中医药出版社
·北京·

图书在版编目（CIP）数据

柳氏中医灸方发微 / 柳少逸编著 . — 北京：
中国中医药出版社，2023.7
ISBN 978-7-5132-8262-8

Ⅰ . ①柳… Ⅱ . ①柳… Ⅲ . ①针灸疗法
Ⅳ . ① R245

中国国家版本馆 CIP 数据核字 (2023) 第 108045 号

中国中医药出版社出版

北京经济技术开发区科创十三街 31 号院二区 8 号楼
邮政编码　100176
传真　010-64405721
山东华立印务有限公司印刷
各地新华书店经销

开本 787×1092　1/16　印张 28.75　字数 576 千字
2023 年 7 月第 1 版　2023 年 7 月第 1 次印刷
书号　ISBN 978-7-5132-8262-8

定价　139.00 元
网址　www.cptcm.com

服 务 热 线　010-64405510
购 书 热 线　010-89535836
维 权 打 假　010-64405753

微信服务号　zgzyycbs
微商城网址　https://kdt.im/LIdUGr
官 方 微 博　http://e.weibo.com/cptcm
天猫旗舰店网址　https://zgzyycbs.tmall.com

如有印装质量问题请与本社出版部联系（010-64405510）
版权专有　侵权必究

灸疗史略

——兼述胶东柳氏医学流派及其灸方的研究（代序）

灸疗，是指用艾灸治疗疾病的一种方法，是中医学中的重要组成部分。因与针疗均是作用于人体穴位或部位上的非药物疗法，故多以针灸学并称。

灸疗，同中医其他疗法一样，是我国古代劳动人民在长期与疾病斗争中的宝贵遗产，其历史久远，且不绝于书。如《素问·异法方宜论》云："北方者，天地所闭藏之域也。其地高陵居，风寒冰冽。其民乐野处而乳食，脏寒生满病，其治宜灸焫。故灸焫者，亦从北方来。""焫"，烧也。"灸焫"，即灸法。此段经文表述了北方地区寒冷的气候，如人们的生活习惯，使人们内脏受寒，易生胀满之疾，故适宜用艾灸疗法以祛除疾病，此即《黄帝内经》"寒者热之"之治病大法也。如《灵枢·经脉》篇有"针所不为，灸之所宜"的记载，《灵枢·背腧》篇对五脏之腧，尚有"灸之则可，刺之则不可"的针灸宜忌。而最早的灸法专著，当属长沙马王堆出土的帛书《足臂十一脉灸经》及《阴阳十一脉灸经》。然该二书未有经穴的记载，也没有辨证施治及灸方的内容，是根据其一脉出现病候时，即在其脉上施灸。

至汉代张仲景在《伤寒杂病论》中，有灸法的论述。如117条治疗奔豚病，有"气从少腹上冲心者，灸其核上各一壮"的记载。晋代皇甫谧《针灸甲乙经》的问世，是历史上第一部针与灸并述的医学著作，且对灸法禁忌证的论述甚详。唐代孙思邈《千金要方》、王焘《外台秘要》，除对药物的应用外，尤重灸疗的应用。宋代是中国历史上医学鼎盛的时期，国家重视，皇帝和士人知医，促进了医学的发展，故宋代方书甚多，其中就有大量关于灸法的记载。如宋代王惟一《铜人腧穴针灸图经》、王执中《针灸资生经》，元代窦桂芳《针灸四书》、杜思敬《针经节要》，明代徐凤《针灸大全》、高武《针灸聚英》、汪机《针灸问对》、杨继洲《针灸大成》、无名氏《针灸六赋》，清代肖福庵《针灸全生》、王锡鑫《针灸便览》、李学川《针灸逢源》、廖润鸿《针灸集成》。

而作为灸疗的专著，有宋代闻人耆年《备急灸法》、窦材《扁鹊心书》，清代叶广祚《采艾编》，金冶田撰、雷少逸编之《灸法秘传》，陈廷铨《罗遗编》，吴亦鼎《神灸经纶》。

中华人民共和国成立后针灸学得到长足的发展，并有许多专著问世。尤自创建中医学院、针灸学院后，就有了统编教材《针灸学》课本。

元代窦桂芳《针灸四书》云："在昔孙公真人有曰：为医知药而不知针，知针而不知灸，不足以为上医。必也药与针灸三者俱通，始可与言医已矣。"由此可知，被后世称为药王的孙思邈，非但精于方药，也是一位"药与针、灸三者俱通"的医学大家。说明了自古针疗、灸疗与药物疗法，在中医学中均具重要的学术地位。鉴于此，胶东柳氏医学流派创始人柳吉忱先生课徒，有"三必""三知"之训，即"理必《内经》，法必仲景，药必《本经》""知方药，知针灸，知推拿"，并倡导要将推拿、针灸等非药物疗法提高到学科的平台来研究。故而柳少逸遵父训，其在中医多个领域中均有建树。如上世纪八九十年代，其出版专著有《少阳之宗》《人癌之战与三十六计》《杏苑耕耘录》等。他还主编了《中医外治疗法荟萃》《中医非药物疗法荟萃》《中医康复疗法荟萃》等。至 21 世纪，中国中医药出版社出版了少逸大夫整理其父、其师医疗经验的《柳吉忱诊籍纂论》《牟永昌诊籍纂论》及其父的《柳吉忱中医四部经典讲稿》（《内经讲稿》《本草经讲稿》《伤寒论讲稿》《温病学讲稿》），关于《黄帝内经》的研究，少逸大夫出版了《〈内经〉中的古中医学——中国象数医学概论》《经络腧穴原始》《五运六气三十二讲》《五运六气简编》；关于《伤寒杂病论》的研究，其出版了《伤寒方证便览》《金匮要略讲稿》《柴胡汤类方及其应用》；其学术研究与临床经验的专著有《柳少逸医论医话选》《柳少逸医案选》。

少逸大夫不但是一位方药应用的大家，而且也是一位针灸、推拿疗法的行家。他对经络学说及针灸学、推拿学的研究也多有建树，从其著《经络腧穴原始》可见端倪。其一，他在该著中提出了在经络系统中存在内、外两大络脉系统。如内络系统对胃肠型感冒及紫癜性肾病的临床治疗，提供了辨证施治的依据，并积累了丰富的临床经验。其二，他破译了《黄帝内经》针法、灸法，而立针方、灸方，并引申到推拿按摩学中而立摩方。其专著尚有《〈黄帝内经〉针法针方讲记》《医经学派推拿术讲稿》《小儿推拿讲稿——广意派传承录》《〈扁鹊心书〉灸法讲解》，及其对小儿脑瘫的临床综合研究，有《脑瘫中医治疗康复技术讲稿》。

前已讲到，关于灸法的研究，尚有《〈扁鹊心书〉灸法讲解》。少逸大夫认为，作为灸法灸方专著，当首推南宋以"三世扁鹊"自誉的窦材，其著有《扁鹊心书》传世。该书阐明了"当明经络""须识扶阳""大病宜灸"之奥蕴，验"黄帝灸法""扁鹊灸法""窦材灸法"于临床。尽管其法"周身用穴"仅有 26 处，然其施于临床的疾病谱，有 122 种之多，具有取穴少而精，方简力宏，执简驭繁的学术特点，即可将复杂证候，概括为一穴一法，尤便于基层医务人员掌握与应用。

近闻少逸大夫有《柳氏灸方发微》结集，邀我作序，阅其书稿，内容分四个章节表述。第一章，从脏腑经络论灸方；第二章，从经穴功效论灸方；第三章，从临床证候论灸方；第四章，从辨证施治论灸方。其中第一、三章，是探求《黄帝内经》的理论体系，阐发《黄帝内经》的灸法、灸方；第二、四章，是其传承吉忱公"理必《内经》，法必仲景，穴必《甲乙》"之庭训，更重要的是其有所创新，建立了灸方体系，完善了柳氏医派集药方、针方、灸方、摩方于一体的"四方交融"的施治体系。

2019 年 10 月 20 日，是柳氏医学流派创始人柳吉忱先生诞辰 110 周年纪念日，又恰逢《柳吉忱中医四部经典讲稿》出版，柳氏医派传承工作室主办了"纪念柳氏医学流派创始人柳吉忱先生诞生 110 周年座谈会暨学术传承研讨会、中国中医药出版社《柳吉忱中医四部经典讲稿》首发式"。我被邀入会，并有"顾后瞻前，继往开来"为文的讲话。

柳氏医派，创始人为柳吉忱先生，从 20 世纪 20 年代末发轫，至 50 年代中期，形成了一系列学术思想和临床经验，初步构建起学术框架和学术特色。经过六七十年代的传承发展，至 80 年代中期至 90 年代，理论体系和临床实践方法体系更加完善，第二代传承人创新了一系列的中医新理论、新命题、新范畴，诸如中国象数医学体系、内伤性疾病病机四论体系、太极思维临床辨证论治体系、中医复健医学体系及柳氏方证立论法式，使柳氏医派提升到了一个新的高度，学术影响日益扩大，除了得到国内中医学界的普遍认可外，甚至影响到日本，柳少逸大夫为其代表，蔡锡英大夫为其中坚。进入新世纪，柳氏医派第二代传承人更加成熟，反映柳氏医派特点的学术专著大量出版，医派特征日益凸显。第三代传承人逐渐成长、成熟，对柳氏医派的传承日趋规范，不断丰富柳氏医派的理论体系。特别是"柳少逸中医传承工作室"的建立，有着二三十年工作经历的第三代传承人，将临证及阅读古医籍所遇难题与柳氏医派相对应思考，经过理论—实践—再理论—再实践过程的几个反复，对柳氏医派的认识更加深入，对柳氏医派的传承更加踏实，对柳氏医派的实践更加深化，服务患者的方法更加熟练，临床疗效得到进一步提高，总结和发展柳氏医派的论文、专著正逐渐量产化。

我与少逸、锡英大夫及其父亲吉忱先生的认识始于 20 世纪 80 年代初，那时中医药学会分别成立了各专业委员会。随着各级中医院规模的发展，中医药的临床研究亦呈一派新的局面。但综合医院中医科及基层社会医疗机构中的中医人员，这一庞大群体则受到"冷落"，因综合医院中医人员，面临的是接诊西医各科无良好办法的疑难顽症，加之现代中青年中医对中药植物学、炮制学及针灸推拿学知识的匮乏，故针对这些业务工作特点，如何给他们提供一个学术交流的平台，是我关注的一个课题。故于1987年先后成立了山东半岛中医药研究协会（后更名为山东中医药学会民间疗法专业委员会）及齐鲁中青年中医读书会（后更名为山东中医药学会中青年中医读书会）。

作为首届中华中医药学会中医文化分会委员、山东中医药学会肾病专业委员会委员，少逸大夫均积极进行学术交流。自1988年起，受中华中医药学会、山东中医药学会的委托，先后主持召开了"中国象数医学学术研讨会""山东省中医非药物疗法学术研讨会""山东中医外治法学术研讨会""齐鲁名医学术思想研讨会""山东省中医学术发展战略研讨会""山东省海洋药物与中医临床学术研讨会""山东省中医保健学术研讨会""山东省地方中草药临床应用学术研讨会"等专题学术会议，为山东省中医药学术发展做了有益的工作。1987年少逸大夫与其父吉忱公创建了"山东扁鹊国医学校"，我任名誉校长。首届学生大都为全国各地的中医界子弟，学生在校期间系统接受理论学习，假期及实习期间多由其父辈临床带教。此校的举办意在开拓一条师徒传授与学历教育相结合的办学模式。为了保证有一个好的学风，学校以"一曰孝行，以亲父母；二曰友行，以尊贤良；三曰顺行，以事师长"的《周礼·三行》为校训。《礼记》有"凡学之道，严师为难""师严然后道尊，道尊然后民知敬学"之训。宋代欧阳修有"古之学者，必严其师，师严然后道尊"之教，此即俗语"严师出高徒"之谓。所以学校有一套严谨求实的管理制度。由于科学管理，学校各项工作扎扎实实，雁行有序。自1991年学生参加全国高等自学考试以来，成绩显著，受到各级教委的表扬。其后学校扩建为"山东烟台中医药专修学院"，被省教委批复为中医非学历高校。

作为胶东柳氏医学流派创始人，柳吉忱先生六岁入本族私塾，民国时期入高小、中学，后拜儒医李兰逊先生为师，尽得其传。其曾先后毕业于天津尉稼谦、上海恽铁樵国医班。1941年参加抗日工作，以老师、医师身份为掩护从事地下革命活动。中华人民共和国成立后历任栖东县立医院、栖霞县人民医院业务院长，烟台市莱阳中心医院中医科主任。受山东省莱阳专员公署委派，1954年至1958年，柳吉忱先生负责莱阳专区的中医培训工作，主办了七期中医进修班，并亲自授课，讲授《黄帝内经》《伤寒论》《金匮要略》《本草经》《温病条辨》和《中国医学史》，为本地区培养了大批中医骨干，一部分成为筹建山东中医药学校的骨干教师，一部分成为组建半岛地县级医院的骨干中医师。20世纪六七十年代，其又教子课徒十余人，故山东诸多名医均出自其门下。

医学流派在中医药传承发展过程中，发挥了重要作用，而柳吉忱先生创立的柳氏医学流派，为山东中医学的发展添写了精彩的一页。其传承脉络清晰，理论体系完整，临床效果显著，学术思想成熟，学术架构全面，学术著作丰富。近期在与柳少逸大夫的学生王永前通话中得知，柳吉忱先生的诸多遗稿正在由柳少逸、蔡锡英及其学生进行整理，而第二代、第三代传人的著作也有一批结集，少逸大夫的《柳氏灸方发微》即是其中一部。今以"灸疗史略 —— 兼述胶东柳氏医学流派及其灸方的研究"为题，是为序。

蔡剑前

2020 年孟夏于泉城济南

自　序

　　昔药王孙思邈在《备急千金要方》中云："若针而不灸，灸而不针，皆非良医也。针灸而不药，药而不针灸，尤非良医也。"而元代窦桂芳在《针灸四书》中，将"知药""知针""知灸"列为"上医"必备的医术。故在余习医之初，家父吉忱公就有"知方药，知针灸，知推拿"之庭训。其非但在教子课徒中，而在临床带教进修、实习学生中，尚有"凡业医者，不但要精通药物疗法，尚须精通针灸、推拿等非药物疗法"之论，并以明代名医龚廷贤为例，其云："古之精于针灸、推拿术者，亦均是方药应用之大家。"并提出"针灸术、推拿术，不可视为雕虫小技，而应使其从民间疗法的层面，提升到学科发展的平台上去"并躬身力行之，拓展之，传授之。且将针灸、按摩处方化，而立针方、灸方、摩方施于临床，与药方"杂合以治"，形成四方交融的临床特点。

　　习医之初，吉忱公首先让余熟读《灵枢》以明理，继而研学皇甫谧的《针灸甲乙经》。当我读到明代杨继洲《针灸大成》，见"诸家得失策"篇"人之一身，犹之天地，天地之气，不能以恒顺，而必待于范围之功。人身之气，不能以恒平，而必待于调摄之技。故其致病也，既有不同，而其治之，亦不容一律，故药与针灸不可缺一者也"之论时，则进一步加深了对针灸术在中医学中的重要地位的认识，方知孙思邈"知针知药，故是良医"及家父"三知"之训的深刻寓意，更加坚定了余恪守"知方药，知针灸，知推拿"之庭训的修为。

　　"不言春作苦，常恐负所怀"家父对余冀以厚望，并以"君子之学，不为则已，为则必其成，故常百倍其功"督学。日间忙于诊务，读书只有"三余广学""焚膏油以继晷，恒兀兀以穷年"。每有会意，便欣然忘食，凝于笔端。除基础理论方药研外，也有针灸、推拿的医著付梓。为了普及灸法在基层医疗保健中的应用，而有《〈扁鹊心书〉灸法讲解》结集，于 2018 年由中国中医药出版社出版发行。自 2018 年"柳少逸中医传承工作室"建立，在学生随诊中，见余除有方药处方外，尚有针灸、推拿处方之施。因余之针灸、推拿专著《经络腧穴原始》《〈黄帝内经〉针法针方讲记》《医经学派推拿术讲稿》《小儿推拿讲稿——广意派传承录》，同学们持有之，并学研之，习用之，唯柳氏医派之"灸术"尚未通晓，于是在课徒中，做了"柳氏灸方发微"的系列讲座，同时有了编撰"柳氏医派灸术"医著的意向。

庚子正月，因疫情"居家隔离"，故得暇将《方证立论法式与临床》的初稿校对了一遍。因闲暇无事，便阅读了《伤寒论》《温病条辨》及《时病论》等热病文献，又阅读了家父吉忱公的《伤寒论讲稿》和《温病学讲稿》，又从网上关注了全国抗击"新型冠状病毒"的进展，因不在一线，只在工作室、网上与同学们内部交流。二儿子朝晏在乡镇工作，天天在"封城""封村"一线，小儿子朝晴逆行在"新冠肺炎"一线，他们家里都有"燃艾除瘟"之举，故而余就将撰述《柳氏灸方发微》一事提上了日程。本著的结集想表述的是药物内服法与针灸、推拿术等非药物疗法，同为中医两大治疗技术体系。诚如孙思邈所云："汤药攻其内，针灸攻其外，则病无所逃矣。方知针灸之功过半于汤药矣。"对针灸、推拿术家父有"理必《内经》，法必仲景，穴必《甲乙》"之庭训，故对诸术研究终年。而对经络的基础知识及针灸、推拿术的治病原理及法则，在拙著《经络腧穴原始》《〈黄帝内经〉针法针方讲记》《〈扁鹊心书〉灸法讲解》中各有论述。故本集重点介绍的是灸方的临床应用，并从"从脏腑经络论灸方""从经穴功效论灸方""从临床证候论灸方"和"从辨证施治论灸方"四个章节讲解之。

清代吴亦鼎《神灸经纶》尚云："灸者，温暖经络，宣通气血，使逆者得顺，滞者得行，诚前圣之妙用，而惠人于无穷也。"余穷研《灵枢》及《针灸甲乙经》以降针灸学诸籍，多用之，拓展之，以冀将"前圣之妙用"传承之，若能"惠人于无穷"，则家父吉忱公创立"灸方"之功德可彰也！斯为序。

柳少逸
2020 年于三余书屋

目 录

第一章 从脏腑经络论灸方

《灵枢·本脏》篇云："经脉者，所以行血气而营阴阳，濡筋骨，利关节者也。"《灵枢·经水》篇云："五脏六腑十二经水者，外有源泉，而内有所禀，此皆内外相贯，如环无端，人经亦然。"故继而《难经·二十三难》有"经脉者，行气血，通阴阳，以荣于身者也"的论述，明代张介宾《类经》有"经脉者，脏腑之枝叶；脏腑者，经脉之根本"和"经脉营行表里，故出入脏腑，以次相传"的记载。由此可见，经络是内连脏腑，外络肢节，沟通内外，贯穿上下，运行气血的径路。故本章是以脏腑经络理论为指导，阐述灸方的临床应用，实则表述《黄帝内经》灸方的作用。

第一节 手太阴肺经灸方

《灵枢·经脉》篇云："肺手太阴之脉……是动则病肺胀满，膨膨而喘咳，缺盆中痛，甚则交两手而瞀，此为臂厥。是主肺所生病者，咳，上气喘渴，烦心胸满，臑臂内前廉痛厥，掌中热。气盛有余，则肩背痛，风寒，汗出中风，小便数而欠。气虚则肩背痛寒，少气不足以息，溺色变。为此诸病，盛则泻之，虚则补之，热则疾之，寒则留之，陷下则灸之，不盛不虚以经取之。盛者寸口大三倍于人迎，虚者则寸口反小于人迎也。"此段经文表述了该经的异常变动，即本经受外邪扰动而生"是动则病"的病候。清代张志聪《黄帝内经灵枢集注》注云："是动者，病因于外。"主要病候是"肺胀满，膨膨而喘咳，缺盆中痛，甚则交两手而瞀，此为臂厥"。"臂厥"，病名，厥作逆解，即气逆两手交叉于胸前的证候。尚有"是主肺所生病"的病候，系指本脏腑自身所主，由内而生的疾病。对此，张志聪注云："所生者，病因于内。"主要病候是"上气喘渴，烦心胸满，臑臂内前廉痛厥，掌中热"。《难经·二十二难》云："经言脉有是动，有所生病。一脉变为二病者，何也？然，经言是动者，气也；所生病者，血也。邪在气，气为是动；邪在血，血为所生病。气主煦之，血主濡之。气留而不行者，为气先病也；血壅而不濡者，为血后病也。故先为是动，后所生病也。"然临证当以病机而辨证施治，诚如张志聪所云："凡病有因于外者，有因于内者，有因于外而及于内者，有因于内而及于外者，有外内之兼病者。本篇统论脏腑经气，故曰肺手太阴之脉，曰是动，曰所生，治病者当随其所见之证，以别外内之因，又不必先为是动，后及所生，而病证之毕具也。"故概而论之，该经主要病候为咳嗽，气喘，少气不足以息，咳血，伤风，胸部胀满，咽喉肿痛，缺盆部及手臂内侧前缘痛，肩背寒冷、疼痛。通过上段经文可知，手太阴肺经的异常，可见"肺胀满""喘咳""臂厥""上气喘渴""烦心胸满"等肺脏病候及"缺盆中痛""臑臂内前廉痛厥""掌中热"等肺经循行部位的异常病候。其证分虚实，文中有"气盛有余，则肩背痛，风寒汗出中风，小便数而欠。气虚则肩背寒痛，少气不足以息，溺色变""盛者寸口大三倍于人迎，虚者则寸口反小于人迎也"之论，其治则，有"盛则泻之，虚则补之，热则疾之，寒则留之，陷下则灸之，不盛不虚，以经取之"之论。此乃针灸之大法也。或盛者，或虚者，均可取"五输穴"施以灸术。概而论之，名"手太阴肺经灸方"。

1. 肺俞灸方

肺俞，为足太阳膀胱经循行于背部的腧穴，内应肺脏，具调肺气，止咳喘，和营卫，实腠理之功，故有主治咳嗽，气喘，吐血，骨蒸，潮热，盗汗诸候。今施以灸法，名曰"肺俞灸方"。

2. 肺经五输灸方、肺经四时灸方

《灵枢·本输》篇云："凡刺之道，必通十二经络之所终始，络脉之所别处，五输之所留，六腑之所与合，四时之所出入，五脏之所溜处，阔数之度，浅深之状，高下所至。""道"者，法则也，大法也。此亦针灸治疗手太阴肺经病之要点也。本篇续云："肺出于少商，少商者，手大指端内侧也，为井木；溜于鱼际，鱼际者，手鱼也，为荥；注于太渊，太渊，鱼后一寸陷者中也，为俞；行于经渠，经渠，寸口中也，动而不居，为经；入于尺泽，尺泽，肘中之动脉也，为合，手太阴经也。"此言肺经之井荥输经合也。由此可知五输穴是指十二经脉分布于肘膝以下井、荥、输、经、合五类腧穴的简称。古人将气血在经脉中运行的情况，用自然界水的流向做比喻，对经气流注由小到大，由浅至深，注入海洋的动向，用以说明经气在运行中所过部位深浅的不同，而具有不同的作用。故对手太阴肺经五输穴施以灸术，名"肺经五输灸方"。肺经之井穴少商，有通肺气，敷津液，通窍络，利咽喉之功，而适用于咳嗽，气喘，咽喉肿痛，鼻衄，重舌，中风昏迷，癫狂诸候。《灵枢·顺气一日分为四时》篇云："病在脏者，取之井。"故肺经有病，可灸井穴少商，名"肺病少商井穴灸方"。阴经五输穴配五行，则为井木，荥火，输土，经金，合水。经云："盛则泻之，虚则补之。"尚可根据五行生克乘侮理论指导临床实践。如肺经在五行属金，肺经实证可取肺经五输穴中属水的合穴尺泽，因金生水，水为金之子，灸尺泽即"实则泻其子"之意，名"肺实尺泽灸方"；若肺经虚证，可灸肺经五输穴中属土的输穴太渊，以其培

土生金之功而病愈，此"虚则补其母"之意，名"肺虚太渊灸方"。经曰"不盛不虚，以经取之"意为病候无明显虚实之征，当灸肺经五输穴中的经穴经渠，名"手太阴经穴灸方"。

《灵枢·本输》篇云："春取络脉诸荥大经分肉之间，甚者深取之，间者浅取之。夏取诸俞孙络肌肉皮肤之上。秋取诸合，余如春法。冬取诸井诸俞之分，欲深而留之。此四时之序，气之所处，病之所舍，针之所宜。"张志聪注云："此论阴阳气血，又随四时之生长收藏，而浅深出入也。"《灵枢·顺气一日分为四时》篇云："顺天之时，而病可与期。顺者为工，逆者为粗。"此即《黄帝内经》天人相应的整体观的思想。"脏主冬，时主夏，音主长夏，味主秋，色主春"，故有"脏主冬，冬刺井；色主春，春刺荥；时主夏，夏刺输；音主长夏，长夏刺经；味主秋，秋刺合，是谓五变以主五输"。盖因五脏主藏，其气应冬，井之气深，故应冬取井穴；五色蕃华，其气应春，荥穴气微，故应春取荥穴；五时长养，其气应夏，输穴气盛，故应夏取输穴；五音繁盛，气应长夏，故应秋取经穴；五味盛熟，以养五脏，其气应秋，故取合穴。此即春取荥，夏取输，长夏取经，秋取合，冬取井之序也。故肺经发生异常变动而生疾，可春取其荥穴鱼际，夏取其输穴太渊，长夏取其经穴经渠，秋取其合穴尺泽，冬取其井穴少商。故概而论之，对诸穴施以灸术，名"肺经四时灸方"。分而论之，有"春灸荥穴方""夏灸输穴方""长夏灸经穴方""秋灸合穴方""冬灸井穴方"。

3. 肺经原穴灸方

《黄帝内经》对取原穴法，非常重视，其云："凡此十二官者，不得相失也。"并谓有"全神养真之旨，亦法有修真之道"，非独为治病之法。《素问·刺法论》云："肺者，相傅之官，治节出焉，可刺手太阴之源。"盖因肺经的职能犹如宰相，以灸法代针法，取肺经的原穴太渊，同样有治理调节一身之功。《灵枢·九针十二原》篇云："五脏有六腑，六腑有十二原……五脏有疾，当取之十二原。"此言五脏六腑之有疾者，当取之十二原穴。该篇云："阳中之少阴，肺也，其原出于太渊。"太渊为手太阴肺经之原穴，为脉之会穴，尚为肺经之输穴，又为手太阴肺经之本穴，具有激发肺经脉气之功，为咳喘，咳血，咽干，咽喉肿痛，缺盆中痛，胸膺满痛，上臂内侧痛之治穴。故肺经之异常发生疾病，可灸肺经之原穴太渊，名"肺经原穴灸方"。

4. 肺病灸方

《素问·脏气法时论》云："肺病者，喘咳逆气，肩背痛，汗出，尻阴股膝髀腨胻足皆痛；虚则少气不能报息，耳聋嗌干，取其经，太阴、足太阳之外厥阴内血者。"盖因肺主气而发源于肾，二经经气相通。"足太阳之外厥阴内"，即足少阴肾经之脉，其直者从肾上贯膈入肺中，循咽喉夹舌本。故其治，取手太阴肺经之经穴经渠，足少阴肾经之经穴复溜，施以灸术，方名"肺病灸方"或名"肺肾经穴灸方"。盖因经渠乃手太阴肺经之经穴，气血运行至此，运行不绝。故《难经》谓"经渠主喘咳寒热"，以其具宣发肺气、清热散邪、消胀除满之功，而为咳喘，咽喉肿痛，咽痛，热病汗不出，掌中热，手腕痛之治穴；复溜乃足少阴肾经之经穴，能补肾益元，促气化，解表实腠，止咳定喘，有汗能止，无汗能发，而为气虚咳喘之治穴。经渠、复溜两穴相伍，功效倍增，施以灸术，名"肺病灸方"。

5. 手太阴标本灸方

《灵枢·卫气》篇云："五脏者，所以藏精神魂魄者也。六腑者，所以受水谷而行化物者也。其气内于五脏，而外络肢节。其浮气之不循经者为卫气，其精气之行于经者为营气，阴阳相随，外内相贯，如环之无端，亭亭淳淳乎，孰能穷之。然其分别阴阳，皆有标本虚实所离之处。能别阴阳十二经者，知病之所生；候虚实之所在者，能得病之高下；知六腑之气街者，能知解结契绍于门户；能知虚石之坚软者，知补泻之所在；能知六经标本者，可以无惑于天下。"足见"六经标本"在中医临床中的重要作用，该篇记云："手太阴之本，在寸口之中，标在腋内动也。"马莳注云："手太阴肺经之本，在寸口之中，即太渊穴，标在腋内动脉，即中府穴。"本者，犹木之根本，标者，犹树之杪梢。大凡手足诸经，在下为本，本虚则厥，盛则热；在上为标，标虚则眩，标盛则热而痛。治之之法，虚则补之，实则泻之，故手太阴肺经之病，取中府伍太渊，有激发肺经经气，调节手太阴肺经的功能，施以灸术，名"手太阴标本灸方"。又因中府为肺之募穴，手足太阴经交会穴，为中焦脾胃之气汇集于肺经之处，而有益气宣肺，止咳定喘，健脾和胃，解痉止痛之功，故为咳喘，肺胀满，胸痛，肩背痛，喉痹，瘿瘤之治穴；太渊为手太阴肺经之输穴、原穴，又为脉之会穴，故以其宣达肺气，敷布气血，调和营卫之功，而为治经疾患之要穴。中府、太渊两穴相须为用，为治手太阴肺经疾病之要方。

6. 胸街灸方

《灵枢·动输》篇云："四街者，气之径路也。"气街，是指经气聚集通行的共同道路。其作用是在十二经脉气血运行于四肢末端及头部时，因猝逢大寒或邪风侵袭而受阻时，经气会沿着气街这一通道，复还原经脉而不失终而复始之循环。对此，《灵枢·卫气》篇云："胸气有街，腹气有街，头气有街，胫气有街。""气在胸者，止之膺与背腧。"膺腧，乃中府之别名，乃肺之募穴，又为手足太阴经交会穴，有益气宣肺，止咳定喘之功；背腧，当为膈俞，膈俞又为血会，内应胸膈，具清营凉血，宽胸利膈，止咳定喘之功，故为咳喘，胸胀满，咳血，衄血之治穴。故肺经之病或生于外，或生于内，或属"是动则病"，或属"是主肺所生病"，均可取中府与膈俞，施以灸术，名"胸街灸方"，具激发经气及调节脏腑经络功能之效。

7. 气海灸方

《灵枢·海论》云："人亦有四海、十二经水。经水者，皆注于海……人有髓海，有血海，有气海，有水谷之海，凡此四者以应四海也。"盖因人合天地四海升降出入，医者当善调之，否则败乃至也，故《灵枢·海论》尚有"凡此四海者""得顺者生，得逆者败，知调者利，不知调者害"之论。何谓气之海？该篇有云："膻中者为气之海，其输上在于柱骨之上下，前在于人迎。""柱骨之上下"，即天柱穴。膻中为气会，有益气宽胸，止咳定喘之功，故为气喘，胸痛之治穴；人迎乃足阳明胃经之穴，又为足阳明、足少阳交会穴，故具调气血，和脾胃，达枢机之功，以助气血生化之源。天柱乃膀胱经在颈部"通天"处之穴，位于项双侧，有通达膀胱经脉气之功，与膻中、人迎相伍，施以灸术，名"气海灸方"，乃为肺经气虚诸候之用方。对其应用，《灵枢·海论》尚云："天地阴阳之道，更相和平者也，故有余不足，皆为之逆，膻中者，宗气之所居，上出于喉，以司呼吸，故气海有余者，气满胸中，气息悗乱，气上逆故面赤也。气海不足，则气少，气少故不足以言。"该篇又云："气海有余者，气满，胸中悗息，面赤。气海不足，则气少不足以言。"故"气虚则肩背痛寒，少气不足以息"者，或刺之，或灸之，或摩之，均可愈病。

8. 手太阴盛络灸方

《灵枢·根结》篇云："十二经脉者，盛络皆当取之。"故取手太阴之井穴少商，原穴太渊，经穴经渠，络穴列缺，上臂之天府，名"手太阴盛络灸方"。以其通达肺经脉气之功，而为肺经病之重要治方。

9. 邪在肺灸方

《灵枢·五邪》篇云："邪在肺，则病皮肤痛，寒热，上气喘，汗出，咳动肩背。取之膺中外腧，背三节五脏之旁……取之缺盆中以越之。"盖因邪在肺，肺合皮毛，邪郁，故皮肤痛，发为寒热，气逆而喘；腠理疏，故汗出。肺为五脏六腑之华盖，肩乃肺经脉气所行之处，故"邪在肺"，取膺中外腧云门、中府等穴，又取背三节旁之肺俞，五椎旁之心俞，俾气血之运行通畅，营卫得调，则在肺之邪得去。尚必取缺盆穴，或扶突穴，使邪气从上或从腑以越犯肺之邪得解。今施以灸术，名"邪在肺灸方"。

第二节　手阳明大肠经灸方

《灵枢·经脉》篇云："大肠手阳明之脉……是动则病齿痛颈肿。是主津液所生病者，目黄口干，鼽衄，喉痹，肩前臑痛，大指次指痛不用。气有余则当脉所过者热肿，虚则寒栗不复。为此诸病，盛则泻之，虚则补之，热则疾之，寒则留之，陷下则灸之，不盛不虚以经取之。盛者人迎大三倍于寸口，虚者人迎反小于寸口也。"此段经文表述了手阳明大肠经的异常变动。"鼽衄"，鼽者，鼻流清涕之谓；衄者，鼻出血之谓。"喉痹"，凡喉中壅塞不通的疾患，统称为喉痹。马莳注云："及其动穴验病，则为齿痛，以脉入齿缝也。为颈肿，脉上行也。""是主津液所生之病耳，又有诸之生，或出本经，或由合经，为目黄，大肠内热也。为口干，脉夹口也。为鼽为衄，脉夹鼻孔也。为喉痹，脉出夹口也。为肩之前臑痛，脉上臑肩也。为大指次指不能举用，井荥五输，皆由次指而上也。"故概而论之，该经之主要病候为腹痛，肠鸣泄泻，便秘，痢疾，咽喉肿痛，齿痛，鼻流清涕或出血及本经循行部位疼痛，热肿或寒冷等。同时证分虚实，故该篇又云："气有余则当脉所过者热肿，虚则寒栗不复。"宗"为此诸病，盛则泻之，虚则补之，热则疾之，寒则留之，陷下则灸之，不盛不虚以经取之"之法，施以灸术，名"手阳明大肠经灸方"，均取大肠经之"五输穴"而调之。何以知病之虚实，《灵枢》经有统一的诊法，即诊寸口、人迎法。

1. 大肠俞灸方

大肠俞，为足太阳膀胱经循行于背部的腧穴，内通大肠腑，具疏通大肠腑气之功，为腹痛，腹胀，肠鸣，泄泻，便秘，腰痛之治穴。今施以灸法，名"大肠俞灸方"。

2. 大肠病商阳灸方、大肠经下合灸方、大肠经四时灸方

《灵枢·本输》篇云："大肠上合手阳明，出于商阳，商阳，大指次指之端也，为井金；溜于本节之前，二间，为荥；注于本节之后，三间，为输；过于合谷，合谷，在大指歧骨之间，为原；行于阳溪，阳溪，在两筋间，陷者中也，为经；入于曲池，在肘外辅骨陷者中，屈臂而得之，为合，手阳明也。"此乃言大肠经之井荥输原经合也。大肠之为腑在下，而其经脉在上，故谓"大肠上合手阳明"。《灵枢·顺气一日分为四时》篇云："病在脏者，取之井。"鉴于以腑合脏之理，故大肠经病变可灸其井穴商阳，名"大肠病商阳灸方"。

阳经五输穴配属五行则为井金，荥水，输木，经火，合土。根据《灵枢》经"盛者泻之，虚者补之"之治病法则及五行生克乘侮之理，大肠经五行属金，宗"实则泻其子"之法，取大肠经中属水之荥穴二间，因金生水，水为金之子，故有二间之治，名"肠实二间灸方"。宗"虚则补之"及"虚则补其母"之法，取大肠经之属土之合穴曲池，乃土生金，土为金之母之谓，故有曲池之灸，名"肠虚曲池灸方"。经云："不盛不虚，以经取之。"故病候无明显虚实之分者，灸大肠经之经穴阳溪，名"手阳明经穴灸方"。《灵枢·邪气脏腑病形》篇云："大肠合于巨虚上廉……大肠病者，肠中切痛而鸣濯濯，冬日重感于寒即泄，当脐而痛，不能久立，与胃同候，取巨虚上廉。"故灸手阳明大肠经之下合穴上巨虚，名"大肠经下合灸方"。

《灵枢·本输》篇云："春取络脉诸荥大经分肉之间，甚者深取之，间者浅取之；夏

取诸腧孙络肌肉皮肤之上；秋取诸合，余如春法；冬取诸井诸腧之分，欲深而留之。此四时之序，气之所处，病之所舍，针之所宜。"故大肠经病候，可春取大肠经之荥穴二间，夏取输穴三间，长夏取经穴阳溪，秋取合穴曲池，冬取井穴商阳。今施以灸术，名"大肠经四时灸方"。

3. 大肠经原穴灸方

《灵枢·本输》篇云："过于合谷，合谷，在大指歧骨之间，为原。"故合谷为手阳明大肠经之原穴。宗《灵枢·九针十二原》篇之法，手阳明大肠经有疾，可取该经之原穴合谷。《素问·刺法论》云："大肠者，传导之官，变化出焉，可刺大肠之原。"意谓大肠的职能犹如传导之官，变化糟粕由此而出，可取大肠经的原穴合谷，以促传导之功。今施以灸术，名"大肠经原穴灸方"。

4. 手阳明标本灸方

《灵枢·卫气》篇云："能知六经之标本者，可以无惑于天下。""手阳明之本，在肘骨中，上至别阳，标在颜下合钳上也。"对此，马莳注云："手阳明大肠之本，在肘骨中曲池穴，上至别阳，标在颜下合于钳上，疑是胃经头维穴。"曲池乃手阳明经之合穴，又为该经之本穴，具激发本经脉气之功；其标穴为足阳明经之头维穴，具汇聚转输手足阳明经脉气之功，故对两穴施以灸术，名"手阳明标本灸方"，为手阳明大肠经病之治方。

5. 手阳明根结灸方、手阳明盛络灸方

《灵枢·根结》篇云："不知根结，五脏六腑，折关败枢，开阖而走，阴阳大失，不可复取。"盖因脉气所起为根，所归为结。故继而言有关经脉之根结，即每经各有其根穴和结穴，以通达该经之经气，概而论之，名"根结灸方"。盖因该篇统论三阴三阳之气合于六经，根于下而结于上，继而复分论三阳之气，入于手足之经，皆循颈项而上出，故曰："此所谓十二经者，盛络皆当取之。"其功效诚如张志聪所云："谓手足十二经脉，皆从四肢五俞而归于中，复从中而上出颈项，此章论三阴三阳之气，合于六经，而复出于脉外，五十二篇论荣气，七十一篇论宗气，盖三阴三阳，荣气宗气相将而行于经脉皮肤，形身脏腑，外内出入，环转无端，是以数篇辞句相同，而所论者各别。学者分而论之，合而参之，人之阴阳血气，有形无形，应天地之五运六气，寒暑往来，如桴鼓影响之相合也。"今统名"盛络灸方"。《灵枢·根结》篇云："手阳明根于商阳，溜于合谷，注于阳溪，入于扶突、偏历也。"意谓商阳为手阳明之根穴，伍该经结穴天部之扶突施以灸术，可名"手阳明根结灸方"。若商阳伍本经之原穴合谷、经穴阳溪、络穴偏历、颈穴扶突施以灸术，即名"手阳明盛络灸方"，以其通达手阳明大肠经脉气之功，为手阳明大肠经病之要方。

6. 邪客手阳明之络灸方

《素问·缪刺论》云："邪客于手阳明之络,令人气满胸中,喘息而支胠,胸中热,刺手大指次指爪甲上……左刺右,右刺左。""胠",腋下胁肋处。"支胠",谓胁肋部撑胀感。盖因该经自肩端入缺盆,其支别者,从缺盆中直上颈,故病如是,而有其井穴商阳之治,今变针方为灸方,名"邪客手阳明之络灸方"。该篇又云:"邪客于手阳明之络,令人耳聋,时不闻音,刺手大指次指爪甲上,去端如韭叶,各一痏,立闻。不已,刺中指爪甲上与肉交者,立闻。其不时闻者,不可刺也。耳中生风者,亦刺之如此数。左刺右,右刺左。"盖因手阳明经之络支别者入耳会于宗脉,若邪客手阳明之络,"留而不去"故令人耳聋时不闻声,或耳鸣,故有手阳明之井穴商阳之取;又因手厥阴之络亦会于耳中,故取商阳未见效,加取手厥阴之井穴少冲,行之灸法,亦名"邪客手阳明之络灸方"。

第三节 足阳明胃经灸方

《灵枢·经脉》篇云:"胃足阳明之脉……是动则病洒洒振寒,善呻,数欠,颜黑,病至则恶人与火,闻木声则惕然而惊,心欲动,独闭户塞牖而处,甚则欲上高而歌,弃衣而走,贲响腹胀,是为骭厥。是主血所生病者,狂疟,温淫汗出,鼽衄,口喎,唇胗,颈肿,喉痹,大腹水肿,膝膑肿痛,循膺、乳、气街、股、伏兔、骭外廉、足跗上皆痛,中指不用。气盛则身以前皆热,其有余于胃,则消谷善饥,溺色黄。气不足则身以前皆寒栗,胃中寒则胀满。为此诸病,盛则泻之,虚则补之,热则疾之,寒则留之,陷下则灸之,不盛不虚以经取之。盛者人迎大三倍于寸口,虚者人迎反小于寸口也。"此段经文表述了足阳明胃经的异常变化,"骭厥",骭指足胫。骭厥,是指气自胫上逆之谓。"狂疟温淫",疟疾温病,因发高热而如狂,故称狂疟。淫,指太过之谓,温淫,意谓发热的温病。"唇胗",《说文》云:"唇疡也。"故概而论之,该经的主要病候,为肠鸣腹胀,水肿,胃痛,呕吐或消谷善饥,嗳气脘痞,口渴,唇疡,咽喉肿痛,鼻衄,胸部及膝膑等本经循行部位疼痛,热病发狂等证,鉴于证分虚实,故该篇又云:"气盛则身以前皆热,其有余于胃,则消谷善饥,溺色黄。气不足则身以前皆寒栗,胃中寒则胀满。"其治,与它经一样,有"为此诸病,盛则泻之,虚则补之,热则疾之,寒则留之,陷下则灸之,不盛不虚,以经取之"。概而论之,施以灸法,名"足阳明胃经灸方"。均取其五输穴而调之。何以知虚实,当诊寸口,人迎之脉,"盛者人迎大三倍于寸口,虚者人迎反小于寸口也"。

1. 胃俞灸方

胃俞,为足太阳膀胱经循行于背部的腧穴,内应胃腑,具调中和胃,消胀除满之功，而为胃脘痛，腹胀，呕吐，肠鸣之治穴。今施以灸法，名"胃俞灸方"。

2. 胃经五输灸方、胃经下合灸方、胃经四时灸方

《灵枢·本输》篇云："胃出于厉兑，厉兑者，足大指内次指之端也，为井金；溜于内庭，内庭，次指外间也，为荥；注入陷谷，陷谷者，上中指内间，上行二寸，陷者中也，为输；过于冲阳，冲阳足跗上五寸陷者中也，为原，摇足而得之；行于解溪，解溪，上冲阳一寸半，陷者中也，为经；入于下陵，下陵，膝下三寸，胻骨外三里也，为合；复下三里三寸，为巨虚上廉，复下上廉三寸，为巨虚下廉也，大肠属上，小肠属下，足阳明胃脉也。大肠、小肠皆属于胃，是足阳明也。"此段经文表述了胃经井荥输经合之穴，故取胃经五输穴，施以灸术，名"胃经五输灸方"。足三里，上、下巨虚，分别为胃、大、小肠经之下合穴，鉴于胃为五脏六腑之海，且大、小肠受盛胃腑水谷之余，济泌别汁而生津液，故皆属于胃，是以大肠受胃腑之经气，而属于巨虚上廉，小肠属巨虚下廉。《灵枢·邪气脏腑病形》篇云："胃合入于三里……胃病者，腹䐜胀，胃脘当心而痛，上肢两胁，膈咽不通，食饮不下，取之三里也。"故足三里乃胃经之下合穴，施以灸术，名"胃经下合灸方"。而取上巨虚，为"大肠经下合灸方"，取下巨虚，为"小肠经下合灸方"。

根据《灵枢》"病在脏者，取之井"之理，故胃经病可取其井穴厉兑，施以灸术，名"胃病厉兑灸方"。尚可根据《灵枢》"盛者泻之，虚者补之"之法则及五行生克乘侮规律，宗"实则泻其子"法，胃与脾五行属土，取胃经中属金之井穴厉兑，因土生金，金为土之子，故有厉兑之施，又名"胃实厉兑灸方"。宗"虚则补其母"法，灸胃经中属火之经穴解溪，因火生土，火为土之母，故有解溪之用，名"胃虚解溪灸方"。宗"不盛不虚，以经取之"之法，故胃经病未见明显虚实之候，可灸胃经之经穴解溪，名"足阳明经穴灸方"，乃同穴异名之灸方。根据《灵枢》春取荥，夏取输，长夏取经，秋取合，冬取井之脏气法时规律，故胃经病有春取荥穴内庭，夏取输穴陷谷，长夏取经穴解溪，秋取合穴足三里，冬取井穴厉兑之治，施以灸术，名"胃经四时灸方"。

3. 胃经原穴灸方

冲阳乃足阳明胃经之原穴，乃阳气必由之要冲，可促进胃之受纳腐熟水谷之功，脾之气血生化之功，故又有补气血，和营卫，疏通经络之效。宗《灵枢·九针十二原》篇"五脏有疾，当取十二原"之法，若胃经发生异常而生疾病，可取胃经原穴冲阳以治之。《素问·刺法论》云："胃为仓廪之官，五味出焉，可刺胃之源。"意为胃的职能犹如仓库，饮食五味由此而出，今可变针方为灸方，取胃经的原穴冲阳。名"胃经原穴灸方"。

4. 足阳明标本灸方

《灵枢·卫气》篇云："能知六经之标本者，可以无惑于天下。"大凡本在人体四肢

部，标在人体头面部。故对标本施术，可通达该经之经气，而无疾病发生。又云："足阳明之本在厉兑，标在人迎颊夹颃颡也。"故足阳明之本穴为厉兑，标穴为人迎，今对厉兑伍人迎而灸之，名"足阳明标本灸方"，可治疗胃经之诸病候。

5. 水谷之海灸方

《灵枢·海论》云："胃者水谷之海，其腧上在气街，下至三里。"意谓水谷之海，其腧穴上在气街，下至三里。故对两穴施以灸术，名"水谷之海灸方"。该篇又云："凡此四海者，何利何害？何生何败？岐伯曰：得顺者生，得逆者败，知调者利，不知调者害。"盖因人合天地四海升降出入，运行无息，故谓得顺而合，则生化无穷，反之则败害生也。"四海之逆顺奈何"对此，岐伯谓"水谷之海有余，则腹满；水谷之海不足，则饥不受谷食"。而其治，岐伯有"审守其腧，而调其虚实，无犯其害，顺者得复，逆者必败"之论。故施治之要，当可察病人脉之虚实，行补泻手法，即《灵枢·经脉》篇之法，足阳明经"盛者人迎大三倍于寸口，虚者人迎反小于寸口也"。

6. 十二经之海灸方

《灵枢·海论》云："冲脉者为十二经之海，其腧上在于大杼，下出于巨虚之上下廉。""巨虚之上下廉"，即胃经之上巨虚、下巨虚。故对诸穴施以灸术，名"十二经之海灸方"。鉴于其法有通达十二经脉气之功，故十二经有疾均可用之。而在诸经之章节则不做赘述。

7. 足阳明根结灸方、足阳明盛络灸方

《灵枢·根结》篇云："不知根结，五脏六腑，折关败枢，开阖而走，阴阳大失，不可复取。"盖因脉气所起者为根、为始，所归者为结、为终。故该篇继而复云："九针之玄，要在终始，故能知终始，一言而毕，不知终始，针道咸绝。"何谓足阳明之根结？该篇有"阳明根于厉兑，结于颡大，颡大者，钳耳也"之记。"颡大"，马莳注云："谓头维穴也。"故胃经有疾，可对厉兑与头维灸之，方名"足阳明根结灸方"。以成通调气血，畅达经气之功，而无"真气稽留，邪气居之"之弊。且因开阖有序，而又有去痿疾之效，此即"痿疾者，取之阳明"之理也。《灵枢·根结》篇云："足阳明根于厉兑，溜于冲阳，注于下陵，入于人迎、丰隆也。"马莳注云："足阳明胃经，根于厉兑之井，流于冲阳之原，注于解溪之经，入于人迎之在头者，络于丰隆之在足者。"故诸穴施以灸术，名"足阳明盛络灸方"。该方之伍有井穴之根，有"五脏六腑之有疾者，皆取其原"之原穴，有通达脉气之经穴，有表里两经联络之络穴，有上入于颈项之人迎，而成胃经盛络之伍。其理诚如张志聪所云："人之阴阳血气，有形无形，应天地之五运六气，寒暑往来，如桴鼓应响之相合也。"此亦"盛络"之治的临床应用之理。

8. 邪客足阳明之络灸方

《素问·缪刺论》云："邪客于足阳明之络，令人鼽衄上齿寒，刺足中指次指爪甲与

肉交者各一痏，左刺右，右刺左。"盖因其脉起于鼻交频中，下循鼻外，入上齿中，还出夹口环唇，下交承浆，循颐后下廉，出大迎，循颊车，上耳前。故病邪"舍于络脉，留而不去"，则病如是。故有井穴厉兑之治，今施以灸法，名"邪客足阳明之络灸方"。尚可取胃经络穴丰隆，即"足阳明络穴灸方"。

第四节　足太阴脾经灸方

《灵枢·经脉》篇云："脾足太阴之脉……是动则病舌本强，食则呕，胃脘痛，腹胀善噫，得后与气则快然如衰，身体皆重。是主脾所生病者，舌本痛，体不能动摇，食不下，烦心，心下急痛，溏瘕泄，水闭，黄疸，不能卧，强立，股膝内肿厥，足大指不用。为此诸病，盛则泻之，虚则补之，热则疾之，寒则留之，陷下则灸之，不盛不虚以经取之。盛者寸口大三倍于人迎，虚者寸口反小于人迎也。"此段经文表述了足太阴脾经的异常变化，有"是动则病"的病候及"是主脾所生病"的病候。"得后与气"，即谓得通大便和矢气。"溏瘕泄"，溏，即大便稀薄。瘕泄，即今之痢疾。概而述之，脾经的主要病候是胃脘痛，食则呕，嗳气，腹胀便溏，黄疸，身重无力，舌根强痛，下肢内侧肿胀，厥冷诸疾。鉴于证分虚实，宗"盛则泻之，虚则补之，热则疾之，寒则留之，陷下则灸之，不盛不虚，以经取之"之法，经脉为病通行之治法。故施以灸术，名"足太阴脾经灸方"，即取"五输穴"之法也。至于何以知虚实，该篇有诊人迎、寸口脉通行之诊断法则。

1. 脾俞灸方

脾俞，为足太阳膀胱经循行于背部的腧穴，内应脾脏，为脾经之脉气输注于脊背之处，具补脾阳，助运化，益气血，化湿浊之功，故为足太阴脾经异常而生病之治穴，今施以灸法，名"脾俞灸方"。

2. 脾经五输灸方、脾经四时灸方

《灵枢·本输》篇云："脾出于隐白，隐白者，足大指之端内侧也，为井木；溜于大都，大都，本节之后，下陷者之中也，为荥；注于太白，太白，腕骨之下也，为输；行于商丘，商丘，内踝之下，陷者之中也，为经；入于阴之陵泉，阴之陵泉，辅骨之下，陷者之中也，伸而得之，为合，足太阴也。"此段经文表述了脾经井荥输经合之穴，对脾经五输穴施以灸术，名"脾经五输灸方"。根据《灵枢·顺气一日分为四时》篇"病在脏者，取之井"之法，若脾经有病，可灸脾经井穴隐白以治之，名"脾病隐白灸方"。经云："盛则泻之，虚则补之。"除用上述方法外，尚可根据五行生克乘侮理论指导临床实践。盖因脾经在五行中属土，脾经实证病，可取脾经五输穴中属金的经穴商丘，因土生金，金为土之子，取穴商丘，即"实则泻其子"之意，施以灸术，名"脾实商丘灸方"；若脾经虚证病，可灸脾经属火的荥穴大都，因火生土，火为土之母，此即"虚则补其母"之意，名"脾虚大都灸方"；宗"不盛不虚，以经取之"之法，可取脾经之经穴商丘，名"足太阴经穴灸方"。何以知病之虚实，即脉诊法，其云："盛者寸口大三倍于人迎，虚者寸口反小于人迎。"根据《灵枢》春取荥，夏取输，长夏取经，秋取合，冬取井之脏气法时规律及治则，故脾经病，春取脾之荥穴大都，夏取输穴太白，长夏取经穴商丘，秋取合穴阴陵泉，冬取井穴隐白，施以灸术，名"脾经四时灸方"。

3. 脾经原穴灸方

《灵枢·九针十二原》篇有"五脏有疾，当取之十二原"之施治法则。《素问·刺法论》尚有"脾为谏议之官，知周出焉，可刺脾之源"之论，意为脾的职能犹如谏议之官，智慧周密由此而出，可灸脾之原穴太白，名"脾经原穴灸方"。

4. 脾病灸方

《素问·脏气法时论》云："脾病者，身重，善肌肉痿，足不收，行善瘛，脚下痛；虚则腹满肠鸣，飧泄食不化，取其经，太阴阳明少阴血者。"意为脾经病的这些证候是脾失健运及生化之源不足所致。且因脾主肌肉，若生化之源不足，则肌肉失濡而见身重、肉痿、足不收、善瘛、脚下痛诸症。诸经之经穴有畅达脉气之功，足太阴脾经之经穴商丘，具健脾利湿、解痉镇痛、开窍醒神之功；足阳明胃经之经穴解溪，具和气血、解痉通络之功；足少阴肾经之经穴复溜，具益元荣肾、化气通脉之功，且因肾阳足则脾阳充，则脾胃之受纳健运之功有司，故对三穴施以灸法，名"脾病灸方"。

5. 足太阴标本灸方

《灵枢·卫气》篇云："足太阴之本，在中封前上四寸之中，标在背俞与舌本也。"马莳注云："足太阴脾经之本，在中封前上四寸之中，是三阴交穴，标在背俞与舌本廉泉穴也。"由此可知，三阴交为足太阴之本穴，本者，经脉气血所出之处，伍足太阴之标穴脾俞、任脉与阴维脉交会穴廉泉，具激发、转输足太阴脉气运行之功，今施以灸术，名"足太阴标本灸方"。三阴交尚为足太阴、少阴、厥阴，三阴经交会之穴，而具健脾利湿，调补肝肾，益气养血之功，故为脾经病之治穴。

6. 足太阴根结灸方

《灵枢·根结》云："不知根结，五脏六腑，折关败枢，开阖而走，阴阳大失，不可复取。"盖因脉气所起者为根，所归者为结。大凡用针必知根结，盖因三阴三阳之气，主开主阖主枢，乃无形之气，出入外内，而合于有形之经。且人之阴阳，应天之六气，天之六气，合于四时，故根结乃成病之由，治病之法也。该篇尚云："太阴根于隐白，结于太仓……太阴为开……故开折则仓廪无所输膈洞，膈洞者取之太阴，视有余不足。""太仓"，即任脉之中脘穴，"膈洞"，即膈证、洞泄之合称。隐白既为足太阴经根穴，又为该经之井穴，有调气血，益脾胃，温阳救逆，启闭开窍，清心定志，升举下陷，收敛止血，滋阴生津之功。中脘乃任脉之穴，且为足太阴经之结穴，尚为胃之募穴，腑之会穴，任脉与手太阳、少阳，足阳明经交会穴，又为回阳九穴之一，具较强的健脾和胃，化痰导积之功。故隐白穴伍中脘穴乃足太阴脾经根结之伍，施以灸术，名"足太阴根结灸方"，多用于脾胃虚弱证之治方。

7. 邪客足太阴之络灸方

《素问·缪刺论》云："邪客于足太阴之络，令人腰痛，引少腹控胁，不可以仰息，刺腰尻之解、两胂之上，是腰俞，以月死生为痏数，发针立已。左刺右，右刺左。""胁"，即胁下虚软处。"控胁"，指牵引胁下。"尻"，指脊骨之末端。"胂"，指夹脊肉。"腰俞"，非督脉之"腰俞"穴，其位当是肾之外府"肾堂"处，今称"腰眼"部。盖因邪客于足太阴之络循行部位，于是有腰俞之缪刺，并根据月亮盈亏而定用针之数，出针后即可病愈。今施以灸法，名"邪客足太阴之络灸方"。尚可辅以足太阴脾经之络穴公孙，施以灸术，即"足太阴络穴灸方"。

"以月死生为痏数"又名"以月死生为数"。对此《素问·缪刺论》云："凡痹往来行无常处者，在分肉间痛而刺之，以月死生为数，用针者，随气盛衰以为痏数，针过其日数则脱气，不及日数则气不泻。左刺右，右刺左，病已止；不已，复刺之如法。月生一日一痏，二日二痏，渐多之；十五日十五痏，十六日十四痏，渐少之。"变刺法为灸法，其理同也。

8. 邪在脾胃灸方

《灵枢·五邪》篇云："邪在脾胃，则病肌肉痛；阳气有余，阴气不足，则热中善饥；阳气不足，阴气有余，则寒中肠鸣腹痛；阴阳俱有余，若俱不足，则有寒有热，皆调于三里。"马莳注云："此言刺脾胃诸病之法也。"盖因脾主肌肉，故肌肉痛。胃为阳之腑，故邪在脾胃，正气不足，阳气有余，故见"热中善饥"。若阳气不足，阴气有余，则肠鸣腹痛。其治取胃经之足三里。盖因足三里乃足阳明经之合穴、下合穴，为该经脉气汇合之处，故具健脾胃，补中气，调气血，通经络之功，且脾胃互为表里，故为邪在脾胃之治，今施以灸法。名"邪在脾胃灸方"。

第五节　手少阴心经灸方

《灵枢·经脉》篇云："心手少阴之脉……是动则病嗌干心痛，渴而欲饮，是为臂厥。是主心所生病者，目黄胁痛，臑臂内后廉痛厥，掌中热痛。为此诸病，盛则泻之，虚则补之，热则疾之，寒则留之，陷下则灸之，不盛不虚以经取之。盛者寸口大再倍于人迎，虚者寸口反小于人迎也。""再倍"，即两倍。此段经文表述了手少阴经的异常变动，有"是动则病"及"是主心所生病"的病候。概而论之，心经的主要证候是心痛，咽干，口渴，目黄，胁痛，上臂内侧痛，手心发热等。鉴于证分虚实，宗"为此诸病，盛则泻之，虚则补之，热则疾之，寒则留之，陷下则灸之，不盛不虚以经取之"之法，今施以灸法，名"手少阴心经灸方"，且有通行常规之取穴法。至于何以知虚实，该篇又有诊人迎，寸口通用之法。

1. 心俞灸方

心俞，为足太阳膀胱经循行于背部的腧穴，内应心脏，为心经脉气输注脊背之处。又为手少阴心经之标穴，具通达心脉，调理心血，安神定志之功。《素问·阴阳应象大论》云："善用针者，从阴引阳，从阳引阴。"故取背阳之心俞，为心经病之治穴。今施以灸法，名"心俞灸方"。

2. 心经五输灸方、心经四时灸方

《灵枢·本输》篇云："心出于中冲，中冲，手中指之端也，为井木；溜于劳宫，劳宫，掌中中指本节之内间也，为荥；注于大陵，大陵，掌后两骨之间方下者也，为输；行于间使，间使之道，两筋之间，三寸之中也，有过则至，无过则止，为经；入于曲泽，曲泽，肘内廉下陷者之中也，屈而得之，为合，手少阴也。"此段经文表述了心经井荥输经合之穴，对其五输穴施以灸术，名"心经五输灸方"。盖因心主血而包络主脉，心与包络血脉相通，心脏所出之血气，间行于手少阴之经、手厥阴之经也，故谓包络经为"手少阴也"，实则乃手厥阴经之循行线。根据《灵枢·顺气一日分为四时》篇"病在脏者，取之井"之法，若心经有病，可取心包经之井穴中冲，施以灸术，实乃"心包经中冲灸方"。而心经之井、荥、输、经、合，实为少冲、少府、神门、灵道、少海，故心经有病，尚可取心经之井穴少冲施以灸术，名"心病少冲灸方"。

"盛则泻之，虚则补之"，除用针灸补泻手法外，尚可根据五行生克乘侮理论指导临床实践。盖因心经在五行属火脏，心经之实证，可取心之五输穴中属土的输穴神门，因火生土，土为火之子，取穴神门，即"实则泻其子"之谓，施以灸术，名"心实神门灸方"。若属心经虚证，可取心经属木的井穴少冲，因木生火，木为火之母，此即"虚则补其母"，名"心虚少冲灸方"。宗"不盛不虚，以经取之"法，取心经之经穴灵道，名"手少阴经穴灸方"。

根据《灵枢》春取荥，夏取输，长夏取经，秋取合，冬取井之脏气法时规律，而心经有病，则有春取少府，夏取神门，长夏取灵道，秋取少海，冬取少冲之治，今依法施以灸术，名"心经四时灸方"。

3. 心经原穴灸方

《灵枢·九针十二原》篇云："五脏有疾，当取之十二原。"《素问·刺法论》云：

"心者，君主之官，神明出焉，可刺手少阴之源。"故心经之功能失司而生疾病，可取手少阴心经之原穴神门，变针方为灸方，名"心经原穴灸方"。

4. 心病灸方

《素问·脏气法时论》云："心病者，胸中痛，胁支满，胁下痛，膺背肩胛间痛，两臂内痛；虚则胸腹大，胁下与腰相引而痛，取其经，少阴太阳，舌下血者。其变病，刺郄中血者。"此段经文前段表述的是心实的症状，后者是心虚的症状。其治当灸手少阴心经之经穴灵道、手太阳小肠经经穴阳谷，并刺舌下廉泉穴出血。如疾病又有其他变化，可取手少阴经郄穴阴郄，名"心病灸方"。

5. 手少阴标本灸方

《灵枢·卫气》篇云："手少阴之本，在锐骨之端，标在背俞也。"马莳注云："手少阴本，在锐骨之端，即神门穴，标在背之心俞穴。"两穴相伍而灸之，名"手少阴标本灸方"，具激发、转输手少阴心经脉气运行之功，故为心经病之治方。

6. 邪在心灸方

《灵枢·五邪》篇云："邪在心，则病心痛，喜悲，时眩仆。视有余不足而调之其输也。"马莳注云："此言刺心邪诸病之法也。"邪犯心脉，血气留闭，络脉不通，故心痛，心气不足，故喜悲，心血不足，故时眩仆。神门乃手少阴心经之输穴，原穴，尚为手少阴心经之本穴。本者，犹树木之根干，经脉血气从此而出，具宁心定搐，通痹益脉之功。故"邪在心"诸病，有"视有余不足，调之其输"之治，施以灸术，名"邪在心灸方"。

第六节　手太阳小肠经灸方

《灵枢·经脉》篇云："小肠手太阳之脉……是动则病嗌痛颔肿，不可以顾，肩似拔，臑似折。是主液所生病者，耳聋目黄颊肿，颈、颔、肩、臑、肘、臂外后廉痛。为此诸病，盛则泻之，虚则补之，热则疾之，寒则留之，陷下则灸之，不盛不虚以经取之。盛者人迎大再倍于寸口，虚者人迎反小于寸口也。"此段经文表述了手太阳小肠经发生异常的变动而生疾病，有"是动则病"及"是主液所生病"的病候。概而论之，小肠经的主要病候是少腹痛，腰脊痛引睾丸，耳聋，目黄，颊肿，咽喉肿痛，肩臂外侧后缘痛等。今施以灸术，名"手太阳小肠经灸方"，且有通行之常规取穴法。至于何以知病之虚实，该篇又有诊人迎与寸口通用之法。

1. 小肠俞灸方

小肠俞，为足太阳膀胱经循行于背部的腧穴，内应小肠腑，具泌别清浊，化气布津之功,故为小肠经疾病之治穴。今施以灸法,名"小肠俞灸方"。

2. 小肠经五输灸方、小肠经四时灸方、小肠经下合灸方

《灵枢·本输》篇云:"手太阳小肠者,上合手太阳,出于少泽,少泽,小指之端,为井金;溜于前谷,前谷,在手外廉本节前,陷者中也,为荥;注于后溪,后溪者,在手外侧本节之后也,为输;过于腕骨,腕骨,在手外侧腕骨之前,为原;行于阳谷,阳谷,在锐骨之下,陷者中也,为经;入于小海,小海,在肘内大骨之外,去端半寸,陷者中也,伸臂而得之,为合,手太阳经也。"此段经文乃言小肠经五输穴及原穴的名称和位置。《灵枢·顺气一日分为四时》篇云:"病在脏者,取之井。"此段经文表述了小肠经井荥输经合之穴,对其五输穴施以灸术,名"小肠经五输灸方"。故小肠经有病取其井穴少泽而灸之,名"小肠病少泽灸方"。宗"盛则泻之,虚则补之"之治疗大法及五行生克乘侮规律,宗"实则泻其子"法,以小肠五行属火,取小肠经之中属土之合穴小海,因土为火之子,故有泻小海之用,名"小肠实小海灸方"。宗"虚则补其母"法,取小肠经中属木之输穴后溪,因木为火之母,故有补后溪之治,名"小肠虚后溪灸方"。宗"不盛不虚,以经取之"之法,取手太阳小肠经之经穴阳谷,予以平补平泻之法,名"手太阳经穴灸方"。

根据《灵枢》春取荥,夏取输,长夏取经,秋取合,冬取井之法,故小肠经之疾病,可行春取前谷,夏取后溪,长夏取阳谷,秋取小海,冬取少泽,今施以灸术,名"小肠经四时灸方"。

《灵枢·邪气脏腑病形》篇云:"小肠合入于巨虚下廉……小肠病者,小腹痛,腰脊控睾而痛,时窘之后,当耳前热,若寒甚,若独肩上热甚,及手小指次指之间热,若脉陷者,此其候也。手太阳病也,取之巨虚下廉。"此即"荥输治外经,合治内腑"之谓,即取手太阳小肠经之下合穴下巨虚治小肠经病之理也,今对该穴施以灸术,名"小肠经下合灸方"。

3. 小肠经原穴灸方

《素问·刺法论》云:"小肠者,受盛之官,化物出焉,可刺小肠之源。"《灵枢·九针十二原》篇云:"五脏有六腑,六腑有十二原……五脏有疾,当取之十二原。"三焦乃原气之别使,具导源肾间动气,而输布于全身,调和内外,宣通上下,故五脏六腑之有疾者,皆取其原。手太阳小肠经有疾,可取该经之原穴腕骨,今施以灸术,名"小肠经原穴灸方"。

4. 手太阳标本灸方

《灵枢·卫气》篇云:"手太阳之本在外踝之后,标在命门之上一寸也。"马莳注云:"其本为养老穴,标穴为督脉之悬枢。"今施以灸术,名"手太阳标本灸方"。以其通

达手太阳经气之功，而为小肠经病之治方。

5. 手太阳盛络灸方

《灵枢·根结》篇云："不知终始，针道咸绝。""手太阳根于少泽，溜于阳谷，注于小海，入于天窗、支正也。"即取手太阳小肠经之井穴少泽，经穴阳谷，合穴小海，天穴天窗，络穴支正。今施以灸术，名"手太阳盛络灸方"。"此所谓十二经者，盛络皆当取之"之谓也。

第七节　足太阳膀胱经灸方

《灵枢·经脉》篇云："膀胱足太阳之脉……是动则病冲头痛，目似脱，项如拔，脊痛，腰似折，髀不可以曲，腘如结，踹如裂，是为踝厥。是主筋所生病者，痔、疟、狂、癫疾，头囟项痛，目黄泪出，鼽衄，项、背、腰、尻、腘、踹、脚皆痛，小指不用。为此诸病，盛则泻之，虚则补之，热则疾之，寒则留之，陷下则灸之，不盛不虚以经取之。盛者人迎大再倍于寸口，虚者人迎反小于寸口也。"此段经文表述了足太阳膀胱经发生异常变动而生疾病，有"是动则病"及"是主筋所生病"的病候。概而论之膀胱经的主要病候有小便不通，遗尿，癫狂，疟疾，目痛，见风流泪，鼻塞多涕，鼻衄，头痛，项、背、腰、臀部以及下肢后侧循行部位疼痛诸候。宗"为此诸病，盛则泻之，虚则补之，热则疾之，寒则留之，陷下则灸之，不盛不虚，以经取之"之法，今施以灸法，名"足太阳膀胱经灸方"，且有通行之常规取穴法，至于何以知病之虚实，仍以诊人迎、寸口通用之法。

1. 膀胱俞灸方

膀胱俞，为足太阳膀胱经之腧穴，内应膀胱之腑，乃膀胱经气输注于背部之处，具司气化，布津液之功，今施以灸法，名"膀胱俞灸方"，为治疗膀胱经疾病之良方。

2. 膀胱经五输灸方、膀胱经四时灸方、膀胱经下合灸方

《灵枢·本输》篇云："膀胱出于至阴，至阴者，足小指之端也，为井金；溜于通谷，通谷，本节之前外侧也，为荥；注于束骨，束骨，本节之后，陷者中也，为输；过于京骨，京骨，足外侧大骨之下，为原；行于昆仑，昆仑，在外踝之后，跟骨之上，为经；入于委中，委中，腘中央，为合，委而取之，足太阳也。"此段经文乃言足太阳膀胱经五输穴及原穴的名称和位置。对膀胱经五输穴施以灸术，名"膀胱经五输灸方"。《灵枢·顺气一日分为四时》篇云："病在脏者，取之井。"故取膀胱经之井穴至阴，以治膀胱经疾病，今对该穴施以灸术，名"膀胱病至阴灸方"。膀胱经与肾经五行属

水，而膀胱经之输穴束骨属木，水生木，宗"实则泻其子"法，故灸束骨，名"膀胱实束骨灸方"。取膀胱经属金之井穴至阴，乃金生水，"虚则补其母"法，今对该穴施以灸术，名"膀胱虚至阴灸方"。宗"不盛不虚，以经取之"法，取足太阳经穴昆仑，予以平补平泻之法，以治足太阳经之病，名"足太阳经穴灸方"。根据《灵枢》春取荥，夏取输，长夏取经，秋取合，冬取井之法，故膀胱经之疾病，可春取足通谷，夏取束骨，长夏取昆仑，秋取委中，冬取至阴，对该穴施以灸术，名"膀胱经四时灸方"。

《灵枢·邪气脏腑病形》篇云："合治内腑……膀胱病者，小腹偏肿而痛，以手按之，即欲小便而不得，肩上热，若脉陷，及足小指外廉及胫踝后皆热，若脉陷，取委中央。"此即取足太阳膀胱经之下合穴委中，以治"膀胱病者"，今对该穴施以灸术，名"膀胱经下合灸方"。委中尚属该经五输穴之合穴。

3. 膀胱经原穴灸方

《素问·刺法论》云："膀胱者，州都之官，精液藏焉，气化则能出矣，刺膀胱之源。"《灵枢·九针十二原》篇云："五脏有六腑，六腑有十二原……五脏有疾，当取之十二原。"故膀胱有疾，可取膀胱经之原穴京骨，今对该穴施以灸术，名"膀胱经原穴灸方"。

4. 足太阳标本灸方

《灵枢·卫气》篇云："足太阳之本，在跟以上五寸中，标在两络命门。命门者，目也。"马莳认为足太阳之本穴为跗阳，标为睛明穴。两穴相伍，变针方为灸方，名"足太阳标本灸方"。以起敷布太阳脉气，强筋濡脉，疏经通络之效，而为足太阳经病之治方。

5. 足太阳根结灸方、足太阳盛络灸方

《灵枢·根结》篇云："九针之玄，要在终始。故能知终始，一言而毕，不知终始，针道咸绝。"马莳注云："九针元妙之法，其要在终始篇中，人有知否，乃针道之所以明暗也。"该篇又云："太阳根于至阴，结于命门。命门者，目也。"目者，睛明穴。两穴相伍灸之，名"足太阳根结灸方"。具畅达足太阳经气之功，以疗膀胱经病之功。该篇又云："足太阳根于至阴，溜于京骨，注于昆仑，入于天柱、飞扬也。"今对该穴施以灸术，名"足太阳盛络灸方"。即取足太阳膀胱经根于至阴之井穴，原穴京骨，经穴昆仑，入于天穴天柱及络穴飞扬，其功效优于根结方。

6. 邪客足太阳之络灸方

《素问·缪刺论》云："邪客于足太阳之络，令人头项肩痛，刺足小指爪甲上与肉交者各一痏，立已；不已，刺外踝下三痏，左取右，右取左。如食顷已。"盖因足太阳之脉，循行于头、项、肩诸部，若"邪客于足太阳之络""留而不去"则病如是，而有该

经井穴至阴缪刺之治。今施以灸术，名"邪客足太阳之络灸方"。

第八节 足少阴肾经灸方

《灵枢·经脉》篇云："肾足少阴之脉……是动则病饥不欲食，面如漆柴，咳唾则有血，喝喝而喘，坐而欲起，目肮肮如无所见，心如悬若饥状，气不足则善恐，心惕惕如人将捕之，是为骨厥。是主肾所生病者，口热舌干，咽肿上气，嗌干及痛，烦心心痛，黄疸，肠澼，脊股内后廉痛，痿厥嗜卧，足下热而痛。为此诸病，盛则泻之，虚则补之，热则疾之，寒则留之，陷下则灸之，不盛不虚以经取之。灸则强食生肉，缓带披发，大杖重履而步。盛者寸口大再倍于人迎，虚者寸口反小于人迎也。"此段经文表述了足少阴肾经的异常变动，有"是动则病"及"是主肾所生病"的病候。概而论之，肾经的主要病候是气喘，舌干，咳血，咽喉肿痛，水肿，大便秘结，泄泻，腰痛，脊股内后侧痛，痿弱无力，足心热诸疾。鉴于证分虚实，宗"为此诸病，盛则泻之，虚则补之，热则疾之，寒则留之，陷下则灸之，不盛不虚，以经取之"之法，今以灸法代针法，名"足少阴肾经灸方"，且有通行之取穴法，至于何以知病之虚实，而有人迎，寸口通行之诊法。

1. 肾俞灸方

肾俞，为足太阳膀胱经循行于背部的腧穴，内应肾脏，以其具益肾培元之功，而为治肾经病之要穴，今施以灸法，名"肾俞灸方"。

2. 肾经五输灸方、肾经四时灸方

《灵枢·本输》篇云："肾出于涌泉，涌泉者，足心也，为井木；溜于然谷，然谷，然骨之下者也，为荥；注于太溪，太溪，内踝之后，跟骨之上，陷者中也，为输；行于复留，复留，上内踝二寸，动而不休，为经；入于阴谷，阴谷，辅骨之后，大筋之下，小筋之上也，按之应手，屈膝而得之，为合，足少阴经也。"此言肾经井荥输经合之穴也。即肾之井穴涌泉，荥穴然谷，输穴太溪，经穴复溜，合穴阴谷。对肾经五输穴施以灸术，名"肾经五输灸方"。宗《灵枢》"病在脏者，取之井"之法，若肾经病可灸井穴涌泉以治之，名"肾病涌泉灸方"。经云："盛则泻之，虚则补之。"临证除采用补泻手法外，尚可根据脏腑及腧穴的五行属性，实施"实则泻其子""虚则补其母"治疗法则以调之。如肾经五行属水，若运用泻法灸属木的井穴涌泉，名"肾实涌泉灸方"。因水生木，木为水之子，乃"实则泻其子"之法；若运用补法，灸肾经属金之经穴复溜，名"肾虚复溜灸方"。因金生水，金为水之母，乃"虚则补其母"法。宗"不盛不虚，以经取之"法，灸肾经之经穴复溜，施以灸术，名"足少阴经穴灸方"。宗《灵枢·本输》篇

春取荥穴，夏取输穴，长夏取经穴，秋取合穴，冬取井穴法，而有肾经病春取然谷，夏取太溪，长夏取复溜，秋取阴谷，冬取涌泉之法，施以灸术，名曰"肾经四时灸方"。

"肾虚复溜灸方"与"足少阴经穴灸方"，均取穴于复溜，然前者行补法，而后者用平补平泻之法。此即"谨守病机，各司其属"之意。

3. 肾经原穴灸方

《灵枢·九针十二原》篇云："五脏有疾，当取之十二原。"《素问·刺法论》云："肾者，作强之官，伎巧出焉，刺其肾之源。"故肾经之功能失司而生疾病，可取肾经之原穴太溪，今施以灸法，名"肾经原穴灸方"。

4. 肾病灸方

《素问·脏气法时论》云："肾病者，腹大胫肿，喘咳身重，寝汗出，憎风；虚则胸中痛，大腹、小腹痛，清厥，意不乐，取其经，少阴、太阳血者。"此段表述了肾经病的病候，当取足少阴肾经之经穴复溜及足太阳膀胱经之经穴昆仑，施以灸术，名"肾病灸方"。实证用泻法，虚证用补法。

5. 足少阴标本灸方

《灵枢·卫气》篇云："足少阴之本，在内踝下上三寸中，标在背俞与舌下两脉也。"马莳注云其本为肾经之交信穴，其标为肾俞，廉泉穴。三穴相伍为用，今施以灸术，名"足少阴标本灸方"。以其通达肾经脉气之功，而为肾经病之治方。

6. 足少阴根结灸方

《灵枢·根结》篇云："少阴根于涌泉，结于廉泉。"又云："太阴为开，厥阴为阖，少阴为枢……枢折则脉有所结而不通，不通者取之少阴，视有余不足。"枢机不利，故经脉不通而生疾病，涌泉为足少阴之井，又为肾经之根穴，具补肾益元，纳气定喘，温阳健脾，柔肝定搐，宽胸益肺之功；又为回阳九穴之一，有通关开窍，醒脑复苏之功。廉泉乃任脉与阴维脉交会穴，又为足少阴肾之结穴，足少阴肾、足太阴脾之标穴，具激发肾气，调节五脏六腑功能之用。涌泉与廉泉相伍，施以灸术，名"足少阴根结灸方"，乃足少阴肾经病之治方。

7. 邪在肾灸方

《灵枢·五邪》篇云："邪在肾，则病骨痛阴痹。阴痹者，按之而不得，腹胀腰痛，大便难，肩背颈项痛，时眩。取之涌泉、昆仑，视有血者尽取之。"马莳注云："此言刺肾邪诸病之法也。"盖因肾主骨，而阴痹当在阴分，邪气犯肾，肾经血气留闭，故"病骨痛阴痹"。因肾脉入小腹，腰为肾之外府，肾司二便，故邪在于肾，而见"腹胀腰痛，大便难"。又因肾主骨生髓，肾脉痹阻则髓海失荣，因膀胱之脉"上额交巅""其直者，从巅入络脑，还出别下项，循肩髆内，夹脊抵腰中，入循膂，络肾，属膀胱"。

故邪犯肾经，血气闭阻，而致"肩背颈项痛"。鉴于涌泉为肾经之井穴，具补肾益元，温阳通痹之功，昆仑乃膀胱经之经穴，具输注太阳经气，疏经通络，舒筋缓急之功，故邪气犯肾，有取涌泉昆仑之治，今施以灸法，名"邪在肾灸方"。

第九节　手厥阴心包经灸方

《灵枢·经脉》篇云："心主手厥阴心包络之脉……是动则病手心热，臂肘挛急，腋肿，甚则胸胁支满，心中憺憺大动，面赤目黄，喜笑不休。是主脉所生病者，烦心，心痛，掌中热。为此诸病，盛则泻之，虚则补之，热则疾之，寒则留之，陷下则灸之，不盛不虚以经取之。盛者寸口大一倍于人迎，虚者寸口反小于人迎也。"此段经文表述了手厥阴心包经的异常变动，有"是动则病"与"是主脉所生病"的病候。概而论之，心包经的主要病候是心痛，胸闷，心悸，心烦，癫狂，腋肿，肘臂挛急，掌心发热诸疾。鉴于证分虚实，宗"为此诸病，盛则泻之，虚则补之，热则疾之，寒则留之，陷下则灸之，不盛不虚，以经取之"之法，今以灸法代针法，名"手厥阴心包经灸方"，而有通行之取穴法。至于何以知病之虚实，亦有人迎、寸口，通行之脉诊法。

1. 厥阴俞灸方

厥阴俞，为足太阳膀胱经循于背部的腧穴，内通心包络。具通阳散结，宽胸利膈，理气导滞之功，而为厥阴经病之治穴，尤为胸痹，咳喘疾病之治穴。今施以灸法，名"厥阴俞灸方"。

2. 厥阴经五输灸方、厥阴经四时灸方

《灵枢·本输》篇云："心出于中冲，中冲，手中指之端也，为井木；溜于劳宫，劳宫，掌中中指本节之内间也，为荥；注于大陵，大陵，掌后两骨之间方下者也，为输；行于间使，间使之道，两筋之间，三寸之中也，有过则至，无过则止，为经；入于曲泽，曲泽，肘内廉下陷者之中也，屈而得之，为合，手少阴也。"张志聪云："手少阴心脉者，中冲包络之经也。""心与包络血脉相通，心脏所出之血气，间行于手少阴之经，手厥阴之经也。"故上段经文之末曰"手少阴也"。由此可见手厥阴心包经之五输穴，为井穴中冲，荥穴劳宫，输穴大陵，经穴间使，合穴曲泽。对厥阴经五输穴施以灸术，名"厥阴经五输灸方"。故宗《灵枢·顺气一日分为四时》"病在脏者，取之井"之法，大凡厥阴经疾病，可灸其井穴中冲以治之，名"心包病中冲灸方"。经云："盛则泻之，虚则补之。"故临证除采用补泻手法外，尚可根据脏腑腧穴的五行属性，实施"实则泻其子""虚则补其母"之法而调之。厥阴经五行属火，而手厥阴心包经之输穴

大陵属土，火生土，土为火之子，故取大陵，乃行泻子之法，今施以灸术，名"心包实大陵灸方"，以治厥阴经疾病之属实证者。而手厥阴心包经之井穴中冲属木，木生火，木为火之母，今灸中冲，乃行补母之法，名"心包虚中冲灸方"，以治该经疾病之虚证者。宗"不盛不虚，以经取之"之法，可取厥阴经之经穴间使，施行平补平泻之法，名"手厥阴经穴灸方"。《灵枢·本输》篇有春取荥穴，夏取输穴，长夏取经穴，秋取合穴，冬取井穴之法，故厥阴经有病，而有春取劳宫，夏取大陵，长夏取间使，秋取曲泽，冬取中冲之法，今施以灸术，名"厥阴经四时灸方"。

3. 厥阴经原穴灸方、厥阴经荥穴灸方

《灵枢·九针十二原》篇云："五脏有疾，当取之十二原。"《素问·刺法论》云："膻中者，臣使之官，喜乐出焉，可刺心包络所流。"故心包络经有病，可灸其原穴大陵，名"厥阴经原穴灸方"。或灸其荥穴劳宫，名"厥阴经荥穴灸方"。

4. 手厥阴标本灸方

《灵枢·卫气》篇云："手心主之本，在掌后两筋之间二寸中，标在腋下三寸也。"马莳认为手厥阴之本穴为内关，标穴为天池。两穴相伍，今行灸术，名"手厥阴标本灸方"，以其通达心包经脉气之功，可愈手厥阴经之病。

第十节　手少阳三焦经灸方

《灵枢·经脉》篇云："三焦手少阳之脉……是动则病耳聋浑浑焞焞，嗌肿喉痹。是主气所生病者，汗出，目锐眦痛，颊痛，耳后、肩、臑、肘、臂外皆痛，小指次指不用。为此诸病，盛则泻之，虚则补之，热则疾之，寒则留之，陷下则灸之，不盛不虚以经取之。盛者人迎大一倍于寸口，虚者人迎反小于寸口也。"此段经文表述了手少阳三焦经发生异常变动，而生疾病，有"是动则病"与"是主气所生病"的病候，概而论之，三焦经的主要证候为口苦，目眩，疟疾，头痛，颔痛，目外眦痛，缺盆部肿痛，腋下肿，胸、胁、股及下肢外侧痛，足外侧痛，足外侧发热等候。鉴于证分虚实，宗"为此诸病，盛则泻之，虚则补之，热则疾之，寒则留之，陷下者灸之，不盛不虚，以经取之"之法，今施以灸术，名"手少阳三焦经灸方"。至于何以知其虚实，有诊人迎、寸口二脉之法。

1. 三焦俞灸方

三焦俞，为足太阳膀胱经循行于背部的腧穴，内应三焦腑。具调达枢机，通利三焦，化气通脉，健脾利水之功，故为三焦经疾病之治穴，今施以灸法，名"三焦俞灸方"。

2. 三焦经五输灸方、三焦经下合灸方、三焦经四时灸方

《灵枢·本输》篇云："三焦者，上合手少阳，出于关冲，关冲者，手小指次指之端也，为井金；溜于液门，液门，小指次指之间也，为荥；注于中渚，中渚，本节之后，陷者中也，为输；过于阳池，阳池，在腕上，陷者之中也，为原；行于支沟，支沟，上腕三寸，两骨之间，陷者中也，为经；入于天井，天井，在肘外大骨之上，陷者中也，为合，屈肘乃得之；三焦下腧，在于足大指之前，少阳之后，出于腘中外廉，名曰委阳，是太阳络也。""三焦下腧"，指手少阳三焦经之下合穴。此段经文表述了手少阳三焦经五输穴、原穴及下合穴的名称和位置。对三焦经五输穴施以灸术，名"三焦经五输灸方"。《灵枢·顺气一日分为四时》篇云："病在脏者，取之井。"故三焦经之病，可灸该经之井穴关冲，名"三焦病关冲灸方"。宗"盛则泻之，虚则补之"之法及五行生克乘侮规律，以三焦经五行属火，其合穴天井属土，因土为火之子，故灸合穴天井，名"三焦实天井灸方"，乃"实则泻其子"之法。该经输穴中渚属木，木生火，木为火之母，故灸输穴中渚，名"三焦虚中渚灸方"，乃"虚则补其母"之法。宗"不盛不虚，以经取之"法，今灸手少阳三焦经之经穴支沟，行平补平泻手法，以治三焦经之病，名"手少阳经穴灸方"。《灵枢·邪气脏腑病形》篇云："合治内腑……三焦合入于委阳。"又云："三焦病者，腹气满，小腹尤坚，不得小便，窘急，溢则水，留即为胀……取委阳。"此即取手少阳三焦经之下合穴委阳，以治三焦经之疾病，名"三焦经下合灸方"。宗《灵枢·本输》篇春取荥穴，夏取输穴，长夏取经穴，秋取合穴，冬取井穴之法，大凡三焦经之病，可春取其荥穴液门，夏取其输穴中渚，长夏取其经穴支沟，秋取其合穴天井，冬取其井穴关冲，依此法而灸之，名"三焦经四时灸方"。

3. 三焦经原穴灸方

《素问·刺法论》云："三焦者，决渎之官，水道出焉，刺三焦之源。"《灵枢·九针十二原》篇云："五脏有六腑，六腑有十二原……五脏有疾，当取之十二原。"综上所述，手少阳三焦经有疾，可取该经之原穴阳池，施以灸术，名"三焦经原穴灸方"。

4. 手少阳标本灸方

《灵枢·卫气》篇云："能知六经标本者，可以无惑于天下。"由此可见标本治方在中医治疗学中的地位。"手少阳之本在小指次指之间上二寸，标在耳后上角、下外眦也。"马蒔注云其本穴为液门，标穴为丝竹空，对两穴行灸术，名"手少阳标本灸方"，以其通达三焦经气之功，可愈手少阳三焦经之疾病。

5. 手少阳盛络灸方

《灵枢·根结》篇云："手少阳根于关冲，溜于阳池，注入支沟，入于天牖、外关也。"即取手少阳三焦经之井穴根穴关冲，原穴阳池，经穴支沟，入于天牖之在头者，

络于外关之在手者，施以灸术，名"手少阳盛络灸方"，以激发、输布手少阳经气，可愈手少阳三焦经之疾病。

6. 邪客手少阳之络灸方

《素问·缪刺论》云："邪客于手少阳之络，令人喉痹舌卷，口干心烦，臂外廉痛，手不及头，刺手中指次指爪甲上去端如韭叶各一痏，壮者立已，老者有顷已，左取右，右取左，此新病，数日已。"盖因该经之脉"出臂外两骨间，上贯肘""入缺盆，布膻中，散络心包"。若"邪客于手少阳之络""留而不去"，故病如是，而有井穴关冲缪刺之治，今施以灸术，名"邪客手少阳之络灸方"。尚可辅以络穴外关，即"手少阳络穴灸方"。

第十一节　足少阳胆经灸方

《灵枢·经脉》篇云："胆足少阳之脉……是动则病口苦，善太息，心胁痛不能转侧，甚则面微有尘，体无膏泽，足外反热，是为阳厥。是主骨所生病者，头痛颔痛，目锐眦痛，缺盆中肿痛，腋下肿，马刀侠瘿，汗出振寒，疟，胸、胁、肋、髀、膝外至胫、绝骨、外踝前及诸节皆痛，小指次指不用。为此诸病，盛则泻之，虚则补之，热则疾之，寒则留之，陷下则灸之，不盛不虚以经取之也。盛者人迎大一倍于寸口，虚者人迎反小于寸口也。"此段经文表述了足少阳胆经发生异常变动而生疾病，有"是动则病"及"是主骨所生病"的病候。概而论之，有口苦，目眩，疟疾，头痛，颔痛，目外眦痛，缺盆部肿痛，腋下肿，胸、胁、股及下肢外侧痛，足外侧痛，足外侧发热等候。宗"为此诸病，盛则泻之，虚则补之，热则疾之，寒则留之，陷下则灸之，不盛不虚，以经取之"之法，今施以灸术，名"足少阳胆经灸方"，有通行之取穴法。且有定证之虚实诊脉法。

1. 胆俞灸方

胆俞，为足太阳膀胱经循行于背部的腧穴，内应胆腑，具调达枢机，疏泄肝胆之功，故为胆经病之治穴，今施以灸法，名"胆俞灸方"。

2. 胆经五输灸方、胆经四时灸方、胆经下合灸方

《灵枢·本输》篇云："胆出于窍阴，窍阴者，足小指次指之端也，为井金；溜于侠溪，侠溪，足小指次指之间也，为荥；注于临泣，临泣，上行一寸半，陷者中也，为输；过于丘墟，丘墟，外踝之前下，陷者中也，为原；行于阳辅，阳辅，外踝之上，辅骨之前，及绝骨之端也，为经；入于阳之陵泉，阳之陵泉，在膝外陷者中也，为合，伸而得之，足少阳也。"此段经文表述了胆经五输穴、原穴名称及位置。对胆经的五输穴施以灸术，名"胆经五输灸方"。《灵枢·顺气一日分为四时》篇云："病在脏者，取之井。"故取胆经之井穴足窍阴，可疗胆经之疾病，施以灸术，名"胆病窍阴灸方"。胆经五行属木，而胆经之经穴阳辅穴属火，因木生火，故对该穴施以泻法，乃"实则泻其子"之法，今施以灸法，名"胆实阳辅灸方"，乃胆经病属实证者之治方。而胆经荥穴侠溪属水，水生木，故对该穴施以补法，乃"虚则补其母"之法，施以灸法，名"胆虚侠溪灸方"，乃胆经病属虚证者之治方。宗"不盛不虚，以经取之"法，以平补平泻手法，灸胆经之经穴阳辅，名"足少阳经穴灸方"。虽与"胆实阳辅灸方"之取穴同为阳辅，然因法之不同，其适应证也有不同之处。

根据《灵枢》春取荥，夏取输，长夏取经，秋取合，冬取井之法，故胆经之病可行春取侠溪，夏取足临泣，长夏取阳辅，秋取阳陵泉，冬取足窍阴之法，施以灸术，名曰"胆经四时灸方"。

《灵枢·邪气脏腑病形》篇云："胆病者，善太息，口苦，呕宿汁，心下澹澹，恐人将捕之，嗌中吩吩然，数唾……取阳陵泉。"此即"合治内腑""胆合入于阳陵泉"之谓也。故取胆经之下合穴阳陵泉，灸之以治胆经之病，名"胆经下合灸方"。

3. 胆经原穴灸方

《素问·刺法论》云："胆者，中正之官，决断出焉，可刺足少阳之源。"《灵枢·九针十二原》篇云："五脏有六腑，六腑有十二原……五脏有疾，当取之十二原。"故胆经有疾，当取胆经原穴丘墟，以灸法代针法，名"胆经原穴灸方"。

4. 足少阳标本灸方

《灵枢·卫气》篇云："足少阳之本在窍阴之间，标在窗笼之前。窗笼者，耳也。"马莳注云足少阳之本穴，为足窍阴，标为听宫穴。故对两穴施以灸术，名"足少阳标本灸方"，其具畅达胆经经气之功，而可愈胆经之疾病。

5. 足少阳根结灸方、足少阳盛络灸方

《灵枢·根结》篇云："少阳根于窍阴，结于窗笼，窗笼者耳中也。""耳中"，即听宫穴，故取足窍阴、听宫，施以灸术，名"足少阳根结灸方"。由此可知，足少阳之根与结，本与标之穴位相同。均具通达胆经经气之功，为治胆经病之效方。此即"九针之玄，要在终始""不知终始，针道咸绝"之谓也。该篇又云："足少阳根于窍阴，溜于丘墟，注于阳辅，入于天容、光明也。"即足少阳胆经，根于井穴足窍阴，溜于原穴丘墟，注于经穴阳辅，入于天容之在头者，络于光明之在足者，故对诸穴施以灸术，名"足少阳盛络灸方"，即"此所谓十二经者，盛络皆当取之"之谓也。

6. 邪客足少阳之络灸方

《素问·缪刺论》云："邪客于足少阳之络，令人胁痛不得息。咳而汗出，刺足小指次指爪甲上与肉交者各一痏，不得息立已，汗出立止，咳者温衣饮食，一日已。左刺右，右刺左，病立已；不已，复刺如法。"盖因其脉，支别者从目锐眦下大迎，合于手少阳，下颊车，下颈合缺盆，以下胸中，贯膈络肝属胆循胁，故外邪"舍于络脉，留而不去"则病如是，故有胆经井穴足窍阴缪刺之治，今以灸法代针法，名"邪客足少阳之络灸方"。尚可辅以胆经络穴光明，即"足少阳络穴灸方"。该篇又云："邪客于足少阳之络，令人留于枢中痛，髀不可举，刺枢中以毫针，寒则久留针，以月死生为数，立已。"此乃邪客于环跳部之络，"留而不去"，则病如是，故有环跳之治，并根据月亮的盈亏而确定按摩之数。今以灸术代按摩术，名"邪客足少阳之络灸方"，又名"邪客足少阳络灸痛方"。

第十二节　足厥阴肝经灸方

《灵枢·经脉》篇云："肝足厥阴之脉……是动则病腰痛不可以俯仰，丈夫㿉疝，妇人少腹肿，甚则嗌干，面尘脱色。是主肝所生病者，胸满，呕逆，飧泄，狐疝，遗溺，闭癃。为此诸病，盛则泻之，虚则补之，热则疾之，寒则留之，陷下则灸之，不盛不虚以经取之。盛者寸口大一倍于人迎，虚者寸口反小于人迎也。"此段经文表述了足厥阴肝经的异常变动，有"是动则病"及"是主肝所生病"的病候。概而论之，肝经的主要病候是腰痛，胸满，呃逆，遗尿，小便不利，疝气，少腹肿等证。宗"为此诸病，盛则泻之，虚则补之，热则疾之，寒则留之，陷下则灸之，不盛不虚，以经取之"之法，今施以灸术，名"足厥阴肝经灸方"，且有其具体的取穴法，而何以知虚实，有人迎、寸口之脉诊法。

1. 肝俞灸方

肝俞，为足太阳膀胱经循行于背部的腧穴，内通肝脏。又为该经之标穴，内应肝脏，具有清泄肝胆经湿热，养血柔肝之功，为治肝经病之要穴，今施以灸法，名"肝俞灸方"。

2. 肝经五输灸方、肝经四时灸方

《灵枢·本输》篇云："肝出于大敦，大敦者，足大指之端及三毛之中也，为井木；溜于行间，行间，足大指间也，为荥；注于太冲，太冲，行间上二寸，陷者之中也，为输；行于中封，中封，内踝之前一寸半，陷者之中，使逆则宛，使和则通，摇足而得

之，为经；入于曲泉，曲泉，辅骨之下，大筋之上也，屈膝而得之，为合，足厥阴也。"宛者，郁也。经行不畅，故曰"使逆则宛"，经行通畅，故曰"使和则通"。上段经文表述了肝经五输穴的名称和位置。即肝经之井穴大敦，荥穴行间，输穴太冲，经穴中封，合穴曲泉。对肝经五输穴施以灸术，名"肝经五输灸方"。宗《灵枢》"病在脏者，取之井"之法，若肝经病可取井穴大敦而灸之，名"肝病大敦灸井方"。经云："盛则泻之，虚则补之。"除采用补泻手法外，尚可根据脏腑及腧穴的五行属性，实施"实则泻其子""虚则补其母"法。如肝经五行属木，若运用泻法，取肝经属火之荥穴行间，因木生火，火为木之子，名"肝实行间灸方"。若采用补法，取肝经属水之合穴曲泉，因水生木，水为木之母，名"肝虚曲泉灸方"。宗"不盛不虚，以经取之"法，取肝经之经穴中封，施平补平泻法，名"足厥阴经穴灸方"。

宗《灵枢·本输》篇春取荥穴，夏取输穴，长夏取经穴，秋取合穴，冬取井穴法，而有肝经病春取荥穴行间，夏取输穴太冲，长夏取经穴中封，秋取合穴曲泉，冬取井穴大敦之法，今施以灸术，名曰"肝经四时灸方"。

3. 肝经原穴灸方

《灵枢·九针十二原》篇云："五脏有疾，当取之十二原。"《素问·刺法论》云："肝者，将军之官，谋虑出焉，可刺足厥阴之源。"故肝经病可取肝经原穴太冲，今施以灸术，名"肝经原穴灸方"。

4. 肝病灸方

《素问·脏气法时论》云："肝病者，两胁下痛引少腹，令人善怒；虚则目𥆨𥆨无所见，耳无所闻，善恐，如人将捕之。取其经，厥阴与少阳。"此段经文表述了肝经病可取足厥阴肝经的经穴中封，足少阳胆经的经穴阳辅，今对两穴施以灸术，名"肝病灸方"。

5. 足厥阴标本灸方

《灵枢·卫气》篇云："能知六经标本者，可以无惑于天下。"故十二经脉各有其本穴与标穴，对厥阴经之标本，该篇记云："足厥阴之本，在行间上五寸所，标在背俞也。"马莳认为足厥阴经之本穴为中封，标穴为肝俞。对两穴施以灸术，名"足厥阴标本灸方"。以其通达肝经经气之功，以愈肝经之病。

6. 足厥阴根结灸方

《灵枢·根结》篇云："厥阴根于大敦，结于玉英，络于膻中。"玉英，即任脉之玉堂穴。若对厥阴经之大敦，任脉之玉堂、膻中施以灸术，名"足厥阴根结灸方"，有调达气机，滋补肝阴，濡养血气之功，而愈肝经之疾。

7. 邪客足厥阴之络灸方

《素问·缪刺论》云:"邪客于足厥阴之络,令人卒疝暴痛,刺足大指爪甲上与肉交者,各一痏。男子立已,女子有顷已,左取右,右取左。"盖因足厥阴之脉"入毛中,过阴器,抵小腹",若"邪客于足厥阴之络""留而不去",则病如是,而有井穴大敦缪刺之治,今以灸术施之,名"邪客足厥阴之络灸方"。尚可辅以络穴蠡沟,即"足厥阴络穴灸方"。

8. 邪在肝灸方

《灵枢·五邪》篇云:"邪在肝,则两胁中痛,寒中,恶血在内,行善掣,节时脚肿。取之行间,以引胁下,补三里以温胃中,取血脉以散恶血,取耳间青脉以去其掣。"马莳注云:"此言刺肝邪诸病之法也。"盖因肝脉贯胸中,布胁肋,故邪在肝,则肝络闭阻,故见胁痛;胃中寒,乃木旺土衰之候;肝气不疏,肝血失藏,故恶血在内;肝阴不足,筋脉失养,行则掣节而痛,故谓"行善掣节",且因肝脉自足大趾上行内踝,厥阴之经气下逆,肝郁土壅,故"脚肿"。故有补足阳明胃经之合穴三里,以温其胃中之寒,取足厥阴肝经之荥穴行间,以散在内之恶血,取耳间青脉,以去其掣节之痛。今施以灸术,名"邪在肝灸方"。

第十三节　奇经八脉灸方

1. 督脉灸方

清·丁锦《古本难经阐注》云:"盖督脉者,都也,能统诸阳脉,行于背,为阳脉之都纲也。"故督,有总管、统率的意思。督脉行于背部正中,其脉多次与手足三阳经及阳维脉交会,能总督一身之阳经,故又称为"阳脉之海"。督脉是一干而三支,后正中线是主干;后行支线贯脊分出属肾,前支贯脐中央,上贯心。故督脉具有调节十二经气血,主司人体生殖功能,反映脑、髓、肾的功能正常与否的作用。《素问·骨空论》有"督脉为病,脊强反折""此生病,从少腹上冲心而痛,不得前后,为冲疝,其女子不孕"的记载。"督脉为病",何以可疗"女子不孕",金·张从正云:"督脉乃是督领妇人经脉之海也。"故虽说"胞胎"有任脉为之担任,然尚有督脉为之督摄。

《素问·气府论》云:"督脉气所发者二十八穴:项中央二,发际后中八,面中三,大椎以下至尻尾及旁十五穴,至骶下凡二十一节,脊椎法也。""项中央二"即风府、哑门二穴。"发际后中八"指前发际至后发际中行,有神庭、上星、囟会、前顶、百会、后顶、强间、脑户八穴。"面中三"指面部中央,从鼻至唇,有素髎、水沟、兑端三穴。

"大椎以下至尻尾及旁十五穴"即大椎、陶道、身柱、神道、灵台、至阳、筋缩、中枢、脊中、悬枢、命门、腰阳关、腰俞、长强及尻尾两旁足太阳膀胱经之会阳穴。临证可根据腧穴的功效主治、"督脉为病"及其督脉"此生病"之候，辨证取穴施以灸术，故统称"督脉灸方"。

《素问·骨空论》云："督脉为病，脊强反折……此生病，从少腹上冲心而痛，不得前后，为冲疝；其女子不孕，癃痔遗溺嗌干。督脉生病治督脉，治在骨上，甚者在脐下营。""冲疝"，此乃督脉并于任脉为病成之疝，骨上即曲骨穴。"脐下营"，张介宾注云："谓脐下一寸阴交处。"此段经文表述了督脉出现异常，会有"督脉为病"及"此生病"的病候。《素问·阴阳应象大论》云："善用针者，从阴引阳，从阳引阴。"故取任脉之穴，而有"督脉生病治督脉，治在骨上，甚者在脐下营"之用。曲骨为任脉、足厥阴肝经交会穴，故有调冲任，养肝肾之功，为泌尿生殖系统疾病之治穴。阴交乃元阳之气相交于阴之穴，故具荣任益督，通达经脉之功。对两穴施以灸术，名"督脉病灸任方"。

2. 任脉灸方

《素问·骨空论》云："任脉为病，男子内结七疝，女子带下瘕聚。""七疝"，系冲疝、狐疝、癫疝、厥疝、瘕疝、㿗疝、癃癃疝的总称。"瘕聚"，乃腹中有块，或聚或散，时痛时止，没有固定的地方，多见于妇女。此段经文表述了任脉出现异常，男子会发生"内结七疝"，女子会发生"带下癥瘕"之病。任，有担任、任受的意思。任脉行于腹面正中线，其脉多次与手足三阴及阴维脉交会，能总任一身之阴经，故又称"阴脉之海"。任，又与"妊"意义相通，其脉起于胞中，与女子妊娠有关，称"任主胞胎"。

《素问·气府论》云"任脉之气所发者二十八穴：喉中央二，膺中骨陷中各一，鸠尾下三寸、胃脘五寸、胃脘以下至横骨六寸半一，腹脉法也。下阴别一，目下各一，下唇一，龈交一。""喉中央二"指廉泉、天突二穴。"膺中骨陷中各一"其中"膺中"指胸之中行，"骨陷中"指璇玑、华盖、紫宫、玉堂、膻中、中庭各一，共六穴。"鸠尾下三寸、胃脘五寸、胃脘以下至横骨六寸半一"指鸠尾至上脘有鸠尾、巨阙、上脘三穴；上脘至脐中，有中脘、建里、下脘、水分、神阙五穴；神阙至横骨，有阴交、气海、石门、关元、中极、曲骨六穴。"下阴别一"即前后阴之间的会阴穴。"目下各一"指足阳明与任脉之会承泣穴。"下唇一"指承浆穴。"龈交一"即龈交穴。临证可根据腧穴的功效主治及"任脉为病"之候，而辨证取穴施以灸术，统称"任脉灸方"。

3. 冲脉灸方

《素问·骨空论》云："冲脉为病，逆气里急。"此段经文表述了冲脉经出现异常，会有"逆气里急"之候。冲脉上至于头，下至于足，贯穿全身，为气血的要冲，能调节十二经气血，故有"十二经脉之海"之称。冲脉又称"血海"，冲、任二脉与肝、肾二经联系颇多，所以有调冲任、养肝肾之说，同时说明肝肾、冲任与妇女的月经有密切的关系。

冲脉与任脉同起胞中，上络唇口。肾气盛，天癸至；任脉通，太冲脉盛，在男子则精气溢泻，女子则月事以时下，所以冲、任二脉的病理，主要反应在性功能及生育方面。故冲脉异常，可见女子月经不调、男子阳痿、早泄、不孕不育及腹内拘急而痛等病证。

《素问·气府论》云："冲脉气所发者二十二穴：夹鸠尾外各半寸至脐寸一；夹脐下旁各五分至横骨寸一，腹脉法也。""夹鸠尾外各半寸至脐寸一"指以腹正中线为基准，自鸠尾至脐，左右各旁开半寸，每寸一穴，有幽门、腹通谷、阴都、石关、商曲、肓俞六穴。"夹脐下旁各五分至横骨寸一"即自脐至横骨，左右各旁开半寸，每寸一穴，有中注、四满、气穴、大赫、横骨五穴。由此可知，与冲脉的交会穴为横骨、大赫、气穴、四满、中注、肓俞、商曲、石关、阴都、腹通谷、幽门。上述交会穴均属足少阴肾经，故具益肾荣冲脉之功。临证可根据腧穴的功效、主治及任脉的病候，辨证取穴施以灸术，概而论之，统称"冲脉灸方"。

《灵枢·动输》篇云："冲脉者，十二经之海也。"《灵枢·海论》云："冲脉者为十二经之海，其腧上在于大杼，下出于巨虚之上下廉。"此段经文表述了冲脉为十二经之血海，其腧穴上在于膀胱经之大杼，下在于胃经之上下巨虚，三穴之伍，具通达十二经脉之功，施以灸术，名"十二经脉之海灸方"。大凡经脉运行不畅，均可用之。

4. 带脉灸方

《素问·痿论》云："阳明虚则宗筋纵，带脉不引，故足痿不用也。"《难经·二十九难》云："带之为病，腹满，腰溶溶若坐水中。"带脉围腰一周，犹如束带，约束纵行诸脉。故带脉异常可见腹痛、腰部有弛缓无力感及妇女带下诸证。本经交会穴主治带下病及与经脉循行部位的病证。带脉交会穴有带脉、五枢、维道，故取此三穴，以治带脉异常之候，施以灸之术，名曰"带脉灸方"。

《素问·刺腰痛》云："衡络之脉令人腰痛，不可以俯仰，仰则恐仆，得之举重伤腰，衡络绝，恶血归之，刺之在郄阳筋之间，上郄数寸，衡居为二痏出血。"衡通横。衡络之络，即带脉。意为衡络之脉发生病变使人腰痛，且不能弯腰俯仰，后仰则痛剧而恐怕跌倒。病之因是用力举重时伤及腰部，使衡络之脉阻绝不通，瘀血留阻其中。应当在委阳穴处和殷门穴处施以灸术，名曰"衡络灸方"。

5. 阳跷脉、阴跷脉灸方

《灵枢·寒热病》篇云："阴跷、阳跷，阴阳相交，阳入阴，阴出阳，交于目锐眦，阳气盛则瞋目，阴气盛则瞑目。"《难经·二十九难》云："阳跷为病，阴缓而阳急。"该篇又云"阴跷为病，阳缓而阴急。"跷通蹻，有轻健矫捷的意思。跷脉有濡养眼目、司眼睑开阖和下肢运动的功能，故阴跷、阳跷二脉异常，可见肢体失捷，阳跷病为不寐，阴跷病为不寤等病证。二脉各有交会穴。阳跷脉交会穴为：申脉、仆参、跗阳、睛明（足太阳膀胱经），居髎（足少阳胆经），臑俞（手太阳小肠经），肩髃、巨骨（手阳明大肠经），天髎（手少阳三焦经），地仓、巨髎、承泣（足阳明胃经）。阴跷脉交会穴为：照海、交信（足少阴肾经），睛明（足太阳膀胱经）。验诸临证，识阴阳寤寐，别刚柔缓急，以治痿痹、瘈疭、振掉、惊风、寤寐、癫痫之证及经脉所过部位病变，可根据腧穴的功效、主治，辨证取穴施以灸术，名"阳跷脉灸方""阴跷脉灸方"。

《素问·缪刺论》云："邪客于足阳跷之脉，令人目痛从内眦始，刺外踝之下半寸所各二痏，左刺右，右刺左，如行十里顷而已。"盖因其脉起于足，上行至头而属目，故邪客该经，"舍于络脉，留而不去"则病如是。"外踝之下半寸所"，乃申脉穴。申脉穴为八脉交会穴之一，通于阳跷脉，故有申脉缪刺之治，今对该穴施以灸术，名"邪客阳跷之脉灸方"。

6. 阴维脉、阳维脉灸方

《素问·刺腰痛》篇云："阳维之脉，令人腰痛。"《难经·二十九难》云："阳维维于阳，阴维维于阴，阴阳不能自相维，则怅然失志，溶溶不能自收持。阳维为病苦寒热，阴维为病苦心痛。"维，有维系的意思。阴维脉的功能是"维络诸阴"，阳维脉的功能是"维络诸阳"。故二脉失司，可见阳维脉为病恶寒发热，阴维脉为病发心痛。

阳维脉交会穴为：金门（足太阳膀胱经），阳交、本神、阳白、头临泣、目窗、正营、承灵、脑空、风池、肩井（足少阳胆经），臑俞（手太阳小肠经），天髎（手少阳三焦经），头维（足阳明胃经），风府、哑门（督脉）。阴维脉交会穴为：筑宾、府舍、大横、腹哀（足少阴肾经），期门（足厥阴肝经），天突、廉泉（任脉）。验诸临床，可根据腧穴的功效，选穴组方，主治本经异常病变及经脉循行部位的病证。故概而论之，而对诸穴施以灸术，名曰"阳维脉灸方""阴维脉灸方"。

《素问·刺腰痛》云："阳维之脉令人腰痛，痛上怫然肿，刺阳维之脉，脉与太阳合腨下间，去地一尺所。"意为阳维脉发生病变使人腰痛，痛处经脉怒张肿起，应当取阳维脉，取阳维脉和太阳经在腿肚下端会合处离地一尺左右的承山穴。今施以灸术，名"阳维脉腰痛灸方"。

第十四节　十五络脉灸方

1. 手太阴络脉灸方

《灵枢·经脉》篇云："手太阴之别，名曰列缺……其病实则手锐掌热，虚则欠㰦，小便遗数，取之去腕一寸半，别走阳明也。"经别，乃五脏六腑之大络，即络脉是经脉别出部分的络穴，为表里两经联络之处。络穴可主治表里两经的有关疾病。张志聪注云："别者，谓十二经脉之外，别有经络，阳络之走于阴，阴络之走于阳，与经络缪处而各走其道。"上段经文表述了手太阴肺经络穴列缺的主治范围，并谓其病实为"手锐掌热"，病虚为"欠㰦，小便遗数"。施行灸术，名"手太阴络脉灸方"。"别走阳明"即以列缺别走手阳明经之穴，盖因二经互为表里，列缺可治二经之病，故谓"别走阳明"。

2. 手少阴络脉灸方

《灵枢·经脉》篇云："手少阴之别，名曰通里……其实则支膈，虚则不能言，取之掌后一寸，别走太阳也。"此段经文表述了手少阴心络穴通里的主治范围，邪气实则见膈间若有所支而不畅；正气虚则不能言。盖因通里"别而上行，循经入于心中，系舌本"故"不能言"，取通里，施以灸术，名"手少阴络脉灸方"。"别走太阳"即别走手太阳小肠经之通里穴。盖因二经互为表里，故通里可治两经之病，故有"别走太阳"之记。

3. 手厥阴络脉灸方

《灵枢·经脉》篇云："手心主之别，名曰内关……实则心痛，虚则为头强，取之两筋间也。"此段经文表述了手厥阴心包经络穴内关的主治范围。手厥阴心包经谓之手心主者，盖因其代心经而受邪之谓。故而《灵枢·邪客》篇云："心者，五脏六腑之大主也，精神之所舍也，其脏坚固，邪弗能容也，容之则心伤，心伤则神去，神去则死矣。故诸邪之在于心者，皆在于心之包络。包络者，心主之脉也。"若心系间邪气盛而实，则必心痛；正气虚则头强，盖因包络主行血脉，脉气虚故头强。故取内关施灸术以调之，名"手厥阴络脉灸方"。根据十二经别，阳走阴而阴走阳，故手厥阴经亦必别走手少阳三焦经，盖因两经互为表里。

4. 手太阳络脉灸方

《灵枢·经脉》篇云："手太阳之别，名曰支正……实则节弛肘废，虚则生肬，小者如指痂疥，取之所别也。"此段经文表述了手太阳小肠经络穴支正的主治范围。因

"其别者，上走肘，络肩髃"故邪气盛而实，则节弛而肘废；正气不足则虚，而生赘瘤、痂疥之疾。故可取支正以灸之，名"手太阳络脉灸方"。因手太阳小肠经与手少阴心经互为表里，故谓支正"内注少阴"。因支正可治两经之病，故谓"内注少阴""取之所别"。

5. 手阳明络脉灸方

《灵枢·经脉》篇云："手阳明之别，名曰偏历……实则龋聋，虚则齿寒痹隔，取之所别也。"此段经文表述了手阳明大肠经络穴偏历的主治范围。因"其别者，上循臂，乘肩髃，上曲颊偏齿""入耳合于宗脉"故邪气盛则实，则为龋而齿痛，为耳聋；正气不足则虚，则为齿寒，为内痹，膈塞不通。故取偏历以灸之，名"手阳明络脉灸方"。因手阳明大肠经与手太阴肺经互为表里，故谓偏历"别入太阴"。同时该穴可治两经之病，故谓"别入太阴""取之所别"。

6. 手少阳络脉灸方

《灵枢·经脉》篇云："手少阳之别，名曰外关……病实则肘挛，虚则不收，取之所别也。"此段经文表述了手少阳三焦经络穴外关的主治范围。邪气有余则实，而见肘臂挛急；虚则手臂不能收。其治灸手少阳经之络穴外关，或用泻法，或用补法。名"手少阳络脉灸方"。因手少阳三焦经与手厥阴心包经互为表里，故三焦经络穴外关，可治两经之病，故谓"合心主病""取之所别"。

7. 足太阳络脉灸方

《灵枢·经脉》篇云："足太阳之别，名曰飞扬……实则鼽窒头背痛，虚则鼽衄，取之所别也。"此段经文表述了足太阳膀胱经络穴飞扬的主治范围。邪气有余则实，则为鼽而窒，为头与背痛；正气不足则虚，而发鼽而衄。其治取足太阳经络穴飞扬而灸之，名"足太阳络脉灸方"。因足太阳膀胱经与足少阴肾经互为表里，故飞扬可治两经之疾，故谓"别走少阴""取之所别"。

8. 足少阳络脉灸方

《灵枢·经脉》篇云："足少阳之别，名曰光明……实则厥，虚则痿躄，坐不能起，取之所别也。"此段经文表述了足少阳胆经络穴光明的主治范围。大凡邪气有余则实，发病气逆而为厥；正气不足则虚，病发为痿躄。其治取足少阳胆经络穴光明而灸之，名曰"足少阳络脉灸方"。因足少阳胆经与足厥阴肝经互为表里，故光明可治两经之疾，故谓"别走厥阴""取之所别"。

9. 足阳明络脉灸方

《灵枢·经脉》篇云："足阳明之别，名曰丰隆……其病气逆则喉痹瘁喑，实则狂巅，虚则足不收，胫枯，取之所别也。"此段经文表述了足阳明胃经络穴丰隆的主治范围。因其别上行，络喉嗌，故胃气逆则为喉痹瘁喑。大凡邪气有余则实，发病为狂癫；正气不足则虚，发病为足不能收，而胫亦枯槁。故取丰隆以灸之，名曰"足阳明络脉灸方"。因足阳明胃经与足太阴脾经互为表里，故丰隆可治两经之病，故谓"别走太阴""取之所别"。

10. 足太阴络脉灸方

《灵枢·经脉》篇云："足太阴之别，名曰公孙……厥气上逆则霍乱，实则肠中切痛，虚则鼓胀，取之所别也。"此段经文表述了足太阴脾经络穴公孙的主治范围。因其络脉"别走阳明""入络肠胃"故经络异常，尚可见胃肠不适的症状。邪气有余则实，发病多为"肠中切痛"之候；正气不足则虚，而见"鼓胀"之候。故取络穴公孙以灸之，名曰"足太阴络脉灸方"。因足太阴脾经与足阳明胃经互为表里，故脾之络穴公孙可治两经之病，故谓"别走阳明""取之所别"。

11. 足少阴络脉灸方

《灵枢·经脉》篇云："足少阴之别，名曰大钟……其病气逆则烦闷，实则闭癃，虚则腰痛，取之所别者也。"此段经文表述了足少阴肾经络穴大钟的主治范围。因其"别走太阳""并经上走于心包，下外贯腰脊"，故经脉异常，可见"气逆""烦闷"之候。因肾通窍于二便，故邪气盛则实，其病为癃闭；正气不足则虚，则肾之外府失荣，而发腰痛之候。故可取络穴大钟以灸之，名曰"足少阴络脉灸方"。因足少阴肾经与足太阳膀胱经互为表里，故肾之络穴大钟，可治两经之疾病，故谓"别走太阳""取之所别"。

12. 足厥阴络脉灸方

《灵枢·经脉》篇云："足厥阴之别，名曰蠡沟……其病气逆则睾肿卒疝，实则挺长，虚则暴痒，取之所别也。"此段经文表述了足厥阴肝经络穴蠡沟的主治范围。睾丸即阴子，茎，即阴茎。因"其别者，经胫上睾，结于茎"故络穴蠡沟可治"气逆则睾肿卒疝"之候。邪气盛则实，而发阴茎挺长之候；正气不足则虚，则为暴痒，如阴囊湿疹之疾。可取络穴蠡沟以灸之，名曰"足厥阴络脉灸方"。因足厥阴肝经与足少阳胆经互为表里，故肝经络穴蠡沟可治两经之疾病，故经谓"别走少阳""取之所别"。

13. 任脉络穴灸方

《灵枢·经脉》篇云："任脉之别，名曰尾翳……实则腹皮痛，虚则痒瘙，取之所别也。"此段经文表述了任脉络穴鸠尾的主治范围。因其脉"下鸠尾，散于腹"故该经出现异常，实证则见腹皮痛；虚证则见瘙痒之候。故可取络穴鸠尾以灸之，名曰"任脉络穴灸方"。因其取该经之络穴鸠尾，故谓"取之所别也"。

14. 督脉络穴灸方

《灵枢·经脉》篇云："督脉之别，名曰长强……实则脊强，虚则头重，高摇之，夹脊之有过者，取之所别也。"此段经文表述了督脉络穴长强的主治范围。因其络脉"夹脊上项，散头上""别走太阳，入贯膂"故该经出现异常，实证则见脊强；虚证则见头重。今对该穴施以灸术，名"督脉络穴灸方"。因其取该经之络穴长强，故谓"取之所别也"。

15. 脾经大络灸方

《灵枢·经脉》篇云："脾之大络，名曰大包……实则身尽痛，虚则百节尽皆纵，此脉若罗络之血者，皆取之脾之大络脉也。"此段经文表述了脾经除有络穴公孙外，又有大络大包，大包位于腋下，布于胸胁，该经出现异常，实证会出现一身尽痛之候；虚证可出现百节尽皆纵弛之候，故有大包之治，今对该穴施以灸术，名"脾经大络灸方"。因该穴统络阴阳两经，具统血荣脉，宽胸止痛，培补后天之本之功，为脏腑经络疾病通用之方。

第十五节　十二经筋灸方

十二经筋是十二经脉之气结聚于筋肉关节的体系，即十二经脉外周的连属部分，且其分布与十二经脉在体表的通路基本一致。具约束骨骼，通利关节之功。若外邪侵入或内生五邪，均可导致筋脉挛急，关节屈伸不利，故养血柔筋，舒筋通络，缓急止痛乃治疗经筋病之大法。

1. 足太阳经筋灸方

《灵枢·经筋》篇云："足太阳之筋……其病小指支跟肿痛，腘挛，脊反折，项筋急，肩不举，腋支缺盆中纽痛，不可左右摇。治在燔针劫刺，以知为数，以痛为腧，名曰仲春痹也。"此段经文表述了足太阳之经筋循行部位发生的病候及其治疗方法。

足太阳之筋起于足小趾外侧之至阴穴，由足通谷、束骨、京骨、金门、申脉，结于踵跟之仆参、昆仑；又上循跟出于外踝，由附阳、飞扬、承山、承筋、合阳，结于腘中央之委中穴；其别者，从飞扬络穴，与腘中相并而行委阳、浮郄、殷门等穴，以上结于臀；上会阳，下中次上四髎、白环俞，直至大椎计二十穴，开中行一寸五分，夹脊上于项之天柱、玉枕等穴；其直者，则结于玉枕之下枕骨之上，由此而上至于头以前，下于颜结于鼻；又其支者，自睛明为目上纲，下结于目下之顑（顑者，颧骨也）；又其支者，从腋后外廉，结于手阳明经之肩髃；又其支者，入于腋下，上出缺盆，上结于完骨；又其支者出于缺盆，斜上出于目下之颇。

马莳曰："经皆有筋，筋皆有病，各有治法。"故筋脉发生疾病，多反映于其循行部位及穴位处。足太阳之筋发生疾病，而出现"小指支跟肿痛，腘挛，脊反折，项筋急，肩不举，腋支缺盆中纽痛，不可左右摇"之候。"以痛为腧"即随其痛处，即为所取之腧穴。"治在燔针劫刺"，燔针，烧针也。劫刺，如劫夺之势，刺之即去，无迎随出入之法。"以知为数"，视病情需要确定针刺之数量。因手足阴阳之筋，应天之四时，岁之十二月，故其为病亦应时而生，并非外感。春之二月为"卯月""仲春"，故名"仲春痹"。以痛点为腧穴，以行灸术，以代"燔针劫刺之术"，其名"足太阳经筋灸方"，又名"仲春痹灸方"。

2. 足少阳经筋灸方

《灵枢·经筋》篇云："足少阳之筋……其病小指次指支转筋，引膝外转筋，膝不可屈伸，腘筋急，前引髀，后引尻，即上乘胁季胁痛，上引缺盆膺乳，颈维筋急，从左之右，右目不开，上过右角，并跷脉而行，左络于右，故伤左角，右足不用，命曰维筋相交。治在燔针劫刺，以知为数，以痛为腧，名曰孟春痹也。"此段经文表述了足少阳之经筋循行部位发生的病候及其治疗方法。

足少阳之筋起于足小趾之次趾，即第四趾之窍阴穴，由侠溪、地五会、足临泣，结于外踝之丘墟；上循胫外侧悬钟、阳辅、光明、外丘、阳交，结于膝外廉之阳陵泉；其支者，别起于外辅骨，上于髀，其在前结于足阳明经伏兔之上，其在后则结于督脉尻尾上；其直者，上至侧腹季胁下之空软处，上走于腋之前廉，系于膺乳间，上结于缺盆中；又其直者，上出于腋，贯于缺盆，出太阳之前，循耳后，上额角，交巅上，下走于颔，上结于颇；又其支者，结于目眦为外维。

若足少阳经筋因血气留闭而生病，即可出现"小指次指支转筋，引膝外转筋，膝不可屈伸，腘筋急，前引髀，后经尻，即上乘胁季胁痛，上引缺盆膺乳，颈维筋急，从左之右，右目不开，上过右角，并跷脉而行，左络于右，故伤左角，右足不行，命曰维筋相交"之候。其治法，仍宗"燔针劫刺，以知为数，以痛为腧"。该经筋病多发正月之时，盖因春三月之正月，名"寅月""孟春"，故名"孟春痹"。今以痛点为腧穴，施以灸术，以代"燔针劫刺"法，其名"足少阳经筋灸方"，又名"孟春痹灸方"。

3. 足阳明经筋灸方

《灵枢·经筋》篇云："足阳明之筋……其病足中指支胫转筋，脚跳坚，伏兔转筋，髀前肿，㿉疝，腹筋急，引缺盆及颊，卒口僻，急者目不合，热则筋纵，目不开。颊筋有寒，则急引颊移口；有热则筋弛纵缓不胜收，故僻。治之以马膏，膏其急者；以白酒和桂以涂其缓者，以桑钩钩之，即以生桑灰置之坎中，高下以坐等，以膏熨急颊，且饮美酒，啖美炙肉，不饮酒者自强也，为之三拊而已。治在燔针劫刺，以知为数，以痛为腧，名曰季春痹也。"此段经文表述了足阳明之经筋循行部位发生的病候及其治疗方法。

足阳明之筋起于足之厉兑，结于足背，上冲阳、解溪等部，斜外而上加于辅骨、下巨虚、条口、上巨虚、三里，上结于膝之外廉三里，以直上结于髀枢，上循胁，属于脊；其直行者，又上循骬（骬即胫），结于膝；其支行者，结于外辅骨，合于足之少阳；其直者，上循本经之伏兔，上结于本经之髀关，而聚于阴器，又上于腹中而布之，以上至于缺盆，复结于上颈，夹于口，合于目下之顑，结顑下之鼻中，其上合于足太阳经，故彼太阳为目之上纲，此阳明为目之下纲；又其支者，从颊结于耳前。

若足阳明经筋因血气留闭而生病，即可出现"其病足中指支胫转筋，脚跳坚，伏兔转筋，髀前肿，㿉疝，腹筋急，引缺盆及颊，卒口僻，急者目不合，热则筋纵，目不开。颊筋有寒，则急引颊移口；有热则筋弛纵缓不胜收，故僻"之候。其治法，仍宗"治在燔针劫刺，以知为数，以痛为腧"。该经筋病多发于三月，三月又称辰月，春之季月，故名"季春痹"。今以痛点为腧穴，施以灸术，以代"燔针劫刺"法，其名"足阳明经筋灸方"，又名"季春痹灸方"。上述经文中尚有药物外治法之应用，临证亦可根据病情取用之。

4. 足太阴经筋灸方

《灵枢·经筋》篇云："足太阴之筋……其病足大指支内踝痛，转筋痛，膝内辅骨痛，阴股引髀而痛，阴器纽痛下引脐，两胁痛引膺中，脊内痛。治在燔针劫刺，以知为数，以痛为腧，命曰孟秋痹也。"此段经文表述了足太阴之经筋循行部位发生的病候及其治疗方法。

足太阴之筋起于足之隐白穴处，上结于内踝骨下之商丘；其直行者，络于膝内辅骨之地机、阴陵泉，上循阴股结于髀，而聚于阴器；又上腹结于脐，循腹里之腹结、大横、腹哀等部，结于肋，散之胸中；其在内者，则著之于脊。

若足太阴经筋因血气留闭而生病，即可出现"足大指支内踝痛，转筋痛，膝内辅骨痛，阴股引髀而痛，阴器纽痛下引脐，两胁痛引膺中，脊内痛"之候。其治法，仍宗"治在燔针劫刺，以知为数，以痛为腧"。该经筋病多发于七月，七月又称申月，为三秋之孟秋，故名"孟秋痹"。今以痛点为腧穴，施以灸术，以代"燔针劫刺"法，其名"足太阴经筋灸方"，又名"孟秋痹灸方"。

5. 足少阴经筋灸方

《灵枢·经筋》篇云："足少阴之筋……其病足下转筋，及所过而结者皆痛及转筋。病在此者，主痫瘈及痉，在外者不能俯，在内者不能仰。故阳病者腰反折不能俯，阴病者不能仰。治在燔针劫刺，以知为数，以痛为腧，在内者熨引饮药。此筋折纽，纽发数甚者，死不治。名曰仲秋痹也。"此段经文表述了足少阴之经筋循行部位发生的病候及治疗方法。

足少阴之筋起于足底之涌泉穴，出于内踝下，并足太阴脾经之筋，斜趋内踝之下然谷、太溪，而结于踵之照海、复溜、水泉；又与足太阳膀胱之筋合，而上结于内辅骨之下，又并足太阴脾之筋，以上循股阴，结于阴器；循脊内夹膂，上至项，结于枕骨，又与足太阴之筋合。

若足少阴经筋因血气留闭而生病，即可出现"足下转筋，及所过而结者皆痛及转筋。病在此者，主痫瘛及痉，在外者不能俯，在内者不能仰。故阳病者腰反折不能俯，阴病者不能仰"之候。其治法，仍宗"治在燔针劫刺，以知为数，以痛为腧"。该经筋病多发于八月，八月为酉月，为仲秋，故名"仲秋痹"。以痛点为腧穴，施以灸术，以代"燔针劫刺"法，其名"足少阴经筋灸方"，又名"仲秋痹灸方"。

6. 足厥阴经筋灸方

《灵枢·经筋》篇云："足厥阴之筋……其病足大指支内踝之前痛，内辅痛，阴股痛转筋，阴器不用，伤于内则不起，伤于寒则阴缩入，伤于热则纵挺不收。治在行水清阴气。其病转筋者，治在燔针劫刺，以知为数，以痛为腧，命曰季秋痹也。"此段经文表述了足厥阴之经筋循行部位发生的病候及治疗方法。

足厥阴之筋起于足大趾大敦部，上结于内踝之前中封部，上循于胫，上结于内辅骨之曲泉，以上循阴股之阴包等穴，结于阴器以络诸筋。

若足厥阴经筋因血气留闭而生病，即可出现"其病足大指支内踝之前痛，内辅痛，阴股痛转筋，阴器不用，伤于内则不起，伤于寒则阴缩入，伤于热则纵挺不收"之候。其治法，仍宗"治在燔针劫刺，以知为数，以痛为腧"。该经筋病多发于九月，九月属戌月，名季秋，故名"季秋痹"。以痛点为腧穴，施以灸术，以代"燔针劫刺"法，其名"足厥阴经筋灸方"，又名"季秋痹灸方"。

7. 手太阳经筋灸方

《灵枢·经筋》篇云："手太阳之筋……其病小指支肘内锐骨后廉痛，循臂阴入腋下，腋下痛，腋后廉痛，绕肩胛引颈而痛，应耳中鸣，痛引颔，目瞑，良久乃得视，颈筋急，则为筋瘘颈肿。寒热在颈者，治在燔针劫刺之，以知为数，以痛为腧，其有肿者，复而锐之。名曰仲夏痹也。"此段经文表述了手太阳之经筋循行部位发生的病候及治疗方法。

手太阳之筋起于手小指之少泽处，结于手外侧之腕骨、阳谷、养老部，上循臂内廉，结于肘内锐骨后之小海穴，入于腋下；其支行者，后走腋之后廉，上绕肩胛，由肩贞、臑俞、天宗、秉风、曲垣、肩外俞以入肩中俞，循颈以出走手太阳之前，结于耳后之完骨；其又一支者，入于耳中，又其直行者，出于耳上，下结于颔，上属于目之外眦。

若手太阳经筋因血气留闭而生病，即可出现"其病小指支肘内锐骨后廉痛，循臂阴入腋下，腋下痛，腋后廉痛，绕肩胛引颈而痛，应耳中鸣，痛引颔，目瞑，良久乃得视，颈筋急"之候。其治法，仍宗"治在燔针劫刺，以知为数，以痛为腧"。该经筋病多发于五月，五月为午月，为仲夏，故名"仲夏痹"。以痛点为腧穴，施以灸术，以代"燔针劫刺"法，其名"手太阳经筋灸方"，又名"仲夏痹灸方"。

8. 手少阳经筋灸方

《灵枢·经筋》篇云："手少阳之筋……其病当所过者即支转筋，舌卷。治在燔针劫刺，以知为数，以痛为腧，名曰季夏痹也。"此段经文表述了手少阳之经筋循行部位发生的病候及治疗方法。

手少阳之筋起于四指之关冲，由液门、中渚，结于手腕上之阳池，上循臂之外关、支沟、会宗、三阳络，以结于肘之四渎、天井，上绕臑之外廉臑会穴，以上于肩端之肩髎、天髎，走于颈之天牖；其支者，当曲颊前以入系于舌本；又其支者，上于曲牙循耳前之角孙、耳门、和髎，以属目外眦之丝竹空，且上乘于颔，结于角。

若手少阳经筋因血气留闭而生病，即可出现"其病当所过者即支转筋，舌卷"之候。其治法，仍宗"治在燔针劫刺，以知为数，以痛为腧"。该经筋病多发于六月，六月又称未月、季夏，故名"季夏痹"。以痛点为腧穴，施以灸术，以代"燔针劫刺"法，其名"手少阳经筋灸方"，又名"季夏痹灸方"。

9. 手阳明经筋灸方

《灵枢·经筋》篇云："手阳明之筋……其病当所过者支痛及转筋，肩不举，颈不可左右视。治在燔针劫刺，以知为数，以痛为腧，名曰孟夏痹也。"此段经文表述了手阳明之经筋循行部位发生的病候及治疗方法。

手阳明之筋起于食指端之商阳处，由二间、三间、合谷以结于腕上之阳溪穴部，循臂上结于肘外之肘髎，又上臑以结于肩之髃；其支者，绕于肩胛夹脊，其直者，循肩髃以上颈之天鼎部；又其支者，上颊结于顷；又其直者，上出于太阳之前，上于左角以络于头下右额。

若手阳明经筋因血气留闭而生病，即可出现"其病当所过者支痛及转筋，肩不举，颈不可左右视"之候。其治法，仍宗"治在燔针劫刺，以知为数，以痛为腧"。该经筋病多发于四月，四月又称巳月、孟夏，故名"孟夏痹"。以痛点为腧穴，施以灸术，以代"燔针劫刺"法，其名"手阳明经筋灸方"，又名"孟夏痹灸方"。

10. 手太阴经筋灸方

《灵枢·经筋》篇云：“手太阴之筋……其病当所过者支转筋痛，甚成息贲，胁急吐血。治在燔针劫刺，以知为数，以痛为腧，名曰仲冬痹也。”此段经文表述了手太阴之经筋循行部位发生的病候及其治疗方法。

手太阴之筋起于手大指端之少商穴处，循指上行，结于鱼际之后，行寸口之外侧，上循臂，以结于肘中之尺泽，上臑之内廉，入于腋下三寸之天府，出于缺盆，结于肩前之髃骨，又结于缺盆，下结胸里，散贯于贲，贲者，膈也，胃气之所出部，故名贲门，合贲下抵季胁。

若手太阴之经筋因血气留闭而生病，即可出现“其病当所过者支转筋痛，甚成息贲，胁急吐血”之候。其治法，仍宗“治在燔针劫刺，以知为数，以痛为腧”。该经筋病多发于十一月，十一月又称子月、仲冬，故名“仲冬痹”。以痛点为腧穴，施以灸术，以代“燔针劫刺”法，其名“手太阴经筋灸方”，又名“仲冬痹灸方”。

11. 手少阴经筋灸方

《灵枢·经筋》篇云：“手少阴之筋……其病内急，心承伏梁，下为肘网。其病当所过者支转筋痛。治在燔针劫刺，以知为数，以痛为腧，其成伏梁唾血脓者，死不治。经筋之病，寒则筋急，热则筋弛纵不收，阴痿不用。阳急则反折，阴急则俯不伸。焠刺者，刺寒急也，热则筋纵不收，无用燔针。名曰季冬痹也。”此段经文表述了手少阴之经筋发生的病候及治疗方法。

手少阴之筋起于手小指之内侧少冲穴，结于掌后锐骨端之神门，上结于肘内廉之青灵，上入腋间，以交于手太阴，夹乳里，结于胸中，下系于脐。

若手少阴之经筋因血气留闭而生病，即可出现“其病内急，心承伏梁，下为肘网。其病当所过者支转筋痛”之候。意为其病于内，为内急，为心承伏梁，如梁之伏于心下而上承心。其病于外，当所过之处为转筋，筋痛。其治法，仍宗“治在燔针劫刺，以知为数，以痛为腧”。该经筋病多发于十二月，十二月又称子月、季冬，故名“季冬痹”。今以痛点为腧穴，施以灸术，以代“燔针劫刺”法，其名“手少阴经筋灸方”，又名“季冬痹灸方”。

12. 手厥阴经筋灸方

《灵枢·经筋》篇云：“手心主之筋……其病当所过者支转筋，前及胸痛息贲。治在燔针劫刺，以知为数，以痛为腧，名曰孟冬痹也。”此段经文表述了手厥阴心包之经筋循行部位发生的病候及治疗方法。

手厥阴之筋起于手中指之中冲，与手太阴经筋并行，结于肘之内廉曲泽，上臂阴，以结于腋下之天泉、天池，下散于在前在后之夹腋处；其支者则入于腋，散于胸中，结于臂。

若手厥阴之经筋因血气留闭而生病，即可出现"其病当所过者支转筋，前及胸痛息贲"之候。其治法，仍宗"治在燔针劫刺，以知为数，以痛为腧"。该经筋病多发于十月，十月又称亥月、孟冬，故名"孟冬痹"。今以痛点为腧穴，施以灸术，以代"燔针劫刺"法，其名"手厥阴经筋灸方"，又名"孟冬痹灸方"。

第二章 从经穴功效论灸方

腧穴是分布在一定的经脉循行路径上，是人体脏腑经络之气输注于体表的部位，是机体与外界相通的门户。腧穴有广义与狭义之分。广义的腧穴是十四经脉上的经穴、奇穴、阿是穴的总称；狭义的腧穴是足太阳膀胱经在背部的五脏六腑之背俞穴及四肢部五输穴中的输穴。本讲"从经穴功效论灸方"表述的是十四经脉上的腧穴，并以主用穴之功效而命名。

第一节 手太阴经穴灸方

一、中府

在胸部，横平第1肋间隙，锁骨下窝外侧，前正中线旁开6寸。艾条灸3～5分钟，艾炷灸3～5壮，《铜人》谓艾炷灸5壮。

注：《铜人》，为《铜人腧穴针灸图经》一书的简称。

1. 中府灸方

穴位组成：中府穴。

主治：咳嗽，气喘，肺胀满，胸痛，肩胛痛，喉痹，瘿瘤。

方解：中府为手太阴肺经之募穴，又为手足太阴交会穴。该穴为中焦脾胃之气汇于肺经之处，而有益气宣肺、止咳定喘、健脾和胃、解痉止痛之功。故可治现代医学之支气管炎、肺气肿、肺炎、肺结核、冠心病等疾病。

2. 俞募对穴灸方

穴位组成：中府、肺俞。

主治：咳嗽，哮喘。

方解：中府为手太阴肺经之腧穴，乃肺脏经气汇集于胸部之处，为肺之募穴，故有宣发上焦，畅达肺气之功，而为止咳平喘之要穴；肺俞，为肺脏精气输布于背部的特定腧穴，具通达肺气，输布肺津之用，故为止咳喘、实腠理之要穴。两穴合用，属俞募配伍法之对穴，两穴一募一俞，一腹一背，一阴一阳，相互制约，相互为用，名"俞募对穴灸方"，共成宣肺达郁，止咳平喘之功。

3. 肺募定喘灸方

穴位组成：中府、内关、膻中。

主治：咳喘，肺痿。

方解：中府乃肺经之募穴；内关为手厥阴心包经之本穴、络穴，具激发脉气，理气止痛之功；膻中乃任脉之穴，又为气会，有益气举陷，宽胸利膈，止咳定喘之功。尚可用于现代医学之肺气肿、肺心病。

4.《经纶》鸡胸灸方

穴位组成：中府、膻中、灵道、足三里。

主治：鸡胸。

方解：方出《神灸经纶》。鸡胸是一种胸骨外凸畸形疾病。重者会影响心肺的发育及功能异常。方中中府、膻中，具宣发宗气，宽胸利膈之功；灵道乃手少阴心经之经穴，具宁心定搐，利咽通膈之功；足三里乃足阳明胃经之合穴，乃该经脉气汇合之处，为健脾和胃，理气导滞，调补气血之要穴，又具培补中土以冀气血生化之源，而有宣发宗气之功。故诸穴合用，以其宣发宗气，宽胸利膈，补养心肺之功为治。故名"《经纶》鸡胸灸方"。

5.《大全》乳痈灸方

穴位组成：中府、膻中、照海、少泽、大敦。

主治：乳痈。

方解：《针灸大全》治"乳痈红肿，小儿吹乳"，取中府、膻中、照海、少泽、大敦。方中对穴中府、膻中，具宣发宗气，宽胸利膈之功；照海乃足少阴肾经之穴，又为八脉交会穴，通于阴跷脉，具滋阴清热，通经止痛之功；少泽乃手太阳小肠经之井穴，有清热通乳之功，故为治乳痈、乳少、乳癖之要穴；大敦乃足厥阴肝经之井穴，具有启动、激发肝经气血运行之功，盖因乳部亦肝经所过之部，且乳部疾患多因肝气郁滞所致，故有疏肝理气之功。乳痈多由肝火疏泄，热毒蕴于乳房所致，而见乳房部结块，肿胀疼痛等候。诸穴合用，名"《大全》乳痈灸方"，以宽胸利膈，疏肝理气，活血止痛，清热解毒之治而愈病。

二、云门

在胸部，锁骨下窝凹陷中，肩胛骨喙突内缘，前正中线旁开6寸。艾条灸3～5分钟。

1. 云门灸方

穴位组成：云门。

主治：咳嗽，气喘，胸中热，胸痛，肩背痛，臂不举，胸中烦满，喉痹，瘿气。

方解：《明堂灸经》云"灸云门五壮，主呕逆上气，胸胁彻背痛，主喉痹，胸中烦满，咳喘不得息，不得举臂，胸胁短气，气上冲心"诸候。盖因云门为手太阴肺经之腧穴，云出天气，通于肺，且肺者，气之本。故名云门，有通达肺气，宣肺止咳，肃肺平喘之功，故为治咳喘之要穴；又因穴居胸前臂上方，又有舒筋通络之功，而适用胸中热、胸痹、肩臂痛之候。

2. 云门俞府咳喘灸方

穴位组成：云门、俞府。

主治：咳喘。

方解：云门为手太肺经之腧穴，宣肺止咳；俞府乃肾脉精气上贯胸膈入肺腑之穴，有益肾元，温心阳，宣肺气，健脾胃之功，两穴相配有降气定喘之治，而名"云门俞府灸方"。两穴一肺一肾，一宣一降，故为止咳平喘之对穴。且肺属金，肾属水，金水相滋，故为肺肾气虚咳喘之治方。且肺为水之上源，肾为水之下源，两穴合用，一上一下，又具司气化、逐痰化饮之功，故为痰饮之治方。尚可用于现代医学之胸膜粘连、胸腔积液之疾。本方伍隐白、期门、肺俞、魂门、大陵，可治胸中痛；本方伍秉风，可治因劳损或风湿所致之肩凝证。

3.《采艾》灸喘方

穴位组成：云门、天突、膻中、承满、魄户、气海、足三里。

主治：喘证。

方解：任有担任、任受之意，任脉能总任一身之阴。天突、膻中、气海均任脉之腧穴。天突乃任脉、阴维脉之交会穴，位于气管上端，通咽连肺系，有益肾宣肺之功，为治咳喘之要穴；膻中为气会，有益气举陷之功，又称上气海，有宽中利膈，止咳定喘之治；气海为人元气之海，具温补下焦，益元荣督之功，故三穴相伍，纳气定喘之功倍增。肺藏魄，魄户位于肺俞之旁，为肺经阳热之气外传之门户，故有通达肺气之功；足三里乃足阳明胃经之合穴，有健脾胃，补中益气，调和气血，畅达经络之功。故云门与诸穴相伍，有益肺肾，补脾胃，培补先后天之本之效，该方源自《采艾编翼》，故方名"《采艾》灸喘方"，而为治哮喘之良方。

三、天府

在臂前区，腋前纹头下 3 寸，肱二头肌桡侧缘处。《铜人》谓艾炷灸二七壮至百壮。

《甲乙经》谓禁不可灸，灸之令人逆气。而《千金方》云可灸。

注：《甲乙经》，为《针灸甲乙经》一书的简称。《千金方》，为《备急千金要方》一书的简称。

1. 天府灸方

穴位组成：天府。

主治：气喘，鼻衄，目眩，瘿气，热证，消渴，上臂内侧痛，厥逆。

方解：天府乃手太阴肺经之腧穴，乃肺气聚集之地，具宣发肺气，止咳平喘之功。若肝气犯肺，木火刑金而见厥逆、消渴、口鼻溢血之证，均可灸天府，名"天府灸方"。

2. 天府天宗通肩灸方

穴位组成：天府、天宗、臂臑、合谷。

主治：肩背痛。

方解：肺朝百脉，颈肩腰背乃手足太阳经所过之部位。天府以其宣发肺气，通达阳气之功，使营卫得行，则肌腠无痹阻；天宗为手太阳小肠经之腧穴，臂臑为手阳明大肠经之腧穴，合谷乃手阳明大肠经之原穴，三穴均具生发阳气，和营卫，补气血，温腠理之功，故为治腰背痛之要穴，施以灸法，名"天府天宗通肩灸方"。

3.《大全》附骨疽灸方

穴位组成：天府、曲池、委中、申脉。

主治：阴疡，附骨疽。

方解：《针灸大全》"治手臂背生毒，名附骨疽"取"申脉二穴，天府二穴，曲池二穴，委中二穴，治之无不愈"施以灸术，名"《大全》附骨疽灸方"。盖因天府为肺气聚集之处，具宣发宗气之功，故清肃有权，有成开腠理，和营卫之效。曲池乃手阳明大肠经之穴，具消肿止痛，调和气血之功。肺经与大肠经互为表里，两穴相伍，共成开腠和营，消肿止痛之功。委中为足太阳膀胱经之合穴，具清热解毒，散瘀活血，通络止痛之功；申脉为足太阳膀胱经之腧穴，又为八脉交会穴，通于阳跷脉，乃补阳益气，散寒开腠之要穴。故诸穴合用，施以灸术，名"《大全》附骨疽灸方"，具温阳散寒，开腠通脉之功，则瘀毒寒疡得解。

四、尺泽

在肘区，肘横纹上，肱二头肌腱桡侧缘凹陷中。艾条灸 3 ～ 7 分钟。

1. 尺泽灸方

穴位组成：尺泽。

主治：咳嗽，气喘，咽喉肿痛，胸部胀满，肘臂挛痛，乳痈。

方解：尺泽为手太阴肺经之合穴，具疏调上焦气血之功，故有清肺热，泻肺火，降逆气，止咳喘，舒筋通络之治，施以灸术，名"尺泽灸方"。

2.《大全》指挛灸方

穴位组成：尺泽、足临泣、中渚、阳溪、五处。

主治：手指拘挛，伸缩疼痛。

方解：该方出自《针灸大全》。尺泽具疏达上焦气血之功，故有舒筋通络之治。足临泣乃足少阳胆经之腧穴，又为八脉交会穴，通于带脉；中渚为手少阳三焦经之输穴，两穴相伍，具调达枢机，解疼止痛之功。阳溪为手阳明大肠经之经穴，具调补气血，舒筋利节之功。五处为足太阳膀胱经第五穴所在之处，具宣发太阳脉气之功，又具畅通关窍，制搐定挛之功。诸穴合用，以成其治，施以灸术，名"《大全》指挛灸方"。

3.《经纶》息贲灸方

穴位组成：尺泽、章门、足三里。

主治：息贲，肺痈。

方解：《神灸经纶》云："肺积，名息贲。"息贲为五积之一，属肺的积病，症见气急上逆，奔迫急促，发热恶寒，胸闷呕逆，咳吐脓血，久之可发肺痈。尺泽以其疏调上焦气血之功，以成清肺热，泻肺火，降逆气之功，故为治息贲、肺痈之要穴。章门属足厥阴肝经之腧穴，又为脾之募穴，八会穴之脏会，且又为足厥阴、足少阳之会穴，故具健脾柔肝，畅达枢机，调补气血，安和五脏之功。足三里为足阳明胃经之合穴，具健脾胃，补中气，调气血，通经络之功。故尺泽伍章门、足三里，施以灸术，拥诸穴之功，而有其治，故名"《经纶》息贲灸方"。

五、列缺

在前臂，腕掌侧远端横纹上1.5寸，拇短伸肌腱和拇长展肌腱之间，拇长展肌腱沟的凹陷中。艾条灸3～7分钟，《铜人》谓艾炷灸3壮。

1. 列缺灸方

穴位组成：列缺。

主治：偏正头痛，颈项强痛，咳嗽，气喘，咽喉肿痛，半身不遂，口眼㖞斜，牙关紧闭，齿痛，手腕无力。

方解：列缺为手太阴肺经之络穴，又为八脉交会穴之一，通于任脉，具宣发肺气，通达手阳明大肠经之功。若肺失宣发，则见咳喘、咽痛之候；颈项口齿，乃手阳明大肠经所过部位。若手阳明经气失于畅达，阳气被郁，故见头痛项强，手腕无力，半身不遂，口眼㖞斜，牙关紧闭，齿痛诸候。对该穴施以灸术，名"列缺灸方"。

2. 列缺谷池宣肺灸方

穴位组成：列缺、合谷、风池。

主治：外感风寒，咳嗽。

方解：列缺为肺经脉气所集之处，又为肺经之络穴而别走于阳明经，具宣发肺气之功。合谷为手阳明大肠经之原穴，有畅达阳气，祛邪解表之功。风池乃足少阳、阳维交会穴，阳维主阳主表，故风池有发散风寒，解痉止痛之效。列缺伍合谷、风池，施以灸术，名"列缺谷池宣肺灸方"。

3.《针经》列缺照海灸方

穴位组成：列缺、照海。

主治：咳喘，咳唾脓血，牙齿肿痛，寒痛泄泻，肠鸣下痢，痔痒痛漏血，小便不通，大便闭塞，妇人血积，产后腰痛，乳痈肿痛。

方解：《针经指南》有"列缺穴，主治三十一证"之记，又有列缺合照海之用，此即八脉交会穴配伍法。照海为足少阴肾经之腧穴，为肾经脉气归聚之处，且通阴跷脉，具益肾元，降阴火之功。列缺尚与任脉通，故先灸列缺，后灸照海，此即任脉之列缺合阴跷之照海，共成宣肺纳气，止咳定喘，宽胸理气，清咽利膈，安和五脏，畅达六腑，调补冲任，调补气血之效，故有其治，施以灸术，名"《针经》列缺照海灸方"。

4.《采艾》止嗽灸方

穴位组成：列缺、尺泽、肺俞、彧中、乳根、足三里。

主治：咳嗽，哮喘。

方解：《采艾编翼》言灸治咳嗽，取穴"列缺，尺泽，肺俞，彧中，乳根，足三里"。盖因列缺有宣肺止咳之功；肺俞乃肺经之脉气输布于足太阳膀胱经背部之俞穴处，故其穴内应肺脏，具理气、平喘止咳之效；彧中为足少阴肾经布胸廓处之腧穴，以其益肾纳气，止咳定喘之功，而为咳嗽，气喘，痰壅证之治穴；乳根乃足阳明胃经布胸乳部之腧穴，具宣肺利气，降逆定喘之效；足三里为足阳明胃经之合穴，具健脾胃，补中气，调气血，通经活络之功，又有通达宗气之效。故《采艾编翼》合众穴之用，而为治咳嗽之灸方。名"《采艾》止嗽灸方"。

5.《甲乙》缺偏定痫灸方

穴位组成：列缺、偏历。

主治：小儿惊风，痫证。

方解：《甲乙经》云："列缺，手太阴之络。""小儿惊痫，如有见之，列缺主之，并取阳明络。"阳明络即手阳明大肠经之络穴偏历。肺与大肠相表里，故二络穴相伍，有清化热痰之功，故适用于小儿热、痰、风、惊四候之痫证、瘰疬、惊风证者，施以灸术，名"《甲乙》缺偏定痫方"。

6.《经纶》列缺茎中痛灸方

穴位组成：列缺、行间、阴陵泉。

主治：茎中痛。

方解：《神灸经纶》云："茎中痛，列缺，行间，阴陵泉。"盖因手太阴肺经之络穴列缺，宣达肺气；行间为足厥阴肝经之荥穴，"荥主身热"，是指十二经荥穴均可治疗热病。阴茎乃足厥阴肝经所过之处，故行间为治"茎中痛"之要穴。阴陵泉为足太阴脾经之合穴，具健运中宫，化气通脉之功。诸穴合用，补中益气，通达宗气，气化有司，肝经无蕴热，故茎中痛之候可解。故对诸穴施以灸术，名"《经纶》列缺茎中痛灸方"。

7. 列缺后溪解痉灸方

穴位组成：列缺、后溪、申脉。

主治：颈项强痛。

方解：列缺手太阴肺经之络穴，又为八脉交会穴通于任脉；后溪为手太阳小肠经之腧穴，亦为八脉交会穴通于督脉，又通过足太阳膀胱经之申脉与阳跷脉相通。故三穴相伍，以通调督、任、阳跷三脉，而有益火之源以消阴翳之功，以达宣通阳气，通经活络，解痉制挛之治，故为颈项强痛之治方，可用于颈椎病及痉挛性脑瘫之颈项强硬者。施以灸术，名"列缺后溪解痉灸方"。

六、太渊

在腕前区，桡骨茎突与舟状骨之间，拇长展肌腱尺侧凹陷中。《铜人》《针灸大成》均谓艾炷"灸三壮"。

1. 太渊灸方

穴位组成：太渊。

主治：气喘，咳嗽，咳血，咽干，咽喉肿痛，缺盆中痛，胸膺满痛，上臂内侧痛。

方解：太渊灸方，即取太渊一穴而成。太渊为脉会，又为手太阴肺经之输穴、原穴。《灵枢·九针十二原》云："五脏有疾，当取之十二原。"故对该穴施以灸术，名太渊灸方，又名"手太阴原穴灸方"。《素问·刺法论》云："肺者相传之官，治节出焉，可刺手太阴之源。"故变针方为灸方，又名"《素问》太渊治节灸方"。故灸太渊，可治疗肺经及其经脉所过部位病证。又因肺朝百脉，为脉之会穴，故有通达宗气，宣通心脉之功，又为胸痹之治方。

2.《大全》太渊腕痛灸方

穴位组成：太渊、大陵、腕骨、足临泣。

主治：腕骨痛。

方解：《针灸大全》治"手腕起骨痛"，取"足临泣，太渊，腕骨，大陵"。盖因太渊为肺经之原穴，又为脉会，大陵穴为手厥阴心包经之腧穴、原穴，故均有行气血，和营卫之功，而达通经活络之治；两穴均位于腕关节，乃经脉所过之部。腕骨为手太阳小肠经之腧穴，具通达阳气，和营卫，行气血，通经络之功，故为腕骨痛之治穴。足临泣为足少阳胆经之输穴，又为八会穴之一，通于带脉，具调达气机，舒筋通络之功，《针灸大全》尤重其穴的应用，谓有"主治二十五证"之用。对诸穴施以灸术，而有其治，故名"《大全》太渊腕痛灸方"。

3.《经纶》肺心痛灸方

穴位组成：太渊、尺泽、上脘。

主治：胸痹。

方解：《神灸经纶》云："肺心痛，卧若伏龟，太渊，尺泽，上脘。"何为肺心痛？《灵枢·厥病》篇云："厥心痛，卧若徒居，心痛间，动作痛益甚，色不变，肺心痛也。"盖因肺主周身之气，卧若徒然居于此者，乃气逆于内不能运行于形身也。动作则气逆内动，故痛或少间而痛益甚。肺者心之盖也，肺朝百脉，若胸阳不振，肺逆于下，故有肺心痛之候，故取肺经输穴、原穴太渊，宣发肺气，以除其逆而解厥痛。尺泽乃手太阴肺经之合穴，具疏调上焦气血之功，畅达心脉。上脘为任脉与足阳明胃经、手太阳小肠经之交会穴，本穴具和胃降逆，豁痰开结之功。三穴相伍，施以灸术，名"《经纶》肺心痛灸方"，乃一首疗胸痹之良方。

七、少商

在手指，拇指末节桡侧，指甲根角侧上方 0.1 寸。《甲乙经》谓艾炷灸 1 壮，《明堂灸经》谓艾炷灸 3 壮。

1.少商灸方

穴位组成：少商。

主治：咳嗽，气喘，咽喉肿痛，鼻衄，手指挛痛，热痛，中风昏迷，癫狂。

方解：少商为手太阴肺经之井穴。《灵枢·顺气一日分为四时》云："病在脏者，取之井。"盖因本穴有通肺气，敷津液，通窍络，利咽喉之功，故少商为手太阴肺经病之治穴，施以灸术，名"少商灸方"。

2.《大全》少商止血灸方

穴位组成：少商、肺俞、神门、心俞。

主治：咳血。

方解：《针灸大全》有取少商，神门，心俞，肺俞，以治咳血之法。盖因少商伍肺俞，以其宣发肺气，敷布津液之功，而有止咳宁嗽之治。神门为手少阴心经之本穴，心俞为心经之标穴，故神门伍心俞，乃"手少阴标本之灸方"，具激发、输布手少阴心经脉气之功，故四穴合用，则气血调和，无血溢之疾，施以灸术，名"《大全》少商止血灸方"。

3.《采艾》喉痹灸方

穴位组成：少商、尺泽、天突、腹通谷、然谷、蠡沟、足三里、三间、合谷。

主治：喉痹。

方解：《采艾编翼》灸治"喉痹"取"少商，三间，合谷，尺泽，腹通谷，蠡沟，然谷，足三里"，名《采艾》喉痹灸方。喉痹一词，最早见于《素问·阴阳别论》，其云："一阴一阳结谓之喉痹。"痹者，闭塞不通也。大凡喉痹的形成，多有不同程度的气滞血瘀。方中少商宣发肺气，敷布津液以清咽通痹；伍手太阴肺经之合穴尺泽，以其疏调上焦气血之功，以达泻肺火，清咽热之治。天突乃任脉居气管位之穴，有化痰开结之功。腹通谷乃足少阴肾经与冲脉之交会穴，具益肾健中，培补后天之本，缓急止痛之效。咽为肾系，然谷为足少阴肾经之荥穴，有滋阴清热之功，故有清利咽喉之治。蠡沟乃足厥阴肝经之络穴，别走足少阳胆经，有调达气机，清热达郁之功，故而有利咽开结之治。足三里为足阳明胃经之合穴，具补中气，调气血，通经开结之功。合谷为手阳明大肠经之原穴，有清热利咽之功。《采艾编翼》取诸穴之功，施以灸术，以成清咽通痹之治，名"《采艾》喉痹灸方"。

第二节　手阳明经穴灸方

一、商阳

在手指，食指末节桡侧，指甲根角侧上方 0.1 寸。《铜人》谓艾炷灸 3 壮。

1. 商阳灸方

穴位组成：商阳。

主治：耳聋，齿痛，咽喉肿痛，青盲，手足麻木，热病汗不出，中风昏迷。

方解：上述诸候均为手阳明大肠经所过部位的疾病。盖因商阳为手阳明大肠经之井穴，有开窍醒神，泄热消肿之功，故有其治。今对商阳施以灸术，名曰"商阳灸方"。

2. 商阳二中醒神灸方

穴位组成：商阳、人中、委中、内关、百会。

主治：中风昏迷。

方解：商阳为手阳明大肠经之井穴，阳明经又为多气多血之经，有启动、激发阳明脉气运行之功，故又为急救穴之一，而具开窍醒神，清热开结之治；人中为督脉、手足阳明经之交会穴，故为开窍醒神，解痉定搐之要穴，亦为急救穴之一；委中为足太阳膀胱经之合穴，具敷布阳气于人身之上下内外，故为痿痹之要穴。内关为手厥阴心包经之本穴，具激发手厥阴心包经脉气运行之功，有调达气机，宣发宗气，开窍醒神之治。头为诸阳之会，百会为手足三阳经与督脉交会穴之处，具荣督益脑，清热开窍，平肝息风，回阳固脱，升阳举陷之功。对诸穴施以灸术，名"商阳二中醒神灸方"，为治中风昏迷之良方。

二、合谷

在手背，第 2 掌骨桡侧的中点处。艾条灸 3 ～ 7 分钟，艾炷灸 3 壮。

1. 合谷灸方

穴位组成：合谷。

主治：头痛，目齿肿痛，鼻衄，鼻渊，耳聋，面肿，疔疮，咽喉肿痛，咳嗽，指挛，臂痛，牙关紧闭，口眼㖞斜，热病无汗，多汗，经闭，滞产，腹痛，便秘，痢疾，小儿惊风，荨麻疹，痄腮。

方解：合谷为手阳明大肠经之原穴，有通达三焦，化气通脉，调气和血，扶正达邪之功。具清热利咽，明目通窍，疏经通络，解痉止痛之治，故有其效。施以灸术，名"合谷灸方"。

2.《甲乙》合谷开音灸方

穴位组成：合谷、涌泉、阳交。

主治：喉痹不能言。

方解：盖因咽喉者，水谷之道路也；喉咙者，气之所以上下者也；会厌者，音声之门户也。"口音不能言"乃寒气客于厌，致喉痹不能言之谓。合谷有化气通脉，调气活血，扶正达邪，解痉通痹之功。涌泉为足少阴肾经之井穴，具益元荣肾，通关开窍之治。阳交乃足少阳胆经之穴，又为阳维脉之郄穴，具调达气机，维系阳脉之功。故《甲乙经》有"口音不能言，合谷及涌泉、阳交主之"之治。施以灸术，名"《甲乙》合谷开音灸方"。为治"口音不能言"之良方。

3.《甲乙》龋齿痛灸方

穴位组成：合谷、少海。

主治：齿痛。

方解：《甲乙经》云："齿龋痛，合谷主之，又云少海主之。"施以灸术，名"《甲乙》龋齿痛灸方"。齿痛，乃手阳明大肠经所过部位疾病。合谷有清热泻火之功；少海为手少阴心经之合穴，具通心脉，清热散火之治。故该方引领两穴之功，而有其治。

4.《资生》风疹灸方

穴位组成：合谷、曲池。

主治：风疹，瘾疹。

方解：《针灸资生经》云："合谷，曲池，疗大小人遍身风疹。"今对其穴施以灸术，名"《资生》风疹灸方"。曲池为手阳明大肠经之合穴，有通达腑气，调补气血，疏散风邪，消肿止痒之功。合谷与曲池相伍，合谷升而能散，曲池走而不守，共成散风热之治，故为风疹、瘾疹之良方。

5.《大成》生脉灸方

穴位组成：合谷、复溜、中极。

主治：六脉俱无。

方解：《针灸大成》谓"六脉俱无"，取"合谷，复溜，中极"。此乃心衰之候，盖因合谷具调气和血，通脉导滞之功。复溜为足少阴肾经之经穴，有益元荣肾，促气化，益气血之效。中极为任脉与足三阴经交会穴，具益元育真，化气通脉之功。故《针灸大成》取诸穴，用其效，以复六脉，而为胸痹之治方。施以灸术，因有生脉之效，故名"《大成》生脉灸方"。

6.《经纶》中风痱灸方

穴位组成：合谷、手三里、昆仑、风市、丹田、关元。

主治：中风。

方解：《神灸经纶》云："手足挛痹，心神昏乱，将有中风之候，不论是风与气，可依次灸此则愈。合谷，风市，昆仑，手三里，关元，丹田。"中风，有内风和外风之分，外风，因感受外邪所致，在《伤寒论》名中风，即桂枝汤证；内风属内伤病证，又称类中风，脑卒中，中风后遗症。"将有中风之候"即为先兆中风之候，故名"中风痱症"。手足挛痹、偏废，乃气血亏虚，肢体失养之由，故取手阳明大肠经之合谷，手三里，使上肢气血得补，营卫得和。昆仑乃足太阳膀胱经之经穴，伍足少阳胆经之风市，以通达阳气，调达枢机，而成疏经通络之治。四穴相伍，中风偏废之候可解。丹田，即气海，乃任脉之腧穴，为升气之海，具温补肾元，益髓荣脑之功，故有宁心安神之治，使"心神昏乱"之候得解。关元亦任脉之腧穴，又为任脉与足三阴经交会穴，此即《灵枢》所称的"三结交"，且"冲脉起于关元"，具益元固本，补气壮阳，调和营卫，回阳救脱，降冲镇逆之功，故本穴为人身强壮要穴。《神灸经纶》将诸穴合用，以成治中风后遗症之神奇灸方。

7.《逢源》合内阴交痛经灸方

穴位组成：合谷、内庭、阴交。

主治：痛经。

方解：《针灸逢源》云："经水正行，头晕，小腹痛，合谷，阴交，内庭。"盖因痛经，多因胞宫失濡，或冲任失调，气滞血瘀而致。合谷为手阳明大肠经之原穴，内庭为足阳明胃经之荥穴。阳明经乃多气多血之经，故对两穴施术，具补气血，荣胞宫，理气导滞之功。阴交为任脉之穴，具养肝肾，调冲任，濡胞宫之效。故《针灸逢源》以阴交引领合谷、内庭之治，而为治痛经之良方，施以灸术，名"《逢源》合内阴交痛经灸方"。

8.《集成》阴交血海调经灸方

穴位组成：合谷、气冲、阴交、血海。

主治：月经不调。

方解：《针灸集成》云："月经不调……合谷，阴交，血海，气冲。"阳明经为多气多血之经，合谷为手阳明大肠经之原穴，故有调气血，通经脉之功。气冲，又名气街，为经气流注之要冲，乃足阳明胃经之腧穴，为治"水谷之海不足"之要穴，故为调冲任，营胞宫之要穴。阴交为任脉之腧穴，乃元阴元阳相交于任脉之处，有养肝肾，补精血，调冲任，荣胞宫之治。血海乃足太阴脾经之腧穴，以其能引血归经，似导洪入江河之要路，故名血海。以其具培补后天之本之功，又具专走血分，能引血归经，故为月经不调常用之穴。《针灸集成》取诸穴之用，共成培补先后天之本，大补气血，以调冲任，为月经不调通用之方，施以灸术，名"《集成》阴交血海调经灸方"。

三、阳溪

在腕区，腕背侧远端横纹桡侧，桡骨茎突远端，解剖学"鼻烟窝"凹陷中。艾条灸3～5分钟，艾炷灸3壮。

1. 阳溪灸方

穴位组成：阳溪。

主治：头痛，耳鸣，耳聋，齿痛，咽喉肿痛，目赤肿痛，手腕痛。

方解：阳溪乃手阳明大肠经之经穴，具激发手阳明大肠经脉气之功，具通调气血，疏经通络，清解阳明经郁火之效，故主治手阳明大肠经"是动""所生病"及经脉所过部位的病变，故有其治。施以灸术，名"阳溪灸方"。

2.《大全》牙痛颊肿灸方

穴位组成：阳溪、颊车、承浆、外关、太溪。

主治：牙痛，颊项肿痛。

方解：《针灸大全》治下片牙痛及颊项红肿痛，有取阳溪，外关，承浆，颊车，太溪诸穴之方。阳溪为手阳明大肠经之经穴，盖因"手阳明之脉""上肩""上颈累颊，入下齿中，还出夹口，交人中"，故以其调气血，清郁火，疏经通络之功，而解下牙痛，颊项红肿痛之疾，即经脉所过部位疾病。颊车为足阳明胃经上达于面部之穴；承浆为任脉、足阳明胃经之交会穴；三穴相伍，以增其调补气血，通经活络之功。外关乃手少阳三焦经之络穴，又为八脉交会穴之一，通于阳维，故有调达枢机，通利三焦，理气导滞之功。太溪为足少阴肾经之腧穴，具激发足太阴肾经脉气之功，可导肾间动气输布全身，且肾主骨生髓，故太溪以其滋肾阴，退虚热之功而益肾坚骨，故引领阳溪、外关、承浆、颊车诸穴之功，为牙痛、颊肿、项痛之治方，而非单治"下片牙痛"之方。施以灸术，名"《大全》牙痛颊肿灸方"。

3.《大全》二溪肢颤灸方

穴位组成：阳溪、后溪、腕骨、曲池、阳陵泉。

主治：手足俱颤，不能行走握物。

方解：《针灸大全》谓"手足俱颤，不能行步握物"，取阳溪，后溪，曲池，腕骨，阳陵泉。对诸穴施以灸术，名曰"《大全》二溪肢颤灸方"。方中阳溪为手阳明大肠经之经穴，具通调气血，疏经活络之功，故有其治。后溪手太阳小肠经之输穴，又为八脉交会穴之一，通于督脉，故有荣督通阳，活络通经之功。腕骨为手太阳小肠经之原穴，有疏经通络，畅达阳气之效。曲池为手阳明大肠经之合穴，又为手阳明大肠经之本穴，本者为该经血气由此而出之地，故有激发经气运行之力。阳陵泉为足少阳胆经所入之合穴，又为筋之会，故有调枢机、止颤定搐之治。诸穴合用，而成其治。

4.《普济》溪井定瘛灸方

穴位组成：阳溪、天井。

主治：瘛疭，惊风。

方解：《普济方》云："治瘛惊，灸阳溪，天井。"瘛，振掉，抽掣也。惊，抽搐也。《素问·至真要大论》云："诸风掉眩，皆属于肝。""诸热瞀瘛，皆属于火。""疼酸惊骇，皆属于火。"故瘛惊，乃肝风心火扰乱心神之谓。阳溪乃手阳明大肠经之经穴，具通调气血，养血息风定搐之功。天井为手少阳三焦经之合穴，具调达枢机，解痉定搐之功。《普济方》以两穴施以灸术，以治"瘛惊"，名"《普济》溪井定瘛灸方"。

5.《经纶》二溪眩晕头痛灸方

穴位组成：阳溪、解溪、丰隆、发际。

主治：眩晕，头痛。

方解：《针灸经纶》谓"头痛眩晕，久痛不愈"取"阳溪，丰隆，解溪"。头痛，眩晕，乃手阳明大肠经阳溪主治之证候也。解溪为足阳明胃经之经穴，盖因阳明经乃多气多血之经，故对两穴施术，有通调气血，疏通经络之功，故有止眩定痛之治。古有"无痰不作眩"之说，丰隆乃足阳明胃经之络穴，故可治疗相表里的脾胃两经的疾病，且脾为气血生化之源，又为"生痰之源"，丰隆有健脾和胃，豁痰化浊之功，故为痰浊蒙蔽清阳而致眩晕之候之治穴。发际一穴，位于前发际正中点两侧的三寸处，即太阳穴上部发际的前额发际点，多为头痛压痛点。故对诸穴施术，《神灸经纶》有"头痛眩晕，久痛不愈"之灸方，名"《经纶》二溪眩晕头痛灸方"。

四、偏历

在前臂，腕背侧远端横纹上 3 寸，阳溪与曲池连线上。艾条灸 3～7 分钟，艾炷灸 3 壮。

偏历灸方

穴位组成：偏历。

主治：鼻衄，目赤，耳聋，耳鸣，手臂酸痛，喉痛，水肿。

方解：偏历为手阳明大肠经之络穴，别走手太阴肺经，除能治疗本经病外，尚可治疗手太阴肺经的疾病。施以灸术，名"偏历灸方"。

五、温溜

在前臂，腕背侧远端横纹上 5 寸，阳溪与曲池连线上。

温溜灸方

穴位组成：温溜。

主治：头痛，面肿，口舌肿痛，肩背酸痛，肠鸣腹痛。

方解：温溜为手阳明大肠经之郄穴。盖因郄穴皆可主治本经循行部位及所属脏腑的急性疾病，故有其主治范围，施以灸术，名"温溜灸方"。对现代医学之急性咽炎、扁桃体肿大、肺炎也有较好的治疗作用。

六、手三里

在前臂，肘横纹下 2 寸，阳溪与曲池连线上。

1. 手三里灸方

穴位组成：手三里。

主治：齿痛，颊颌肿，肩膊疼痛，上肢不遂，腹痛吐泻。

方解：手三里具通阳气，调补气血，舒筋通络之功，故治手阳明大肠经所过部位及所属之腑病。施以灸术，名"手三里灸方"。

2.《灵枢》手足里着痹灸方

穴位组成：手三里、足三里。

主治：着痹。

方解：《灵枢·四时气》云："着痹不去，久寒不已。"《素问·痹论》云："风寒湿三气杂至为痹，风气胜者为行痹，寒气胜者为痛痹，湿气胜者为着痹。"手、足三里，乃手足阳明经之特定穴，且阳明经为多气多血之经，故有通达阳气，温阳燥湿之功，调补气血，舒筋活络之治。今对两穴施以灸术，名"《灵枢》手足里着痹灸方"。

3.《神应》手里消积灸方

穴位组成：手三里、阳谷、解溪、足通谷、肺俞、膈俞、脾俞、三焦俞、上脘。

主治：积病。

方解：积病，《素问·奇病论》称为息积，谓"病胁下满，气逆，二、三岁不已""病名曰息积"。《神应经》云："诸积，三里，阳谷，解溪，通谷，上脘，肺俞，膈俞，脾俞，三焦俞。"手三里为诸络穴之交会穴，故以其通达阳气之功，使五脏六腑之气畅通，故无诸积生焉。阳谷为手太阳小肠经之经穴，具畅达阳明经脉气之功，使小肠受盛之功得行，而无积聚之弊。解溪为足阳明胃经之经穴，有健脾胃，调气血之功，使胃受纳腐熟之功得行，故无胃积之病。足通谷为足太阳膀胱经之荥穴，乃足太阳膀胱经脉气由上引下、由下返上之处，故具有通达阳气之功，且引领膀胱经之肺俞、膈俞、脾俞、三焦俞，使五脏六腑气化有司，无积滞之弊。上脘为任脉与足阳明胃经、手太阳小肠经之交会穴，具和胃化痰，消食化积之功。诸穴合用，施以灸术，名"《神应》手里消积灸方"，为消郁化积之良方。

七、曲池

在肘区，在尺泽与肱骨外上髁连线中点凹陷处。艾条灸 3～7 分钟，艾炷灸 3 壮。

1.曲池灸方

穴位组成：曲池。

主治：咽喉肿痛，手臂肿痛，手肘无力，上肢不遂，月经不调，瘰疬，瘾疹，丹毒，腹痛吐泻，痢疾，热病。

方解：曲池乃手阳明大肠经之合穴，又为该经之本穴，且阳明经为多气多血之经，故有畅达经络，清热凉血，祛风止痒，和肠胃，泻湿浊之功，故有其治，施以灸术，名"曲池灸方"。

2.手阳明标本灸方

穴位组成：曲池、头维。

主治：痹证，痿证。

方解：《灵枢·卫气》篇云："手阳明之本在肘骨中，上至别阳，标本颜下合钳上也。"马莳注云："本在曲池穴，标在足阳明经的头维穴。"曲池为手阳明大肠经之本穴，本者，犹木之根干，经脉之气由此而出，有激发本经脉气之功。其标穴头维，具汇聚转输足阳明胃经经气之功。两穴相伍，增其调补气血，和营卫之治，为手、足阳明经异常疾病之治方，尤为通痹治痿之效方。

3. 曲池血海穴对灸方

穴位组成：曲池、血海。

主治：风疹，瘾疹，痹证。

方解：曲池为手阳明大肠经之合穴，乃治风之要穴；血海，又名血郄，百虫窝，乃足太阴脾经脉气所发，专走血分，具行血活血，清热凉血，祛风止痛，止痒透疹之功，乃治风先治血之谓。两穴相伍，共奏调气和血，祛风止痛，透疹止痒之治，施以灸术，名"曲池血海穴对灸方"。即可用于治疗现代医学之荨麻疹，又可治痹证久病入络之候。

4.《百症》池泉痿痹灸方

穴位组成：曲池、阳陵泉。

主治：半身不遂，痿证，痹证，瘰疬，搐搦，胸满胁痛等病。

方解：方源自《百症赋》，其谓"半身不遂，阳陵远达曲池"。盖因曲池乃手阳明大肠经之合穴，具调补气血，通达经络之功。阳陵泉为足少阳胆经之合穴，又为筋会，有调达枢机，舒筋通络，缓急止痛之治。故二合穴相伍，施以灸法，有调补气血，通行营卫，畅达四关（肘膝关节），舒筋通络，缓急止痛之效。名"《百症》池泉痿痹灸方"，故有其治。

5. 池冲和胃止呕灸方

穴位组成：曲池、中冲。

主治：恶心，呕吐，眩晕。

方解：中冲乃手厥阴心包经之井穴，有清心退热，开窍醒神之功。曲池通行营卫，清上窍而降浊，伍中冲清心以开窍，两穴相伍，施以灸法，名"池冲和胃止呕灸方"，以其具清上窍，和胃肠，降逆止呕之功，而有其治。亦适用眩晕证及晕车、晕船者。

6. 曲池三阴交灸方

穴位组成：曲池、三阴交。

主治：妇人经闭，癥瘕，风湿痹痛及虚损证。

方解：曲池为手阳明大肠经之合穴，有行气血，通经络之治，重在通行之用。三阴交乃足太阴脾经之输穴，又为足三阴经之交会穴，有补脾胃，养肝肾，调冲任，滋胞宫，理精室，通经络之功，重在补养之用。两穴相伍，一阴一阳，一走一守，乃刚柔相济之伍，故为妇科疾病及虚损证之良方。

7. 二池疱疹灸方

穴位组成：曲池、风池、合谷、外关、阳陵泉、血海。

主治：蛇盘疮，脓疱疮，疱疹。

方解：诸穴相伍，施以灸术，名"二池疱疹灸方"。以其共成清热解毒，利湿化浊，活血通瘀之功，而成其治，故为带状疱疹、湿疹之效方。为增其效，尚可佐灸足三里、支沟、太冲、太溪、太白诸穴。

八、肩髃

在三角肌区，肩峰外侧缘前端与肱骨大结节两骨间凹陷中。艾条灸 5～10 分钟，艾炷灸 7 壮。

1. 肩髃灸方

穴位组成：肩髃。

主治：肩臂痛，上肢不遂，风热瘾疹，瘰疬。

方解：痹证多因风寒湿邪侵袭，气血闭阻，络脉运行不畅所致；痿证，多因气血失濡肌肉经筋而发。肩髃为手阳明大肠经与阳跷脉之交会穴，有疏通经络，运行气血，使上肢活动矫健之用，故为主治肩臂痹痿之要穴。施以灸术，名"肩髃灸方"。

2. 肩髃大椎阳和灸方

穴位组成：肩髃、大椎。

主治：痹证，痿证，痉证。

方解：肩髃为手阳明大肠经、阳跷脉之交会穴，为主治肩臂痹痿之要穴；大椎为手足三阳经与督脉交会穴。两穴相伍，施以灸术，以成阳和之势，有阳光普照，阴霾四散之效，故名"肩髃大椎阳和灸方"，以通阳益元之功，而有通痹除痿解痉之治。故为诸痹、诸痿、痉病之治方。若伍膈俞、血海等活血之要穴，也可为胸痹、肩凝证、风疹、瘾疹之治方。

3.《大全》肢节痛灸方

穴位组成：肩髃、曲池、申脉、昆仑、阳陵泉。

主治：肢节烦痛，牵引颈肩腰腿踝关节痛。

方解：《针灸大全》治"肢节烦痛，牵引腰脚痛"之候，取肩髃穴与申脉诸穴。肩髃具行气血，通跷脉经气之功。曲池为手阳明大肠经之合穴，尚为"马丹阳天星十二穴"之要穴。申脉乃足太阳膀胱经与阳跷脉之交会穴，又为八脉交会穴之一，具通达二经阳气之治。昆仑为足太阳膀胱经之经穴，又为"马丹阳天星十二穴"之一，具通阳化气，畅达营卫运行之治。阳陵泉为足少阳胆经之合穴，又为"马丹阳天星十二穴"之一，尚为八会穴之筋会，故为舒筋通脉之要穴。今对诸穴施以灸术，名"《大全》肢节痛灸方"。

4.《神应》愈瘫灸方

穴位组成：肩髃、曲池、列缺、手三里、足三里、委中、环跳、风市、绝骨、丘墟、照海、阳陵泉、昆仑。

主治：中风半身不遂，痿证，形体痹。

方解：肩髃为手阳明大肠经、阳跷脉之交会穴；曲池乃手阳明大肠经之合穴，尚为"马丹阳天星十二穴"之一；手三里为手阳明大肠经之常用穴；三穴相伍，共成补气活血、通痹行痿之治。列缺为手太阴肺经之络穴，为八脉交会穴之一，又为"马丹阳天星十二穴"之一，故有通达宗气，行气血，和营卫之功。足三里为足阳明胃经之合穴及"四总穴""马丹阳天星十二穴"之一，乃大补气血，通行营卫，和胃止痛之要穴。委中为足太阳膀胱经之合穴，亦为"四总穴""马丹阳天星十二穴"之一，有通阳行气，畅达营卫，理气导滞，通痹行痿之治。环跳为足少阳胆经与足太阳膀胱经之交会穴，又为"马丹阳天星十二穴"之一，尚为"回阳九针穴"之一；风市为足少阳胆经常用之穴；绝骨，又名悬钟，乃八会穴之髓会；丘墟为足少阳胆经之原穴；四穴相辅为用，共成舒筋定挛，通脉行痹之治。照海为足少阴肾经与阴跷脉之交会穴，又为八脉交会穴，通于阴跷脉。阳陵泉乃足少阳胆经之合穴，又为筋之气，具调达枢机，舒筋通络之功，而成通痹愈痿之治；昆仑乃足太阳膀胱经之经穴，以其疏通经络，转输阳气，舒筋缓节之功，而为痿证、痹证之治穴。由此可见，此方之穴大都为特定穴之伍，以成安和五脏，调补气血，通达营卫，疏经通络，行痹通痿之功，故《神应经》有诸穴之用，以治"中风半身不遂"之疾，名"《神应》愈瘫灸方"。

5.《罗遗》乳病灸方

穴位组成：肩髃、灵道、温溜、足三里、条口、下巨虚。

主治：各种乳病。

方解：肩髃为手阳明大肠经、阳跷脉之交会穴，有通经络、行气血之功。灵道乃手少阴心经之经穴，有行气血、通经络之功。温溜为手阳明大肠经之郄穴，有和血行滞，清热达郁之用。足三里为足阳明胃经之合穴，又为"四总穴""马丹阳天星十二穴"之一；条口、下巨虚均为足阳明胃经之穴，下巨虚尚为手太阳小肠经之下合穴，三穴相伍以成通达阳明经脉气之功，且乳房乃足阳明胃经所过之部，故三穴引领众穴，而有通达足阳明胃经脉气，行气血，通经络，使乳房无郁滞之弊，《罗遗编》有此方，以疗"乳痛、乳痈、乳疽、乳岩、乳气、乳毒"诸疾，故名"《罗遗》乳病灸方"。

第三节　足阳明经穴灸方

一、地仓

在面部，口角旁开0.4寸。艾条灸3～7分钟，艾炷灸七壮。

1.地仓灸方

穴位组成：地仓。

主治：口眼㖞斜，流涎，眼睑瞤动。

方解：《针灸甲乙经》谓"地仓，一名会维""跷脉，手足阳明之会"，主治"足缓不收，痿不能行，不能言语，手足痿躄不能行，地仓主之"。故地仓为手足阳明经与阳跷脉之会穴，具益气和血，通经活络之功，从而为治痿之要穴，故有其治。施以灸术，名"地仓灸方"。

2.《大全》中风灸方

穴位组成：地仓、颊车、申脉、人中。

主治：中风口噤不开，言语謇涩。

方解：地仓、颊车以其同为手足阳明经、阳跷脉之会穴，故引领手阳明大肠经之原穴合谷，足太阳膀胱经与阳跷脉交会之申脉，手足阳明经与督脉交会穴人中，共成畅达阳气，调补气血，调和营卫，通经活络，行矫健舒筋之功。故《针灸大全》取诸穴，以治中风口噤不开，言语謇涩之候，施以灸术，名"《大全》中风灸方"，故为中风偏废、口不能言之治方。

二、下关

在面部，颧弓下缘中央与下颌切迹之间凹陷中。艾条灸3～5分钟，艾炷灸3壮。

1.下关灸方

穴位组成：下关。

主治：耳聋，耳鸣，聤耳，口眼㖞斜，齿痛，眩晕，牙关开阖不利。

方解：下关为足阳明胃经与足少阳胆经之会穴，具调补气血，通行经络之功，而为气血失濡，枢机不利，经络凝滞之治穴，故有其治。施以灸术，名"下关灸方"。为增其疗效，多以下关伍手阳明大肠经之合谷，以成调和气血，通行经络，泄热止痛之穴对，故为牙痛、面瘫及颞颌关节紊乱证之治方。

2.《甲乙》下关耳聋耳鸣灸方

穴位组成：下关、阳溪、阳谷、关冲、液门。

主治：耳聋，耳鸣。

方解：下关为足阳明胃经与足少阳胆经之会穴，具调补气血，达枢机之功，而为治耳聋、耳鸣之要穴。盖因阳明经为多气多血之经，太阳经具有畅达阳气之功，少阳经具畅达枢机，开窍聪耳之治。故《针灸甲乙经》有下关引领手阳明大肠经之阳溪，手太阳小肠经之原穴阳谷，手少阳三焦经之关冲、液门，以治"耳聋耳鸣"之候。故诸穴相伍，施以灸术，名"《甲乙》下关耳聋耳鸣灸方"。

三、乳根

在胸部，第5肋间隙，前正中线旁开4寸。艾条灸5～10分钟，《铜人》灸5壮。

1. 乳根灸方

穴位组成：乳根。

主治：咳嗽，气喘，乳痈，乳汁少，胸痛，噎膈。

方解：乳根，足阳明胃经经此穴上达乳中，具宣通乳络，活血导滞之功，故为乳汁不通、乳痈、乳癖之治方。施以灸术，名"乳根灸方"。

2.《大全》乳关温胆灸方

穴位组成：乳根、内关、通里、心俞、胆俞。

主治：心中虚伤，神思不安之证。

方解：《针灸大全》取乳根，以行调补气血，理气达郁之功；辅以手厥阴心包经络穴内关，佐以手少阴心经络穴通里，心经之背俞穴心俞，以其宁心定悸之功，而解心悸、怔忡之候；配以胆之背俞穴胆俞，以成调达少阳枢机，理气达郁之治。诸穴合用，施以灸术，具中药温胆汤之效，故《针灸大全》以诸穴合用，而治"心中虚伤，神思不安"之候。施以灸术，名"《大全》乳关温胆灸方"。

3. 乳根膻中通乳灸方

穴位组成：乳根、足三里、照海、膻中。

主治：乳汁不通，乳癖，乳痈。

方解：乳房乃足阳明胃经所过之部，方中乳根、足三里均属足阳明胃经之腧穴，故具调补气血，通畅乳络之功；照海为足少阴肾经与阴跷脉之交会穴，有补肾益元之功；膻中乃任脉与足太阴脾经、足少阴肾经、手太阳小肠经、手少阳三焦经之交会穴，又为八会穴之气会，故具通达阳气，培补先、后天之本之功。诸穴合用，具从阳引阴，而大补乳汁，畅达乳络之功。诸穴合用，施以灸术，名"乳根膻中通乳灸方"。为乳汁不通、乳痈、乳癖之治方。

四、承满

在上腹部，脐中上5寸，前正中线旁开2寸。艾条灸5～10分钟，《铜人》谓艾炷灸5壮。

1. 承满灸方

穴位组成：承满。

主治：胃脘痛，腹胀，呕吐，纳呆，胁下坚痛，吐血。

方解：承满，意为承胃气之满，为足阳明胃经之腧穴，具和胃降逆，推陈致新，疏调肠胃气机之功，故有其治。施以灸术，名"承满灸方"。

2. 承满通腑灸方

穴位组成：承满、中脘、上巨虚。

主治：胃脘胀满，饮食不下，肠鸣腹泻。

方解：上巨虚与承满为足阳明胃经之腧穴，上巨虚又为手阳明大肠经之下合穴，故两穴共成和胃通腑之功。中脘乃任脉之腧穴，又为足阳明胃经之募穴，八会穴之腑会，尚为手太阳小肠经、手少阳三焦经、足阳明胃经与任脉之交会穴，故诸穴相伍，具安和五脏，通达六腑之功，使脾之运化有序，胃肠腐熟传导有司，用于治疗脘腹胀满，完谷不化，肠鸣腹泻之候，今施以灸术，名"承满通腑灸方"。

五、梁门

在上腹部，脐中上4寸，前正中线旁开2寸。艾条灸5～10分钟。

1. 梁门灸方

穴位组成：梁门。

主治：胃脘痛，恶心呕吐，食欲不振，大便溏。

方解：梁门为足阳明胃经之腧穴，位居上腹部，为饮食入胃之门户，能破横垣之梁，而开通敞之门，故名梁门。其有调中气，和肠胃，健中宫，消食化积之功，故有其治。施以灸术，名"梁门灸方"。

2. 梁门中脘胃病灸方

穴位组成：梁门、中脘。

主治：胃脘痛，心下痞，恶心呕吐。

方解：梁门有和胃肠，理气导滞之效；中脘为足阳明胃经之募穴，又为腑会，具和胃降逆，化痰导积之功，故两穴相伍，而有其治。施以灸术，名"梁门中脘胃病灸方"，今多用于治疗现代医学之急、慢性胃炎，萎缩性胃炎，胃及十二指肠球部溃疡。

六、天枢

在腹部，横平脐中，前正中线旁开2寸。艾条灸5～15分钟，《铜人》谓艾炷灸5壮。

1. 天枢灸方

穴位组成：天枢。

主治：腹痛，泄泻，痢疾，绕脐痛，肠痈，便闭，肠鸣，腹胀，水肿，月经不调。

方解：天枢为足阳明胃经脉气所发之处，又为手阳明大肠经之募穴；穴当脐旁，为上下腹之界畔，通行中焦，有斡旋上下，职司升降之功，故有调和胃肠，益气健脾，滋养肝肾之功，为腹部疾患之治方。今施以灸术，名"天枢灸方"，盖因《灵枢·杂病》篇有天枢治"腹痛"之用，故又名"《灵枢》天枢腹痛灸方"。

2. 天枢健脾和胃灸方

穴位组成：天枢、中脘、关元、合谷、足三里、公孙。

主治：胃脘痛，心下痞，泄泻，痢疾。

方解：中脘为足阳明胃经之募穴，八会穴之腑会，手太阳小肠经、手少阳三焦经、足阳明胃经与任脉之会穴；关元为足太阴脾经、足厥阴肝经、足少阴肾经与任脉之会穴；合谷为手阳明大肠经之原穴；足三里为足阳明胃经之合穴；公孙为足太阴脾经之络穴，交会于八脉之冲脉；天枢配伍以上诸穴，共成安和五脏，畅通六腑，益气健脾，调和胃肠之功，而有其治。施以灸术，名"天枢健脾和胃灸方"。

3. 天枢肠痈灸方

穴位组成：天枢、合谷、上巨虚、关元、阑尾。

主治：肠痈。

方解：天枢有调和胃肠，理气导滞之治；经云："五脏六腑之有疾者，皆取其原。"合谷为手阳明大肠经之原穴，故为治大肠腑病之要穴；经云："合治内腑。"意谓腑病当取其下合穴，今因肠腑失和，而发肠痈，故有手阳明大肠经下合穴上巨虚之用；关元乃任脉与足三阴经之交会穴，又为手太阳小肠脉气汇集之募穴；阑尾穴为经外奇穴，位于足三里直下二寸处，可治急、慢性阑尾炎而命名。故以天枢引领诸穴之效，而为治肠痈之效方。施以灸术，名"天枢肠痈灸方"。

4. 天枢气海肠痹灸方

穴位组成：天枢、气海、关元、大肠俞、上髎。

主治：肠痹。

方解：气海乃任脉之腧穴，为升气之海，具温补下焦，益肾荣肝，调补气血，益气举陷之功。关元与气海同为任脉之腧穴，又为足三阴经之交会穴，有益元固本，补气壮阳，通达气机之用。大肠俞乃大肠经脉气输布于背俞之处，为治大肠经疾病之要穴。上髎乃足太阳膀胱经与足少阳胆经之交会穴，而有调达枢机，敷布津液之功。今以天枢调和胃肠，理气导滞之治，引领诸穴之效，而解肠痹之候，施以灸术，名"天枢气海肠痹灸方"。

七、水道

在下腹部，脐中下 3 寸，前正中线旁开 2 寸。艾条灸 5 ～ 10 分钟，《铜人》谓艾炷灸 5 壮。

1. 水道灸方

穴位组成：水道。

主治：小便不利，小腹胀痛，疝气，妇人痛经。

方解：水道穴位于小肠部，又应膀胱，为水道之所出，具泌别清浊，通利水道之功，为治水肿病的要穴，故可治小便不利之候。下焦乃肝肾之部，水道属下焦，故有养肝肾，调冲任之治，亦可治疝气、妇人痛经之疾。施以灸术，名"水道灸方"。

2. 水道通淋利水灸方

穴位组成：水道、水分、三阴交、足三里。

主治：淋证，水肿。

方解：水分为任脉之腧穴，内应小肠，水谷至此以分清别浊，故有利水通淋，止泄止痢之功。三阴交为足三阴经之交会穴，具养肝肾，益脾气，司气化之功。足三里为足阳明胃经之合穴，具调脾胃，补气血，通经络之功。由水道以其泌别清浊，通利水道之功引领诸穴，施以灸术，名"水道通淋利水灸方"，以成通淋利水之治，故为水肿、淋证之治方。

3. 水道济生肾气灸方

穴位组成：水道、肾俞、膀胱俞、三阴交。

主治：水肿，气淋，膏淋，石淋。

方解：本方与水道通淋利水灸方不同之处是去水分、足三里，增益肾元，通下焦，司气化之肾俞、膀胱俞，故有"济生肾气丸"之功，今对诸穴施以灸术，名"水道济生肾气灸方"。适用于水肿、气淋、膏淋诸证，可用于现代医学之急、慢性肾炎，泌尿系结石者。

八、气冲

在腹股沟区，耻骨联合上缘，前正中线旁开 2 寸，动脉搏动处。艾条灸 5 ～ 10 分钟，艾炷灸 7 壮。

1. 气冲灸方

穴位组成：气冲。

主治：外阴肿痛，疝气，妇女月经不调，阴痿，不孕，胎产异常。

方解：《灵枢·海论》云："胃者水谷之海，其腧上在气街，下至三里。"气者，经气；冲者，要冲。穴居气街部位，为经气流注之要冲，故名气冲，又名气街。乃足阳明胃经治"水谷之海不足"之要穴。施以灸术，名"气冲灸方"。若伍该经之合穴足三里，则其效倍增。故对两穴施以灸术，名"《灵枢》水谷之海灸方"，为治女科病及五劳七伤之良方。

2.《灵枢》胫街灸方

穴位组成：气冲、承山。

主治：下肢痿躄，膝踝关节痛。

方解：冲脉为经脉之海，主渗溪谷，与阳明经合于宗筋，故阴阳总筋之会，会于气街（气冲）；承山为足太阳膀胱经之腧穴，具输布阳气之功。两穴相伍，《灵枢·卫气》篇称为"胫气"之街，施以灸术，名"《灵枢》胫街灸方"。为痿证及膝踝关节痛之治方。若伍足三里、中脘、下巨虚、大杼、百会、风府、膻中，施以灸术，名曰"治痿九穴灸方"，为治中风偏瘫、小儿脑瘫之良方。

九、髀关

在股前区，股直肌近端、缝匠肌与阔筋膜张肌 3 条肌肉之间凹陷中。艾条灸 3～5 分钟，《铜人》谓艾炷灸 3 壮。

髀关灸方

穴位组成：髀关。

主治：髀股痿痹，筋急不得屈伸，腹痛，足麻木不仁。

方解：髀关乃足阳明胃经脉气流注于股关节之穴，具行气血，和营卫，通经络，缓急止痛之功，故可用于髀股痿痹，筋急不得屈伸之候，如现代医学之坐骨神经痛、股骨头缺血性坏死诸疾。施以灸术，名"髀关灸方"。若本穴伍环跳、风市、足三里、承扶、阳陵泉、绝骨诸穴，施以灸术，名"髀关强筋健骨灸方"，则其效倍增。

十、梁丘

在股前区，髌底上 2 寸，股外侧肌与股直肌肌腱之间。艾条灸 3～5 分钟，艾炷灸 7 壮。

1. 梁丘灸方

穴位组成：梁丘。

主治：膝肿痛，下肢痿痹，胃脘痛，腹胀脘痞，乳痈。

方解：梁丘为足阳明胃经之郄穴，有理气和胃，通经活络之功，故有其治。施以灸术，名"梁丘灸方"。

2. 梁丘三里愈胃灸方

穴位组成：梁丘、足三里、中脘。

主治：胃脘痛，腹胀脘痞，纳呆，呕吐。

方解：胃经之郄穴梁丘配伍腑会之中脘，乃郄会之伍，若梁丘再伍足阳明胃经之下合穴足三里，乃同经之配伍法，梁丘功于除胀消痞，足三里长于理气止痛。故对三穴施以灸术，名"梁丘三里愈胃灸方"，为胃脘胀痛之良方。

十一、足三里

在小腿外侧，犊鼻下 3 寸，胫骨前嵴外 1 横指处，犊鼻与解溪连线上。艾条灸 5～15 分钟，艾炷灸 7 壮至百壮。

1. 足三里灸方

穴位组成：足三里。

主治：胃痛，腹胀，纳呆，呕吐，肠鸣，泄泻，便秘，痢疾，喘证，乳痈，头晕，癫狂，中风偏瘫，脚气，水肿，膝胫酸痛，疝疾。

方解：足三里为足阳明胃经之合穴，具健脾胃，补中气，调气血，通经络之功，故有上述之治。施以灸术，名"足三里灸方"。

2. 三里冲虚灸方

穴位组成：足三里、气冲、上巨虚、下巨虚。

主治：具足三里灸方之治。

方解：《灵枢·海论》云："胃者水谷之海，其腧上在气街，下至三里。"故足三里合气冲，施以灸术，名"《灵枢》水谷之海灸方"，乃五劳七伤之良方。足三里又为足阳明胃经之下合穴，伍大、小肠之下合穴上、下巨虚，则有泻胃、大肠、小肠经郁热之治，气冲又有疏肝达郁之功，故诸穴合用，施以灸术，名"三里冲虚灸方"，具中药"化肝煎"之效，尚可用于因肝胃郁热，症见胃脘灼痛，痛势急迫，烦躁易怒，泛酸嘈杂，口干口苦，舌红苔黄，脉弦数或滑数之候。

3. 足阳明募合灸方

穴位组成：足三里、中脘。

主治：足阳明胃经之疾（详见足三里灸方之主治）。

方解：足三里为足阳明胃经之合穴及下合穴，具健脾胃，调气血，理气导滞，缓急止痛之功；中脘为腑会，又为足阳明胃经之募穴。故两穴相伍，施以灸术，名"足阳明募合灸方"，共奏健脾和胃，温中散寒之功，具中药"建中汤"之治，适用于脾胃虚寒性胃痛及虚寒性泄泻之证。若本方伍胃经之背俞穴胃俞，与中脘以成腹背阴阳募俞配穴法；《难经·二十九难》云："阴维为病苦心痛。"盖因手厥阴心包经之内关通阴维脉，故有理气止痛之功。故诸穴相伍，施以灸术，名"三里内关募俞灸方"，其效倍增，而有中药"黄芪建中汤"之效。

4. 三里二间泻热灸方

穴位组成：足三里、二间。

主治：咽喉肿痛，风火牙痛，蕴热头痛。

方解：足三里为足阳明胃经之合穴，有和胃健脾，调补气血之功；二间为手阳明大肠经之荥穴，《难经·六十八难》云："荥主身热。"故其有散郁热，利咽喉，清龈火之功。两穴相伍，为"表里异经配伍法"，施以灸术，名"三里二间泻热灸方"。足三里意在"通滞"，二间意在"清泻"，两穴相伍，一通一泻，相互为用，对咽喉肿痛之喉痹，风火上扰之牙痛，阳明经蕴热之头痛诸疾，均具良效。

5.《玉龙》三里肝俞灸方

穴位组成：足三里、肝俞。

主治：眩晕，目花，视物不清。

方解：《玉龙歌》云："肝家血少目昏花，宜补肝俞力更加；更把三里频泻动，还光益血自无差。"意为因肝血不足而致诸证。足三里益胃健脾，培补中土以冀后天气血生化之源，具安和五脏，通达六腑之功；肝俞内应肝脏，为肝气转输，输注于背部之腧穴，是治疗肝病之要穴，具滋养肝阴之功。两穴相伍，施以灸术，名"《玉龙》三里肝俞灸方"，以其调肝胃，健脾和胃，益气活血，滋养肝肾之功，故有其治。

6. 三里冲陵疏肝利胆健脾灸方

穴位组成：足三里、太冲、阳陵泉、阴陵泉。

主治：胁痛，脘痛。

方解：足三里为足阳明胃经之合穴、下合穴、"四总穴"之一，歌曰"肚腹三里求"，有健脾胃，补中气，理气导滞之功；《灵枢·九针十二原》篇云："五脏有疾也，应出十二原，而原各有所出，明知其原，睹其应，而知五脏之害矣。"太冲为足厥阴肝经之输穴、原穴，故为肝脏病之治穴；阳陵泉为足少阳胆经之合穴，又为筋会，有调达枢机，疏肝利胆，缓急止痛之功；阴陵泉为足太阴脾经之合穴，具健运中宫，补益气血，化气通脉之功。诸穴合用，施以灸术，名"三里冲陵疏肝利胆健脾灸方"，具中药"逍遥散"之用，故有其治，尚适用于慢性肝炎，急、慢性胆囊炎，慢性胃肠炎。

7. 三里至阴安胎灸方

穴位组成：足三里、至阴。

主治：滑胎。

方解：足三里有健脾胃，调补气血之功，且又为"冲脉血海"下输经气所过之处，故有调冲任，濡胞宫，安胎元之功；至阴为足太阳膀胱经之井穴，脉气所起为根，"太阳根于至阴"，而交于足少阴肾经，故有布津液，司气化，益肾元之功。两穴相伍，施以灸术，名"三里至阴安胎灸方"，以成调脾胃，益冲任，补气血，益元安胎之功。

十二、丰隆

在小腿外侧，外踝尖上 8 寸，胫骨前肌外缘，条口外侧一横指处。艾条灸 5 ～ 10 分钟，《铜人》谓艾炷灸 3 壮。

1. 丰隆灸方

穴位组成：丰隆。

主治：胸痹，哮喘，气喘痰多，咽喉肿痛，下肢痿痹肿痛，头痛，眩晕，大便难，癫狂，痫证。

方解：丰隆为足阳明胃经往返之要道，又为足阳明胃经之络穴，故丰隆既可治足阳明胃经之病及其所过部位之异常疾病，又可治与之相表里足太阴脾经之疾病，具健脾和胃，培补后天之本，补益气血之功。脾为生痰之源，肺为贮痰之器。脾虚湿盛，聚湿成痰，故丰隆以其健脾和胃，豁痰化浊之功，而为治痰之要穴，可用于痰饮、咳喘、癫狂、痫证、眩晕之疾。故《肘后歌》有"哮喘发来寝不得，丰隆刺入三分深"之治验，今变针法为灸法，名"丰隆灸方"。

2. 丰隆中脘化饮灸方

穴位组成：丰隆、中脘。

主治：痰饮，哮喘。

方解：丰隆为健脾和胃，温阳化饮之治穴；中脘为任脉与手太阳小肠经、手少阳三焦经、足阳明胃经之交会穴，又为胃之募穴，腑之会穴，具较强的健脾和胃，化痰导滞之功。故两穴相伍，施以灸术，名"丰隆中脘化饮灸方"，为治疗痰饮、哮喘之效方。

3. 丰隆列缺止咳灸方

穴位组成：丰隆、列缺。

主治：咳嗽，哮喘。

方解：丰隆为足阳明胃经之络穴，别走太阴，有沟通脾与胃两经之功，具补脾和胃，豁痰降逆之治，突出一个"降"字；列缺为手太阴肺经之络穴，别走阳明，有沟通肺与大肠两经之功，具疏风解表，宣肺平喘，化痰止咳之效，突出一个"宣"字。两穴相伍，宣降相伍，理气和中，宣肺化痰，故为咳嗽、哮喘之治方。

十三、冲阳

在足背，第2跖骨基底部与中间楔状骨关节处，可触及足背动脉。艾条灸3～5分钟，《铜人》谓艾炷灸3壮。

1. 冲阳灸方

穴位组成：冲阳。

主治：足痿无力，脚背肿痛，口眼喎斜，头面浮肿，齿痛，腹胀。

方解：冲，通道也。阳明经乃多气多血之经，冲阳居足背最高处，又为本经之原穴，乃阳气必由之要冲，又为趺阳脉所在之处，而具通补气血，调和营卫，疏经通络之功，故有其治，施以灸法，名"冲阳灸方"。《素问·刺法论》云："胃为仓廪之官，五味出焉，可刺胃之源。"意为胃经原穴冲阳有促进胃受纳腐熟水谷之功。今变刺法为灸法，又可名"《素问》胃原灸方"。

2. 《千金》冲阳痿躄灸方

穴位组成：冲阳、足三里、仆参、飞扬、复溜、完骨。

主治：足痿躄。

方解：冲阳为足阳明胃经之原穴，足三里为足阳明胃经之合穴，两穴相伍，共成补气血，和营卫，通经和络之治，为治痿躄之要伍。《难经·二十九难》云："阳跷为病，阴缓而阳急。"仆参为足太阳膀胱经与阳跷脉之交会穴，其功有二：其一，敷布津液，通阳气，有舒筋通痹之治；其二，通于阳跷脉，有柔筋缓节之治，故仆参为治痿之要穴。《素问·痿论》云："五脏因肺热叶焦，发为痿躄。"飞扬乃足太阳膀胱经之络穴，别走足少阴肾经，具宣发太阳、少阴经气，舒筋通络，清热利湿之功，故为痿躄之治穴。复溜乃足少阴肾经之经穴，《窦太师针经》谓其有"大回六脉"之功，《天元太乙歌》谓其可疗"举步多难行重蹇"之候，皆因其益元荣肾之治。完骨为足少阳胆经与足太阳膀胱经之交会穴，具和解少阳枢机，通达足太阳经脉气之功，《针灸聚英》以其通经活络之功，谓其可疗"足痿失履不收"之候。故《千金方》诸穴合用，而用治痿躄。今施以灸术，名"《千金》冲阳痿躄灸方"。为治痿躄之效方，亦为治下肢痹痛之良方。

3. 冲阳三太面尘灸方

穴位组成：冲阳、太冲、太白、太溪、血海。

主治：面尘。

方解：面尘，现代医学称之为"黄褐斑"。盖因五脏失和，肝肾脾肺诸阴皆不足所致。故以冲阳行补气血，和营卫，充肤泽肌之功；引领肝经之原穴太冲以滋肝阴，脾经之原穴太白以补脾阴，肾经之原穴太溪以补肾阴，脾经之血海以养血息风，共成安和五脏，调补气血之功而收效。施以灸术，名"冲阳三太面尘灸方"。若加灸血会膈俞及五脏之背俞，则益心肺，养肝肾，和脾胃之功益彰，施以灸术，为抗衰老之良方，名"冲阳三太五俞抗衰灸方"。

十四、内庭

在足背，第2、3趾间，趾蹼缘后方赤白肉际处。艾条灸3～5分钟，《铜人》谓艾炷灸3壮。

1. 内庭实火牙痛灸方

穴位组成：内庭、合谷、颊车。

主治：实火牙痛。

方解：手、足阳明之脉均循齿，若两经蕴热，均可上犯齿部而发牙痛。内庭为足阳明胃经之荥穴，《灵枢·九针十二原》云："荥主身热。"内庭具清热泻火之功，故为治火热牙痛之要穴；合谷为手阳明大肠经之原穴，有化气通脉，清泄上焦火邪之功；颊车可泻足阳明胃经之热邪。诸穴合用，施以灸术，名"内庭实火牙痛灸方"。

2. 内庭虚火牙痛灸方

穴位组成：内庭、太溪、行间。

主治：虚火牙痛。

方解：《灵枢·经脉》篇云："胃足阳明之脉……入上齿中。""大肠手阳明之脉……入下齿中。"故取内庭以其补脾胃降火之功为治；伍以足少阴肾经之原穴太溪以滋肾阴；足厥阴肝经之荥穴行间，以滋肝阴而清泻肝火。诸穴合用，施以灸术，以治虚火牙痛，名"内庭虚火牙痛灸方"。

第四节　足太阴经穴灸方

一、隐白

在足趾，大趾末节内侧，趾甲根角侧后方0.1寸。艾条灸3～5分钟，《铜人》谓艾炷灸3壮。

1. 隐白交关崩漏灸方

穴位组成：隐白、关元、三阴交。

主治：崩漏，月经过多。

方解：隐白为足太阴脾经之井穴，又为足太阴脾经之根穴，具益脾胃，补气血，调冲任，举陷敛血之功；关元乃足三阴经与冲、任脉交会之穴，具调冲任，制约经血妄行之效；三阴交乃足三阴经交会之穴，具健中州，养肝肾，益气举陷，补血统血之治。此三穴乃妇科病常用之要穴。今对三穴施以灸术，名"隐白交关崩漏灸方"。为崩漏、月经过多之治方，亦为滑胎、痛经之治方。若因血热妄行而致者，加血海以泄血中之热；若因气虚失摄而致者，加足三里、脾俞，以培补中气，成益气举陷之治；若因阴虚热盛而致者，可加内关、太溪，养心肾而退虚热。

2.《圣济》隐白三消灸方

穴位组成：隐白、肺俞、鱼际、孔最、足三里、三阴交、太溪、关元、肾俞。

主治：消渴。

方解：隐白为足太阴脾经之井穴，具激发足太阴脾经脉气之功，有补气血，滋阴生津之效，故《圣济总录》称其为消渴必用之穴，尚有临证之配伍法。验诸临床，大凡上消予隐白伍肺经之背俞穴肺俞、荥穴鱼际、郄穴孔最，以清肺热而养肺阴；中消予隐白伍足三里、三阴交，以健脾胃，助气血生化之源；下消伍肾经原穴太溪、任脉之关元、肾之背俞穴肾俞，以行益肾元，司气化之治。诸穴合用，为消渴病之良法，施以灸术，名"《圣济》隐白三消灸方"。

二、太白

在跖区，第 1 跖趾关节近端赤白肉际凹陷中。艾条灸 3 ～ 5 分钟，《铜人》谓艾炷灸 3 壮。

1. 太白灸方

穴位组成：太白。

主治：胃痛，腹胀，身体沉重，痢疾，便秘，吐泻，脚气。

方解：太白为足太阴脾经之输穴、原穴。以其调和脾胃，补益气血，疏经通络之功，而有其治，故为治足太阴脾经疾病之要穴。单灸此穴，名"太白灸方"。

2.《灵枢》太白霍乱灸方

穴位组成：太白、冲阳、陷谷、足三里。

主治：霍乱。

方解:《灵枢·五乱》篇云:"乱于肠胃,则为霍乱。"又云:"气在肠胃者,取之足太阴、阳明,不下者,取之三里。"肠胃脉气逆乱,则暴泻,挥霍撩乱。故取脾经之输穴、原穴太白,以健脾土,助脾阳;取足阳明胃经之原穴冲阳、输穴陷谷,以助腐熟水谷之功。若邪气不下,取足三里,以行扶正祛邪之功。今以太白引领诸穴,施以灸术以治霍乱,名"《灵枢》太白霍乱灸方"。

三、公孙

在跖区,第1跖骨底的前下缘赤白肉际处。艾条灸3~5分钟,《铜人》谓艾炷灸3壮。

1.《经纶》公孙阴黄灸方

穴位组成:公孙、至阳、脾俞、胃俞。

主治:阴黄。

方解:《神灸经纶》云:"黄疸:公孙,至阳,脾俞,胃俞。"方中公孙为足太阴脾经之络穴,别走足阳明,又为八脉交会穴,通于冲脉,具健脾胃,行气消胀之功;至阳为督脉之阳气自下而上汇于此,具益元荣督,通达阳气而消阴霾之治,故有利胆达枢之功,而为阴黄之治穴;脾俞、胃俞共成健脾渗湿,和胃消胀之治。综上所述,诸穴合用,施以灸术,名"《经纶》公孙阴黄灸方"。为治急、慢性肝炎,胆囊炎之良方,尤适用于阴黄之证者。盖因寒湿阻滞脾胃,阳气不宣,胆汁外溢,因寒湿为阴邪,故黄疸色晦暗,或如烟熏。症见纳呆,脘痞,腹胀,大便不实之候,皆脾困中焦之由,其治当健脾和胃,温化寒湿,故该方为治阴黄之良方。

2.《大全》公孙胸痹灸方

穴位组成:公孙、内关、大陵、彧中。

主治:胸痹。

方解:《针灸大全》谓"公孙二穴,通冲脉,脾之经""主治三十六证""必先取公孙,次取各穴应之"。而"治胸中刺痛",当先取公孙,后取"内关,大陵,彧中三穴"。施以灸术,故名"《大全》公孙胸痹灸方"。方中公孙为足太阴脾经之络穴,又为八脉交会穴,通于冲脉,具健脾胃,益血海,温胸阳之功;内关为手厥阴心包经之本穴,可激发手厥阴心包经脉气运行,故有温心阳,通心脉之功,而为治胸痹之要穴;大陵,又名心主,为手厥阴心包经之输穴、原穴,具宽胸宁心之治;彧中乃肾经脉气内夹任脉外旁胃脉,上行于胸部之穴,具益肾元,通阳化饮之功。"彧",茂盛,文采之貌。该穴主治痛邪于胸中,冲气上逆壅滞于胸,故名彧中。诸穴合用,有益气温阳之治。

四、三阴交

在小腿内侧,内踝尖上3寸,胫骨内侧缘后际。艾条灸3~5分钟,《铜人》谓艾炷灸3壮。

1. 三阴交灸方

穴位组成：三阴交。

主治：脾胃虚弱，肠鸣腹胀，大便溏泄，消化不良，月经不调，崩漏，带下，阴挺，经闭，不孕，难产，遗精，阳痿，阴茎痛，水肿，小便不利，遗尿，疝气，足痿，痹痛，脚气，不寐。

方解：三阴交乃足三阴经交会之穴，具健脾、益肾、濡肝之功。又为足太阴脾经之本穴，故具健脾益气之功。综观其功，具培补先后天之功，故有其治，施以灸术，名"三阴交灸方"。

2.《大全》三阴交难产灸方

穴位组成：三阴交、合谷、照海、至阴。

主治：难产。

方解：《针灸大全》治"妇人难产，不能分娩"，取三阴交，照海，合谷，至阴。施以灸术，名"《大全》三阴交难产灸方"。方中主以三阴交，健脾益气，养肝肾，调冲任，濡胞宫，益胎元；阳明经为多气多血之经，合谷为手阳明大肠经之原穴，具调气血，荣冲任之功，故《类经图翼》用治"产难横生"之疾；任脉为"阴脉之海"，冲脉为"血海"。照海属足少阴肾经之穴，又为八脉交会穴之一，通于阴跷脉，可导肾元之气通达八脉；至阴为足太阳膀胱经之井穴，而交于足少阴肾经，为阳尽阴至之处，故名至阴。具益肾元，补气血，敷布阳气之功。综上所述，三阴交引领诸穴，以其安和五脏，养肝肾，健脾胃，调冲任，益胎元，导上引下之功，而为"妇人难产"之治方。

3.《普济》三阴崩中灸方

穴位组成：三阴交、行间、通里。

主治：崩漏，月经过多，赤白带下。

方解：《普济方》云："治女子漏下赤白及血，灸三阴交。""治妇人经血过多不止，并崩中者。""穴三阴交，行间，通里。""凡灸虚则炷火自灭，实则火吹灭。"对诸穴施以灸术，名"《普济》三阴崩中灸方"。方中三阴交乃足三阴经交会之穴，具益脾气，养肝肾，调冲任之功，故有止崩固带之治；"荥主身热"，肝主藏血，行间，乃足厥阴肝经之荥穴，故行间有调冲任，滋肝阴，清肝火，固经血，止崩漏之治；心主血脉，通里为手少阴心经之络穴，具和营益心，养血通脉之功，具新血得安，瘀血得去之效，此乃其疗崩漏之机理也，故三阴交引领诸穴而建功。

五、阴陵泉

在小腿内侧，胫骨内侧髁下缘与胫骨内侧缘之间的凹陷中。艾条灸 3～5 分钟，艾炷灸 3 壮。

1. 阴陵泉灸方

穴位组成：阴陵泉。

主治：膝痛，腹胀，水肿，黄疸，小便不利，泄泻，阴茎痛，遗精，大便失禁。

方解：阴陵泉乃足太阴脾经之合穴，具建运中宫，化气通脉之功，故有统治脾经疾病之用，施以灸术，名"阴陵泉灸方"。

2. 阴陵三里气化灸方

穴位组成：阴陵泉、足三里。

主治：水肿，小便不利，消化不良，泄泻。

方解：阴陵泉为足太阴脾经之合穴，具健脾补中，化气通脉之功；足三里为足阳明胃经之合穴，有受纳腐熟水谷之功。两穴相伍，一脾一胃，一脏一腑，一阴一阳，一表一里，一纳一运，一升一降，相反相成，共成相对性之配伍。此即景岳"善补阳者，必于阴中求阳，则阳得阴助而生化无穷；善补阴者，必于阳中求阴，则阴得阳升而泉源不竭"之谓。施以灸术，名"阴陵三里气化灸方"。

3. 窦氏二陵健膝灸方

穴位组成：阴陵泉、阳陵泉。

主治：鹤膝风，膝关节痛。

方解：《窦太师针经》有阴陵泉合阳陵泉，灸二七壮，治"筋紧不能开"之候。盖因阴陵泉位于膝关节内侧，属阴，有养血通脉之治；阳陵泉位于膝关节外侧，属阳，有舒筋通络之治；故为治鹤膝风、膝关节痛之要方。适用于现代医学之类风湿性关节炎或退行性膝关节炎。

六、血海

在股前区，髌底内侧端上2寸，股内侧肌隆起处。艾条灸3～5分钟，艾炷灸3壮。

1. 血海灸方

穴位组成：血海。

主治：月经不调，痛经，经闭，崩漏，股内侧痛，湿疹，瘾疹，疮毒。

方解：血海为足太阴脾经之腧穴，脾为后天之本，气血生化之源，且有统血之功。故血海有养血以调冲任之用，故为妇科病之治穴。《妇人大全良方》云："治风先治血，血行风自灭。"故血海又有养血息风之功，而为疮痒之治穴。今对该穴施以灸术，名"血海灸方"。

2. 海池活血通脉灸方

穴位组成：血海、曲池。

主治：皮肤病，风湿病，月经病。

方解：血海为足太阴脾经之腧穴，具活血通络，祛风止痒，调冲任之功；曲池为手阳明大肠经之合穴，阳明经为多气多血之经，故曲池具调补气血，疏风通络，调补冲任，养血息风之治。两穴相伍，其效倍增，施以灸术，名"海池活血通脉灸方"。

3.《盘石》海市通痹灸方

穴位组成：血海、风市。

主治：痹证，痿证。

方解：《盘石金直刺秘传》云："腰股瘫痪痛，内痛针血海，外痛针风市。"盖因血海有调和营卫，活血通络之功；风市乃足少阳胆经之腧穴，位于股外侧肌与股二头肌之间，故以其调达气机，舒筋通脉之功，而为腰股痛之治穴，即足少阳胆经腰股部痿痹之疾之用穴。两穴相伍，而有其治，变刺法为灸法，名"《盘石》海市通痹灸方"。为中风半身不遂、下肢痿痹，全身瘙痒之良方。

七、食窦

在胸部，第 5 肋间隙，前正中线旁开 6 寸。艾条灸 5 ～ 10 分钟，《铜人》谓艾炷灸 5 壮。

窦材资寿命关灸方

穴位组成：食窦、关元、气海、中脘。

主治：虚损，心下痞，泄泻。

方解：窦者，洞也。饮食入胃，胃之余气出入处，谷精入脾养肺，使食谷之精气穿透胸膈，以助肺气，故名食窦。《扁鹊心书》谓食窦"能接脾脏真气，治三十六种脾病""一切大病属脾者并皆治之"，故被视为保命全真之要穴，称之为"命关"。并谓"常灸关元、气海、命关、中脘""虽未得长生，亦可保百余寿"，故以食窦引领任脉温补下焦、益元荣肾、益气固中之气海；任脉与足三阴经交会之穴，具益元固本，补气壮阳，回阳固脱之关元；任脉与手太阳、手少阳、足阳明经交会穴、胃之募穴，腑之会穴，具健脾和胃，化痰导滞之中脘。诸穴相伍，共成安和五脏，畅达六腑之功。施以灸术，名"窦材资寿命关灸方"。

第五节　手少阴经穴灸方

一、少海

在肘前区，横平肘横纹，肱骨内上髁前缘。艾条灸 5 ～ 10 分钟，《铜人》谓艾炷灸 3 壮。

1. 少海天井化瘰灸方

穴位组成：少海、天井。

主治：瘰疬。

方解：少海为手少阴心经之合穴，具通心脉，宁心定搐，软坚散结之功，《针灸聚英》谓其有"主寒热""瘰疬"之治。天井为手少阳三焦经之合穴，具调达枢机，清理三焦郁火，宽胸利膈，消瘰散结之功，《针灸大全》用治"项生瘰疬，绕颈起核"之疾。故两穴合用，施以灸术，名"少海天井化瘰灸方"。

2.《大全》少海惊悸灸方

穴位组成：少海、少府、心俞、后溪。

主治：心中惊悸，言语错乱。

方解：《针灸大全》治"心中惊悸，言语错乱"之候，有取少海、内关、少府、心俞、后溪之治。盖因少海具通心脉，益心血，主任物之功，故有定惊悸，宁心神之治；少府为手少阴心经之荥穴，具益心脉，清心火，除烦恼之功；心俞乃心经之背俞穴，有益心血，濡心脉，止惊悸之功；后溪乃手太阳小肠经之腧穴，又为八脉交会穴，通于督脉，有益元荣督，通经活络之功，故有宁心定悸之治。诸穴合用，而成其效，施以灸术，名"《大全》少海惊悸灸方"。

二、通里

在前臂前区，腕掌侧远端横纹上 1 寸，尺侧腕屈肌腱的桡侧缘。艾条灸 3～5 分钟，《铜人》谓艾炷灸 3 壮。

通里二心募俞胸痹灸方

穴位组成：通里、心俞、厥阴俞、膻中、巨阙。

主治：胸痹。

方解：通里为手少阴心经之络穴，为通心阳，除胸痹之要穴。背俞穴为五脏六腑经气汇集于背俞之处，故通里引领心经之心俞，心包经之厥阴俞，心经之募穴巨阙，心包经之募穴膻中，以成心、心包二经募俞之伍，故其和营益心，养血通脉之功倍增，施以灸术，名"通里二心募俞胸痹灸方"，为治胸痹之良方。

三、神门

在腕前区，腕掌侧远端横纹尺侧端，尺侧腕屈肌腱的桡侧缘。艾条灸 3～5 分钟，艾炷灸 7 壮。

1. 神门原穴灸方

穴位组成：神门。

主治：心痛，心烦，癫、狂、痫证，健忘，怔忡，惊悸，失眠。

方解：神门为手少阴心经之原穴、输穴，具清心凉营，守心任物，止惊定悸，息狂定痫，养血安神之功，故有其治。施以灸术，名"神门原穴灸方"，乃手少阴心经异常所致病之良方。

2. 神门三阴交心灸方

穴位组成：神门、三阴交。

主治：失眠，健忘，惊悸，怔忡。

方解：神门为益气通脉，守心任物之治穴；三阴交为足三阴经交会之穴，又为足太阴脾经之本穴，具益气养血，调补肝肾之功。两穴相伍，一气一血，共奏调补气血，平秘阴阳，益养心脾之功，而具中药归脾汤之效，故为治疗失眠健忘，惊悸怔忡之良方，今施以灸术，名"神门三阴交心灸方"。

3. 神门太溪交泰灸方

穴位组成：神门、太溪。

主治：阴虚不寐。

方解：《灵枢·九针十二原》篇云："五脏有疾也，应出十二原。"神门为手少阴心经之原穴，太溪为足少阴肾经之原穴，故两穴为该两经疾病之治穴。两穴相伍，具滋阴降火，交通心肾，宁心安神之功，为阴虚火旺不寐之治方，故名曰"神门太溪交泰灸方"。

四、少冲

在手指，小指末节桡侧，指甲根角侧上方 0.1 寸。艾条灸 3～5 分钟。

少冲行间阴痒灸方

穴位组成：少冲、行间。

主治：前阴臊臭，瘙痒。

方解：《素问·至真要大论》云："诸痛痒疮，皆属于心。"少冲为手少阴心经之井穴，有激发、启动手少阴心经脉气之功，故有养血润燥，止痒消肿之治；《灵枢·经脉》篇云："肝足厥阴之脉……循股阴，入毛中，过阴器，抵小腹……是动……丈夫㿉疝，妇人少腹肿。"前阴乃肝经所过之部，若下焦湿热下注，阴部而发瘙痒、臊臭者，可佐取肝经之荥穴行间，以清热燥湿。两穴相伍，施以灸术，以清心火，泻肝火，而收功，故名"少冲行间阴痒灸方"。

第六节　手太阳经穴灸方

一、少泽

在手指，小指末节尺侧，指甲根角侧上方 0.1 寸。艾条灸 3～5 分钟，《铜人》谓艾炷灸一壮。

1.《大全》泽泉鼻衄灸方

穴位组成：少泽、涌泉、外关、心俞、膈俞。

主治：鼻衄。

方解：《针灸大全》治"鼻衄不止"，有取少泽，外关，心俞，膈俞，涌泉之用。今施以灸术，名"《大全》泽泉鼻衄灸方"。《灵枢·经脉》篇谓手太阳经异常可有鼻衄之疾。方中少泽为手太阳小肠经之井穴，以清热凉血之功，而为治鼻衄之主穴。其引领足少阴肾经之井穴涌泉，滋肾阴，清虚火，无迫血妄行之弊；外关为手少阳三焦经之络穴，具调达枢机，清泻三焦郁热之功；心主血脉，心俞具调理心血正常运行之功；膈俞乃八会穴之血会，具清营凉血之效。诸穴合用，清热凉血，引血归经之功倍增，故为治鼻衄之良方。

2.《大全》少泽膻中通乳灸方

穴位组成：少泽、膻中、照海、大陵、关冲。

主治：乳痛，乳汁不通。

方解：《针灸大成》治"胸前两乳红肿"，取少泽，照海，大陵，膻中。治"乳汁不通"，取少泽，照海，大陵，膻中，关冲。方中少泽为手太阳小肠经之井穴，有清热消肿通乳之功，故为治疗乳痈，乳汁不通，少乳和无乳之要穴。引领任脉之腧穴及气会膻中，以宽胸利膈，益气通乳之功为治；乳汁乃气血化生，气血足则乳汁充盈。照海为足少阴肾经之腧穴，又为八脉交会穴，通于阴跷脉，为从阴引阳之穴，可导肾元之气通于八脉，使血海充盈，乳汁化源充足；大陵为手厥阴心包经之输穴、原穴，《窦太师针经》取大陵治"心胸痛，妇人乳痈"之候，乃以其宽胸利膈，通乳之功为治；关冲为手少阳三焦经之井穴、根穴，具司气化，清泄上焦郁火之功，而有通乳消肿之治。对诸穴施以灸术，名"《大全》少泽膻中通乳灸方"。

3.《大成》少泽合谷催乳灸方

穴位组成：少泽、合谷、膻中。

主治：妇人无乳。

方解：《针灸大成》云："妇人无乳，少泽，合谷，膻中。"方中少泽为手太阳小肠经之井穴，有通阳敷布津液之功；阳明经为多气多血之经，乳汁乃气血所化生，合谷为手阳明大肠经之原穴，故有化气通脉，调补气血之功，使乳汁化生有源；膻中乃任脉之腧穴，为气会，有养肝肾，健脾胃，宽胸利膈之功，而有通乳之治。故诸穴合用，施以灸术，名"《大成》少泽合谷催乳灸方"，为"妇人无乳"之效方。

二、后溪

在手内侧，第 5 掌指关节尺侧近端赤白肉际凹陷中。艾条灸 3～5 分钟，《铜人》谓艾炷灸 3 壮。

1. 后溪灸方

穴位组成：后溪。

主治：头项强痛，目赤，耳聋，肘臂及手指挛急，热病，癫痫，疟疾。

方解：后溪为手太阳小肠经之输穴，又为八脉交会穴之一，通于督脉。太阳经又称巨阳，督脉为阳脉之海，故后溪有敷布全身阳气，荣督益元，畅达经络之功。今对该穴施以灸术，名"后溪灸方"，故可治疗手太阳小肠经异常之病候。

2. 后溪束骨愈痉灸方

穴位组成：后溪、束骨。

主治：落枕，痉病。

方解：后溪乃手太阳小肠经之输穴，有通达阳气，疏经通络之功；《难经·二十九难》云："督之为病，脊强而厥。"后溪又为八脉交会穴，通于督脉，有荣督益元，愈痉制挛之治，故为治落枕、痉病之要穴。束骨乃足太阳膀胱经之输穴，具敷布太阳经气，疏经通络，解痉定挛之功。两穴合用，一上一下，一手一足，同经相求，使太阳经脉气通达，以成祛风散邪，通络解痉之治，故为落枕、痉病之治方，施以灸术，名"后溪束骨愈痉灸方"。

3. 后溪三间除痹灸方

穴位组成：后溪、三间。

主治：风湿、类风湿性关节炎之指、腕关节挛急疼痛、变形者。

方解：后溪以其敷布阳气，益元荣督，强筋健骨，疏经通络之功，而通痹止痛；阳明经为多气多血之经，三间为手阳明大肠经之输穴，故具调补气血，通行营卫，疏经通络，缓急止痛之治。两穴相伍，施以灸术，名"后溪三间除痹灸方"，共奏舒筋活络，通痹止痛之功，而成其治。

4. 后溪愈癫止痫灸方

穴位组成：后溪、丰隆、神门、心俞、肝俞、脾俞。

主治：癫、狂、痫证诸神志异常疾病。

方解：《窦太师针经》谓后溪"治五痫病，癫狂不识尊卑"。而其为治癫狂、痫证诸神志异常疾病之要穴。故以后溪引领足阳明胃经之络穴丰隆，以豁痰开窍醒神；手少阴心经之输穴、原穴神门，以益心脉，宁心神，而有任物之司；尚有养心血之心俞，敛肝阴之肝俞，健脾气之脾俞，共成调补气血，安和五脏，通达六腑，开郁化痰，安神定志，愈癫达郁，息风止痫之治。对诸穴施以灸术，名"后溪愈癫止痫灸方"。

三、养老

在前臂后区，腕背横纹上1寸，尺骨头桡侧凹陷中。艾条灸3～5分钟，《铜人》谓艾炷灸3壮。

1.《类经》腰膝痛灸方

穴位组成：养老、申脉、昆仑、环跳、阳陵泉。

主治：腰膝酸痛。

方解：《类经图翼》有养老伍环跳、阳陵泉、申脉、昆仑诸穴，为治"腰膝酸痛"之效方。养老为手太阳小肠经之郄穴，引领足太阳膀胱经之申脉、昆仑，有通达阳气，缓急镇痛之功；伍足少阳、太阳经交会穴环跳，筋会阳陵泉，共成调达气机，转输阳气，舒筋通脉，缓急止痛之治。诸穴相伍，施以灸术，名"《类经》腰膝痛灸方"，乃为腰膝酸痛之治方，也可用于腰椎增生、椎间盘脱出所致的腰痛、坐骨神经痛及退行性膝关节炎。若该方伍骨会大杼、髓会绝骨、足太阳膀胱经之合穴委中，可增其强筋健骨之功，名"养老强筋健骨灸方"，亦为骨质增生症之良方。

2.《千金》养老舒筋解痉灸方

穴位组成：养老、天柱。

主治：肩痛。

方解：《千金要方》以养老伍天柱，以治"肩痛欲绝"之疾。盖因养老为手太阳小肠经之郄穴，有强筋健骨，舒筋活络，通阳镇痛之功；古称颈椎为天柱骨，天柱乃足太阳膀胱经在颈部通天之穴，位于项双侧若柱，故名天柱。以其敷布阳气，调和营卫，疏经活络之功，有通天（头）贯地（足）之应，故为治颈项强痛之要穴。两穴相伍，以其通达手足太阳之经气，而成"肩痛欲绝"之治方，施以灸术，名"《千金》养老舒筋解痉灸方"。亦为颈椎病及肩关节周围炎之治方。

四、肩贞

在肩胛区，肩关节后下方，腋后纹头直上 1 寸。艾条灸 5～10 分钟。《铜人》谓艾炷灸 5 壮。

肩贞沟谷解凝灸方

穴位组成：肩贞、合谷、支沟、阳陵泉。

主治：肩凝证，中风上肢偏废。

方解：肩贞为手太阳小肠经过肩部之腧穴，具通阳蠲痹，活络通脉之功，多用于手太阳小肠经脉行于上臂处痹痛者；本穴引领通络止痛之手阳明大肠经原穴合谷，善治筋痹之筋会、足少阳胆经之合穴阳陵泉，行气止痛之手少阳三焦经之经穴支沟，施以灸术，名"肩贞沟谷解凝灸方"，为治肩凝证之良方，即现代医学之肩周炎之治方。此方又以其调营卫，和气血，通阳和阴之功，亦适用于中风之上肢偏废者。

五、肩中俞

在脊柱区，第 7 颈椎棘突下，后正中线旁开 2 寸。艾条灸 5～10 分钟，《铜人》谓艾炷灸 10 壮。

《经纶》肩中俞强脊灸方

穴位组成：肩中俞、肾俞、膏肓俞、曲池、合谷。

主治：尪痹（强直性脊柱炎），龟背。

方解：《神灸经纶》云："龟背，肩中俞，肾俞，膏肓俞，曲池，合谷。"方中肩中俞，以其通达手太阳小肠经脉气之功，而具活血通络之效；腰为肾之外府，督脉为肾之外垣，肾俞穴居腰部，为肾气汇集于背部之处，故具益肾荣督，强筋健骨之功；《千金要方》谓"膏肓俞无所不治"；《明堂灸经》称膏肓俞"无不取效"，意谓膏肓俞为治虚损诸疾之良穴；阳明经为多气多血之经，合谷为手阳明大肠经之原穴，曲池为手阳明大肠经之合穴，两穴相须为用，具补气血，和营卫，舒筋通络之治。诸穴相伍，施以灸术，名"《经纶》肩中俞强脊灸方"。亦为强直性脊柱炎之治方。

六、听宫

在面部，耳屏正中与下颌骨髁状突之间的凹陷中。艾条灸 3～5 分钟，《甲乙经》谓艾炷灸 3 壮。

听宫聪耳灸方

穴位组成：听宫、中渚、翳风、太冲。

主治：耳鸣，耳聋。

方解：听宫为手太阳小肠经位于耳屏前之穴，以其通达阳气之功，而为治疗听觉障碍之要穴。本穴引领手少阳三焦经之输穴中渚，手足少阳经交会之穴翳风，共成通利三焦，益元聪耳之功；太冲为足厥阴肝经之原穴，具养肝血，通利三焦之功，又可导肾间动气而输布全身，故有益肾聪耳之治。四穴合用，施以灸术，名"听宫聪耳灸方"，为治耳鸣、耳聋之良方。

第七节　足太阳经穴灸方

一、大杼

在脊柱区，第 1 胸椎棘突下，后正中线旁开 1.5 寸。艾条灸 5 ~ 10 分钟，《铜人》谓艾炷灸 3 壮。

1. 大杼灸方

穴位组成：大杼。

主治：发热，头痛，眩晕，肩胛酸痛，颈项强急，咳嗽。

方解：大杼为手、足太阳经交会穴，该穴有敷布太阳经脉气之功，故有较强的解表清热，宣肺止咳的作用，多用于发热、咳嗽之疾；其又为八会穴之骨会，故又有强筋健骨，益髓荣脑之效。适用于头痛，眩晕，颈项强痛之候。今对该穴施以灸术，而有其治，名"大杼灸方"。

2. 大杼祛风胜湿灸方

穴位组成：大杼、肩中俞、肩外俞、膈俞、肺俞、委中、昆仑、身柱、至阳、腰阳关。

主治：肩、颈、腰、背风湿证。

方解：大杼通达手、足太阳经之脉气，敷布精津于全身，故有和营卫、司气化、舒筋通络之治；肩中俞、肩外俞具舒筋通络之功，为手太阳小肠经脉气输布于肩部之穴，而为颈肩痛之要穴；膈俞为血会，具行气补血，和营卫，通经络之功；肺俞以其和营卫，实腠理之功为治；委中乃足太阳膀胱经之合穴；昆仑为足太阳膀胱经之经穴。大杼引领手足太阳经诸穴，以成和营卫，通经络，疏风胜湿之治。身柱、至阳、腰阳关，均为督脉之腧穴，而有益元荣督，强筋健骨，舒筋通络，缓急止痛之功。诸穴合用，施以灸法，名"大杼祛风胜湿灸方"。亦为风湿病之治方。

二、肺俞

在脊柱区，第 3 胸椎棘突下，后正中线旁开 1.5 寸。艾条灸 5 ~ 15 分钟，艾炷灸 5 ~ 15 壮。

肺俞灸方

穴位组成：肺俞。

主治：咳嗽，气喘，咯血，骨蒸，潮热，盗汗。

方解：肺俞为足太阳膀胱经脉气及肺经脏气汇注于背俞之处，为调肺气，和营卫，实腠理，止咳喘之治穴，施以灸术，而有其治，故名"肺俞灸方"。

三、心俞

在脊柱区，第5胸椎棘突下，后正中线旁开1.5寸。艾条灸5～15分钟，艾炷灸3壮。

心俞灸方

穴位组成：心俞。

主治：癫痫，惊悸，健忘，心烦，吐血，梦遗。

方解：心俞为心经脉气灌注于背俞之处，以其通达心脉，调理心血，安神定志之功，使心气得充，心血得注，任物有司，则癫痫、惊悸、健忘、心烦、梦遗诸候得除。心血得主，血无妄行，故吐血之候得解，施以灸术，名"心俞灸方"。

四、肝俞

在脊柱区，第9胸椎棘突下，后正中线旁开1.5寸。艾条灸5～15分钟，《铜人》谓艾炷灸3壮。

1. 肝俞灸方

穴位组成：肝俞。

主治：黄疸，胁痛，吐血，衄血，目赤目眩，夜盲，脊背痛，癫狂痫证。

方解：肝俞为肝经脉气输布、灌注于背俞之处，具清泄肝经湿热，平肝息风，滋阴潜阳，养血清瘀之功，故有其治。对该穴施以灸法，名"肝俞灸方"。

2.《甲乙》肝俞膈俞定癫灸方

穴位组成：肝俞、膈俞。

主治：癫、狂、痫、郁证。

方解：《甲乙经》云："癫疾，肝俞及膈俞主之。"古之"癫疾"，含癫狂、痫证诸神志疾患。肝俞具疏肝气，养肝阴，平肝息风，调达气机之效；膈俞为血之会，具和营卫，调气血，宽胸利膈，达郁定癫之功；两穴相伍，则养血息风，平肝宁心，治癫宁痫之功倍增，故为癫、狂、痫、郁之治方，施以灸术，名"《甲乙》肝俞膈俞定癫灸方"。

3.《大成》肝俞吐血灸方

穴位组成：肝俞、膈俞、通里、外关、大敦。

主治：吐血昏晕。

方解：肝主藏血，肝俞乃肝经脉气灌注于背俞之处，故以其敛肝阴之功，而有藏血之能；膈俞乃血之会；两穴相伍，而无血溢之弊。心主血脉，《灵枢·本神》篇云："所以任物者谓之心。"《素问·五脏生成》云："诸血者，皆属于心。"通里为手少阴心经之络穴，具和营益心之功，使心主任物之职有司，则无血溢之疾；外关乃手少阳三焦经之络穴，有调达气机，清泻少阳相火之功，使其无迫血妄行之弊；大敦乃足厥阴肝经之井穴，又为肝经之根穴，与肝俞相伍，而肝血无失藏之候。诸穴相伍，施以灸术，而有其治，名"《大成》肝俞吐血灸方"。

4.《大成》肝俞愈漏灸方

穴位组成：肝俞、膈俞、肾俞、照海、三阴交。

主治：妇人血积痛，败血不止。

方解：此方出自《针灸大成》，方中肝俞伍膈俞，使肝藏血之功得司；肾俞合肝俞，则肝肾得滋，冲任得调，而无"妇人血积痛，败血不止"之候；照海乃足少阴肾经与阴跷脉交会之穴，故有肾精以充，卫气得行之治，而无血溢脉外之弊；三阴交乃足三阴经交会之穴，取之使脾统血、肝藏血、肾气充之功有司。诸穴合用，则瘀血得行，新血得安，故有其治。施以灸术，名"《大成》肝俞愈漏灸方"。

5.《经纶》肝俞青盲灸方

穴位组成：肝俞、胆俞、肾俞、养老、光明。

主治：青盲。

方解：青盲是指目外观端好，而视力渐降至盲无所见的眼病。《素问·阴阳应象大论》云："肝主目。"《灵枢·大惑论》云："五脏六腑之精气，皆上注于目而为精。"方中肝俞，胆俞，肾俞，均为足太阳膀胱经之背俞穴，且肝得血而能视，肾精充则目明，故肝俞、肾俞乃疗青盲之穴；胆俞乃胆经脉气输注于背俞之处，有调达气机之功，使目之开阖有司。养老乃手太阳小肠经之本穴，乃老年人肝肾亏虚、目窍昏花不明之用穴；《会元针灸学》云："光明者，从少阳络肝，肝气精华注于目，使少阳络脉相交，阳气与阴气通照而发光，目皆是能明，故名光明。"故该穴具调达枢机，清肝明目之功。诸穴合用，施以灸术，名"《经纶》肝俞青盲灸方"。

五、胆俞

在脊柱区，第10胸椎棘突下，后正中线旁开1.5寸。艾条灸5～15分钟，《铜人》谓艾炷灸3壮。

1. 胆俞灸方

穴位组成：胆俞。

主治：黄疸，口苦，胸胁痛，往来寒热，心下痞满。

方解：胆俞乃胆经脉气灌注于其背俞处，具调达枢机，疏泄肝胆之功，故有其治。施以灸术，名"胆俞灸方"。

2.《经纶》胆俞舒胁灸方

穴位组成：胆俞、阴陵泉、意舍。

主治：胁胀。

方解：《神灸经纶》云："两胁胀满，胆俞，意舍，阴陵泉。"胆俞具调达气机，疏肝利胆之功；阴陵泉乃足太阴脾经之合穴，具健脾胃，补气血之功，使肝阴得充，肝络得滋；意舍位于脾俞之旁，为脾之营舍，故有健脾益气，消胀除满之治。诸穴合用，肝胆得疏，两胁胀满之候得除，名"《经纶》胆俞舒胁灸方"。

3.《经纶》胆俞干呕灸方

穴位组成：胆俞、至阴、间使。

主治：干呕。

方解：《神灸经纶》云："干呕，胆俞，至阴，间使。"胆俞乃足少阳胆经脉气所聚之处，具调达气机，降逆止呕之功；至阴乃足太阳膀胱经之井穴，具敷布阳气，导上引下之功，使六腑之气畅达，而无呕逆之症；间使乃手厥阴心包经之经穴，具"使令治事"，调达气机之功。诸穴合用，有降逆止呕之治，名"《经纶》胆俞干呕灸方"。

六、脾俞

在脊柱区，第11胸椎棘突下，后正中线旁开1.5寸。艾条灸5～15分钟，艾炷灸5壮。

1. 脾俞灸方

穴位组成：脾俞。

主治：腹胀，纳呆，呕吐，黄疸，泄泻，痢疾，便血，水肿。

方解：脾俞乃脾的背俞穴，乃脾经脉气输注之处，而有健脾益气，和胃降逆，消胀除满，固肠止泻，利胆除黄之功，故有其治。施以灸术，名"脾俞灸方"。

2.《大全》脾俞黄疸灸方

穴位组成：脾俞、隐白、足三里、阴谷、腕骨、至阳、百劳、公孙。

主治：黄疸。

方解：《针灸大全》云："黄疸，遍身皮肤黄及面目、小便俱黄。"而有诸穴之用，施以灸术，名"《大全》脾俞黄疸灸方"。方中脾俞以其健脾益气之功，而达渗湿除黄之治。引领脾经之井穴、根穴隐白，以增其健脾除湿之功；足三里乃足阳明胃经之合穴，有健脾和胃，清利湿热之功；阴谷为足少阴肾经之合穴，有滋阴清热，司气化，疏肝利胆之功；腕骨为手太阳小肠经之原穴，有疏通太阳经气，清利湿热之功；督脉乃阳脉之海，至阳为督脉之阳气自下而上汇于此，具益元荣督，宣达胸阳，利胆达枢之治；百劳穴有二说：《针灸大全》谓其即大椎穴，近代为经外奇穴，位于大椎穴旁开一寸处。百劳具通达阳气，司气化之治；公孙为足太阴脾经之络穴，具健脾胃，行气消胀之治。诸穴合用，以成疏胆退黄之治，施以灸术，名"《大全》脾俞黄疸灸方"。

3.《千金》三俞章门虚劳白浊灸方

穴位组成：脾俞、肾俞、三焦俞、章门。

主治：虚劳尿白浊。

方解：《千金方》云："虚劳尿白浊，灸脾俞一百壮，又灸三焦俞百壮，又灸肾俞百壮，又灸章门百壮。"尿白浊，简称尿浊，是以小便浑浊，白如泔浆，排尿无疼痛为证。多因饮食肥甘，脾失健运，湿热蕴结而成。故其治当以脾俞健脾渗湿，肾俞益元固精，两穴相伍，以增补先后天之本，则为虚劳之治穴；章门乃足厥阴肝经与足少阳胆经交会之穴，八会穴中之脏会，故有安和五脏之功，而为虚劳之用穴，又为脾之募穴，故协脾俞以健脾渗湿为治；三焦俞化气通脉，清利湿热。诸穴合用，则"虚劳尿白浊"之候得解，施以灸术，名"《千金》三俞章门虚劳白浊灸方"。

4.《普济》脾俞溺血灸方

穴位组成：脾俞、章门、三焦俞、肾俞、丹田、复溜。

主治：溺血。

方解：小便出血，简称溺血。或因下焦湿热，或因肾虚火旺，或因脾不统血，或因肾虚不固所致。《普济方》云："治小便出血，穴脾俞、三焦俞、肾俞、章门各百壮，丹田、复溜随年壮。"方中脾俞伍脏会、脾之募穴章门以司脾统血、安和五脏之功；三焦俞司气化而清利下焦湿热，兼制肾虚火旺之候；肾俞益元荣肾以固精血。诸穴相伍，乃《千金方》治"虚劳"之良方。丹田，即任脉之关元穴，乃任脉与足三阴经交会穴；复溜为足少阴肾经之经穴，均具益元固本之功，伍上述诸穴之治，而为溺血之效方。施以灸术，名"《普济》脾俞溺血灸方"。

七、胃俞

在脊柱区，第 12 胸椎棘突下，后正中线旁开 1.5 寸。艾条灸 5 ～ 15 分钟，《铜人》谓艾炷灸随年壮。

胃俞灸方

穴位组成：胃俞。

主治：胃脘痛，腹胀，呕吐，肠鸣。

方解：胃俞为胃之背俞穴，具调中和胃，消胀除满之功，故为治疗胃腑病之要穴。施以灸术，名"胃俞灸方"。

八、三焦俞

在脊柱区，第1腰椎棘突下，后正中线旁开1.5寸。艾条灸5～15分钟，《铜人》谓艾炷灸3壮。

火旺土健九穴灸方

穴位组成：三焦俞、章门、脾俞、食窦、天枢、足三里、肾俞、命门、关元。

主治：脘腹胀满，不能饮食，小便不利，大便溏泄。

方解：以三焦俞伍脾经募穴章门、俞穴脾俞、命关食窦，以调和阴阳，健脾益气；佐手阳明大肠经募穴天枢、胃经下合穴足三里，以调和肠胃；佐肾俞、命门、关元以壮肾阳，使火旺土健，促其生发之机，以其温补脾肾之效，而有其治。施以灸术，名"火旺土健九穴灸方"。

九、肾俞

在脊柱区，第2腰椎棘突下，后正中线旁开1.5寸。艾条灸5～15分钟，《铜人》谓艾炷灸以年为壮，《黄帝内经明堂》谓艾炷灸3壮。

1. 肾俞灸方

穴位组成：肾俞。

主治：遗精，阳痿，遗尿，月经不调，白带，白浊，不孕不育，腰痛，眩晕，耳聋耳鸣，水肿。

方解：腰为肾之府，肾俞乃肾经脉气输注背俞之处，又为足太阳膀胱经之穴，故有益元荣督，强腰健脊，益髓荣脑，温阳化气，利水消肿之功，故有其治。对该穴施以灸术，名"肾俞灸方"。

2. 肾俞二中强腰壮骨灸方

穴位组成：肾俞、委中、人中、腰阳关、昆仑、申脉、肩井。

主治：肩颈腰膝痛。

方解：主以肾俞益元荣肾，强筋健骨为治。引领足太阳膀胱经之委中，督脉之人中、腰阳关，以成通经络，利腰脊，缓急止痛之功；昆仑乃足太阳膀胱经之经穴，有温阳通脉之治；申脉乃足太阳膀胱经与阳跷脉交会穴，使跷脉强健，而有缓急止痛之功；肩井为足少阳胆经、手少阳三焦经与阳维脉交会穴，具维系诸阳经，使肢体能自收持之功。故诸穴合用而有其治，施以灸术，名"肾俞二中强腰壮骨灸方"。

3.《宝鉴》腰痛灸方

穴位组成：肾俞、中膂俞、腰俞。

主治：腰痛。

方解：《卫生宝鉴》谓"灸腰痛法"，取肾俞、中膂俞、腰俞穴。肾俞乃肾与膀胱经脉气输布于肾府之腰部，有益肾强腰之功；中膂俞乃足太阳膀胱经经气达腰骶部之处，有益元荣肾，通经络，强腰脊之功；腰俞为督脉之脉气输注于骶部之处，而有益元荣督，强脊健骨之治。三穴相伍，施以灸术，而有其治，名"《宝鉴》腰痛灸方"。

4.《大全》肾俞室女漏下灸方

穴位组成：肾俞、照海、关元、三阴交。

主治：室女漏下证。

方解：《针灸大全》治"室女月经不调，淋漓不断，腰腹痛"，取肾俞，照海，关元，三阴交。"室女"，古时称未结婚的妇女。"室女漏下"，多因肾阳虚，命门火衰，精血不固而致。故益肾元，固精血为证治之要。方中主以肾俞以益肾元；照海导引肾元之气，通于奇经八脉，使冲任得调，而无血不归经之弊；关元、三阴交均为足三阴经交会穴，故以其养肝肾，益脾气之功，而具脾统血，肝藏血，肾固精之治。故诸穴相伍，可愈室女漏下之疾，施以灸术，名"《大全》肾俞室女漏下灸方"。

十、膀胱俞

在骶区，横平第 2 骶后孔，骶正中嵴旁开 1.5 寸。艾条灸 5～15 分钟，《铜人》谓艾炷灸 3 壮。

州都三俞遗尿灸方

穴位组成：膀胱俞、肾俞、三焦俞、中极、三阴交。

主治：遗尿。

方解：《素问·灵兰秘典论》云："膀胱者，州都之官，津液藏焉，气化则能出矣。"若其气化失司，则水津失其封藏，必致遗尿一证。膀胱俞，乃足太阳膀胱经脉气输注于背俞之处，具司气化，布津液之功；伍益元荣肾之肾俞，调达气机；伍化气通脉之三焦俞，共成固泉之治；任脉之中极，脾经之三阴交，均为足三阴经交会处，有益肾、健脾、荣肝之功。诸穴合用，共成益元固泉止遗之治。施以灸术，名"州都三俞遗尿灸方"。

十一、八髎穴

指上髎、次髎、中髎和下髎四个穴位，左右各一，故称八髎穴。穴位骶区，上髎正对第 1 骶后孔中，次髎正对第 2 骶后孔中，中髎正对第 3 骶后孔中，下髎正对第 4 骶后孔中。艾条灸 5 ～ 15 分钟，艾炷灸 5 壮。

《素问》八髎灸方

穴位组成：八髎、阿是穴。

主治：腰骶痛。

方解：《素问·骨空论》云："腰痛不可以转摇，急引阴卵，刺八髎与痛上。"盖因八髎位于腰骶部，有养肝肾强筋骨之功，又有益肾培元，舒筋通络之治；辅以痛点阿是穴，而为腰骶痛之治方，施以灸术，名"《素问》八髎灸方"。八髎穴尚为泌尿生殖系统疾病之要穴，临床多用于治疗女性盆腔炎、子宫内膜炎、输卵管炎及男性睾丸炎等疾病。

十二、委阳

在膝部，腘横纹上，股二头肌腱的内侧缘。艾条灸 3 ～ 7 分钟，艾炷灸 3 壮。

委阳灸方

穴位组成：委阳。

主治：腰脊强痛，小腹胀满，小便不利，腿足拘挛疼痛。

方解：委阳乃足太阳膀胱经之腧穴，又为手少阳三焦经之下合穴，故有通达阳气，疏通三焦之功，而有调和营卫，舒筋通络，缓急止痛，消胀除满，通利小便之治。施以灸术，名"委阳灸方"。

十三、委中

在膝后区，腘横纹中点。艾条灸 3 ～ 5 分钟，《甲乙经》谓艾炷灸 3 壮。

1. 委中灸方

穴位组成：委中。

主治：腰痛，髋关节屈伸不利，腘筋挛急，下肢痿、痹，半身不遂，热喘，腹痛，吐泻，丹毒。

方解：委中为足太阳膀胱经之合穴，有敷布、输注太阳经阳气、津液之功，故有其治。《四总穴歌》有"腰背委中留"之用，故为治疗腰腿痛之要穴。施以灸术，名"委中灸方"。

2.《丹阳》委中承山灸方

穴位组成：委中、承山。

主治：腰、膝痛。

方解：委中、承山均为足太阳膀胱经腧穴，具激发、承接足太阳经脉气之用，故可治腰膝部之疾患。诚如《马丹阳天星十二穴治杂病歌》所云："委中曲腘里，横纹脉中央。腰痛不能举，沉沉引脊梁。酸疼筋莫展，风痹复无常。膝头难伸屈，针入即安康。"

今变针法为灸法,名"《丹阳》委中承山灸方"。

3.《太乙》委中至阴灸方

穴位组成:委中、至阴。

主治:腰痛,足膝肿痛。

方解:委中以其敷布阳气,通达腰背足膝络脉之功,而有缓急定挛,消肿止痛之治;至阴为足太阳膀胱经交足少阴肾经之穴,具温经通脉,补益气血,敷布阳气,导上引下之功。诚如《天元太乙歌》所云:"委中穴主腰痛,足膝肿时寻至阴。"施以灸术,名"《太乙》委中至阴灸方"。

4.《玉龙》二中腰脊灸方

穴位组成:委中、人中。

主治:腰脊痛闪。

方解:《玉龙赋》有"人中委中,除腰脊痛闪之难制"之验,施以灸术,名"《玉龙》二中腰脊灸方"。方中委中有敷布、通达阳气于人身上下之功;人中有荣督通阳之功,共成缓急止痛之治。

5.《大全》委中霍乱吐泻灸方

穴位组成:委中、百劳、中脘、曲池、合谷、足三里、十宣。

主治:霍乱吐泻。

方解:《针灸大全》治"冒暑大热,霍乱吐泻",有取委中,百劳,中脘,曲池,十宣,三里,合谷之方。委中通达阳气,敷布津液,以成泻浊除污之治;百劳即大椎穴,乃督脉之腧穴,又为手足三阳经交会之穴,而称"诸阳之会",故为治热病之要穴;中脘为胃之募穴,腑之会穴,任脉与手太阳、少阳、足阳明交会之穴,又为回阳九穴之一,具较强的健脾和胃,化痰导滞之功;曲池为手阳明大肠经之合穴;合谷为手阳明大肠经之原穴;足三里为足阳明胃经之合穴,又为回阳九穴之一,故三穴相伍,有通阳化气之治;十宣为经外奇穴,穴居十指尖端去爪甲0.1寸处,具清热醒神,消肿止痛之功。诸穴相伍,施以灸术,名"《大全》委中霍乱吐泻灸方"。

6. 委中膈俞解毒灸方

穴位组成:委中、膈俞。

主治:丹毒,疮痒。

方解:方中委中为足太阳膀胱经之合穴,具通达阳气,敷布津液,清热解毒,凉血活血之功;膈俞乃血之会穴,具清热凉血,益气通络之功。两穴相伍,则清热解毒,消肿止痛之功益彰,使风火湿热之邪得消,瘀毒得化,则丹毒、疮痒之证可愈。对两穴施以灸术，名"委中膈俞解毒灸方"。

十四、魄户穴

在脊柱区，第3胸椎棘突下，后正中线旁开3寸。艾条灸5～15分钟，《甲乙经》谓艾炷灸5壮。

魄户灸方

穴位组成：魄户。

主治：肺痨，咳嗽，气喘，项强，肩背痛。

方解：肺藏魄，本穴在肺俞之旁，为肺脏阳热之气外传之门户，可疗肺热，故为治肺热咳喘之要穴。《标幽赋》有"体热劳嗽而泻魄户"之论，故不论湿热咳喘或虚热咳喘皆可取之。又因该穴近项背，以其通达阳气，舒筋通络之功，又为项强、肩背痛之治方。若伍肺之俞穴肺俞，则清热化痰，止咳定喘之功益彰。对该穴施以灸术，名"魄户灸方"。《千金方》以魄户伍肺之募穴、手足太阴经交会穴中府，以治"肺寒热，呼吸不得卧，咳逆上气"之候。盖因中府有益气宣肺，止咳定喘之功。施以灸术，名"《千金》魄户咳逆灸方"。

十五、膏肓俞

在脊柱区，第4胸椎棘突下，后正中线旁开3寸。艾条灸5～15分钟，《铜人》谓艾炷灸百壮，多至五百壮。《玉龙经》谓此穴为"禁穴不针宜灼艾，灸之千壮亦无妨"。

1. 膏肓俞灸方

穴位组成：膏肓俞。

主治：肺痨，咳嗽，气喘，吐血，盗汗，健忘，遗精，脾胃虚弱诸疾。

方解：古称心下为膏，心下膈上曰肓，穴当心膈之间，故名膏肓。又因其为足太阳膀胱经脉气输注于背俞之处，故称膏肓俞。以其益心肺，止咳定喘，宽胸利膈，开窍醒神，健脾和胃之功而有其治。《千金要方》云："膏肓俞无所不治"《明堂灸经》谓灸膏肓俞"无不取效""无所不治"。故该穴为治诸虚损之要穴。施以灸术，名"膏肓俞灸方"。

2.《经纶》膏肓自汗灸方

穴位组成：膏肓俞、大椎、复溜。

主治：自汗。

方解：《神灸经纶》云："自汗，膏肓，大椎，复溜。"施以灸术，名"《经纶》膏肓自汗灸方"。盖因膏肓穴具益气补虚，扶正祛邪，调和气血，宁心安神，敛汗固津之功；大椎又名百劳，为督脉与手、足三阳经交会之穴，又为阳脉之海，有益元荣督之功,而有敛汗固津之治;复溜乃足少阴肾经之经穴,具补肾益元,敛汗固津之功。故三穴相伍,其敛汗固津之功倍增,而为治自汗之良方。

3.《大全》膏肓吐血灸方

穴位组成:膏肓俞、膈俞、肝俞、丹田、外关。

主治:吐血。

方解:此方源自《针灸大全》,谓"虚损气逆,吐血不止",取膏肓、外关、膈俞、丹田、肝俞,对诸穴施以灸术,名"《大全》膏肓吐血灸方"。"虚损气逆,吐血"多为五脏虚损,脾统血,心主血,肝藏血,肺肾失濡,致血妄行而发吐血。故膏肓穴伍膈俞,以安和五脏,而无"虚损气逆"之候;伍之肝俞,以其滋肝阴而使肝血得藏,而无血溢之弊;丹田即任脉之气海,具益脾肾,益气固脱之功,使血有所统;外关为手少阳三焦经之络穴,又为八脉交会穴之一,通于阳维脉,使阴阳脉得以相维,五脏六腑功能有序,而无吐血之候。鉴于此,该方尚适用诸出血之候。

十六、神堂

在脊柱区,第5胸椎棘突下,后正中线旁开3寸。艾条灸5～15分钟,《铜人》谓艾炷灸五壮。

1. 神堂心俞胸痹灸方

穴位组成:神堂、心俞。

主治:胸痹。

方解:心者,君主之官,神明出焉,神堂位于心俞两旁,二者均具益心脉,宽胸利膈之功,故可治冠心病"心与胸相控而痛"之候。施以灸术,名"神堂心俞胸痹灸方"。

2.《素问》五脏俞旁泻热灸方

穴位组成:神堂、魄户、魂门、意舍、志室。

主治:五脏之热。

方解:《素问·水热穴论》云:"五脏俞旁五,此十者,可泻五脏之热也。"心俞旁神堂,肺俞旁魄户,肝俞旁魂门,脾俞旁意舍,肾俞旁志室。盖因五脏之热,多因五脏之情志不得宣达,郁而成热。五脏之俞多为五脏精气灌注之腧穴,而五脏俞旁之穴,多为五脏之神气灌注之处,故有舒郁清热之治。施以灸术,名"《素问》五脏俞旁泻热灸方"。

十七、谚语

在脊柱区,第6胸椎棘突下,后正中线旁开3寸。艾条灸5～15分钟,《铜人》谓艾炷灸二七壮至百壮止。

1. 谚谚募俞心病灸方

穴位组成：谚谚、督俞、心俞、巨阙。

主治：胸痹，惊悸，怔忡，自汗。

方解：谚谚位于督俞之旁，两穴均为足太阳膀胱经之腧穴，均具通达阳气，宽胸利膈，宁心定志，敛汗固津，舒筋通络，缓急止痛之功；心俞为心经之俞穴，巨阙为心经之募穴，两穴乃俞募相伍，则益心血，通心脉，安神宁心，敛津止汗之功相得益彰。四穴相伍，故有其治。施以灸术，名"谚谚募俞心病灸方"，乃心经病变之效方。

2. 谚谚复溜自汗灸方

穴位组成：谚谚、复溜、膏肓俞。

主治：阳虚自汗。

方解：阳虚自汗，多因阳气虚衰，卫气失充，腠理不固所致。今取谚谚以益阳卫外固津；伍足少阴肾经之复溜以增补脾肾之气，俾气血充腠理固密而无汗出之候；佐治诸虚百损之膏肓俞，扶阳益阴而固表。诸穴相伍，施以灸术，名"谚谚复溜自汗灸方"，为阳虚自汗之良方。

十八、膈关

在脊柱区，第7胸椎棘突下，后正中线旁开3寸。艾条灸5～10分钟，《铜人》谓艾炷灸3壮。

1. 二关中脘和胃灸方

穴位组成：膈关、内关、中脘。

主治：心下痞，胃脘痛，胸胁苦满。

方解：膈关位于膈俞之旁，为气血出入之关，与膈俞相应，而有宽胸利膈，理气导滞之功；内关为手厥阴心包经之络穴，有宽胸利膈，和胃降逆之治，尚为八脉交会穴之一，通于阴维脉，故有疗"为病苦心痛"之候；佐足阳明胃经募穴中脘，有通腑和胃，消胀除满之功。故诸穴相伍，而有其治。施以灸术，名"二关中脘和胃灸方"，乃为治疗急、慢性胃炎之良方。

2. 二关二募心俞灸方

穴位组成：膈关、心俞、巨阙、膻中、内关。

主治：胸痹。

方解：膈关伍手少阴心经之俞穴心俞、募穴巨阙，伍手厥阴心包经之募穴膻中，乃宽胸利膈之伍；手厥阴心包经之络穴内关，通于阴维脉，为治"苦心痛"之要穴。故诸穴合用，共成行气散瘀，宽胸利膈，通脉止痛之治。施以灸术，名"二关二募心俞灸方",乃为胸痹之治方。

十九、魂门

在脊柱区,第9胸椎棘突下,后正中线旁开3寸。艾条灸3～7分钟,《铜人》谓艾炷灸3壮。

魂门灸方

穴位组成:魂门。

主治:胁肋痛,背痛,呕吐,泄泻。

方解:足太阳膀胱经与督脉同行于人之脊背,魂门为足太阳膀胱经脉气敷布之处,故具强筋健骨,疏肝和胃,理气导滞之功,故有其治。施以灸术,名"魂门灸方"。

二十、阳纲

在脊柱区,第10胸椎棘突下,后正中线旁开3寸。艾条灸3～7分钟,《铜人》谓艾炷灸3壮。

阳纲疏肝利胆和胃灸方

穴位组成:阳纲、中脘、脾俞、胃俞、内关。

主治:胃脘痛,胁肋痛,腹胀,腹泻。

方解:阳纲位于胆俞之旁,持胆阳之纲纪,行调达枢机,理气导滞之功;伍腑会、胃募穴之中脘,健脾和胃之脾俞、胃俞,手厥阴经之本穴、络穴内关,以成调达气机,宽胸利膈,健脾和胃之功而为治。诸穴合用,施以灸术,名"阳纲疏肝利胆和胃灸方"。故为治疗肝、胆、胃、肠疾病之良方。

二十一、意舍

在脊柱区,第11胸椎棘突下,后正中线旁开3寸。艾条灸3～9分钟,《铜人》谓艾炷灸五十壮至百壮。

意舍食窦健脾和胃灸方

穴位组成:意舍、脾俞、胃俞、食窦、梁丘。

主治:心下痞,纳呆,腹胀,泄泻。

方解:意舍位于脾俞之旁,为脾之营舍,而具健脾渗湿,消胀除满之功;伍脾俞、胃俞以成健脾和胃之治;伍脾经能接脾脏真气之食窦,能消胀除满;伍胃经之梁丘,共成其治。施以灸术,名"意舍食窦健脾和胃灸方"。

二十二、胃仓

在脊柱区,第12胸椎棘突下,后正中线旁开3寸。艾条灸3～7分钟,《铜人》谓艾炷灸50壮。

《资生》胃仓意舍膈关灸方

穴位组成：胃仓、意舍、膈关。

方解：《针灸资生经》以胃仓伍意舍、膈关，以治"食饮不下"之证。施以灸术，名"《资生》胃仓意舍膈关灸方"。"食饮不下"即"噎膈"一候。方中以胃仓和胃理气，意舍健脾除胀，膈关宽胸利膈。诸穴相伍，而为噎膈证之治方。

二十三、志室

在腰区，第 2 腰椎棘突下，后正中线旁开 3 寸。艾条灸 5 ～ 10 分钟，《铜人》谓艾炷灸 3 壮。

志室益肾壮阳灸方

穴位组成：志室、肾俞、三阴交、关元、次髎、太溪、足三里。

主治：阳痿，遗精，水肿，腰脊痛。

方解：志室与肾俞相通，伍肾俞有益肾元，强腰脊，促气化之功，多用于阳痿、遗精、水肿、小便不利，腰脊强痛之候；三阴交、关元都与足三阴经相交，与志室共成养肝肾、益脾胃之治；次髎泻肾火而存阴；取肾经原穴太溪补肾元，强经筋；足三里为足阳明经之合穴，有健脾胃，调气血，益肾元之治。七穴相伍，施以灸术，方名"志室益肾壮阳灸方"，而有斯治。

二十四、胞肓

在骶区，横平第 2 骶后孔，骶正中嵴旁开 3 寸。艾条灸 5 ～ 10 分钟，《铜人》谓艾炷灸五七壮。

《千金》胞肓癃闭灸方

穴位组成：胞肓、秩边。

主治：癃闭。

方解：《千金方》以胞肓伍秩边，治"癃闭""不得小便"。今对二穴施以灸术，名"《千金》胞肓癃闭灸方"。方中胞肓位于膀胱俞之旁，秩边位于腰俞之旁，两穴属足太阳膀胱经之腧穴，均具通阳化气，通利小便之功，故有其治。

二十五、合阳

在小腿后区，腘横纹下 2 寸，腓肠肌内、外侧头之间。艾条灸 5 ～ 10 分钟，艾炷灸 5 壮。

合阳陵关通痹灸方

穴位组成：合阳、肾俞、委中、腰阳关、阴陵泉、阳陵泉、膝阳关。

主治：腰脊痛，下肢痿痹。

方解：阳者，足太阳也；合者为足太阳经"入腘窝"之支脉，与"下合腘中"之支脉相汇合之处，故合阳穴居足太阳膀胱经脉气汇集于下肢处，具敷布阳气之功；伍该经之肾俞、委中及督脉之腰阳关，则温经通脉之功倍增；阴陵泉，乃足太阴脾经之合穴，以其益气健脾，养血通络之功为治；阳陵泉乃足少阳胆经之合穴，又为筋会，具调气机，濡筋脉之功；膝阳关为该经之腧穴，具舒筋缓节之功。诸穴合用，施以灸术，名"合阳陵关通痹灸方"。其和营卫，调气血，濡筋脉，养血通脉之功倍增，故有其治。

二十六、承筋

在小腿后区，腘横纹下 5 寸，腓肠肌两肌腹之间。艾条灸 5 ～ 10 分钟，《铜人》谓艾炷灸 3 壮。

承筋灸方

穴位组成：承筋。

主治：小腿痛，膝酸重，痔疮，腰背拘急，霍乱转筋。

方解：承筋为足太阳膀胱经经筋之所在，承受腰背筋脉之力，具疏经通络，强筋制挛之功，故有其治。对该穴施以灸术，名"承筋灸方"。

二十七、承山

在小腿后区，腓肠肌两肌腹与肌腱交角处。艾条灸 5 ～ 10 分钟，艾炷灸 3 壮。

1. 承山灸方

穴位组成：承山。

主治：腰痛，腿痛转筋，痔疮，便秘，脚气。

方解：承山为足太阳膀胱经之腧穴，具敷布阳气，舒筋通络，调理脏腑，凉血疗痔之功能，故有其治。施以灸术，名"承山灸方"。

2. 承山长强痔疮灸方

穴位组成：承山、长强。

主治：痔疮。

方解：《肘后歌》云："五痔原因热血作，承山须下病无踪。"《玉龙歌》云："九般痔疾最伤人，穴在承山妙如神。纵饶大痛呻吟者，一刺长强绝病根。"承山有清热通脉之功；长强乃督脉之络穴，又为督脉与足少阴肾经交会之穴，为益元荣督，升清降浊，理肠疗痔之要穴。故承山伍长强，施以灸术，名"承山长强痔疮灸方"。

二十八、飞扬

在小腿后区，昆仑直上 7 寸，腓肠肌外下缘与跟腱移行处。艾条灸 5 ～ 10 分钟，艾炷灸 3 壮。

飞扬灸方

穴位组成：飞扬。

主治：头痛，眩晕，鼻塞，鼻衄，腰痛，腿乏力，小便不通。

方解：飞扬乃足太阳膀胱经之络穴，别走足少阴肾经，具宣发两经之脉气，舒筋通络，清热利湿，消肿止痛之功，故有其治。施以灸术，名"飞扬灸方"。

二十九、昆仑

在踝区，外踝尖与跟腱之间的凹陷中。艾条灸 3 ~ 5 分钟，《铜人》谓艾炷灸 3 壮。

1.《大全》外踝肿痛灸方

穴位组成：昆仑、足临泣、丘墟、照海。

主治：外踝肿痛。

方解：昆仑乃足太阳膀胱经之经穴，具敷布太阳经气，疏经通络，舒筋缓节，消肿止痛之功；足临泣乃足少阳胆经之输穴，又为八脉交会之一，通于带脉；丘墟为足少阳胆经之原穴；两穴相伍，具调达枢机，舒筋通络，缓急止痛之功；照海乃足少阴肾经之腧穴，又为八脉交会穴之一，通于阴跷脉，可导肾间动气通于八脉，有清热利湿，养血通脉，消肿止痛之功。故《针灸大全》将诸穴合用，活血通络、消肿止痛之功倍增，故有"足外踝红肿"之治。施以灸术，名"《大全》外踝肿痛灸方"。

2. 昆仑髓会灸方

穴位组成：昆仑、绝骨。

主治：头项强痛，腰脊及足踝肿痛。

方解：昆仑以其敷布足太阳膀胱经之经气，而有疏经通络，缓急止痛之功；绝骨，又名悬钟，乃足少阳胆经之腧穴，又为八会穴之髓会，故有调达气机，密髓健骨，舒筋通脉，理气止痛之效。两穴相伍，则强筋健骨，化气通脉，缓急止痛之功倍增，故有其治，施以灸术，名"昆仑髓会灸方"。

3. 昆仑太溪灸方

穴位组成：昆仑、太溪。

主治：虚损，痿证，痹证。

方解：方中昆仑以其为足太阳膀胱经经穴敷布津液，通达全身之阳之治；伍足少阴肾经原穴、输穴太溪，以成补肾益元之功。两穴以其相互表里脏腑之伍，以增其调补肾元，敷布阳气，荣督濡冲，安和五脏，通达六腑，强筋健骨之功，而有其治。施以灸术，名"昆仑太溪灸方"。

三十、申脉

在踝区，外踝尖直下，外踝下缘与跟骨之间凹陷中。艾条灸 3 ～ 5 分钟，《铜人》谓艾炷灸三壮。

1. 申脉灸方

穴位组成：申脉。

主治：癫证，狂证，痫证，头痛，眩晕，腰腿痛。

方解：申脉为足太阳膀胱经之腧穴，又为八脉交会穴，通于阳跷脉。故申脉其效有二，其一，通达太阳经之经气，而有化气通脉，缓急止痛之功，故太阳经循行部位之疾，均可疗之，如头痛、颈肩腰腿痛；其二，跷脉有从阳引阴，从阴引阳之功，可使肾元通达于脏腑经络，且"阳跷为病，阴缓而阳急"，故可治癫、狂、痫证及眩晕证，有开窍醒神，定搐制痉之功。对申脉穴施以灸术，名"申脉灸方"。

2. 申脉照海交泰灸方

穴位组成：申脉、照海。

主治：不寐，多梦，癫、狂、痫、郁诸神志疾患。

方解：《灵枢·寒热病》篇云："阴跷，阳跷，阴阳相交，阳入阴，阴出阳，交于目锐眦，阳气盛则瞋目，阴气盛则瞑目。"故以申脉通达阳气；照海输布阴津。两穴相须为用，阴阳交泰，平秘阴阳，则定志宁神之功益彰，今用其治不寐，多寤，多梦及癫、狂、痫、郁诸神志疾患，施以灸术，名"申脉照海交泰灸方"。

三十一、至阴

在足趾，足小趾末节外侧，趾甲根角侧后方 0.1 寸。艾条灸 3 ～ 5 分钟，《铜人》谓艾炷灸 3 壮。

至阴灸方

穴位组成：至阴。

主治：头痛，鼻塞，鼻衄，目痛，足下热，胞衣不下，难产。

方解：至阴，足太阳膀胱经终于此穴而交于足少阴肾经，具温经脉，补益气血，敷布阳气，导上引下之功。上述诸疾均因阳气失濡，营卫失和，太阳经脉循行部经络闭塞不通所致；《素问·奇病论》云："胞络者，系于肾。"《灵枢·五音五味》篇云："冲脉、任脉，皆起于胞中。"至阴又有益肾元，调冲任之功，故可疗胞衣不下，难产之候。故对至阴施以灸术，名"至阴灸方"。

第八节　足少阴经穴灸方

一、涌泉

在足底，屈足卷趾时足心最凹陷中，约当足底第 2、3 趾蹼缘与足跟连线的前 1/3 与后 2/3 交点凹陷中。艾条灸 3～7 分钟，《铜人》谓艾炷灸三壮。

1. 涌泉灸方

穴位组成：涌泉。

主治：头项痛，眩晕，咽喉痛，舌干，失音，小便不利，大便难，小儿惊风，足心热，癫疾，霍乱转筋。

方解：涌泉为足少阴肾经之井穴，具补肾益元，益髓荣脑，止癫定惊之功，故可疗眩晕、癫疾、小儿惊风之候；又因肾为胃之关，司二便，故可疗小便不利，大便难之候；因肾虚，益元荣脉之功失司，营卫失和，经络痹阻，故见头项强痛之候；咽为肾系，肾阴亏虚，虚火上炎，故见咽喉肿痛，舌干，失音之候。对该穴施以灸术，名"涌泉灸方"。

2. 涌泉平厥愈癫灸方

穴位组成：涌泉、肝俞、脾俞、丰隆、神门、心俞。

主治：厥逆，癫、狂、痫、郁证。

方解：涌泉具补肾益元，益脑荣髓，息风定搐，开窍醒神之功，故有其治。伍肝俞、脾俞、丰隆，以成疏肝息风，健脾益气，豁痰开窍之功；伍神门、心俞宁心安神以益其智。诸穴合用，而成其治。施以灸术，名"涌泉平厥愈癫灸方"，而为诸神志疾患之用方。

二、太溪

在足踝区，内踝尖与跟腱之间凹陷中。艾条灸 3～7 分钟，《铜人》谓艾炷灸 3 壮。

1.《素问》太溪灸方

穴位组成：太溪。

主治：热厥，咽喉痛，齿痛，耳聋，耳鸣，咳喘，消渴，月经不调，失眠，遗精，阳痿，小便频数，腰脊痛。

方解：上述诸疾，皆足少阴肾经异常之病也。《灵枢·九针十二原》谓："肾也，其原出于太溪。"《素问·刺法论》云："肾者，作强之官，伎巧出焉，刺其肾之源。"今变刺方为灸方，名"《素问》太溪灸方"。意谓取肾经原穴太溪，以其滋肾阴，退虚热，壮元阳，利三焦，司气化，补命门，强腰膝之功，可治肾经诸疾。

2.《灵枢》太溪鱼际咳喘灸方

穴位组成：太溪、鱼际。

主治：咳嗽，哮喘。

方解：《灵枢·五乱》云："气在于肺者，取之手太阴荥、足少阴输。"。盖因鱼际乃手太阴肺经之荥穴，"荥主身热"，故其有清肺止咳之功；太溪乃足少阴肾经之输穴、原穴，具导肾元之气，以成纳气定喘之治。对两穴施以灸术，名"《灵枢》太溪鱼际咳喘灸方"。

3. 太溪膏肓三里灸方

穴位组成：太溪、膏肓俞、足三里。

主治：咳嗽，哮喘，肺痨。

方解：太溪以其益元荣肾之功，引领培中固本之膏肓俞，伍促生化之源之足三里，对诸穴施以灸术，名"太溪膏肓三里灸方"，共成滋肾润肺，祛痰止咳定喘之功，而为治咳喘、肺痨之良方。

4. 太溪中渚耳疾灸方

穴位组成：太溪、中渚、听会、侠溪。

主治：耳聋，耳鸣。

方解：《素问·阴阳应象大论》云："肾主耳。"故肾元充，则耳聪而无疾，是以有太溪补肾益元而为治耳疾之要穴。《素问·热论》云："少阳主胆，其脉循胁络于耳。"《灵枢·经脉》篇云："三焦手少阳之脉……从耳后入耳中""胆足少阳之脉……从耳后入耳中，出走耳前。"故由太溪引领手少阳三焦经之输穴中渚、足少阳胆经耳前之听会穴、足少阳胆经之荥穴侠溪，以调达少阳枢机，解三焦之邪热上犯于耳之弊。诸穴合用，施以灸术，为治耳聋、耳鸣之效方，故名"太溪中渚耳疾灸方"。

5. 脑瘫太极灸方

穴位组成：上肢阳经肩髃、曲池、外关、合谷；下肢环跳、阳陵泉、悬钟、昆仑。上肢阴经极泉、曲泽、内关；下肢血海、三阴交、太溪。

主治：小儿脑瘫。

方解：小儿脑瘫、中风偏瘫者，宗《素问·阴阳应象大论》"善用针者，从阴引阳，从阳引阴"之法，行太极辨证思维之法，先取阳经八穴：上肢肩髃，曲池，外关，合谷，下肢环跳、阳陵泉、悬钟、昆仑，意在扶阳气以通脉；续取阴经六穴：上肢极泉、曲泽、内关，下肢血海、三阴交、太溪，意在益阴血而接阳气，使阴阳气相顺接，而达营卫和、经脉通而愈瘫。今变针法为灸法，名"脑瘫太极灸方"。

三、照海

在踝区，内踝尖下 1 寸，内踝下缘边际凹陷中。艾条灸 5～7 分钟，《铜人》谓艾炷灸 7 壮。

1.照海灸方

穴位组成：照海。

主治：月经不调，赤白带下，阴挺，阴痒，疝气，小便频数，癫痫，咽喉干痛，失眠。

方解：照海为足少阴肾经之腧穴，又为八脉交会穴之一，通于阴跷脉。故为肾经、阴跷脉两经病之治方，施以灸术，名"照海灸方"。

2.《灵枢》照海愈癃灸方

穴位组成：照海、大敦。

主治：癃证。

方解：癃证，即小便闭塞不通之候。《灵枢·热病》谓："癃，取阴跷及三毛上。""阴跷"即足少阴肾经之照海，"三毛上"即足厥阴肝经之大敦。盖因"肾者胃之关"，"开窍于二阴"；"肝生筋"，"前阴者，宗筋之所聚"。且下焦乃肝肾之地，若肾元亏虚，或肝失疏泄，必致气化失司，宗筋痹阻，均可致癃闭之候。施以灸术，名"《灵枢》照海愈癃灸方"。

3.《资生》照海二泉阴挺灸方

穴位组成：照海、水泉、曲泉。

主治：阴挺。

方解：照海、水泉乃足少阴肾经之腧穴，曲泉为足厥阴肝经之合穴。《素问·奇病论》云："胞络者，系于肾。"《灵枢·五音五味》篇云："冲脉、任脉，皆起于胞中。"故三穴相伍，有养肝肾，益冲任、荣女子胞之功；《针灸资生经》有以照海伍水泉、曲泉治阴挺之验。施以灸术，名"《资生》照海二泉阴挺灸方"，为治子宫脱垂之良方。

四、复溜

在小腿内侧，内踝尖上 2 寸，跟腱的前缘。艾条灸 3～7 分钟，《铜人》谓艾炷灸 7 壮。

1.复溜灸方

穴位组成：复溜。

主治：泄泻，肠鸣，腹胀，水肿，腿肿，足痿，盗汗，脉细时无，身热无汗。

方解：复溜为足少阴肾经之经穴，具益元荣肾，化气通脉之功，故可治该经循行部位异常之疾。施以灸术，名"复溜灸方"。

2. 复溜合谷实腠益脉灸方

穴位组成：复溜、合谷。

主治：脉微细但欲寐，汗证。

方解：复溜为足少阴肾经之经穴，具益肾元，司气化之功，故有复脉，敛汗固表之治；合谷为手阳明大肠经之原穴，具调补气血，和营达卫，疏风解表之功，既可辅复溜以养血通脉，又可实腠理，以成有汗能止，无汗可发之治。两穴相伍，施以灸术，名"复溜合谷实腠益脉灸方"。

3. 复溜水分命关灸方

穴位组成：复溜、水分、脾俞、食窦、关元。

主治：水肿，泄泻，痰饮。

方解：肾经之复溜，伍任脉之水分，以其化气通脉之功，可疗水肿；脾俞、食窦健脾益气渗湿，以成化饮固泄之治；关元乃任脉与足三阴经交会之穴，诸穴相伍，有安和五脏之功，而有其治。施以灸术，名"复溜水分命关灸方"。

五、交信

在小腿内侧，内踝尖上2寸，胫骨内侧缘后际凹陷中；复溜前0.5寸。艾条灸3～7分钟，《铜人》谓艾炷灸3壮。

交信男女科灸方

穴位组成：交信、气海、三阴交。

主治：月经不调，崩漏，痛经，吊阴证，睾丸痛。

方解：交信为足少阴肾经之腧穴，可治肾经及其所过部位异常疾病；伍任脉之气海、足太阴脾经之三阴交，共成益脾肾，调冲任，暖宫荣胞之功，而有其治。施以灸术，名"交信男女科灸方"，为调治男女科之要方。

若脾肾气虚者，可伍脾俞、肾俞；血热者，可佐清泄肝热之太冲，益肾水、泻阴火之太溪；血寒者，佐足阳明胃经之天枢、归来，以暖胞宫，补气血；肝郁气滞者，佐肝俞、太冲，而疏肝解郁；若痛经，伍调冲任之中极、关元，补脾行气血之地机，治痛经之次髎，而为血瘀痛经、吊阴证之治方。

六、筑宾

在小腿内侧，太溪直上5寸，比目鱼肌与跟腱之间。艾条灸3～9分钟，《铜人》谓艾炷灸3壮。

1. 筑宾募俞胸痹灸方

穴位组成：筑宾、心俞、巨阙、厥阴俞、膻中、内关。

主治：胸痹。

方解：筑宾为足少阴肾经之腧穴，又为阴维脉之郄穴。《难经》云："阴维为病苦心痛。"以其和阴通阳，行瘀散结之功，为治疗胸痹之要穴；筑宾引领手少阴心经俞穴心俞、募穴巨阙，手厥阴心包经俞穴厥阴俞、募穴膻中，以及通于阴维脉之内关，施以灸术，名"筑宾募俞胸痹灸方"，为治疗胸痹之效方。

2. 筑宾解郁宁神灸方

穴位组成：筑宾、肝俞、肾俞、脾俞、心俞、神门、丰隆、大陵。

主治：癫、狂、痫、郁证。

方解：《难经》云："阴阳不能自相维，则怅然失志。"盖因筑宾有养肝肾，疏肝达郁，宁神除烦之功，故为癫、狂、痫、郁证之治穴。其引领肝俞、肾俞、脾俞、心俞，以成养肝肾，益心脾，安和五脏，宁心定志之功。伍手少阴心经原穴神门、手厥阴心包经原穴大陵，以助其效。诸穴配伍，施以灸术，而有其治，名"筑宾解郁宁神灸方"。尚可用于厥逆证和胸痹。

七、阴谷

在膝后区，腘横纹上，半腱肌肌腱外侧缘。艾条灸3～7分钟，《铜人》谓艾炷灸3壮。

1.《大成》阴谷阴陵利尿灸方

穴位组成：阴谷、阴陵泉。

主治：癃闭，小便不通。

方解：《针灸大成》有阴谷伍阴陵泉，以治"小便不通"之记。阴谷为足少阴肾经之合穴，具滋肾阴，清虚火，疏下焦，促气化之功，为小便不利之治穴；阴陵泉为足太阴脾经之合穴，具健运中宫，化气通脉，健脾渗湿，通利小便之功，为治小便不通之要穴。两穴合用，其效倍增，施以灸术，名"《大成》阴谷阴陵利尿灸方"。

2.《大全》阴谷血淋灸方

穴位组成：阴谷、照海、涌泉、三阴交。

主治：血淋。

方解：《针灸大全》治"小便淋漓，血不止"，有取阴谷、照海、涌泉、三阴交之验，今施以灸术，名"《大全》阴谷血淋灸方"。盖因阴谷为足少阴肾经之合穴，以其滋肾阴，清虚火，促气化之功，而成滋阴清热，止血通淋之治；其引领同经之腧穴照海、井穴涌泉，以增其效；伍足太阴脾经之本穴、足三阴经交会穴三阴交，有肾司气化，肝司藏血，脾司统血之治，血止淋通之效，故有其治。

3.《大全》阴谷热淋灸方

穴位组成：阴谷、百劳、中脘、气海、委中、阴陵泉。

主治：热淋。

方解：《针灸大全》治"中暑身热，小便不利"，有取阴谷、百劳、中脘、委中、气海、阴陵泉之验。盖因阴谷具滋阴清热，利水通淋之功；百劳即督脉之大椎，又为手、足三阳经交会之穴，以其清泄热邪之功，辅阴谷以清热通淋；中脘乃腑会，故有通腑清热之功，使三焦气化得行；气海又名"丹田"，有益元荣肾，化气通脉之治，《天元太乙歌》有"气海偏能治五淋"之记；委中为足太阳膀胱经之合穴，具敷布太阳经脉之气于人身上下，而有清热解毒，凉血通淋之治；《神应经》有治"小便不通"，取阴谷、阴陵泉之验。盖因阴陵泉乃足太阴脾经之合穴，具健脾益气，化气通脉之功，故为小便不通之治穴。诸穴合用，则清热通淋之功倍增。今对诸穴施以灸术，名"《大全》阴谷热淋灸方"。

八、横骨

在下腹部，脐中下 5 寸，前正中线旁开 0.5 寸。艾条灸 3～5 分钟，《铜人》谓艾炷灸 3 壮。

1. 横骨灸方

穴位组成：横骨。

主治：阴部痛，遗精，阳痿，遗尿，脱肛，少腹痛，小便不通。

方解：横骨为足少阴肾经与冲脉交会之穴，故有益肾元，调冲任，司气化之功，可治疗肾经病及循行部位疾病，施以灸术，名"横骨灸方"。多适用于治疗泌尿生殖系统疾病。

2.《千金》横骨龟尾脱肛灸方

穴位组成：横骨、长强。

主治：脱肛。

方解：《千金方》治"脱肛历年不愈"有"灸横骨百壮""灸龟尾七壮"之验。盖因横骨乃足少阴肾经之腧穴；龟尾即督脉之长强穴，为督脉与足少阴肾经交会之穴。两穴相伍，共成温补肾元，益气举陷，荣督提肛之功。施以灸术，名"《千金》横骨龟尾脱肛灸方"。

九、大赫

在下腹部，脐中下 4 寸，前正中线旁开 0.5 寸。艾条灸 3～7 分钟，《铜人》谓艾炷灸 5 壮。

大赫灸方

穴位组成：大赫。

主治：阴部痛，阴挺，遗精，带下。

方解：大赫为足少阴肾经与冲脉交会之穴，以其益肾培元，调经止带，固精止遗之功，而有其治。施以灸术，名"大赫灸方"，为足少阴肾经、冲脉疾病之治穴。

十、气穴

在下腹部，脐中下 3 寸，前正中线旁开 0.5 寸。艾条灸 3 ～ 7 分钟，《铜人》谓艾炷灸 5 壮。

气穴灸方

穴位组成：气穴。

主治：月经不调，白带，小便不利，泄泻。

方解：气穴为足少阴肾经于腹部之腧穴，该穴尚交于冲脉，故以其培肾元，调冲任，固带止泄之功，而为足少阴肾经、冲脉疾病之治穴。施以灸术，名"气穴灸方"。

十一、四满

在下腹部，脐中下 2 寸，前正中线旁开 0.5 寸。艾条灸 3 ～ 5 分钟，《铜人》谓艾炷灸 3 壮。

1. 四满灸方

穴位组成：四满。

主治：月经不调，小腹痛，便秘，遗精，疝气。

方解：四满为足少阴肾经与冲脉交会之穴。具益元荣肾，调冲任，化气通脉，理气导积之功，故为肾经、冲脉疾病之治穴。施以灸术，名"四满灸方"。

2. 四满消积化癥灸方

穴位组成：四满、膈俞、三焦俞、足三里。

主治：积聚，癥瘕。

方解：四满以其益气通脉，健脾和胃，理气导积之功，故为癥瘕、积聚之治穴。其引领养血通脉，益气化积之膈俞、三焦俞，调补气血，理气导滞之足三里，而成消积散结之功。对诸穴施以灸术，名"四满消积化癥灸方"，为癥瘕积聚之治方。

十二、肓俞

在腹部，脐中旁开 0.5 寸。艾条灸 5 ～ 10 分钟，《铜人》谓艾炷灸 5 壮。

肓俞灸方

穴位组成：肓俞。

主治：腹痛，腹胀，恶心，呕吐，便秘，疝痛。

方解：肓俞与膏肓、胞肓、肓门相通，为足少阴肾经与冲脉交会之穴，又为二经之脉气输注于腹部之处，且冲脉又隶属于足阳明胃经，故以其益肾培元，荣任濡冲，健脾和胃，理气止痛之功，为足少阴肾经、冲脉、足阳明胃经病之要穴。该穴施以灸术，名"肓俞灸方"。

十三、商曲

在上腹部，脐中上2寸，前正中线旁开0.5寸。艾条灸3～7分钟，艾炷灸5壮。

1. 商曲和胃理肠灸方

穴位组成：商曲、中脘、足三里、内关。

主治：脘腹痛，泄泻。

方解：本穴内应大肠弯曲处，为足少阴肾经与冲脉交会穴。其效有二，其一有益肾培元之功，故以益火之源，而达火旺土健之功，故有其治；其二因冲脉隶属于足阳明胃经，而有和胃降逆，理气止痛之功，亦有其治。商曲引领足阳明胃经募穴及腑会中脘以和胃；引领足阳明胃经之合穴足三里，以成和胃肠、缓急止痛之功；《标幽赋》有"胸满腹痛刺内关"之验，盖因内关为手厥阴心包经之本穴、络穴，又为八脉交会穴，通于阴维脉，以成其调达气机，宣发宗气，缓急止痛之功。诸穴合用，故有其治，施以灸术，名"商曲和胃理肠灸方"，为脘腹痛、泄泻之良方。

2. 商曲理气润肠灸方

穴位组成：商曲、大肠俞、脾俞、胃俞、上巨虚、天枢、支沟。

主治：便秘。

方解：商曲以其益肾培元，理气导滞，调和胃肠之功，为主穴。大肠俞、脾俞、胃俞，乃大肠、脾、胃经脉输注于背俞之处，具健脾益气、调和胃肠、理气导滞之用。上巨虚乃手阳明大肠经之下合穴；天枢乃足阳明胃经脉发之处，又为手阳明大肠经之募穴；两穴相伍，有理气导滞，润肠通便之治。支沟为手少阳三焦经之经穴，有通关开窍，理气导滞，调达脏腑之功，故有理肠通便之治。诸穴合用，而成润肠通便之功。今施以灸术，名"商曲理气润肠灸方"。

十四、石关

在上腹部，脐中上3寸，前正中线旁开0.5寸。艾条灸3～7分钟，《铜人》谓艾炷灸3壮，《甲乙经》谓艾炷灸5壮。

1. 石关益肾健脾和胃灸方

穴位组成：石关、食窦、膈俞、胃俞、中脘、足三里。

主治：胃脘痛，恶心，呕吐，心下痞。

方解：石关为足少阴肾经与冲脉交会之穴，具益肾培元之功，故有火旺土健之效，而成健脾和胃之治，又因冲脉隶属于足阳明胃经，故石关又有调达冲脉之功，而成和胃降逆，理气导滞之治，是为主穴。该穴引领食窦、膈俞，以健脾益气，宽胸利膈。伍胃俞、中脘、足三里，以和胃降逆，理气导滞。诸穴合用，以成其治。施以灸术，名"石关益肾健脾和胃灸方"。

2. 石关助孕灸方

穴位组成：石关、八髎、太冲、气海、脾俞、三阴交。

主治：不孕不育。

方解：石关为足少阴肾经与冲脉交会穴，八髎乃足太阳膀胱经脉气输布于腰脊部左右八个腧穴，两穴均有益培元，调冲任之功，故为治不孕不育之主穴；太冲为足厥阴肝经之原穴，又为冲脉之支别处，肝主藏血，冲为血海，故太冲为二经脉气应合之处，故有益冲荣任之功；气海又名丹田，具益元荣任之功；脾俞有健脾益气，培补后天之本之效；三阴交乃足太阴脾经、足厥阴肝与足少阴肾经交会之穴，故有健脾气，养肝血，益肾精之功。诸穴合用，具安和五脏，调达冲任，先后天之本俱补之用。施以灸术，名"石关助孕灸方"，为治疗不孕之良方。

十五、腹通谷

在上腹部，脐中上 5 寸，前正中线旁开 0.5 寸。艾条灸 5～7 分钟，《铜人》谓艾炷灸 5 壮。

通谷巨阙噎膈灸方

穴位组成：腹通谷、石关、膈俞、巨阙、脾俞、胃俞、三焦俞。

主治：噎膈，呕吐。

方解：经脉气血，源自先天之本肾，成于后天之本脾胃，且冲脉隶属于足阳明胃经。腹通谷与石关均为足少阴肾经与冲脉交会穴，而具培补先后天之本之功，故亦为脾胃虚弱证之治穴。血会膈俞，乃足太阳膀胱经之腧穴，内应胸膈，穴居胃部，故有通达阳气，宽胸利膈，和胃降逆之功。巨阙为任脉与足阳明胃经、手太阳小肠经交会穴，具和胃降逆，化痰开结之效。脾俞、胃俞有健脾和胃，理气导滞之治。三焦俞具调达枢机，通利三焦，畅达腑气之用。诸穴合用，施以灸术，名"通谷巨阙噎膈灸方"，为噎膈、呕吐、心下痞之良方。

十六、幽门

在上腹部，脐中上 6 寸，前正中线旁开 0.5 寸。艾条灸 5～7 分钟，《铜人》谓艾炷灸 5 壮。

幽门灸方

穴位组成：幽门。

主治：腹痛，呕吐，善哕，纳呆，泄泻。

方解：幽门为足少阴肾经与冲脉交会穴，火旺则土健，故以其益元荣肾之功，而成健脾益气之治。冲脉隶属于足阳明胃经，故幽门又有和胃降逆，理气导滞之功。对此穴施以灸术，名"幽门灸方"。为胃肠病之治方。

十七、彧中

在胸部，第1肋间隙，前正中线旁开2寸。艾条灸3～7分钟，《铜人》谓艾炷灸5壮。

彧中灸方

穴位组成：彧中。

主治：咳嗽，气喘，痰饮，胸胁胀满，纳呆。

方解：该穴乃肾经脉气，内夹任脉外旁胃脉，上行于胸部之穴。肾与肺有金水相滋之功，故有益肾宣肺，止咳定喘，宽胸利膈之治；火生土，彧中又以火旺土健之功，而有健脾和胃，温阳化饮，和胃降逆，理气导滞之治，对此穴施以灸术，名"彧中灸方"。为胸胁胀满，纳呆，痰饮之治方。

十八、俞府

在胸部，锁骨下缘，前正中线旁开2寸。艾条灸3～5分钟，《铜人》谓艾炷灸5壮。

俞府灸方

穴位组成：俞府。

主治：咳嗽，气喘，胸痛，呕吐，纳呆。

方解：俞府乃肾脉精气上贯肝膈入肺府之穴，故具益肾元，温心阳，宣肺气，疏肝气，健脾胃之功，适用于咳喘，胸痹，胁痛，呕吐，纳呆，心下痞之候。施以灸术，名"俞府灸方"。

第九节　手厥阴经穴灸方

一、天池

在胸部，第4肋间隙，前正中线旁开5寸。艾条灸3～5分钟，《铜人》谓艾炷灸3壮。

天池灸方

穴位组成：天池。

主治：胸闷，胁痛，腋下肿痛，瘰疬。

方解：天池为手厥阴心包经之腧穴，尚为其与足少阳胆经交会穴，又为手厥阴心包经之标穴，具宽胸利膈，理气宽中，宣肺止咳，清热消肿，化痰开结，通络止痛之功，故有其治。施以灸术，名"天池灸方"。若伍膻中、乳根、少泽，可为乳痈之治方；伍胆俞、少海、委阳、阳辅，可为瘰疬之治方。

二、曲泽

在肘前区，肘横纹上，肱二头肌腱的尺侧缘凹陷中。艾条灸 3～7 分钟，《铜人》谓艾炷灸 3 壮。

1. 曲泽灸方

穴位组成：曲泽。

主治：胃脘痛，呕吐，热痛，烦躁，心痛，心悸，肘臂痛，手臂震颤。

方解：曲泽乃手厥阴心包经之合穴，具清泻心火，疏理上焦，宽胸利膈，通行心络，回阳救逆之功，故有其治。施以灸术，名"曲泽灸方"。

2. 曲泽内关胸痹灸方

穴位组成：曲泽、内关、大陵、心俞、巨阙。

主治：胸痹。

方解：主以手厥阴心包经之曲泽，伍同经之内关、大陵，以成宽胸利膈，通行心络，回阳救逆之功，使胸阳得振，而胸痹可解；伍心之俞穴心俞、募穴巨阙，以增益心通脉之效。诸穴合用，施以灸术，名"曲泽内关胸痹灸方"，为治疗冠心病、心律失常之良方。临证尚可伍该经之郄穴郄门，以增宽胸通痹之效。

三、间使

在前臂前区，腕掌侧远端横纹上 3 寸，掌长肌腱与桡侧腕屈肌腱之间。艾条灸 3～7 分钟，《铜人》谓艾炷灸 5 壮。

窦氏间使支沟灸方

穴位组成：间使、支沟。

主治：疟疾，胸痹，惊悸，癫、狂、痫、郁证，肘挛臂痛。

方解：《窦太师针经》有支沟透间使之刺，治"久疟不愈"之记。盖因间使为手厥阴心包经之经穴，具汇聚、转输心包经气血之功，而达宽胸利膈，开窍醒神之治；伍手少阳三焦经之经穴支沟，以其调达枢机，透理三焦，化气通脉之功，以成宽胸通痹之治。今对二穴施以灸术，名"窦氏间使支沟灸方"。

四、内关

在前臂前区，腕掌侧远端横纹上 2 寸，掌长肌腱与桡侧腕屈肌腱之间。艾条灸 3 ～ 7 分钟，《铜人》谓艾炷灸 3 壮。

1. 内关灸方

穴位组成：内关。

主治：心痛，心悸，心烦，胃痛，呕吐，癫狂，痫证，肘臂挛痛，热病，疟疾。

方解：内关为手厥阴心包经之络穴。《灵枢·经脉》篇谓内关"循经以上系于心，包络心系。实则心痛，虚则烦心"。且内关又为手厥阴心包经之本穴，具激发心包经脉气运行之功，故有其治。内关又为八脉交会穴之一，通于阴维脉。《难经·二十九难》云："阴维为病苦心痛。"故该穴又为治疗心痛（胸痹）之要穴。对该穴施以灸术，名"内关灸方"。

2. 内关益脉灸方

穴位组成：内关、心俞、厥阴俞、巨阙、太渊。

主治：无脉证，胸痹。

方解：内关以其为手厥阴心包经络穴之资，而具畅达包络，疏利三焦，濡养心脉之功；伍手少阴心经与手厥阴心包经之俞穴心俞、厥阴俞及手少阴心经之募穴巨阙、脉会太渊，以增其养血通络之治。施以灸术，名"内关益脉灸方"。

3. 内关神门定痫灸方

穴位组成：内关、后溪、神门、心俞。

主治：痫证。

方解：方中内关乃手厥阴心包经之络穴，以其别阴出阳，别阳入阴之功，而达疏通心经及心包经之经气，以成开窍醒神，缓急定搐之治，为治疗痫证之要穴。后溪为手太阳小肠经之输穴，又为八脉交会穴通于督脉，具通达阳气，缓急定搐之治。神门为手少阴心经之输穴、原穴，心俞为手少阴心经之背俞穴，故二穴有宁心安神，开窍醒神之功。诸穴相伍，施以灸术，名"内关神门定痫灸方"，为治疗痫证之良方。

五、大陵

在腕前区，腕掌侧远端横纹中，掌长肌腱与桡侧腕屈肌腱之间。艾条灸 3 ～ 5 分钟，《铜人》谓艾炷灸 3 壮。

大陵灸方

穴位组成：大陵。

主治：心痛，心悸，胃痛，呕吐，惊悸，癫、狂、痫证，胸胁痛，腕痛。

方解：上述诸候，均系手厥阴心包经功能失调而致的疾病。大陵为手厥阴心包经之输穴、原穴，宗"五脏有疾，当取之十二原"之治则，故对大陵施以灸术，名"大陵灸方"。有治该经及心胸、脘腹部疾患、诸神志病之用。

六、劳宫

在掌区，横平第3掌指关节近端，第2、3掌骨之间偏于第3掌骨。艾条灸3～7分钟，《铜人》谓艾炷灸3壮。

劳宫灸方

穴位组成：劳宫。

主治：心痛，心烦，癫、狂、痫证，呕吐，口疮，口臭。

方解：劳宫为手厥阴心包经之荥穴，为心神所居之处，有清心宁神，降逆和胃之功，故有其治。施以灸术，名"劳宫灸方"。该穴伍公孙、膻中、间使、丰隆，以增其宽胸利膈，豁痰开窍，理气通脉之功，故为痰浊中阻，胸阳不振之胸痹良方。

七、中冲

在手指，中指末端最高点。艾条灸2分钟，《甲乙经》谓艾炷灸1壮。

《盘石》二中复苏灸方

穴位组成：中冲、人中。

主治：中风，口噤齿紧，牙关不开，昏闷不省人事。

方解：《盘石金直刺秘传》云"中风，口噤齿紧，牙关不开，昏闷不省人事"，先针中冲泻之，次针人中亦泻之。盖因中冲为手厥阴心包经之井穴，有激发、启动该经脉气之功，故为急救要穴之一。人中为督脉与手足阳明经交会之穴，有开窍醒神，解痉定挛之功，故亦为急救之要穴之一。两穴相伍，施以灸术，名"《盘石》二中复苏灸方"。若加灸内关则疗效倍增，名"二中内关复苏灸方"，适用于休克、晕厥、中暑、中风昏迷之候。

第十节　手少阳经穴灸方

一、关冲

在手指，第4指末节尺侧，指甲根角侧上方0.1寸。艾条灸2～5分钟，《铜人》谓艾炷灸1壮，《甲乙经》谓艾炷灸3壮。

1. 关冲灸方

穴位组成：关冲。

主治：头痛，目赤，咽喉肿痛，舌强，热病，心烦。

方解：据《灵枢·经脉》篇所载，上述证候乃手少阳三焦经功能失调而致。关冲乃手少阳三焦经之井穴，具调达枢机，通利三焦，清热泻火，开窍达郁之功，故有其治。施以灸术，名"关冲灸方"。

2.《灵枢》关冲窍阴耳聋灸方

穴位组成：关冲、足窍阴。

主治：耳聋。

方解：《灵枢·厥病》篇谓耳聋，应针刺手足小指次指爪甲上与肉交者，"先取手，后取足"。即先取手少阳三焦经之井穴关冲，次取足少阳胆经之井穴足窍阴。盖因《灵枢·经脉》篇云："三焦手少阳之脉……以耳后入耳中……出走耳。""胆足少阳之脉……从耳后入耳中。"《灵枢·官能》篇云："聪耳者，可使听音。"故手足少阳经脉气均可达耳，以其达枢机，司气化，开窍聪耳之功，可疗耳聋。施以灸术，名"《灵枢》关冲窍阴耳聋灸方"。验于临床，亦可疗耳鸣。

该方尚可伍手少阳三焦经之中渚、翳风，足少阳胆经之听会、侠溪，以调达枢机，疏通三焦之功，而增其效。若因肝胆火盛而致耳聋者，可佐足厥阴肝经之输穴、原穴太冲，以清肝胆上炎之火；若因外感风邪而致者，可佐合谷、外关，以清解上犯耳窍之邪；《素问·阴阳应象大论》云："肾主耳。"若因肾虚而致者，可伍肾俞、三焦俞及"三结交"之关元，使肾气充而聪耳。

二、中渚

在手背，第4、5掌骨间，第4掌指关节近端凹陷中。艾条灸3～5分钟，《铜人》谓艾炷灸3壮。

1. 中渚灸方

穴位组成：中渚。

主治：头痛，目赤，热病，耳聋，耳鸣，咽喉肿痛，肘臂痛，手指不能屈伸。

方解：据《灵枢·经脉》篇所载，上述诸疾均系手少阳三焦经异常而出现的证候。中渚，乃手少阳三焦经之输穴，以其通利三焦，清热泻火，化气通脉，清利头目之功，而为手少阳三焦经功能异常之候之治穴。对该穴施以灸方，名"中渚灸方"。

2. 中渚聪耳灸方

穴位组成：中渚、翳风、听会、侠溪。

主治：耳聋，耳鸣。

方解：中渚为手少阳三焦经之输穴，以其通达三焦，清利耳窍之功，而为治疗耳疾之要穴。伍同经之翳风，足少阳胆经之听会、侠溪，以增其通窍聪耳之效。对诸穴施以灸术，名"中渚聪耳灸方"，为治耳聋、耳鸣之良方。

3.《神应》中渚省醒灸方

穴位组成：中渚、足三里、大敦。

主治：中风不语，痫证，厥逆。

方解：《神应经》云："不省人事，中渚，三里，大敦。"施以灸术，名"《神应》中渚省醒灸方"。盖因中渚为手少阳三焦经之输穴，有通利三焦，开窍醒神之功；足三里乃足阳明胃经之合穴，有健脾胃，补气血，通经络之功；大敦为足厥阴肝经之井穴，又为肝经之根穴，故具养肝阴，疏肝气，清头目之功。诸穴合用，脾之气血得调，髓海得荣，阴平阳秘，而达育阴潜阳、开窍醒神之治，而无阴阳不相顺接之弊，故无厥逆、痫证、不省人事之候。

三、阳池

在腕后区，腕背侧远端横纹上，指伸肌腱的尺侧缘凹陷中。艾条灸3～5分钟，《甲乙经》谓艾炷灸5壮。

三阳合谷通痹灸方

穴位组成：阳池、阳谷、合谷、阳溪。

主治：腕伤，臂痛。

方解：阳池乃手少阳三焦经之原穴，具通利三焦，温阳化气，益气生津，活络痛痹之功；阳谷为手太阳小肠经之经穴；合谷为手阳明大肠经之原穴；阳溪为手阳明大肠经之经穴。三穴共成调补气血，养血通络之治。对四穴施以灸术，方名"三阳合谷通痹灸方"。为腕伤臂痛之治方。

四、外关

在前臂后区，腕背侧远端横纹上2寸，尺骨与桡骨间隙中点。艾条灸3～7分钟，《铜人》谓艾炷灸3壮。

1. 外关灸方

穴位组成：外关。

主治：热病，头痛，颊痛，胁痛，耳聋，耳鸣，肘臂屈伸不利，手指痛，手颤。

方解：据《灵枢·经脉》篇所载，上述诸疾均系手少阳三焦经异常而出现的证候。盖因外关为手少阳三焦经之络穴，又为八脉交会穴之一，通于阳维脉，故有调达枢机，通利三焦，清利头目，开窍聪耳，舒筋通络之功，故有其治。施以灸术，名"外关灸方"。

2. 外关大椎解表灸方

穴位组成：外关、大椎、曲池、合谷。

主治：感冒发热。

方解：外关为手少阳三焦经之络穴，有司气化，清头目，解热止痛之功，外关又为八脉交会穴之一，通于阳维脉，《难经·二十九难》云："阳维为病苦寒热。"故又有清热解表之治。大椎乃督脉之腧穴，又为手足三阳经交会穴，而有疏风通络，解表发汗之功，故为治疗感冒发汗之要穴。曲池为手阳明大肠经之合穴，又为该经之本穴，具激发阳明经脉气之功，而为伤风感冒之治穴。合谷为手阳明大肠经原穴，与三焦关系甚密，有化气通脉，扶正达邪之功。诸穴合用，则清热解表达郁之功倍增。施以灸术，名"外关大椎解表灸方"。

3.《经纶》外关后溪头目痛灸方

穴位组成：外关、后溪。

主治：头痛，目痛。

方解：《神灸经纶》有"头目痛"可取外关、后溪之验，"五脏六腑之津液，皆上渗于目"。外关为手少阳三焦经之络穴，有司气化，布津液，清利头目之功，其又为八脉交会穴之一，通于阳维脉，故有清利头目之治。后溪为手太阳小肠经之输穴，又为八脉交会穴之一，通于督脉，故有益督荣脉，敷布阳气，扶正达邪之治。两穴相伍，其利头目，解热止痛之功倍增。施以灸术，名"《经纶》外关后溪头目痛灸方"。

五、支沟

在前臂后区，腕背侧远端横纹上3寸，尺骨与桡骨间隙中点。艾条灸3～7分钟，《甲乙经》谓艾炷灸3壮，《铜人》谓艾炷灸二七壮。

1. 支沟灸方

穴位组成：支沟。

主治：暴喑，耳鸣，耳聋，肩背酸重，胸胁痛，呕吐，便秘，热病。

方解：据《灵枢·经脉》篇所载，上述诸疾均系手少阳三焦经异常而出现的证候。支沟为手少阳三焦经之经穴，具清热泻火，通关开窍，通达脏腑之功，故有其治。施以灸术，名"支沟灸方"。

2. 支沟阳陵达枢灸方

穴位组成：支沟、阳陵泉。

主治：胸胁苦满，往来寒热，心烦喜呕，闪腰岔气。

方解：手少阳三焦经之经穴支沟，具调达枢机，疏经通络，通关开窍，活络散瘀之功；阳陵泉乃足少阳胆经之合穴，又为筋会，具调达枢机，舒筋通脉之功。两穴相伍，其效倍增，具方药小柴胡汤之效，故有其治，尤为闪腰岔气之良方。施以灸术，名"支沟阳陵达枢灸方"。

3. 支沟天枢通便灸方

穴位组成：支沟、足三里、天枢、大横。

主治：便秘。

方解：支沟为手少阳三焦经之经穴，有调达枢机，通达脏腑之功，使肠腑无结滞之候；足三里乃足阳明胃经之合穴，有健脾胃，调气血，和胃通肠之用；天枢为足阳明胃经脉气所发之处，又为手阳明大肠经之募穴，为上下腹之界畔，通行中焦，斡旋上下，以成和胃通肠之治；大横为足太阴脾经与阴维脉交会之穴，有通腑化浊，润肠通便之效。诸穴相伍，则腑气得通，便秘可解。施以灸术，名"支沟天枢通便灸方"。

六、天井

在肘后区，肘尖上1寸凹陷中。艾条灸3～7分钟，《铜人》谓艾炷灸3壮。

1. 天井灸方

穴位组成：天井。

主治：偏头痛，胁痛，颈、项、肩、臂痛，瘰疬，瘿气，癫痫。

方解：据《灵枢·经脉》篇所载，上述诸疾均系手少阳三焦经异常而出现的证候。天井为手少阳三焦经之合穴，具宽胸利膈，宣达宗气，解痉定搐，清热利咽，通痹散结，活络止痛之功，故有其治，施以灸术，名"天井灸方"。

2.《神应》天井心俞宁心灸方

穴位组成：天井、巨阙、心俞。

主治：惊悸，怔忡。

方解：《神应经》有治心悸，取天井、巨阙、心俞之验。施以灸术，名"《神应》天井心俞宁心灸方"。盖因天井乃手少阳三焦经之合穴，有宽胸利膈，宁心定悸之功。巨阙为任脉之腧穴，又为手少阴心经之募穴；心俞为手少阴心经之背俞穴。两穴相伍，乃募俞配伍法，有从阴引阳，从阳引阴之意，使心脉得养，心气得安，故与天井相辅，则宁心定搐之效倍增。

七、清冷渊

在臂后区，肘尖与肩峰角连线上，肘尖上2寸。艾条灸3～7分钟，《铜人》谓艾炷灸3壮。

清冷气冲通淋灸方

穴位组成：清冷渊、肾俞、气海俞、三焦俞、委阳、气冲。

主治：淋证。

方解：清冷渊，乃手少阳三焦经之腧穴，有司气化，通利三焦，清热利湿之功；伍足太阳膀胱经之肾俞、气海俞、三焦俞、委阳，有司气化，布津液，利水通淋之治；伍足阳明胃经之气冲，以培后天气血生化之源。诸穴相伍，施以灸术，名"清冷气冲通淋灸方"，为诸淋之良方。

八、翳风

在颈部，耳垂后方，乳突下端前方凹陷中。艾条灸 3～5 分钟，《甲乙经》谓艾炷灸 3 壮，《铜人》谓艾炷灸 7 壮。

1. 翳风灸方

穴位组成：翳风。

主治：耳聋，耳鸣，口眼㖞斜，牙关紧闭，颊肿，瘰疬。

方解：据《灵枢·经脉》篇所载，上述诸疾均系手少阳三焦经异常而出现的证候。翳风为手足少阳经交会之穴，具调达枢机，通利三焦，疏经通络，开窍醒神，消肿散结，解痉镇痛之功，故有其治。施以灸术，名"翳风灸方"。

2. 翳风合谷面瘫灸方

穴位组成：翳风、颊车、下关、四白、地仓、迎香、合谷。

主治：口眼㖞斜。

方解：主以手少阳三焦经之翳风，引领该经面部腧穴颊车、下关、四白，足阳明胃经地仓及手阳明大肠经之迎香、合谷，共成疏风通络，扶正达邪之功，而为治疗面瘫之良方。施以灸术，名"翳风合谷面瘫灸方"。

3. 翳风外关痄腮灸方

穴位组成：翳风、颊车、关冲、外关、合谷。

主治：痄腮。

方解：主以手少阳三焦经之翳风，伍颊车、关冲、外关诸穴，以通利三焦，清热消肿之功为治。《难经》称三焦为"原气之别使，主持诸气"，故手阳明大肠经之原穴合谷，有通利三焦，调气活血，扶正达邪之功。诸穴相伍，施以灸术，名"翳风外关痄腮灸方"，为治疗腮腺炎之良方。

九、瘈脉

在头部，乳突中央，角孙与翳风沿耳轮弧形连线的上 2/3 与下 1/3 的交点处。艾条灸 3～5 分钟，《甲乙经》谓艾炷灸 3 壮。

瘈脉息风定搐灸方

穴位组成：瘈脉、中渚、气海、行间、足三里。

主治：瘛疭，搐搦。

方解：《素问·玉机真脏论》云："病筋脉相引而急，病名曰瘛。"瘛者，抽搐也，筋脉挛急之谓也。对该穴施术，可导引手少阳三焦经脉气通达全身，以治瘛疭，而名瘈脉。故瘈脉以其清利头目，定瘛定搐之治，而为治疗瘛疭之主穴，辅以本经之输穴中渚，以其通利三焦，化气通脉之功，而增其效。气海乃任脉之腧穴，为升气之海，有温补下焦，益元荣肾之功；行间乃足厥阴肝经之荥穴，有养血柔筋，止搐定瘛之治；足三里乃足阳明胃经之合穴，有补气血，养血息风之治。诸穴合用，则养血息风，定瘛止搐之功倍增。施以灸方，名"瘈脉息风定搐灸方"。

十、耳门

在耳区，耳屏上切迹与下颌骨髁突之间的凹陷中。艾条灸 3～5 分钟，《铜人》谓艾炷灸 3 壮。

1. 耳门灸方

穴位组成：耳门。

主治：耳聋，耳鸣，聤耳，齿痛，颈颌痛。

方解：《素问·三部九候论》云："上部人，耳前之动脉（耳门）……人以候耳目之气。"故手少阳三焦经之耳门穴，为三部九候诊法之"上部人"部，可诊耳目之病变。同样对该部施术，既可疗耳目之疾，又可治手少阳三焦经功能失调而致之疾病。施以灸术，名"耳门灸方"。

2.《大成》耳门侠溪耳聋灸方

穴位组成：耳门、翳风、听会、听宫、侠溪、风池。

主治：耳聋。

方解：《针灸大成》治"重听无所闻"，有取"耳门、风池、侠溪、翳风、听会、听宫"之验。《灵枢·经脉》篇云："三焦手少阳之脉……从耳后入耳中，出走耳前。"盖因耳门、翳风乃手少阳三焦经之腧穴；《灵枢·经脉》篇云："胆足少阳之脉……从耳后入耳中，出走耳前。"听会乃足少阳胆经之腧穴。故三穴均具调达枢机，通利三焦之功，可使经气注于耳，故可疗耳失聪之候。听宫乃手太阳小肠经位于耳屏前之穴，以其通达太阳经脉气之功，而为治疗听觉障碍之要穴。少阳主枢，司开阖之职，侠溪乃足少阳胆经之荥穴；风池为足少阳胆经之腧穴，又为足少阳经与阳维脉交会之穴，阳维脉起于诸阳之会。两穴相伍，有调达枢机，敷布阳气之功，故有聪耳之治。于是耳部四穴引领侠溪、风池，以成聪耳之治，施以灸术，名"《大成》耳门侠溪耳聋灸方"。

验诸临床，先天性耳聋，可伍哑门、百会；外伤性耳聋，可伍下关、曲池、廉泉；药物中毒性耳聋，可佐瘈脉、哑门；传染病而致聋哑，加瘈脉、大椎。

第十一节　足少阳经穴灸方

一、听会

在面部，耳屏间切迹与下颌骨髁突之间的凹陷中。艾条灸 3 ～ 5 分钟，《甲乙经》谓艾炷灸 3 壮。

1. 听会灸方

穴位组成：听会。

主治：耳聋，耳鸣，齿痛，下颌骨脱臼，腮肿，口眼㖞斜。

方解：《素问·热论》云："少阳主胆，其脉循胁络于耳。"《灵枢·官能》篇云："聪耳者，可使听音。"听会乃足少阳胆经之腧穴，故足少阳经脉气聪耳有司，则无耳聋耳鸣之候。听会乃足少阳胆经之腧穴，以其调达气机，化气通脉之功，可疗足少阳胆经功能异常之疾。施以灸术，名"听会灸方"。

2.《百症》听会耳聋灸方

穴位组成：听会、翳风。

主治：耳聋。

方解：《灵枢·经脉》篇谓"三焦手少阳之脉""胆足少阳之脉"均"从耳后入耳中，出走耳前"。《素问·热论》云："少阳属胆，其脉循胁络于耳。"《百症赋》有"耳聋气闭，全凭听会、翳风"之验。听会乃足少阳胆经之腧穴，翳风为手少阳三焦经与足少阳胆经交会之穴。"从耳后"有翳风，"出走耳前"有听会，故对二穴施以灸术，名"《百症》听会耳聋灸方"。对二穴施术，可使手足少阳经脉气通达于耳，有"聪耳者，可使听音"之治。

二、上关

在面部，颧弓上缘中央凹陷中。艾条灸 3 ～ 5 分钟，《甲乙经》谓艾炷灸三壮。

1. 上关灸方

穴位组成：上关。

主治：头痛，耳聋，耳鸣，聤耳，齿痛，口眼㖞斜，瘰疬，惊痫。

方解：上关，又名客主人。为手足少阳、足阳明胃经交会穴，以其调达气机，通理三焦，舒筋通脉，聪耳开窍之功，可疗上述因手足少阳、足阳明胃经异常所致之疾病。对上关施以灸术，名"上关灸方"。

2.《灵枢》上关少商耳鸣灸方

穴位组成：上关、少商。

主治：耳鸣。

方解：《灵枢·口问》篇云："人之耳中鸣者，何气使然？岐伯曰：耳者，宗脉之所聚也，故胃中空则宗脉虚，虚则下溜，脉有所竭者，故耳鸣。补客主人、手大指爪甲上与肉交者也。"盖因百脉之气血为水谷之所生也，故胃中空则宗脉虚，宗脉虚则阳气不升，精微不得上奉，上入耳部的经脉气血有耗竭的趋势，所以耳鸣。少阳内联三阴，外络二阳，乃入病之道路，出病之门户，故耳前上关，又名"客主人"穴，有调枢机，达脏腑之功；补宗气取手太阴之井穴少商，共成其治。施以灸术，名"《灵枢》上关少商耳鸣灸方"。

三、阳白

在头部，眉上 1 寸，瞳孔直上。艾条灸 3～5 分钟，《铜人》谓艾炷灸 3 壮。

阳白面瘫灸方

穴位组成：阳白、四白、地仓、颊车、合谷、迎香、颧髎。

主治：面瘫。

方解：阳白为足少阳胆经与阳维脉交会之穴，有和解少阳，调达气机，开阖启闭之功，故可用于治疗面瘫口眼㖞斜之疾。以阳白引领足阳明胃经面部穴四白、地仓、颊车，手阳明大肠经之原穴合谷、面部穴迎香，手太阳小肠经之面部穴颧髎，共成调达枢机，温补气血，活络通痹之功而为治，施以灸术，名"阳白面瘫灸方"。

四、风池

在颈后区，枕骨之下，胸锁乳突肌上端与斜方肌上端之间的凹陷中。艾条灸 3～7 分钟，《铜人》谓艾炷灸 3 壮。

1. 风池灸方

穴位组成：风池。

主治：头痛，眩晕，颈项强痛，目赤痛，鼻渊，肩背痛，热病感冒。

方解：风池为足少阳胆经与阳维脉交会穴，故有调达气机，和解少阳，解痉息风，清热止痛之功，而为治上述疾病之要穴。对该穴施以灸术，名"风池灸方"。

2.《伤寒》风池伤风灸方

穴位组成：风池、风府。

主治：太阳病，伤风证。

方解：《伤寒论》云："太阳病，初服桂枝汤，反烦不解者，先刺风池、风府，却与桂枝汤则愈。"桂枝汤即太阳病之桂枝汤证，即见头痛，发热，汗出，恶风之症。风池乃祛风解表之主穴，伍督脉、手足三阳经交会穴风府，其效倍增。今变刺法为灸法，名"《伤寒》风池伤风灸方"。

3. 风池风门解表灸方

穴位组成：风池、风门、列缺、合谷、足三里。

主治：感冒，发热咳嗽。

方解：风池为足少阳胆经之腧穴，具通达阳气，宣肺开腠之功。伍同经之风门、手太阴肺经络穴列缺，而为疏风解表，清热止咳之伍。佐手阳明大肠经之原穴合谷，以增其发汗解表之功；伍足阳明胃经之合穴足三里，具健脾和胃，益气养血，调和营卫之功，而充津液以固表。诸穴合用，施以灸术，名"风池风门解表灸方"。

4. 二池血海顽癣灸方

穴位组成：风池、曲池、血海、足三里。

主治：顽癣。

方解：神经性皮炎，属中医"顽癣"范畴。宗"治风先治血，血行风自灭"之理，取调枢机，疏风通络之风池、手阳明经之曲池；佐以足阳明胃经以健脾渗湿，养血息风之血海，足阳明胃经补气血，和营卫，实腠理之足三里。四穴相伍，施以灸术，名"二池血海顽癣灸方"。

五、肩井

在肩胛区，第 7 颈椎棘突与肩峰最外侧点连线的中点。艾条灸 3～7 分钟，《甲乙经》谓艾炷灸 3 壮。

1. 肩井灸方

穴位组成：肩井。

主治：头项强，肩背痛，手臂不举，乳痈，瘰疬，中风，难产。

方解：肩井为足少阳胆经与阳维脉交会之穴，具调达枢机，舒筋活络，维系诸阳脉之功。且因其位于肩上，又具贯上通下之用。故适用于足少阳胆经功能异常所致之疾病，故有其治。施以灸术，名"肩井灸方"。

2.《神应》肩井百损灸方

穴位组成：肩井、大椎、膏肓俞、脾俞、胃俞、下脘、足三里、列缺。

主治：诸虚百损，五劳七伤，失情劳证。

方解：《神应经》云："诸虚百损，五劳七伤，失情劳证，肩井，大椎，膏肓，脾俞，胃俞，肺俞，下脘，三里。"文中证候，皆因脏腑功能失调而致虚损诸证。故治当以安和五脏，通达六腑，培补先后天之本为法。今对诸穴施以灸术，名"《神应》肩井百损灸方"。方中主以足少阳胆经与阳维脉交会穴肩井，有调达枢机，舒筋和络，维系诸脉之功。引领督脉与手足三阳经交会穴大椎，以其益肾培元，荣督通脉之功，助其疗诸虚百损之候。伍足太阳膀胱经"无所不治""无不取效"之膏肓俞，培补后天之本的脾俞、胃俞，任脉与足太阴脾经交会穴下脘，以其健脾胃，助运化，和胃肠，行气滞，消食积之功，以助气血生化之源。伍足阳明胃经之合穴足三里，协诸穴以助健脾胃，补中气，调气血，通经络之功。佐以手太阴肺经之络穴列缺，以其宣发肺气，畅达宗气之功，而具安和五脏之治，又以其别走手阳明大肠经，故又以其肃降肺气之功，而畅达腑气，而无积滞之弊，故该穴为治疗五劳七伤之要穴。诸穴相伍，而有其治。

六、日月

在胸部，第7肋间隙中，前正中线旁开4寸。艾条灸3～7分钟，《甲乙经》谓艾炷灸7壮。

日月灸方

穴位组成：日月。

主治：胁肋疼痛，呕吐，呃逆，吞酸，黄疸。

方解：日月为胆之募穴，又为足少阳胆经与足太阴脾经交会穴，具疏胆经，清湿热，畅中焦，健脾气，和胃气，理气导滞之功，而有其治。今对该穴施以灸术，名"日月灸方"。

七、京门

在上腹部，第12肋骨游离端的下际。艾条灸3～7分钟，《铜人》谓艾炷灸3壮。

京门灸方

穴位组成：京门。

主治：肠鸣，泄泻，腹胀，腰胁痛。

方解：京门是位于足少阳胆经循胁肋部之腧穴，有调达枢机，疏肝利胆，理气导滞，缓急止痛之功，故为胁肋痛之治方；其又为肾之募穴，为肾气集聚之处，而具益肾培元，壮腰健骨之效，故可治疗肠鸣、泄泻、腹胀、腰痛之疾。施以灸法，名"京门灸方"。

八、带脉

在侧腹部，第11肋骨游离端垂线与脐水平的交点上。艾条灸3～7分钟，《铜人》谓艾炷灸5壮。

带脉灸方

穴位组成：带脉。

主治：月经不调，带下，疝气，腰胁痛。

方解：该穴为足少阳胆经与带脉交会穴，具和解少阳，疏肝利胆之功，又有约束诸经之用。对该穴施以灸术，名"带脉灸方"。《神应经》云："赤白带下，带脉、关元、气海、三阴交、白环俞、间使。"对诸穴施以灸术，名"《神应》赤白带灸方"。

九、五枢

在下腹部，横平脐下3寸，髂前上棘内侧。艾条灸5～10分钟，《铜人》谓艾炷灸5壮。

《大全》五枢委中健腰灸方

穴位组成：五枢、足临泣、委中、三阴交。

主治：带下，腰胯痛，疝气，腹痛，便秘。

方解：《针灸大全》云："腰胯痛，名曰寒疝。"其治取五枢、足临泣、委中、三阴交。故对诸穴施以灸术，名"《大全》五枢委中健腰灸方"。方中五枢为足少阳胆经与带脉交会穴，又位于人身中部枢要之处，故具益气健脾，壮腰健肾之功；伍同经之输穴及通于带脉之足临泣，以助其效。佐以足太阳膀胱经合穴、治腰背痛之要穴委中，足太阴脾经之本穴、调达脾、肾、肝经之三阴交穴，以成补肝经，益脾气之功，而成补先后天之治。诸穴相伍，施以灸术，名"《大全》五枢委中健腰灸方"。为腰胯痛之治方，亦为疗疝气、腹痛、便秘之效方。

十、环跳

在臀区，股骨大转子最凸点与骶管裂孔连线的外1/3与内2/3交点处。艾条灸5～10分钟，《铜人》谓艾炷灸,50壮。

1.《千金》环跳髀枢痛灸方

穴位组成：环跳、束骨、交信、阴交、阴陵泉。

主治：髀枢中痛不可举。

方解：《千金方》云："环跳、束骨、交信、阴交、阴陵泉，主髀枢中痛不可举。"髀枢，即股骨大转子的部位，位于股部外侧最上方，股骨向外方顶着隆起的部分。若枢机不利，营卫失和，筋脉凝滞而致髀枢痛，可取环跳以调达气机，舒筋通痹之功为治。束骨乃足太阳膀胱经之输穴，有敷布阳气，舒筋通络之功。交信为足少阴肾经之郄穴，通于阴跷脉并为其郄穴，故其既有益元荣肾，强筋健骨之功，又有荣阴跷而缓急止痛之治。阴交乃任脉与足少阴肾经、冲脉交会之穴，具温经通脉，调补冲任，理气之功。阴陵泉乃足太阴脾经之合穴，具健运中宫，化气通脉之功，与交信相伍，共成养肝肾，强筋骨，缓急止痛之效。诸穴合用，而有其治。施以灸术，名"《千金》环跳髀枢痛灸方"。今可用于风湿、类风湿性关节炎或因腰椎病所致之坐骨神经痛。

2.《大全》环跳胯痛灸方

穴位组成：环跳、足临泣、委中、阳陵泉。

主治：腿胯疼痛。

方解：《针灸大全》治"腿跨疼痛，名腿叉风"，有取环跳、足临泣、委中、阳陵泉之验。方中环跳乃足少阳胆经行于髀枢部之腧穴；佐以同经之输穴足临泣、筋会阳陵泉，共成调达枢机，舒筋缓急之功，故大转子活动自如而无痹痛之虞。《四总穴歌》有"腰背委中求"之验。盖因委中为足太阳膀胱经之合穴，以其激发、输注阳气之功，而有和营卫、舒筋通络、缓急止痛之治。诸穴合用，而为治"腿胯疼痛"之要方。施以灸术，名"《大全》环跳胯痛灸方"。尤为治疗坐骨神经痛、股骨头无菌坏死之用方。

十一、阳陵泉

在小腿外侧，腓骨头前下方凹陷中。艾条灸 5 ～ 7 分钟，《铜人》谓艾炷灸 7 至 70 壮，《甲乙经》谓艾炷灸 3 壮。

1. 阳陵泉灸方

穴位组成：阳陵泉。

主治：半身不遂，下肢痿痹，膝肿痛，胁肋痛，口苦，呕吐，黄疸，小儿惊风。

方解：阳陵泉乃足少阳胆经之合穴，又为筋会，故该穴有调达枢机，疏肝利胆，舒筋通络，缓急止痛之功，可疗足少阳胆经功能异常所致之疾病，故有其治。施以灸术，名"阳陵泉灸方"。

2.《经纶》阳陵转筋灸方

穴位组成：阳陵泉、丘墟、承山、照海、三阴交、脚踝。

主治：两足转筋。

方解：《神灸经纶》云："两足转筋，阳陵泉，承山，丘墟，三阴交，照海，脚踝，内筋急，灸内踝四十壮；外筋急，灸外踝四十壮。"名"《经纶》阳陵转筋灸方"。盖因阳陵泉为足少阳胆经之合穴，又为八会穴之筋会，故有调枢机，司开阖，舒筋通络之治。辅以同经之原穴丘墟增其舒筋通络，缓急止痛之功。伍以足太阳膀胱经之腧穴承山，以成敷布阳气，舒筋通脉之治。照海乃足少阴肾经之腧穴，又为八脉交会穴之一，通于阴跷脉，故其为筋脉挛急之用穴。三阴交，为足太阴脾经之本穴，又为足三阴经交会穴，故有养肝肾，益脾气之功，以培补后天之本，脾气血生化之源充，则营卫得和，筋脉得养，而无转筋之弊。据《难经·二十八难》所云："阳跷脉，起于足中，循外踝上行""阴跷脉起于跟中，循内踝上行。"《难经·二十九难》云："阳跷为病，阴缓而阳急""阴跷为病，阳缓而阴急。"内外踝乃跷脉所过之处，故"内筋急，灸内踝"或灸会穴照海，"外筋急，灸外踝"或灸会穴申脉。

3.《经纶》鹤膝风灸方

穴位组成：阳陵泉、环跳、风市。

主治：腰膝冷痛，鹤膝风。

方解：《神灸经纶》云："腰膝冷痹，鹤膝风，阳陵泉，环跳，风市。"施以灸术，名"《经纶》鹤膝风灸方"。方中阳陵泉乃筋会之穴，以调达枢机，舒筋通络，缓急止痛之功为治。辅以同经之风市，以其疏散风邪为治；环跳为本经与足太阳膀胱经交会穴，具调达枢机，转输阳气，舒筋通脉，缓急止痛之功为用。故阳陵泉引领风市、环跳之功，而有其治。

4.《大全》阳陵公孙胁痛灸方

穴位组成：阳陵泉、绝骨、公孙、章门。

主治：两胁胀满疼痛。

方解：《针灸大全》治两胁胀满疼痛，取阳陵泉，公孙，章门，绝骨。施以灸术，名"《大全》阳陵公孙胁痛灸方"。方中阳陵泉有调达枢机、疏肝利胆、理气导滞之功，为治疗胁肋胀满疼痛之主穴；伍同经之穴绝骨以增其调达气机，舒筋健骨之功。公孙为足太阴脾经之络穴，又为八脉交会穴之一，通于冲脉，故有理气导滞，疏经通络，解痉止痛之功；章门乃足太阴脾经之募穴，又为八会穴之脏会，而有益气健脾，安和五脏，和营卫，益气血，缓急止痛之功。诸穴合用，其消胀除满、理气之功倍增。

十二、阳交

在小腿外侧，外踝尖上 7 寸，腓骨后缘。艾条灸 3～5 分钟，《铜人》谓艾炷灸 3 壮。

《标幽》交五体灸方

穴位组成：阳陵泉、阴陵泉、申脉、照海、阴交、阳交。

主治：虚损，诸痿，诸痹。

方解：《标幽赋》云："二陵、二跷、二交，似续而交五大。"《针灸大成》云："二陵者，阴陵泉、阳陵泉也；二跷者，阴跷、阳跷也；二交者，阴交、阳交也；续，续接也；五大者，五体也。言此六穴，迎相交于两手、两足并头也。"阳跷，即申脉，为阳跷脉与足太阳膀胱经交会穴；阴跷，即照海，为阴跷脉与足少阴肾经交会穴。临床取此六穴，使十二经脉及奇经八脉运行有序，营卫以行，经脉得濡，五脏得和，六腑得通，故为治疗虚损、痹证、痿证之良方。诸穴施以灸术，名"《标幽》交五体灸方"。

十三、光明

在小腿外侧，外踝尖上 5 寸，腓骨前缘。艾条灸 3～5 分钟，《铜人》谓艾炷灸 5 壮。

1. 光明灸方

穴位组成：光明。

主治：膝痛，下肢痿痹，目痛，目盲，乳胀痛。

方解：据《灵枢·经脉》篇所载，上述诸疾均系足少阳胆经异常而出现的证候。《灵枢·经脉》篇云："足少阳之别，名光明。""别走厥阴，下络足跗。实则厥，虚则痿躄，坐不能起，取之所别也。"鉴于光明乃足少阳胆经之络穴，与足厥阴肝经相表里，故其具和解少阳，调达枢机，疏肝利胆，清肝明目之功。对该穴施以灸术，名"光明灸方"。

2. 光明肝俞眼疾灸方

穴位组成：光明、肝俞。

主治：目疾。

方解：《会元针灸学》云："光明者，从少阳络肝，肝气精华注于目，使少阳络脉相交，阳气与阴气通照而发光，目因是能明，故名光明。"故其可清肝明目以光明。伍肝之俞穴肝俞，共成濡目之功，对二穴施以灸术，名"光明肝俞眼疾灸方"。

十四、悬钟

在小腿外侧，外踝尖上 3 寸，腓骨前缘。艾条灸 3～7 分钟，《铜人》谓艾炷灸 3 壮。

1. 悬钟灸方

穴位组成：悬钟。

主治：半身不遂，颈项强，胸腹胀满，胁痛，膝腿踝痛。

方解：据《灵枢·经脉》篇所载，上述诸疾均系足少阳胆经异常而出现的证候。悬钟乃足少阳胆经之腧穴，又名绝骨，为八会穴之髓会。以其培元益肾，密骨强髓，舒筋通络，缓急止痛之功，故为足少阳胆经所过部位异常之病之治穴。施以灸术，名"悬钟灸方"。

2.《大全》中风痛证灸方

穴位组成：绝骨、太渊、申脉、肩髃、足三里、昆仑。

主治：中风偏枯，疼痛无时。

方解：《针灸大全》治"中风偏枯，疼痛无时，"取绝骨、太渊、肩髃、三里、昆仑。今对诸穴施以灸术，名"《大全》中风痛证灸方"。盖因方中绝骨以其培元荣肾，密骨强髓，舒筋通络之功，任为主穴。太渊为手太阴肺经之原穴，又为八会穴之脉会，故以其宣发宗气之功，使经络运行畅达而无偏废之弊。《难经·二十九难》云："阳跷为病，阴缓而阳急。"申脉乃足太阳膀胱经之腧穴，又为八脉交会穴，通于阳跷脉；肩髃为手阳明大肠经之腧穴，又交会于阳跷脉，故二穴共具通达太阳经、阳跷脉之功，为中风偏枯之对穴。足三里乃足阳明胃经之合穴，具调达脾胃，益气血，和营卫，缓急止痛之功。昆仑为足太阳膀胱经之经穴，具畅达足太阳膀胱经脉气之功，以其调和营卫，疏经通络，缓急止痛之功为治。诸穴合用，而有其治，施以灸术，名"《大全》中风痛证灸方"。

3.《集成》绝骨癣病灸方

穴位组成：绝骨、间使、足三里、解溪、委中。

主治：疥癣，顽癣。

方解：《针灸集成》云："治疥癣、顽癣，取绝骨、三里、间使、解溪、委中，或针或灸。"今对诸穴施以灸术，名"《集成》绝骨癣病灸方"。盖因血虚、血热、血寒、血瘀、血燥，皆可引起风证，而致皮肤损伤，发为癣证。《素问·至真要大论》云："诸痛痒疮，皆属于心。"明代李中梓《医宗必读》云："治风先治血，血行风自灭。"因心主血脉，主行血，血行畅达，而肌肤无血热、血瘀之弊，故无癣、痒之疾。方中绝骨有荣肾填精之功，伍手厥阴心包经之经穴间使，以行气血之治；足三里乃足阳明胃经之合穴，解溪为足阳明胃经之经穴，均具补气血，和营卫之用。故四穴共成养血息风之治。委中为足太阳膀胱经之合穴，具畅达足太阳膀胱经脉气，以成通达卫气运行之功。气血得补，营卫得和，血行得畅，肌肤得养，则疥癣、顽癣之候得解。

十五、丘墟

在踝区，外踝的前下方，趾长伸肌腱的外侧凹陷中。艾条灸3～5分钟，《铜人》谓艾炷灸3壮。

1. 丘墟灸方

穴位组成：丘墟。

主治：颈项痛，腋下肿，胸胁痛，下肢痿痹，外踝肿痛，疟疾。

方解：《灵枢·九针十二原》云："五脏有疾也，应出十二原。"即五脏六腑之有疾者，皆可取其原穴以疗之。丘墟乃足少阳胆经之原穴，上述诸疾，皆胆经功能异常而致之证候，故有其治。对该穴施以灸术，名"丘墟灸方"。疟疾乃邪犯少阳所致之寒热往来，休作有时之候，故对丘墟施术，亦可疗疟疾。

2.《大全》丘墟趾挛灸方

穴位组成：丘墟、足临泣、阳陵泉。

主治：足趾拘挛，筋急不开。

方解：《针灸大全》云：“足趾拘挛，筋急不开。”取丘墟，足临泣，阳陵泉。今对三穴施以灸术，名“《大全》丘墟趾挛灸方”。“足趾拘挛，筋急不开”，乃筋脉失养所致之候。丘墟乃足少阳胆经之原穴，具调气机，司开阖，通痹定挛之治；足临泣乃足少阳胆经之输穴，又为八脉交会穴通于带脉，故有调达气机，约束诸经，舒筋定挛之治；阳陵泉乃足少阳胆经之合穴，又为八会穴之筋会，故具调气机，濡筋定挛之功。诸穴合用，则舒筋定挛、缓急止痛之功倍增，故有其治。

十六、足临泣

在足背，第 4、5 跖骨底结合部的前方，第 5 趾长伸肌腱外侧凹陷中。艾条灸 3～5 分钟，《铜人》谓艾炷灸 3 壮。

1. 足临泣灸方

穴位组成：足临泣。

主治：目眦外痛，目眩，瘰疬，胸肋痛，足跗肿痛，乳痛，疟疾。

方解：据《灵枢·经脉》篇所载，上述诸疾均系足少阳胆经异常而出现的证候。足临泣乃足少阳胆经之输穴，又为八脉交会穴之一，通于带脉，故其具转输足少阳经脉气，约束诸经之功，故有调达气机，宽胸利膈，清利肝胆，舒筋通脉之用，故有其治。对该穴施以灸术，名“足临泣灸方”。

2. 临泣三络五会利膈通痞灸方

穴位组成：足临泣、公孙、列缺、内关、照海。

主治：胸胁胀满，心下痞硬，胸痹。

方解：足临泣乃足少阳胆经之输穴，又交会于带脉，具调达枢机，司开阖升降之功，而达舒肝达郁，宽胸利膈之治，约束诸脉而无中气下陷之弊；伍足太阴脾经之络穴、八脉交会穴通于冲脉之公孙，以成健脾益气，调补气血之功，而成培补后天之本之治；手太阴肺经之络穴、交于任脉之列缺，以其宣达宗气，任养诸脉之阴精之功，而为养肝肾，益心肺，宽胸利膈，通痹活心之治；内关乃手厥阴心包经之本穴，具激发心包经脉气运行之功，故有宽胸消胀之治。照海乃足少阴肾经通于阴跷脉之穴，具益元荣肾，培补先天之功，同时以其从阴引阳之治，而疗“阳缓而阴急”之证。诸穴相伍，施以灸术，名“临泣三络五会利膈通痞灸方”。以其益肾健脾，濡养冲任，润肺濡肝，安和五脏，养心通脉，宽胸利膈，和胃降逆，止咳平喘之功，而有中药“黑逍遥散”之治。

十七、侠溪

在足背，第4、5趾间，趾蹼缘后方赤白肉际处。艾条灸2～3分钟，《甲乙经》谓艾炷灸3壮。

1. 侠溪灸方

穴位组成：侠溪。

主治：外眦痛，头痛，眩晕，耳聋，耳鸣，颊颔痛，胁肋痛，热病。

方解：侠溪乃足少阳胆经之荥穴，具和解少阳，调达枢机，宽胸开结之功，故可疗少阳病及足少阳胆经经脉所过部位异常之证候。《难经·二十八难》谓"荥主身热"，故可疗热病之特殊热型证，即"往来寒热""休作有时"之候。对该穴施以灸术，名"侠溪灸方"。

2. 侠溪疏肝利胆灸方

穴位组成：侠溪、章门、阳陵泉、支沟、委中。

主治：胁痛，黄疸。

方解："荥主身热"，盖因侠溪为足少阳胆经之荥穴，故有清热泻火，疏肝利胆之功，而为少阳病或柴胡证之治穴，适用于胸胁苦满、往来寒热、心烦喜呕、纳呆之候。伍脾之募穴、脏会及肝脾二经交会穴章门，足少阳胆经之合穴、筋会阳陵泉，手少阳三焦经之经穴支沟，足太阳膀胱经之合穴委中，共成清三焦，泻胆火，养肝阴，健脾胃，理气导滞，活血通瘀之功，故为胁肋痛、黄疸之治。对诸穴施以灸术，名"侠溪疏肝利胆灸方"。其具小柴胡汤之效，为治疗急慢性胆囊炎、胆石症之良方。若本方辅以肝俞、脾俞、胆俞、期门、太冲、足三里，方名"侠溪肝俞肝病灸方"，为治疗急、慢性肝炎之良方。

3. 侠溪息痫定癫灸方

穴位组成：侠溪、间使、行间、列缺、公孙、丰隆。

主治：癫、狂、痫、郁证。

方解：侠溪为足少阳胆经之荥穴，具和解少阳，畅达气机，开胸化痰，清热泻火，滋水涵木之功；间使为手厥阴心包经之经穴，具聚汇、转输心包经气血，通达气机，透理三焦之功；行间乃足厥阴肝经之荥穴，具疏肝理气，清泻肝火，平肝息风，疏经通络之功；列缺为手太阴肺经之络穴，又为八脉交会穴通于任脉，故具宣发宗气，通达腑气，任养肝肾之功；公孙乃足太阴脾经之络穴，又为八脉交会穴通于冲脉，具健脾胃，养肝肾，降冲逆，行气导滞之功；丰隆为足阳明胃经之络穴，有健脾渗湿，和胃降逆，豁痰化浊之功。诸穴合用，以成息痫定癫之治。施以灸术，名"侠溪息痫定癫灸方"。为治疗癫、狂、痫、郁诸神志疾患之良方。癫证可伍肝俞、脾俞，以疏肝解郁、健脾益气；伍神门、心俞，以宁心醒神。狂证可伍水沟、风府，以开窍醒神；伍大陵、曲池、中渚，以清热邪而宁狂。痫证可伍神门、申脉、照海，以醒神定志；伍筋缩、鸠尾、中渚，以缓筋制搐。郁证可伍太冲、太白、太溪、五脏之俞及旁俞魄户、神堂、魂门、意舍、志室，以成安和五脏、宁心安神之治。

十八、足窍阴

在足趾，第4趾末节外侧，趾甲根角侧后方0.1寸。艾条灸2～3分钟，《铜人》谓艾炷灸3壮。

足窍阴灸方

穴位组成：足窍阴。

主治：偏头痛，目痛，目眩，耳聋，胁痛，多梦，热病。

方解：足窍阴为足少阳胆经之井穴，亦为该经之根穴，具激发、启动胆经脉气之功，可疗足少阳胆经异常之病变，故有其治。施以灸术，名"足窍阴灸方"。

第十二节　足厥阴经穴灸方

一、大敦

在足趾，大趾末节外侧，趾甲根角侧后方0.1寸。艾条灸3～5分钟，《铜人》谓艾炷灸3壮。

1. 大敦灸方

穴位组成：大敦。

主治：阴挺，疝气，崩漏，遗尿，大便不通。

方解：大敦为足厥阴肝经之井穴，又为该经之本穴，具激发、启动肝经脉气运行之功，故可疗足厥阴肝经功能异常所致之疾病，故有其治。施以灸术，名"大敦灸方"。

2. 大敦平肝潜阳灸方

穴位组成：大敦、行间、太冲、太溪、复溜、内关、中渚。

主治：眩晕，头痛。

方解：大敦乃足厥阴肝经之井穴、本穴，伍该经之荥穴行间、原穴太冲，共成滋肝阴，潜肝阳之功，而达平肝息风之治。太溪为足少阴肾经之输穴、原穴，复溜为足少阴肾经之经穴，两穴相伍，有益元荣肾、滋水涵木之功，而成育阴潜阳之治。内关乃手厥阴心包经之络穴，又为八脉交会穴而通阴维脉，维护诸阴以环流灌注肝肾二经；中渚乃手少阳三焦经之输穴，以其通利三焦，清利头目之功，而为肝阳上亢所致头痛、眩晕之治穴。诸穴合用，共成滋养肝肾，平肝潜阳之功，而有其治，故适用于阴虚阳亢之高血压病者。施以灸术，名"大敦平肝潜阳灸方"。

二、行间

在足背，第1、2趾间，趾蹼缘后方赤白肉际处。艾条灸3～5分钟，《铜人》谓艾炷灸3壮。

1.行间灸方

穴位组成：行间。

主治：月经过多，尿道疼痛，遗溺，小便不通，疝气，目赤肿痛，胁痛，头痛，目眩，癫痫，瘊疚，不眠。

方解：据《灵枢·经脉》篇所载，上述诸疾均系足厥阴肝经异常而出现的证候。行间乃足厥阴肝经之荥穴，具疏肝理气，清泄肝火，平肝息风，舒经通络之功，故有其治。今对该穴施以灸术，名"行间灸方"。

2.《灵枢》行间疏肝和胃灸方

穴位组成：行间、足三里。

主治：邪在肝，两胁中痛，时脚肿。

方解：《灵枢·五邪》篇云："邪在肝，则两胁中痛，寒中，恶血在内，行善掣，节时脚肿，取之行间以引胁下，补三里以温胃中。"此段经文表述了凡邪在肝，则必两胁痛，盖肝之经脉布两胁。胃中寒，乃木旺土衰也。恶血在内，肝气不得疏泄。行善牵制其关节，时脚肿，乃经脉之气运行不畅所致。故有取足厥阴肝经之荥穴行间，以其疏肝理气，清泄肝经邪热之功，使两胁中痛得解；伍足阳明胃经之合穴足三里，以温中散寒，养血通络，而愈"寒中""脚肿"诸候。对二穴施以灸术，名《灵枢》行间疏肝和胃灸方"。

3.《千金》行间太冲肝心痛灸方

穴位组成：行间、太冲。

主治：肝心痛。

方解：《千金方》云："肝心痛，取行间，太冲。"肝心痛，即胸胁痛。盖因肝脉入胸中布胁，若肝经脉气运行不畅，肝络痹阻必发胸胁痛。行间乃足厥阴肝经之荥穴，"荥主身热"，故该穴具清泄肝火，理气导滞之功。太冲乃足厥阴肝经之输穴、原穴，"五脏有疾，应出十二原"，故其有濡肝阴，疏肝气之功。两穴相伍，则疏肝理气之功倍增，故有其治。施以灸术，名"《千金》行间太冲肝心痛灸方"。

三、太冲

在足背，第 1、2 跖骨间，跖骨底结合部前方凹陷中，或触及动脉搏动。艾条灸 3～5 分钟，《铜人》谓艾炷灸 3 壮。

1. 太冲灸方

穴位组成：太冲。

主治：崩漏，疝气，遗溺，小便不通，内踝前缘痛，股膝肿痛，胁痛，小儿惊风，癫痫，头痛，目赤肿痛，眩晕，失眠。

方解：据《灵枢·经脉》篇所载，上述诸疾均系足厥阴肝经异常而出现的证候。盖因太冲乃足厥阴肝经之输穴、原穴，宗"五脏有疾，应出十二原"之旨，故其有濡养肝血，疏肝理气，调冲降逆，柔肝养筋之功。施以灸术，今名"太冲灸方"。

2.《千金》太冲肾俞淋病灸方

穴位组成：太冲、肾俞。

主治：淋病不得小便，虚劳浮肿。

方解：《千金方》云："淋病不得小便。""虚劳浮肿，灸太冲百壮，又灸肾俞。"名"《千金》太冲淋病虚劳浮肿灸方"。盖因前阴、小腹部乃下焦肝肾所过之部，且淋病、小便不通、浮肿诸疾，均属气化失司，下焦蕴热所致。故有足厥阴肝经之原穴太冲与足少阴肾经之背俞穴肾俞相伍，以其益肝肾，司气化之功，而成通淋利尿之治。

3.《大全》太冲谷里肢麻灸方

穴位组成：太冲、合谷、曲池、足三里、大陵、中渚、足临泣。

主治：手足麻痹，不知痒痛。

方解：《针灸大全》谓"手足麻痹，不知痒痛"，取太冲、足临泣、曲池、大陵、合谷、足三里、中渚。今对诸穴施以灸术，名"《大全》太冲谷里肢麻灸方"。"手足麻痹，不知痒痛"之证乃肝阴亏虚，筋脉失养，心脾两虚，肌肉失濡，营卫失和，脉行不畅所致。故方中有肝经之输穴、原穴太冲，补肝阴而濡筋脉。阳明经为多气多血之经，合谷乃手阳明大肠经之原穴，曲池为其合穴，足三里为足阳明胃经之合穴，三穴均具补气血，和营卫之功，故有通经活络之治。大陵为手厥阴心包经之原穴，有任物知痛痒之治。中渚乃手少阳三焦经之输穴，有调达气机，理气导滞之功，使开阖有序，营卫得和，络脉得通，故有其治。足临泣为足少阳胆经之输穴，又为八脉交会穴，具调达气机，舒筋通脉之功。对诸穴施以灸术，故有其治。

四、中封

在踝区，内踝前，胫骨前肌肌腱的内侧缘凹陷中。艾条灸 3～5 分钟，《铜人》谓艾炷灸 3 壮。

1. 中封灸方

穴位组成：中封。

主治：阴茎痛，遗精，小便不利，疝气。

方解：前阴、小腹部乃下焦肝肾经脉所过，络脉所部之处。中封为足厥阴肝经之经穴，又为该经之本穴，以其养肝阴，疏肝气，养血通络之功，可治疗足厥阴肝经功能异常所致之病，故有其治。施以灸术，名"中封灸方"。

2. 中封护肝灸方

穴位组成：中封、肝俞、章门、胆俞、期门、足三里。

主治：慢性肝炎。

方解：中封以其养肝阴，护肝体，疏肝气，施肝用之功，而为肝病之治穴。辅以肝之背俞穴肝俞，以助养肝阴之治。章门为足厥阴肝经与足少阳胆经之交会穴，佐以胆俞，以成疏肝利胆，调达气机之用；章门又为脾之募穴，八会穴之脏会，故具健脾益气，安和五脏之用。伍足阳明胃经之合穴足三里，以成健脾和胃，补益气血之功，以益肝阴。期门为足厥阴肝经脉气汇聚之处，而为肝经之募穴，具疏肝利胆，活血化瘀，除痞消胀之功，故诸穴合用，施以灸术，名"中封护肝灸方"，为治疗慢性肝炎之良方。

3. 中封疝痛灸方

穴位组成：中封、太冲、大敦、三阴交、绝骨。

主治：疝痛。

方解：前阴和小腹乃肝络所过之处，大凡肝郁气滞或寒凝肝络，皆可致疝气之疼痛。其治，当以温补肝肾，理气导积，暖肝散寒为法。足厥阴肝经之经穴、本穴中封，伍同经之输穴、原穴太冲，井穴大敦，以成疏肝理气，暖肝散寒之治。三阴交乃足太阴脾经之腧穴，又为足三阴经交会之穴，有暖肝温肾健脾、培补先后天之本之功。绝骨乃足少阳胆经之腧穴，具调枢机，司开阖之功，又为八会穴之髓会，具培元益肾，滋水涵木之功。诸穴合用，施以灸术，名"中封疝痛灸方"。肝阴得补，肝用得施，则疝痛得解。

五、蠡沟

在小腿内侧，内踝尖上 5 寸，胫骨内侧面的中央。艾条灸 3～5 分钟，《铜人》谓艾炷灸 3 壮。

1. 蠡沟灸方

穴位组成：蠡沟。

主治：月经不调，小便不利，疝气，胫部酸痛。

方解：据《灵枢·经脉》篇所载，上述诸疾均系足厥阴肝经异常而出现的证候。蠡沟为足厥阴肝经之络穴，别走足少阳胆经，有调达枢机，疏肝理气之功，为肝胆经疾病之治穴。施以灸术，名"蠡沟灸方"。

2. 蠡沟睾肿灸方

穴位组成：蠡沟、中极、关元、三阴交、五枢、维道。

主治：睾丸肿痛。

方解：前阴乃足厥阴肝经经脉所过之处，寒凝、热蕴、气滞均可导致睾丸肿痛。蠡沟乃足厥阴肝经之络穴，别走足少阳胆经，故有调达枢机，疏肝理气，缓急止痛之功；中极、关元均为任脉与足三阴经交会穴，中极尚为足太阳膀胱经之募穴，关元又为手少阳小肠经之募穴，三阴交乃足太阴脾经与足少阴肾经交会之穴，故三穴具有益元固本，益气健脾，调补气血，暖肝温肾，散寒导滞之功；五枢、维道两穴均为足少阳胆经与带脉交会穴，具调达气机，维系诸脉之功，又有健脾补中之功，而无湿热蕴结下焦之弊。诸穴合用，而有其治。施以灸术，名"蠡沟睾肿灸方"。为治疗睾丸肿痛之良方。寒凝者补之，热蕴者泻之。

六、膝关

在膝部，胫骨内侧髁的下方，阴陵泉后1寸。艾条灸3～7分钟，《铜人》谓艾炷灸5壮。

1. 膝关灸方

穴位组成：膝关。

主治：膝内侧痛，寒湿走注，历节风，鹤膝风。

方解：膝关为引足厥阴肝经脉气通膝关之穴，具养肝柔筋，舒筋通络，缓急止痛之功，故有其治。施以灸术，名"膝关灸方"。

2. 《大成》膝关肿痛灸方

穴位组成：膝关、委中、足三里、阴市。

主治：两膝红肿疼痛。

方解：《针灸大成》有膝关伍委中、足三里、阴市，以治"两膝红肿疼痛"之验。今施以灸术，名"《大成》膝关肿痛灸方"。方中膝关引肝经脉气通膝关，养血柔筋，缓急止痛；委中乃足太阳膀胱经之合穴，具敷布阳气，通利关节之功；足三里乃足阳明胃经之合穴，具调补气血，活血通脉，缓急止痛之功；阴市为足阳明胃经脉气流注之处，有通行气血，温经散寒之功，又为阴寒湿邪集聚证之要穴。对诸穴施术，集诸穴之功，使"两膝红肿疼痛"之候得解。验诸临床，吉忱公运用此方，佐足少阴肾经原穴太溪，以补肾精，壮元阳，强腰膝；佐膝外侧足少阳胆经之膝阳关、筋会阳陵泉，以增舒筋通络之效；伍内侧足太阴脾经之阴陵泉以成养血柔筋，濡脉通痹之治。诸穴合用，或针，或灸，或先针后灸，验诸临床，名"柳氏膝关痹证方"，为治疗风湿、类风湿性膝关节炎及退行性膝关节炎之良方。

七、章门

在侧腹部，第11肋游离端的下际。艾条灸3～7分钟，《甲乙经》谓艾炷灸3壮，《铜人》谓艾炷灸百壮。

1. 章门灸方

穴位组成：章门。

主治：呕吐，泄泻，胁肋痛。

方解：章门乃足厥阴肝经脉气敷布于胁肋处之穴，有养血柔肝，理气导滞之功，故为胁肋痛之治穴；该穴尚为足太阴脾经之募穴，故又有健脾和胃，固肠止泻之功。今对该穴施以灸术，名"章门灸方"。

2. 章门天枢通便灸方

穴位组成：章门、大肠俞、天枢。

主治：大便秘结。

方解：章门乃足太阴脾经之募穴，有健脾益气，和胃通肠，理气导滞之功；大肠俞乃足太阳膀胱经之阳气敷布于背俞之处；天枢乃手阳明大肠经之募穴，故两穴乃募俞之穴对，而成疏通大肠腑气之功。对三穴施以灸术，名"章门天枢通便灸方"。以润肠通腑之功，而为便秘之治方。

八、期门

在胸部，第6肋间隙，前正中线旁开4寸。艾条灸3～5分钟，《铜人》谓艾炷灸5壮。

1. 期门灸方

穴位组成：期门。

主治：胸胁疼痛，腹胀，胸满，呕吐，呃逆，乳痈。

方解：据《灵枢·经脉》篇所载，上述诸疾均系足厥阴肝经异常而出现的证候。期门乃足厥阴肝经脉气汇集之处，其为足厥阴肝经之募穴，又为足厥阴肝经与足太阴脾经、阴维脉交会之处，故其有疏肝利胆，理气导滞，健脾和胃，降逆止呕，通乳消肿之功；阴维脉起于足三阴交会处，又能增其养肝肾，益脾胃之功。今对该穴施以灸术，名"期门灸方"。

2.《普济》期门胸胁痛灸方

穴位组成：期门、章门、行间、丘墟、涌泉。

主治：胸胁痛不可忍。

方解：《普济方》云："治胸胁痛不可忍，穴期门，次章门、行间、丘墟、涌泉。"盖因期门为足厥阴肝经脉气布胸胁处之穴，为肝经之募穴，其又为足厥阴肝经、足太阴脾经与阴维脉交会穴，故协诸经之功效，而成疏肝理气，活血通络，缓急止痛之要穴；章门亦肝经脉气布胁之处，又为足太阴脾经之募穴，具疏肝理气，健脾益气，养血通脉之功。二穴相伍，乃疗胸胁痛之要伍。行间乃足厥阴肝经之荥穴，故具清泻肝火之功，为治疗肝胆湿热证之用穴；丘墟为足少阳胆经之原穴，具调达气机，清利肝胆湿热之功；涌泉乃足少阴肾经之井穴，具益元荣肾之治，有滋水涵木，水足肝柔之效。诸穴合用，施以灸术，名"《普济》期门胸胁痛灸方"。为治疗现代医学之胆囊炎、胰腺炎而致胸胁痛之良方。

第十三节 督脉穴灸方

一、长强

在会阴区，尾骨下方，尾骨端与肛门连线的中点处。艾条灸3～5分钟，《甲乙经》谓艾炷灸3壮，《铜人》谓艾炷灸三十壮，止二百壮。

长强灸方

穴位组成：长强。

主治：便血，脱肛，泄泻，便秘，痔疾，癫痫，腰脊痛。

方解：据《灵枢·经脉》篇所载，上述诸疾均系督脉功能异常而出现的证候。督脉长强为督脉之络穴，又为督脉与足少阴肾经交会之穴。具调和阴阳，益元荣督之功，故有其治。对该穴施以灸术，名"长强灸方"。

二、腰俞

在骶区，正对骶管裂孔，后正中线上。艾条灸5～10分钟，《甲乙经》谓艾炷灸5壮，《铜人》谓艾炷灸七至七七壮。

1.腰俞灸方

穴位组成：腰俞。

主治：月经不调，腰脊强痛，痔疾，下肢痿痹。

方解：腰俞乃腰肾精气灌注之处，具益元荣督，强筋健骨，调和冲任，通经活络之功，故为治疗腰脊强痛，下肢痿痹，月经不调，肛门疾病之要穴。施以灸术，名"腰俞灸方"。

2.《经纶》腰背痛三俞灸方

穴位组成：腰俞、身柱、大肠俞、膀胱俞、昆仑。

主治：腰背重痛，不可俯仰。

方解：《神灸经纶》云："腰背重痛，腰俞、大肠俞、膀胱俞、身柱、昆仑。灸腰痛不可俯仰，令人正立。"盖因腰俞乃肾精气输布于腰部之处，身柱为督脉之气灌注背部之处，故两穴以其益元荣督，强筋健骨，通经活络之功，为治疗腰背痛之要穴。大肠俞、膀胱俞乃足太阳膀胱经脉气输布于腰肌之处，以其化气通脉，缓急止痛之功为治；昆仑为足太阳膀胱经之经穴，具通达经络，舒筋缓节，理气导滞为治。诸穴合用，而为腰背痛之效方，施以灸术，名"《经纶》腰背痛三俞灸方"。

3.《大全》腰俞腰背强灸方

穴位组成：腰俞、申脉、膏肓俞、委中。

主治：腰背强不能俯仰。

方解：《针灸大全》有"腰背强不能俯仰"，取腰俞、申脉、膏肓、委中之验。《难经·二十九难》云："督脉为病，脊强而厥。"故腰俞乃肾气灌注于腰背之处，有益肾荣督，舒筋通络之功，为腰背强之治穴。《难经·二十九难》云："阳跷为病，阴缓而阳急。"申脉为足太阳膀胱经与阳跷脉交会之穴，故有通达阳气，缓急定挛之治；委中乃足太阳膀胱经之合穴；膏肓俞亦为足太阳膀胱经之背俞穴，具益气补虚，调和气血，扶正祛邪之功。故三穴为辅，以助解痉定挛之功。对诸穴施以灸术，名"《大全》腰俞腰背强灸方"。验之临床，尚为强直性脊柱炎之治方。

三、腰阳关

在脊柱区，第4腰椎棘突下凹陷中，后正中线上。艾条灸5～10分钟，《铜人》谓艾炷灸3壮。

腰阳关灸方

穴位组成：腰阳关。

主治：腰骶痛，下肢痿痹，月经不调，遗精，阳痿。

方解：腰阳关为督脉位于腰部之腧穴，又居肾府之地，故具益肾荣督，调补冲任，疏经通络，强筋健骨，缓急止痛之功，故有其治。对该穴施以灸术，名"腰阳关灸方"。

四、命门

在脊柱区,第2腰椎棘突下凹陷中,后正中线上。艾条灸5～10分钟,《铜人》谓艾炷灸3壮。

1. 命门灸方

穴位组成:命门。

主治:脊强,腰痛,带下,阳痿,遗精,泄泻。

方解:督脉为肾之外垣,腰为肾之外府,命门乃督脉之穴位于肾之外府处。故命门具壮阳益肾,强筋健骨,约束带脉,补火健土之功,故有其治。今对该穴施以灸术,名"命门灸方",又为因肾虚而致诸病之良方。验诸临床,阴虚者,佐以肾俞、温溜以益肾阴而清虚热;阳虚者,佐以肾俞、关元,以壮元阳,培补命门之火。

2. 《玉龙》命门尿频灸方

穴位组成:命门、肾俞。

主治:尿频。

方解:《玉龙经》云:"老人虚弱小便多,夜起频频更若何。针助命门真好穴,艾加肾俞疾能和。"盖因命门乃督脉之腧穴,且督脉为阳脉之海,又为肾之外垣;肾俞乃足少阴肾经脉气灌注于背部之处。且两穴均位于肾府之地,相互为用,则益肾固泉之功倍增。施以灸术,名"《玉龙》命门尿频灸方"。

3. 《经纶》命门肾泄灸方

穴位组成:命门、天枢、气海、关元。

主治:肾泄。

方解:《神灸经纶》云:"肾泄,夜半后即寅卯之间泄者,命门,天枢,气海,关元。"由此可知,肾泄多于黎明之前,腹部作痛,肠鸣即泄,故又有"五更泻"之名。多因肾阳虚衰,不能温养脾胃,运化失常所致。黎明之前阳气未振,阴寒之邪较盛,故肠失固涩而发病。其治宜温补脾肾,固肠止泻。命门为督脉位肾府之地,以其荣督温阳,益火之源而消阴翳之功,使火旺土健而固肠止泻,任为主穴。天枢为足阳明胃经脉气所发之处,又为手阳明大肠经之募穴,位当脐旁,通行于中焦,有斡旋于上下,职司升降之功,故为和胃固肠之要穴。气海、关元均为任脉之腧穴,气海具补下焦,益元荣肾,补中益气之功;关元为手太阳小肠经之募穴,又为任脉与足三阴经交会穴,有益元固本,安和五脏,固肠止泻之治。对诸穴施以灸术,名"《经纶》命门肾泄灸方"。

4. 《经纶》命门阳痿灸方

穴位组成:命门、肾俞、气海、然谷、阳谷。

主治:阳痿。

方解：《神灸经纶》云："阳痿，命门，肾俞，气海，然谷，阳谷。"盖因命门乃督脉居于肾府之地，肾俞乃肾气灌注于背俞之处，故两穴合用，有培补命门之火，以成培元壮阳之功。气海乃任脉脉气灌注于下焦之处，而有温补下元，益肾荣元，濡养宗筋之效；然谷乃足少阴肾经之荥穴，可补肾荣冲，以其"壮水之主，以制阳光"之施，而有清虚火，退肾热之功而濡宗筋，此即益肾制痿之治；太阳又名巨阳，阳谷为手太阳小肠经之经穴，具疏通太阳经气之功，而成阳强之治。诸穴合用，施以灸术，名"《经纶》命门阳痿灸方"，为治疗阳痿之良方。

5.《经纶》命门保胎灸方

穴位组成：命门、肾俞、中极、交信、然谷。

主治：滑胎。

方解：《神灸经纶》云："胎屡堕，命门，肾俞，中极，交信，然谷。"督脉起于胞中，一干而三支。其后行支从脊柱里分出，属肾。命门属督脉之腧穴，又居肾之外府之地；肾俞乃肾经精气灌注于背俞之处；中极乃任脉与足三阴经交会穴。故三穴均具益元荣肾，养肝肾，健脾气，补气血，调冲任，司任养胞胎之功。交信为足少阴肾经之腧穴，然谷为足少阴肾经之荥穴，两穴合用，以增益元荣肾，任养胞胎之功，故有治"胎屡堕"之用。今对诸穴施以灸术，名"《经纶》命门保胎灸方"。

五、悬枢

在脊柱区，第1腰椎棘突下凹陷中，后正中线上。艾条灸3～5分钟，《铜人》谓艾炷灸3壮。

1.悬枢灸方

穴位组成：悬枢。

主治：脾胃虚弱，泄泻，腰脊强痛。

方解：悬枢穴居督脉，为腰部活动之枢纽，故有舒筋健腰之功，而为腰背强痛之治穴；且居中焦带脉束腰之域，有约束诸经之能，具补中益气之功，故有补脾健胃，回肠止泻之治。对该穴施以灸术，名"悬枢灸方"。

2.悬枢强脊健腰灸方

穴位组成：悬枢、阳陵泉、绝骨、大杼、委中、昆仑。

主治：腰脊痛。

方解：悬枢乃督脉位于肾之外府之处，故有荣督益肾，强筋健骨，舒筋通络，缓急止痛之功，任为主穴；辅足少阳胆经之合穴、筋会阳陵泉，同经之髓会绝骨，足太阳膀胱经之腧穴、骨会大杼，三穴共成荣肾益髓，强筋健骨之功。伍以足太阳膀胱经之合穴委中，经穴昆仑，共成敷布太阳经之阳气，以成和营卫，通经脉，强腰健脊，缓急止痛之功。诸穴合用，则强腰健脊之功倍增，施以灸术，名"悬枢强脊健腰灸方"，为治疗腰椎退行性疾病之良方。

六、中枢

在脊柱区，第10胸椎棘突下凹陷中，后正中线上。艾条灸3～5分钟。

中枢灸方

穴位组成：中枢。

主治：腹满，纳呆，胃脘痛，腰痛，脊强，俯仰不利。

方解：中枢乃督脉之腧穴，位于人体之中部，为脊柱之枢纽，负阳而抱阴，故有强筋健腰，补中益气，和胃降逆，缓急止痛之功，故有其治。施以灸术，名"中枢灸方"。

七、筋缩

在脊柱区，第9胸椎棘突下凹陷中，后正中线上。艾条灸3～5分钟，《铜人》谓艾炷灸3壮。

1. 筋缩灸方

穴位组成：筋缩。

主治：癫痫，脊强，胃脘痛，胁痛。

方解：筋缩乃督脉之腧穴，又为肝胆经之气应于背部之处，故有益肾荣督，强筋健骨，疏肝利胆，理气导滞，和胃降逆，息癫愈痫之功，故有其治。施以灸术，名"筋缩灸方"。

2. 筋缩二陵通痹灸方

穴位组成：筋缩，阳陵泉，悬钟，委中，昆仑，太溪，阴陵泉。

方解：筋缩乃督脉之腧穴，又为肝经脉气输注于脊背之处，故有荣督益肾，强筋健骨之功，任为主穴。阳陵泉乃足少阳胆经之合穴，又为八会穴之筋会，故佐筋缩而增其强筋之功；悬钟乃足少阳胆经之腧穴，又为八会穴之髓会，故辅筋缩以增其健骨密髓之功；委中为足太阳膀胱经之合穴，昆仑为该经之经穴，两穴合用，以成输布太阳经脉气之功，行调和营卫，通经活络之治，此乃病在上，下取之之谓；太溪乃足少阴肾经之输穴、原穴，具益肾培元，强骨密髓，荣督强脊之功。阴陵泉为足太阴脾经之合穴，具健运中宫，化气通脉，调补气血之治，故诸穴合用，以其强筋健骨，调和营卫，通经活络，缓急止痛之功，而为诸痹之治方。施以灸术，名"筋缩二陵通痹灸方"。

八、至阳

在脊柱区，第7胸椎棘突下凹陷中，后正中线上。艾条灸3～5分钟，《铜人》谓艾炷灸3壮。

至阳灸方

穴位组成：至阳。

主治：咳嗽，气喘，胸背痛，脊强。

方解：督脉为阳脉之海，至阳穴居脊背至高之地，为督脉阳气自下而上汇集于此，故以其通达气机，益肾荣督，强筋健骨，舒经通络，解痉定挛之功，而为胸背痛，脊强之治穴，其又有宽胸利膈，宣达胸阳之功，而又有止咳定喘之治。对该穴施以灸术，名"至阳灸方"。

九、灵台

在脊柱区，第6胸椎棘突下凹陷中，后正中线上。艾条灸3～5分钟，艾炷灸3壮。

灵台灸方

穴位组成：灵台。

主治：咳嗽，气喘，项背强痛，疔疮。

方解：《素问·至真要大论》云："诸痛痒疮皆属于心。"灵台为心灵居处，内应于心，故有清热解毒之功，又有疗疔疮之治；以其宽胸利膈，宣达宗气之功，而有止咳定喘之治；又以其畅达诸阳之功，而有荣肾益督，强筋健骨，舒经通络，缓急止痛之功，而为项背强痛之治穴。对该穴施以灸术，名"灵台灸方"。

十、神道

在脊柱区，第5胸椎棘突下凹陷中，后正中线上。艾条灸3～5分钟，《甲乙经》谓艾炷灸3壮，《铜人》谓艾炷灸七七壮，止百壮。

神道灸方

穴位组成：神道。

主治：健忘，惊悸，咳嗽，脊背强痛。

方解：神道穴居督脉于两心俞夹脊之处，为心神诸阳气通行之道，故有宁心定志之功，而为健忘、惊悸之治穴；又因督脉分支交肾，故该穴有益肾荣督，强骨密髓，舒筋通络，缓急止痛之功，而又为脊背强痛之治穴。对该穴施以灸术，名"神道灸方"。

十一、身柱

在脊柱区，第3胸椎棘突下凹陷中，后正中线上。艾条灸3～5分钟，《甲乙经》谓艾炷灸3壮，《铜人》谓艾炷灸七壮，止百壮。

1. 身柱灸方

穴位组成：身柱。

主治：咳嗽，气喘，腰脊强痛，癫痫。

方解：《难经·二十九难》云："督之为病，脊强而厥。"《脉经》云："腰脊强痛，不得俯仰，大人癫疾，小儿痫疾。"身柱乃督脉之腧穴，位于两肩相平之处，为人身肩胛部负重之处，故以其解痉制挛，止搐息痫之功，而为治疗"腰脊强痛""不得俯仰""癫疾""痫疾"之要穴。身柱居督脉位于两肺俞夹脊之处，且负阳而抱阴，以其通达阳气，宽胸利膈之功，而达止咳定喘之治。对该穴施以灸术，名"身柱灸方"。

2.《经纶》身柱荣脊灸方

穴位组成：身柱，大椎，陶道。

主治：痉病，脊强。

方解：《神灸经纶》云："五痉脊强，身柱，大椎，陶道。""五痉"，儿科病证名，多由风、寒、暑、湿、燥邪所致之痉病。身柱、陶道、大椎均为督脉之经气汇集于项肩之处，故有解痉制挛，疏经通络之功。对诸穴施以灸术，名"《经纶》身柱荣脊灸方"。

十二、陶道

在脊柱区，第1胸椎棘突下凹陷中，后正中线上。艾条灸3～5分钟，《铜人》谓艾炷灸5壮。

1. 陶道灸方

穴位组成：陶道。

主治：脊强，头痛，疟疾，热病，咳嗽，瘛疭。

方解：陶道为督脉与足太阳膀胱经交会之穴，故有宣阳和阴，补虚益损，解表退热，清肺止咳，宁心定志之功，而有其治，对该穴施以灸术，名"陶道灸方"。

2. 陶道息癫止狂灸方

穴位组成：陶道、身柱、大椎、人中、足三里、三阴交、内关、间使、支沟、外关。

主治：癫狂。

方解：《脉经》谓督脉为病，有"大人癫疾，小人痫疾"。陶道、大椎、身柱诸穴，乃督脉位于颈肩部之穴，又为足太阳膀胱经腧穴夹脊处，故具宣阳荣督，解痉定搐，息癫制狂之功。人中乃督脉与手足阳明经交会之穴，具开窍醒神，解痉定搐之功，故为醒神急救之用穴。足三里乃足阳明胃经之合穴，具补气血，和营卫，疏经通络之功；三阴交为足太阴脾经之腧穴，又为足三阴经交会穴，故有益肾，荣肝，健脾之功。两穴相伍，使五脏安和，情志畅达。内关乃手厥阴心包经之络穴，别走手少阳三焦经，尚为八脉交会穴，通于阴维脉；间使为手厥阴心包经之经穴；两穴均具宁心守神之功。外关乃手少阳三焦经之络穴，别走手厥阴心包经，又为八脉交会穴，通于阳维脉；支沟为手少阳三焦经之经穴；两穴均具温阳化气之功。方中内关伍外关，支沟伍间使，则阴阳诸经得以维系，使阴阳之气相顺接，而无离决之弊。诸穴相伍，施以灸术，名"陶道息癫止狂灸方"，为精神分裂症之治方。

十三、大椎

在脊柱区，第7颈椎棘突下凹陷中，后正中线上。艾条灸5～15分钟，《甲乙经》谓艾炷灸9壮，《铜人》谓艾炷灸以年为壮。

1. 大椎灸方

穴位组成：大椎。

主治：热病，疟疾，感冒，骨蒸潮热，咳嗽，气喘，眩晕，颈项脊背强痛，癫痫。

方解：督脉为阳脉之海，而大椎乃督脉之腧穴，又为手、足三阳经交会之穴，故称诸阳之会。以其畅达卫气，疏风通络之功，而为感冒、咳喘、颈强、腰脊急、疟疾之治穴。又因督脉一源三歧，主支起胞宫，沿脊上行，过大椎，入颅内络脑；后行支从脊里分出，属肾；前行支从小腹内直上，贯脐中央，上贯心，过喉部，上行达两眼下部中央。故大椎以其疏经通络，通达三焦，健脾益心，安和五脏之功，而为眩晕、癫痫、骨蒸热之治方。对该穴施以灸术，名"大椎灸方"。

2. 《经纶》气短大椎灸方

穴位组成：大椎、肺俞、尺泽、肝俞、太冲、内关、足三里、天突、肩井、气海。

主治：胸闷气短。

方解：《神灸经纶》云："气短，大椎，肺俞，肝俞，内关，足三里，太冲，尺泽，天突，肩井，气海。"盖因大椎通达全身阳气之功，而成宣发宗气之功，可疗胸闷咳喘之候；又以其温通心阳之功，而成宽胸通痹之治。肺之背俞穴肺俞、肺之合穴尺泽，以助其宣达宗气之功。肝俞及肝经之原穴太冲，有益肝体、理气导滞之用。内关乃手厥阴心包经之络穴，又为八脉交会穴，通于阴维脉，故有益心通脉之用。足三里乃足阳明胃经之合穴，有补脾胃，益气血，和营卫之功，而达补中益气，宽胸利膈之治。天突乃任脉与阴维脉交会之穴，有维系诸阴脉之功，使肺津充心血盈。气海乃升气之海具培元荣肾，益气宽胸之功。肩井乃手足少阳经与阳维脉交会穴，具调枢机，司开阖之功，故有宽胸利膈之治。诸穴合用，故有其治。对诸穴施以灸术，名"《经纶》气短大椎灸方"，为咳喘或胸痹而见胸闷气短之治方。

3. 大椎白虎清热灸方

穴位组成：大椎、合谷、曲池、内关、足三里。

主治：温热病邪在气分。

方解：温热病，邪在气分，出现发热，汗出，烦躁，口渴多饮，舌红，脉洪大者，则予大椎清泄热邪；伍手阳明大肠经原穴合谷、合穴曲池清热解肌，以退阳明经之热邪；佐手厥阴心包经络穴内关，又因其别出手少阳三焦经，故可清泄三焦之热邪；佐足阳明胃经之合穴足三里以和中化湿。诸穴合用，有方剂"白虎汤"之效。施以灸术，名"大椎白虎清热灸方"。

十四、百会

在头部，前发际正中直上5寸。艾条灸5～7分钟，《铜人》谓艾炷七壮，止七七壮。

1.百会灸方

穴位组成：百会。

主治：癫狂，中风，头痛，头晕，耳鸣，目眩，鼻塞，脱肛，遗尿，阴挺。

方解：头为诸阳之会，百会为督脉与手足三阳经交会于头巅之处，具荣督益髓，清热开窍，平肝熄风，健脑宁神，回阳固脱，升阳举陷之功，故有其治，施以灸术，名"百会灸方"。

2.《图翼》百会风中脏灸方

穴位组成：百会、大椎、风池、肩井、足三里、曲池、间使。

主治：中风中脏证。

方解：《类经图翼》云："中脏气塞痰上，昏危不省人事，百会，风池，大椎，肩井，间使，曲池，足三里。"百会伍大椎，乃治中风中脏证之伍，盖因两穴相伍通督脉，调诸阳，清泻上亢之风火。佐足少阳胆经之风池、肩井，二穴均与阳维脉交会，故调达气机，维系阳脉，使阴阳之气自相维，无并走于上之弊。足三里乃足阳明胃经之合穴，以其健脾和胃，助生化之源之功，以杜生痰之源。间使乃手厥阴心包经之经穴，有益心通脉之治。曲池乃手阳明大肠经之合穴，又为该经之本穴，具激发本经脉气之功，而有通痹疗痿之治。故诸穴相伍，可使阴阳之气自相维，五脏安和，六腑畅达，而愈病。施以灸术，名"《图翼》百会风中脏灸方"。

3.《经纶》百会愈狂灸方

穴位组成：百会、间使、复溜、阴谷、足三里。

主治：狂证。

方解：《神灸经纶》治"发狂"，有灸百会，间使，复溜，阴谷，足三里之验。盖因百会有荣督益脑，开窍醒神之功，故有安神止狂之治。伍手厥阴心包经之经穴间使，有安神止狂之效。复溜乃足少阴肾经之经穴；阴谷为该经之合穴；两穴均具补肾益元之功，故使水足肝柔，而无阳亢于上之弊。足三里为足阳明胃经之合穴，有健脾和胃之功，既有和气血，和营卫之效，又有豁痰开窍之治。诸穴合用，则宁神止狂之效倍增。

施以灸术，名"《经纶》百会愈狂灸方"。

4.《经纶》百会醒神灸方

穴位组成：百会、大椎、风池、肩井、环跳、绝骨、肩髃。

主治：中风气塞痰壅，昏危不省人事。

方解：《神灸经纶》治中风"气塞痰壅，昏危不省人事"有灸"百会、风池、大椎、肩井、肩髃、环跳，绝骨"之验，名"《经纶》百会醒神灸方"。方中百会以其荣督益脑，开窍醒神之功，任为主穴。辅以同经之大椎汇诸阳经之脉气，而成畅达阳气，疏经通络之功。风池、肩井均为足少阳胆经之腧穴，以其调达少阳枢机之功，使脏腑和顺，经络畅达，而无阴阳气不相顺接之弊；伍同经之环跳，为足少阳胆经与足太阳膀胱经交会穴，具调达气机，转输阳气之功；伍同经之绝骨，又为八会穴之髓会，具通达气机，培元益髓，开窍醒神之功；四穴相伍，以增其舒筋通脉，开窍醒神之功。《灵枢·寒热病》篇云："阳跷、阴跷、阴阳相交。"《难经·二十九难》云："阳跷为病，阴缓而阳急。"肩髃乃手阳明大肠经与阳跷脉交会穴，以其调补气血之功，使肩部气血运行通畅，而达舒筋缓节之效，且有引阳入阴，使阴阳之气相接，而无中风厥证之候。诸穴相伍，施以灸术，名"《经纶》百会醒神灸方"，又为中风"昏危不省人事"之治方。

5.《经纶》百会解痉灸方

穴位组成：百会、命门、神门、间使、仆参。

主治：角弓反张。

方解：《神灸经纶》云："角弓反张，百会、神门、间使、仆参、命门。"《难经·二十九难》云："督之为病，脊强而厥。"盖因百会乃诸阳之会，具荣督益脑，疏经通络，止痉愈厥之功，任为主穴。辅以同经之命门，以增其效；伍手少阴心经之原穴神门，有益心通脉，止痉定搐之功；间使为手少阴心包经之经穴，具调达枢机，透利三焦之功，故为痉病、痫证之治穴；仆参为足太阳膀胱经之腧穴，有畅达太阳经脉气之功，又为阳跷脉之本穴，《难经》谓"阳跷为病，阴缓而阳急。"故该穴又可疗"角弓反张"之候。今对诸穴施以灸术，名"《经纶》百会解痉灸方"。亦为金疮痉（破伤）、痫证之治方。

6.百会关元保胎灸方

穴位组成：百会、关元。

主治：滑胎。

方解：百会有益元荣督之功，关元有益任调冲之治，此乃督、任之伍，盖因二穴起于胞宫，故有补肾荣胞，益气养血之效，而为保胎优生之穴对。对两穴施以灸术，名"百会关元保胎灸方"。滑胎，今称习惯性流产，多因肾元亏虚，冲任不足，不能摄血育胎所致。故尚可在此方基础上加三阴交、中极，以增养肝肾，补脾胃，调冲任，育胎元之治，又名"保胎优生灸方"。

7. 百会长强益气举陷灸方

穴位组成：百会、长强。

主治：胃下垂，子宫脱垂，脱肛。

方解：督脉百会具升阳举陷之功，长强为督脉别走任脉之穴，有固密下元之用，故二两穴相伍，则益气举陷之功倍增，故有其治，施以灸术，名"百会长强益气举陷灸方"。今多用于胃下垂、子宫脱垂、脱肛之疾。

十五、囟会

在头部，前发际正中直上2寸。艾条灸3分钟，《铜人》谓艾炷二七壮至七七壮。

1. 囟会灸方

穴位组成：囟会。

主治：头痛，头晕，鼻渊，小儿惊风。

方解：囟会乃督脉脉气集于顶门之处，内为元神居处，具荣肾益智，健脑补髓，通经活络之功，故有其治。施以灸术，今名"囟会灸方"。

2.《经纶》囟会鼻塞灸方

穴位组成：囟会、上星、风门。

主治：鼻塞不通。

方解：《神灸经纶》治"鼻塞"，有取囟会，上星，风门之验。盖因囟会、上星，有通阳开窍之功，故为鼻塞之治穴；风门乃风邪易袭之处，故有疏散风邪之效。三穴相伍，为风寒感冒、鼻塞不通之治方。施以灸术，今名"《经纶》囟会鼻塞灸方"。

3.《得效》囟会通天灸方

穴位组成：囟门、通天。

主治：鼻病，头痛，眩晕。

方解：《世医得效方》云："治头痛，灸囟会七壮，鼻病，灸囟会七壮，通天七壮。"盖因囟会乃督脉经气集聚于顶门之处，又为元神之居处，故有荣督益肾，益髓荣脑，通经活络之功；通天乃足太阳膀胱经之腧穴，有通达阳气，疏风通络之功。两穴相伍，则疏风通窍之功倍增，今对二穴施以灸术，名"《得效》囟会通天灸方"，为治疗头顶痛、眩晕、鼻炎、鼻窦炎之良方。

4.《资生》囟会小儿惊痫灸方

穴位组成：囟会、前顶、本神、天柱。

主治：小儿惊风，痫证。

方解：《针灸资生经》治"小儿惊痫"，有取囟会、前顶、本神、天柱之验。盖因囟门、前顶，皆督脉经气汇聚于脑巅之处，故有荣督益肾，补脑宁神，开窍定搐之功；本神乃足少阳胆经与阳维脉交会之穴，故有调枢机，司开阖之功，使阴阳自相维，故无厥逆之候；天柱乃足太阳膀胱经经气过颈项之部，故有通达阳气，清脑醒神之治。诸穴合用，而有其治。施以灸术，名"《资生》囟会小儿惊痫灸方"，适用小儿惊风、脑瘫、痫证等疾病。验诸临床，佐以大椎、间使、丰隆，则止惊息痫之效倍增。

十六、上星

在头部，前发际正中直上41寸。艾条灸3分钟，《甲乙经》谓艾炷灸4壮。

1. 上星灸方

穴位组成：上星。

主治：头痛，目痛，鼻渊，癫、狂、痫证。

方解：上星乃督脉之经气汇注之处，又为五脏精气所聚之地，有通达阳气，清利头目，通窍醒神，止癫息痫之功，故有其治。施以灸术，名"上星灸方"。

2.《普济》上星衄血灸方

穴位组成：上星、囟会、百劳（大椎）、脊骨（即脊中）、风门、膈俞、合谷、涌泉。

主治：衄血。

方解：《普济方》云："衄血，上星，囟会，百劳，膈俞，脊骨，合谷，涌泉。"方中上星、囟会、大椎、脊中均为督脉之腧穴，以其清利头目，泻火清热之功，而使无迫血妄行之弊；风门乃足太阳膀胱经之腧穴，有疏散风热之功；膈俞亦为足太阳膀胱经之腧穴，又为八会穴之血会，故有清热凉血，引血归经之治；合谷为手阳明大肠经之原穴，有化气通脉，清热凉血之功；涌泉乃足少阴肾经之井穴，有引血归源，滋阴清热之功。诸穴相伍，施以灸术，今名"《普济》上星衄血灸方"。

3.《医统》上星鼻衄灸方

穴位组成：上星、百会、百劳（大椎）。

主治：鼻衄。

方解：《古今医统大全》云："鼻衄，上星、百会、百劳并宜灸。"盖因上星、百会、大椎，皆为督脉之腧穴，均具益脑荣督，清热凉血之功，故有其治。施以灸术，今名"《医统》上星鼻衄灸方"。

十七、水沟

在面部，人中沟的上1/3与中1/3交点处。《铜人》谓灸不及针，故可指针，艾炷灸3壮。

人中灸方

穴位组成：人中。

主治：癫、狂、痫证，小儿惊风，中风不语，牙关紧急，口眼㖞斜，面瘫，脊痛。

方解：《难经》云："督之为病，脊强而厥。""不得俯仰，大人癫疾，小儿痫疾。"盖因人中乃督脉之穴，故为癫、狂、痫证，小儿惊风，腰脊痛之治穴；其又为手足阳明经交会穴，面部多为阳明经循行之部，故其有开窍醒神，舒筋通络，通阳宣痹之功，可疗中风不语、牙关紧急、口眼㖞斜、面瘫之疾。对该穴施以灸术，名"人中灸方"。

第十四节　任脉穴灸方

一、会阴

在会阴区，男性在阴囊根部与肛门连线的中点；女性在大阴唇后联合与肛门连线的中点。艾条灸 3～7 分钟。

会阴灸方

穴位组成：会阴。

主治：阴痒，月经不调，肛门肿痛，小便不通，遗精，疝气，癫狂。

方解：《素问·骨空论》云："任脉为病，男子内结七疝，女子带下瘕聚。""七疝"系冲疝、狐疝、癥疝、厥疝、瘕疝、癀疝、癃癀疝的总称。"瘕聚"指妇人腹中结块，或聚或散，时痛时止之候。盖因会阴乃任脉与督脉、冲脉交会穴，具益肾荣督，调补冲任，醒神救急，平冲降逆之功，故有其治。施以灸术，名"会阴灸方"。

二、曲骨

在下腹部，耻骨联合上缘，前正中线上。艾条灸 7～15 分钟，《铜人》谓艾炷灸七壮至七七壮。

1. 曲骨灸方

穴位组成：曲骨。

主治：遗精，阳痿，带下，尿闭，疝气。

方解：曲骨为任脉与足厥阴肝经交会之穴，小腹又为下焦肝肾之地，故以其调冲任，养肝肾之功，而有其治。施以灸术，名"曲骨灸方"。为治疗泌尿生殖系统疾病之良方。

2.《集成》曲骨带下灸方

穴位组成：曲骨、太冲、复溜、三阴交、关元、天枢。

主治：带下病。

方解：《针灸集成》云："灸曲骨七壮，太冲、关元、复溜、三阴交、天枢百壮，治赤白带下。"方中曲骨佐足厥阴肝经之原穴太冲、足少阴肾经之经穴复溜、足太阴脾经之三阴交、任脉之关元，以成养肝肾，调冲任，补中气之功，以固带脉；天枢乃足阳明胃经当脐旁之穴，乃上、下腹之界畔，通行中焦，以其建中气之治而固带。诸穴相伍，施以灸术，名"《集成》曲骨带下灸方"。乃治赤白带下之良方。

三、中极

在下腹部，脐中下 4 寸，前正中线上。艾条灸 3～7 分钟，《铜人》谓艾炷日灸三七壮。

1. 中极灸方

穴位组成：中极。

主治：遗精，遗尿，小便不通，小便频数，淋证，小腹痛，月经不调，经闭，崩漏，带下，阴挺，阴痒。

方解：中极乃任脉与足三阴经交会穴，又为足太阳膀胱经之募穴，具益元育阴，调冲任，养肝肾，补脾气，化气通脉之功，而有其治。施以灸术，名"中极灸方"，故而为治疗泌尿生殖系统疾病之良方。

2.《大全》中极暖宫灸方

穴位组成：中极、照海、三阴交、子宫。

主治：女人子宫久冷，不受胎孕。

方解：《针灸大全》治"女人子宫久冷，不受胎孕"，有取中极，照海，三阴交，子宫之验。施以灸术，名"《大全》中极暖宫灸方"。方中中极乃任脉与足三阴经交会穴，照海为足少阴肾经之腧穴，三阴交为足太阴脾经与足厥阴肝经、足少阴肾经交会穴，故三穴相伍，有养肝肾，益脾气，调冲任，温元暖宫之功；子宫乃经外奇穴，位于脐中下四寸，中极旁开三寸处，有益元暖宫之效。诸穴合用，有暖宫助孕之治。

3.《大全》中极梦遗灸方

穴位组成：中极、照海、膏肓俞、然谷、肾俞。

主治：夜梦性交，遗精不禁。

方解：《针灸大全》治"夜梦鬼交，遗精不止"之候，有取中极，照海，膏肓，心俞，然谷，肾俞之验。"夜梦鬼交"，即梦幻性交。方中中极以调冲任，养肝肾，益中气，固精止遗为治。伍足少阴肾经之照海、荥穴然谷、背俞穴肾俞，佐足太阳膀胱经"无所不治"之膏肓俞，共助其效，施以灸术，名"《大全》中极梦遗灸方"。

四、关元

在下腹部，脐中下 3 寸，前正中线上。艾条灸 5～15 分钟，《甲乙经》谓艾炷灸 7 壮，《铜人》谓艾炷灸百壮至三百壮。

1.关元灸方

穴位组成：关元。

主治：遗精，阳痿，遗尿，小便频数，癃闭，月经不调，经闭，崩漏，带下，阴挺，产后出血，疝气，小腹痛，泄泻，脱肛，中风脱证。

方解：关元乃任脉与足三阴经交会穴，故有"三结交"之名。以其养肝肾，调冲任，健脾固带，壮阳固精，益肾固泉，止崩固漏，固肠止泻，益气固脱诸功，而有其治。施以灸术，名"关元灸方"，为泌尿生殖系统、消化系统，因气虚所致病者之用方。

2.《甲乙》关元气癃灸方

穴位组成：关元、阴陵泉。

主治：气癃。

方解：《甲乙经》治"气癃溺黄""以关元、阴陵泉主之"。气癃为中气不足或肾阳虚衰而致之小便不利之候。关元乃任脉之穴，又与足三阴经相交；与足太阴脾经之阴陵泉相伍，有健脾益气，温阳化气之治。施以灸术，名"《甲乙》关元气癃灸方"。

3.《得效》关元脐下痛灸方

穴位组成：关元、膏肓俞。

主治：脐下痛。

方解：《世医得效方》云："腹绞痛，流入阴中，发作无时，此冷气，灸关元百壮，穴在脐下三寸，灸膏肓二穴。"今对二穴施以灸术，名"《得效》关元脐下痛灸方"。脐下乃肝肾下焦之地，多因寒凝下焦或胞宫虚寒而致。关元乃任脉与足三阴经交会之穴，故有养肝肾，调冲任，益脾气，补气血，暖腹温胞，理气导滞之功，故有其治。《千金要方》谓"膏肓俞无所不治"，《明堂灸经》云其"无不取效"。盖因该穴为治"五劳七伤"之要穴，故该方多适用痛经、疝气、腹痛之候。

4.《得效》关元豁痰灸方

穴位组成：关元、丹田。

主治：痰涎壅塞，声如牵锯。

方解：《世医得效方》云："治痰涎壅塞，声如牵锯，服药不下，宜灸关元、丹田二穴，多灸之良。"上述证候，多系肺、脾、肾三脏皆虚而致痰浊壅肺，上犯肺系所致。方中关元乃任脉与足三阴经交会之穴，有益元固本，纳气定喘，健脾渗湿，豁痰化浊，肃降肺气，止咳定喘之功；丹田穴乃脐下二寸之石门，有益元荣肾，纳气定喘之效；或云脐下一寸五分之气海，有温补下焦，宣发宗气之治。故可对三穴施以灸术，名"《得效》关元豁痰灸方"。乃为哮喘病之效方。

5.《大全》关元女劳疸灸方

穴位组成：关元、然谷、肾俞、公孙、至阳。

主治：女劳疸。

方解：《针灸大全》治"女劳疸，身目俱黄，发热恶寒，小便不利"有取关元，公孙，肾俞，然谷，至阳之验。"女劳疸"一疾，首见于《金匮要略》"黄疸病"篇，乃脾肾两虚所致，故其治当以补肾健脾为法。方中关元乃任脉之穴，且与足三阴经相交，故有滋养肝肾，健脾和胃之功。足少阴肾经之荥穴然谷，伍其背俞穴肾俞，以助益肾之功；公孙乃足太阴脾经之络穴，别出入足阳明胃经，以助补脾渗湿之效；至阳乃督脉之阳气自下而上汇于此，可益元荣督，温补脾肾，此乃火旺土健之功。诸穴合用，而有其治。施以灸术，名"《大全》关元女劳疸灸方"。

6.《大全》遗精白浊尿频灸方

穴位组成：关元、三阴交、照海、太溪、白环俞。

主治：遗精，白浊，膏淋，尿频。

方解：《针灸大全》治"遗精白浊，小便频涩"，取关元，照海，白环俞，太溪，三阴交。施以灸术，名"《大全》遗精白浊尿频灸方"。上述诸疾，均为肝肾亏虚，脾失健运所致。盖因方中关元为任脉与足三阴经交会穴，伍足太阴脾经之三阴交，故二穴均有益肾固元，健脾益气之功，有培补先后天之本之效。照海为足少阴肾经与阴跷脉交会穴；太溪乃足少阴肾经之输穴、原穴；白环俞乃足太阳膀胱经之腧穴。三穴相伍，而达固精，化浊，缩泉之治。故此方为治疗泌尿生殖系统疾病之良方。

7.《千金》关元泻痢灸方

穴位组成：关元、太溪。

主治：慢性泄泻，痢疾。

方解：《千金方》云："关元，太溪，主泻痢不止。""泻痢"，系指慢性肠炎、慢性痢疾之缩称。盖因关元乃任脉与足三阴经交会穴，故有养肝肾，益脾气，任养诸阴之功，故适用于肾失固摄、脾虚失运或肝气犯脾而致"泻痢"之候，任为主穴；伍足少阴肾经之原穴太溪，以助火旺土健之效。对二穴施以灸术，名"《千金》关元泻痢灸方"。

8.《资生》关元通淋灸方

穴位组成：关元、气海、秩边、阳纲。

主治：小便赤涩。

方解：《针灸资生经》云："关元，秩边，气海，阳纲，治小便赤涩。"小便赤涩，或为热淋，或为血淋，多因湿热蕴于膀胱而致。故有关元、气海化气通淋之施；秩边乃足太阳膀胱经位于腰骶部腰俞之旁，有负阳抱阴，司气化而清下焦湿热之功，故为清热通淋之治穴。阳纲乃足太阳膀胱经之腧穴，有化气通脉，清热通淋之功。故对诸穴施以灸术，名"《资生》关元通淋灸方"。

9.《东垣》关元气冲热淋灸方

穴位组成：关元、气冲。

主治：热淋。

方解：《东垣十书》云："热淋，取关元，气冲。"热淋，乃湿热蕴于下焦，膀胱气化失司而致。其治当清利湿热通淋。关元乃任脉与足三阴经交会之穴，故集四经之功能，而以肾主水液司气，脾主清热燥湿，肝主疏泄，理气导滞之治，而为清热通淋之主穴；气冲乃足阳明胃经脉气所发，为经气灌注之要穴，故有调补气血，化气通脉，利湿清热之功。两穴相伍，施以灸术，名"《东垣》关元气冲热淋灸方"，为热淋之治方。

10. 关元肾俞尿崩灸方

穴位组成：关元、气海、肾俞、太溪、三焦俞、三阴交。

主治：尿崩。

方解：关元伍肾俞，太溪，三焦俞，气海，三阴交，乃为尿崩证之治方。肾主水液，方中关元、气海，有益元固本，温阳化气之功；肾俞为足少阴肾经之背俞穴；太溪为足少阴肾经之输穴、原穴；四穴相伍，共成益元补肾，温阳化气，固泉止崩之治。三焦俞乃手少阳三焦经之背俞穴，有司气化，固脬缩泉之治；三阴交乃足三阴经交会之穴。诸穴相伍，施以灸术，名"关元肾俞尿崩灸方"。

五、石门

在下腹部，脐中下 2 寸，前正中线上。艾条灸 5～15 分钟，《甲乙经》谓艾炷灸 3 壮，《铜人》谓艾炷灸二七壮，止二百壮。

石门灸方

穴位组成：石门。

主治：崩漏，带下，经闭，产后出血，疝气，腹痛，泄泻，尿闭，遗溺，水肿。

方解：石门，为任脉之穴，与关元、气海均有"下丹田"之称，穴居下焦肝肾之地，且石门又为手少阳三焦经之募穴，故具益元固本，养肝肾，调冲任，荣胞通经，温补下元，化气通脉，健脾固带，止遗止泄之功，故有其治。施以灸术，名"石门灸方"。

六、气海

在下腹部，脐中下 1.5 寸，前正中线上。艾条灸 5～15 分钟，《甲乙经》谓艾炷灸 5 壮。

1. 气海灸方

穴位组成：气海。

主治：崩漏，带下，阴挺，月经不调，经闭，产后出血，疝气，遗尿，尿闭，遗精，腹痛，泄泻，便秘，脱肛，水肿，喘证，中风脱证。

方解：气海乃任脉之腧穴，乃升气之海。具温补下焦，益元荣肾，调补冲任，益气举陷，温阳固脱之功，故有其治。施以灸术，名"气海灸方"。

2.《大成》气海胸痹灸方

穴位组成：气海、内关、行间、阳陵泉。

方解：《针灸大成》有"胁肋下痛，心胸刺痛"，取气海，内关，行间，阳陵泉之验。方中气海具益元固本，温阳通脉之功，任为主穴；内关乃手厥阴心包经之络穴。《难经》云："阴维为病苦心痛。"其又为八脉交会穴，通于阴维脉，故该穴有益血通脉之功，以疗"苦心痛"之候；行间为足厥阳肝经之荥穴，以其疏肝理气，通脉导滞之功为治；阳陵泉乃足少阳胆经之合穴，又为八会穴之筋会，具调枢机，司开阖，宽胸利膈，舒筋通络之功，诸穴合用，则胸阳得振，心脉得养，胸痹得解，而无"胁肋下痛，心胸刺痛"之候。施以灸术，名"《大成》气海胸痹灸方"，为冠心病、心绞痛之治方。

3.《经纶》气海救逆灸方

穴位组成：气海、肾俞、肝俞、阳溪、人中、膻中、百会。

主治：暴厥逆冷。

方解：《神灸经纶》云："暴厥逆冷""灸气海，肾俞，肝俞，阳溪，人中，膻中，百会。""暴厥逆冷"，即阴阳气不相顺接之厥逆证，多见于中风之中脏证或中暑之四逆证。气海佐以肾俞、肝俞，共成滋补肝肾，温补下焦，益气通脉，回阳救逆之功；阳溪乃手阳明大肠经之经穴，具调补气血，舒筋通络之治；膻中为气会，有宣发宗气，宽胸利膈，畅通心脉之功；人中通达督任，使阴阳之气相顺接，为回阳救逆之要穴。百会为诸阳之会，有荣督通脑，回阳救逆之功。故诸穴相伍，而解"暴厥逆冷"之证，施以灸术，名"《经纶》气海救逆灸方"。

4.《经纶》气海暖脐灸方

穴位组成：气海、膀胱俞、曲泉。

主治：脐下冷痛。

方解：《神灸经纶》云："脐下冷痛，气海，膀胱俞，曲泉。"对诸穴施以灸术，名

"《经纶》气海暖脐灸方"。"脐下冷痛"可见于多种疾病，大凡证见于小腹发凉且痛之候，均可施用。盖因气海具温补下焦，回阳救逆，理气止痛之功，任为主穴；膀胱俞乃足太阳膀胱经输注于腰背之处，夹脊督脉，司气化，布津液，且具负阳抱阴之功，而暖下元，故有暖脐之治；曲泉为足厥阴肝经之合穴，具养血柔肝，强筋通络之治。诸穴合用，故有其治。

5.《经纶》气海反胃灸方

穴位组成：气海、上脘、中脘、下脘、脾俞、胃俞、意舍、乳根、天枢、足三里、膈俞、膻中、水分、日月、大陵。

主治：反胃。

方解：《神灸经纶》云："反胃，气海、下脘、膈俞、脾俞、中脘、三里、胃俞、上脘、膻中、乳根、水分、天枢、大陵、日月、意舍。"对诸穴施以灸术，名"《经纶》气海反胃灸方"。"反胃"一词，首见于《金匮要略·呕吐哕下利病脉证治》篇称为"胃反"，《圣惠方·治反胃呕哕诸方》篇称为"反胃"。其证见食入之后，停留胃中，朝食暮吐，暮食朝吐，呕吐物均为未消化物。其病或为嗜食生冷，损伤脾阳，或因心情抑郁，伤及脾胃，以致中焦虚寒，不能腐熟水谷，欲食停留，终至呕吐而出。《圣济总录》究其因为"食入反出，是无火也。"火旺则土健，若反胃日久，脾阳不振，命门火衰，肾阳不足，釜底无薪，则无力腐熟水谷。故其治当温补脾胃，和胃降逆，理气宽中。方中气海温补下焦，益元荣肾，健脾和中，降逆止呕，任为主穴；辅以上、中、下脘，以成消食化积，和胃降逆之功；佐以脾俞、胃俞、意舍以助健脾和胃之功；乳根、天枢、足三里，以助其和胃消食，理气导积之功；膈俞、膻中宽胸利膈，以降逆气反胃之候；水分为任脉位于脐上一寸处，为内脏分清别浊功能应于体表之处，具培补脾肾之阳，健脾和胃，温阳化饮之功，而成泌别清浊，利水化湿之治；日月乃足少阳胆经之募穴，又为足少阳胆经与足太阴脾经交会之穴，故有畅达枢机，司开阖，补益脾气，宽胸利膈，和胃降逆之用；大陵乃手厥阴心包经之输穴、原穴，具宁心定神，宽胸利膈之功，为疗情志失调，久则伤脾之用穴。诸穴相伍，施以灸术，名"《经纶》气海反胃灸方"，为反胃之治方。

6.《经纶》气海固泉灸方

穴位组成：气海、关元、阴陵泉、大敦、行间。

主治：小便失禁。

方解：《神灸经纶》云："小便失禁，气海，关元，阴陵泉，大敦，行间。"今对诸穴施以灸术，名曰"《经纶》气海固泉灸方"。《素问·逆调论》云："肾者水也，主津液。"故"小便失禁"，盖因肾元亏虚，气化失司使然。方中气海为任脉之腧穴，为升气之海，与同经之关元穴，均具温补下焦，益元荣肾，化气通脉，益气升阳，荣脬固泉之功，故为治疗小便失禁之要穴。阴陵泉为足太阴脾经之合穴，具健运中宫，化气通脉之功。肝体阴而用阳，若肝阴不足必筋脉失濡而失荣。大敦乃足厥阴肝经之井穴、本穴，行间为本经之荥穴，两穴相伍，共成补肝阴，濡肝络，养肝筋之功，而有固脬缩泉之治。故该方为治疗足三阴经亏虚而致小便失禁之良方。

7.《经纶》气海调经灸方

穴位组成：气海、中枢、照海。

主治：月经不调。

方解：《神灸经纶》云："血结，月事不调，气海、中枢、照海。"对三穴施以灸术。名"《经纶》气海调经灸方"。"血结"乃血不荣脉，气滞血瘀，冲任失调，而致月经不调之候。方中气海以其温补下焦，益元荣肾，调达冲任之功，任为主穴。中枢乃督脉之腧穴，其穴位于人体中枢，以其补中益气，负阳而抱阴，协督脉之阳气而益任脉之阴血，而有调冲任之用。照海为足少阴肾经与阴跷脉交会之穴，《难经》谓阴跷脉有"交贯冲脉"之行，故其有益肾元，通阴跷，荣冲脉之功。诸穴合用，以益肾元，调冲任之功，而成其治。

七、阴交

在下腹部，脐中下 1 寸，前正中线上。艾条灸 5～15 分钟，《甲乙经》谓艾炷灸 5 壮，《铜人》谓艾炷灸百壮。

1. 阴交灸方

穴位组成：阴交。

主治：崩漏，带下，月经不调，脐周围痛，疝气，产后出血。

方解：阴交为任脉与足少阴肾经、冲脉交会穴，该穴居人体中焦之地，具温补下元，调冲任，补脾益气，固带止崩，理气止痛之功，故为其治。施以灸术，名"阴交灸方"。

2.《大全》阴交痛经灸方

穴位组成：阴交、照海、合谷。

主治：痛经。

方解：《针灸大全》治"妇人经水正行，头晕腹痛"，有取阴交、照海、合谷之验。对三穴施以灸术，名"《大全》阴交痛经灸方"。盖因妇女行经期，若素体气血亏虚，阴血趋下，一则髓海失濡而发眩晕；一则胞宫失养，冲脉亏虚，故见腹痛。阴交为任脉与足少阴肾经、冲脉交会之穴，其有阴交温肾元，补气血，调冲任之功，任为主穴；照海乃足少阴肾经之腧穴，又为八脉交会穴，通于阴跷脉，《难经》谓"阴跷脉者""交贯冲脉"，故照海有补肾荣冲之功；合谷乃手阳明大肠经之原穴，与三焦关系甚密，故有调气和血，化气通脉，理气导滞之功。故二穴辅以阴交，共成益肾荣脑，补益气血，调达冲任，濡养胞宫之功，而成因肾精阴血不足而致眩晕、痛经之治方。

3.《宝鉴》脐下五穴益坤灸方

穴位组成：阴交、气海、石门、关元、中极。

主治：月经不调，带下，产后恶露不止，痛经。

方解：《卫生宝鉴》云："阴交一穴，在脐下一寸，主女子月事不调，带下，产后恶露不止，绕脐冷痛，灸百壮。"又云："凡妇人产后气血俱虚，灸脐一寸至四寸（即阴交、气海、石门、关元、中极五穴）各百壮，炷如小麦大，元气自生。"盖因"胞络者，系于肾"，而脐下五穴，乃任脉之穴，又因冲任二脉皆起于胞宫，故阴交五穴有益肾荣冲，濡女子胞之功，故有其治。施以灸术，今名"《宝鉴》脐下五穴益坤灸方"。

八、神阙

在脐区，脐中央。艾条灸 20 ～ 30 分钟，《铜人》谓艾炷灸百壮。

神阙灸方

穴位组成：神阙。

主治：中风脱证，肠鸣，脘腹痛，泄泻不止，脱肛。

方解：脐为元神出入之阙庭，且脐在胚胎发育过程中，为腹壁最后的闭合处。穴于任脉位于腹部中点处，在易学中称为太极的脐点。有负阳抱阴，安和五脏，畅达六腑之治，故有其效。《甲乙经》谓："灸脐中，令有子。"《千金方》谓："气淋，脐中者盐灸方。"《医宗金鉴》云："主治百病。"《针灸大成》有按节气药灸脐中，用之"诸邪不侵，百病不入，长生耐老，脾胃强壮"，《类经图翼》治"阴寒腹痛"以附子饼置脐以艾火灸，《针灸逢源》治脱肛，灸脐随年壮。今对脐中施以灸术，名"神阙灸方"。

九、水分

在上腹部，脐中上 1 寸，前正中线上。艾条灸 5 ～ 15 分钟，《甲乙经》谓艾炷灸 5 壮。

1. 水分灸方

穴位组成：水分。

主治：肠鸣，泄泻，腹痛，水肿，小便不利，头面浮肿。

方解：水分是内脏分清别浊之穴，具健脾胃，泌清浊，利水化湿之功，故有其治，施以灸术，名"水分灸方"。

2. 水分复溜利水化饮灸方

穴位组成：水分、复溜、阴陵泉、气海。

主治：水肿，气淋，痰饮。

方解：水分以其泌清浊，利水化湿之功，任为主穴；辅以足少阴肾经之经穴复溜，有建益肾元，通调水道之功；佐足太阴脾经之阴陵泉，以健脾运而渗湿；佐任脉之气海，益元温肾而通调水道，以增温阳利尿化饮之功。四穴合用，施以灸术，名"水分复溜利水化饮灸方"，为水肿、气淋、痰饮之治方。

十、下脘

在上腹部，脐中上 2 寸，前正中线上。艾条灸 5 ～ 15 分钟，《甲乙经》谓艾炷灸 5 壮，《铜人》谓艾炷灸二七壮，止二百壮。

1. 下脘灸方

穴位组成：下脘。

主治：胃脘痛，腹胀，痢疾，肠鸣，呕吐，纳呆。

方解：下脘为任脉与足太阴脾经交会穴，具助运化，和肠胃，行气滞，消食积之功，对该穴施以灸术，名"下脘灸方"，为治疗脾胃虚弱、消化不良诸证之良方。

2. 下脘消食化饮灸方

穴位组成：下脘、陷谷、足三里、上巨虚、下巨虚。

主治：胃脘痛，腹胀，呕吐，纳呆，痢疾。

方解：下脘以其助运化，和胃肠之功，任为主穴；陷谷乃足阳明胃经之输穴，以通络止痛，消食化积之功为辅；佐足阳明胃经、手阳明大肠经、手太阳小肠经之下合穴足三里、上巨虚、下巨虚，以增和胃肠之效。施以灸术，名"下脘消食化饮灸方"，为治疗消化不良、慢性胃肠炎、肝炎之良方。

十一、建里

在上腹部，脐中上 3 寸，前正中线上。艾条灸 5 ～ 15 分钟。

1. 建里灸方

穴位组成：建里。

主治：胃脘痛，呕吐，纳呆，腹胀，水肿。

方解：建里乃任脉之腧穴，位于中脘之下，下脘之上，以其强壮内脏，健运中焦之功而命名。故有其治。对该穴施以灸术，名"建里灸方"。

2. 建里达枢和胃灸方

穴位组成：建里、内关、足三里、上巨虚、下巨虚、阳陵泉。

主治：胁痛，胃脘痛，呕吐，腹胀。

方解：《百症赋》有建里、内关之伍，治"胸中苦闷"之验。验诸临床，伍足阳明胃经、手阳明大肠经、手太阳小肠经、足少阳胆经之下合穴足三里、上巨虚、下巨虚、阳陵泉，共成健脾和胃，调达枢机，理气导滞之功，故有其治。施以灸术，名"建里达枢和胃灸方"，多为肝胆、肠胃病之治方。

十二、中脘

在上腹部，脐中上 4 寸，前正中线上 4 寸。艾条灸 5 ～ 15 分钟，《甲乙经》谓艾炷灸七壮，《铜人》谓艾炷灸二七壮止二百壮。

1. 中脘灸方

穴位组成：中脘。

主治：胃脘痛，腹胀，反胃，吞酸，呕吐，腹泻，痢疾，黄疸，风疹，瘾疹，哮喘，失眠，惊悸，怔忡，脏躁，气厥，癫、狂、痫证，头痛，惊风，痿证，虚劳。

方解：中脘为足阳明胃经之募穴，腑之会穴，又为任脉与手太阳小肠经、手少阳三焦经、足阳明胃经交会穴，为回阳九针之一。故中脘有较强的健脾和胃，疏肝利胆，理气止痛，化痰导滞之功，故有其治。施以灸术，名"中脘灸方"。

2.《大全》中脘翻胃灸方

穴位组成：中脘、公孙、太白、中魁。

主治：中满不快，翻胃吐食。

方解：《针灸大全》治"中满不快，翻胃吐食"，有取中脘、公孙、太白、中魁之验。"中满不快"，即中焦胃脘胀满不舒之候。"翻胃"，即反胃。方中中脘以其健脾和胃，疏肝利胆，消胀除满，理气止痛之功，任为主穴。公孙乃足太阴脾经之络穴，别出入足阳明胃经，又为八脉交会穴之一，通于冲脉，辅中脘而有健脾和胃，消食化积，理气调冲，降逆止吐之功。太白为足太阴脾经之输穴、原穴，以助健脾和胃之效。中魁为经外奇穴，位于中指背侧近侧指关节中点处。以其透利三焦，理气导滞之功，而成消食导滞之治。诸穴合用，而成其效。施以灸术，名"《大全》中脘翻胃灸方"。

3.《大全》中脘胃寒灸方

穴位组成：中脘、内关、大陵、足三里。

主治：中满不快，胃脘伤寒。

方解：《针灸大全》治"中满不快，胃脘伤寒"，有取中脘、内关、大陵、三里之验。"中满不快，胃脘伤寒"，乃胃脘胀满不舒，隐隐作痛，恶寒喜暖，得温则减，遇寒加重之候。此乃脾胃虚寒之证，故其治当温中健脾，和胃消食，理气止痛。中脘乃回阳九针之一，有健脾和胃，温中散寒，理气止痛之功，故任为主穴。内关为手厥阴心包经之本穴，又为手厥阴心包经之络穴，别走手少阳三焦经，尚为八脉交会穴之一，通于阴维脉。《难经》有"阴维为病苦心痛"之记。"心痛"，即胃脘痛。大陵为手厥阴心包经之原穴，亦为心胸、脘腹部疾病之用穴，故协内关共成理气消胀，缓急止痛之治。足三里乃足阳明胃经之合穴，有健脾和胃，补中益气，消胀除满，理气止痛之功。诸穴合用，而有其治，施以灸术，名"《大全》中脘胃寒灸方"。

4.《经纶》中脘便血灸方

穴位组成：中脘、气海。

主治：便血。

方解：《神灸经纶》云："便血，中脘、气海。上二穴灸脱血色白，脉濡弱，手足冷，饮食少思，强食即吐。"此当是脾气亏虚，统血无力的脉证。方中中脘乃为较强的健脾和胃，补中益气之穴；气海乃升气之海，具益气举陷之功。两穴相伍，名"《经纶》中脘便血灸方"，为脾胃虚弱、脾不统血之便血证之治方。

5.《经纶》中脘久痞灸方

穴位组成：中脘、上脘、章门、三焦俞、三阴交、内庭、脾俞、幽门、气海。

主治：久痞。

方解：《神灸经纶》有治"久痞"，灸"中脘、章门、三焦俞、三阴交、内庭、幽门、上脘、脾俞、气海"之验。"久痞"，乃脾胃虚弱所致之脘腹胀满日久之谓。中脘、上脘乃健脾和胃，消胀除满之要穴；章门乃足厥阴肝经与足太阴脾经、阴维脉之交会穴，又为足太阴脾经之募穴，故有健脾和中，理气导滞，消胀除满之治；三焦俞乃手少阳三焦经之背俞穴，具调达枢机，司开阖，以成理气导滞之功；三阴交虽谓是足太阴脾经之穴，实乃足三阴经交会之穴，故具温补脾肾，疏肝理气，通痞消积之治；内庭乃足阳明胃经之荥穴，伍足太阴脾经之背俞穴脾俞，共成健脾和胃，理气导滞，消胀除满之功；幽门为足少阴肾经与冲脉交会穴，冲脉隶属足阳明胃经，火旺则土健，故该穴有补肾阳，助脾运，和胃气，降冲逆之功，故有健脾益气，和胃降逆，理气导滞，消胀除痞之治；气海以其振奋下焦元阳，升提中焦脾胃之气，而达消除胀满之功。诸穴合用，施以灸术，名"《经纶》中脘久痞灸方"，为治"久痞"之良方。

十三、上脘

在上腹部，脐中上 5 寸，前正中线上。艾条灸 5～15 分钟，《甲乙经》谓艾炷灸 5 壮。

1. 上脘灸方

穴位组成：上脘。

主治：胃脘痛，呕吐，反胃，痫证。

方解：穴居胃脘之上部，故名上脘。上脘为任脉与足阳明胃经、手太阳小肠经交会穴，具调和胃肠，和胃降逆，化痰宁神之功，故有其治，施以灸术，名"上脘灸方"。

2.《采艾》上脘腹痛灸方

穴位组成：上脘、天枢、胃俞、关元、上巨虚。

主治：腹痛，胃脘痛。

方解：《采艾编翼》治"腹痛"，有灸"上脘、天枢、关元、胃俞、足上廉"之验，名"《采艾》上脘腹痛灸方"。方中上脘具和胃降逆，理气止痛之功，为治疗脘腹痛之主穴；天枢位于足阳明胃经脉气所发之处，又为手阳明大肠经之募穴，穴当脐旁两侧，为上下腹之界畔，通行中焦，有斡旋上下，司职升降之功，故有和胃肠，理气导滞之治；胃俞乃足阳明胃经之背俞穴，以其畅达阳气，而有和胃消食之功；"足上廉"，即足阳明胃经之上巨虚，且又为手阳明大肠经之下合穴，故具调和肠胃，通腑消胀，理气止痛之功，二穴共为佐使之穴。关元为手太阳小肠经之募穴，又为任脉与足三阴经交会穴，为人身强壮之要穴，而具益元固本，补气壮阳，调补先后天之本之功。诸穴合用，而有其治。

十四、巨阙

在上腹部，脐中上 6 寸，前正中线上。艾条灸 3～5 分钟，《甲乙经》谓艾炷灸 5 壮，《铜人》谓艾炷灸七壮，止七七壮。

巨阙灸方

穴位组成：巨阙。

主治：心胸痛，反胃吞酸，噎膈呕吐，心悸，癫、狂、痫证。

方解：巨阙乃任脉之腧穴，又为手少阴心经之募穴，内应腹络，上应胸膈，为胸腹之交关，清浊之格界，故具宽胸快膈，通行脏腑，除痰化湿，健脾和胃、降逆止呕，宁神定志之功，故有其治，施以灸术，名"巨阙灸方"。

十五、中庭

在上腹部，剑胸结合中点处，前正中线上。艾条灸 3～5 分钟，《铜人》谓艾炷灸 5 壮。

中庭灸方

穴位组成：中庭。

主治：胸胁胀满，胸痹心痛，噎膈吐逆，小儿吐乳。

方解：中庭乃任脉位于胸部之穴，具畅舒宗气，宽胸快膈，通达冲任，降逆止呕，理气止痛之功，故有其治，施以灸术，名"中庭灸方"。

十六、膻中

在胸部，横平第 4 肋间隙，前正中线上。艾条灸 3～5 分钟，《铜人》谓艾炷灸 5 壮。

1. 膻中灸方

穴位组成：膻中。

主治：气喘，噎膈，胸痛。

方解：膻中为任脉位于胸部之穴，具畅达宗气之功，故有益气举陷，宽胸利膈，降逆止呕，宁嗽定喘之治。施以灸术，名"膻中灸方"。

2.《经纶》膻中膈噫灸方

穴位组成：膻中、天府、内关、心俞、膈俞、中脘、脾俞、膏肓俞、食仓、足三里、乳根。

主治：噫膈，呃逆。

方解：《神灸经纶》云："膈噫，膻中、中脘、膏肓俞、内关、食仓、足三里、心俞、膈俞、脾俞、天府、乳根。"对诸穴施以灸术，名"《经纶》膻中膈噫灸方"。"膈"，即噫膈，乃吞咽之时哽噎不顺之候；"噫"又称"哕噫"，为呃逆之古称，乃气逆冲之证。其治法均以宽胸利膈，理气导滞，和胃降逆为主。方中任脉之膻中伍手太阴肺经之天府、手厥阴心包经之内关、足太阳膀胱经之心俞、膈俞，以成宣发宗气，宽胸利膈之功；伍任脉之中脘、足太阳膀胱经之脾俞、膏肓俞、食仓（胃仓），足阳明胃经之乳根、足三里，共成健脾和胃，消胀除满，理气导滞之效。诸穴合用，为治疗"膈噫"证之良方。

3.《经纶》膻中肺痈灸方

穴位组成：膻中、太渊、肺俞、支沟、大陵、肾俞、合谷。

主治：肺痈。

方解：《神灸经纶》云："肺痈，膻中、肺俞、支沟、大陵、肾俞、合谷、太渊。"施以灸术，名"《经纶》膻中肺痈灸方"。《明堂灸经》谓其"主肺痈，咳嗽上气，唾脓血不得下食，胸中气满如塞"。故膻中有畅达宗气，宽胸利膈之功，任为主穴。太渊为手太阴肺经之原穴、输穴，又为八会穴之脉会；伍手太阴肺经之背俞穴肺俞，有宣发肺气，畅达气机之功，可治肺气失宣而发肺痈之候。支沟乃手少阳三焦经之经穴，具通关开结，活络散瘀，通达脏腑之功。大陵乃手厥阴心包经之输穴、原穴，具宽胸利膈，活血化瘀之功。肾俞乃足少阴肾经之背俞穴，其从阳引阴，以成金水相滋之治。合谷乃手阳明大肠经之原穴，有化气通脉，调气活血，扶正达邪，清热消痈，理气止痛之功。诸穴合用，则肺气得宣，气血得行，故为疗肺痈之良方。

4. 膻中肺俞咳喘灸方

穴位组成：膻中、肺俞、尺泽。

主治：咳嗽，哮喘。

方解：膻中乃任脉之腧穴，又为手厥阴心包经之募穴、八会穴之气会。故有畅达宗气，宣发肺气之功，而具止咳定喘之治；肺俞乃手太阴肺经之背俞穴，具调肺气，止咳喘之功；尺泽乃手太阴肺经之合穴，具疏调上焦心肺之治，而有清肺热，泻肺火，降逆气，止咳喘之功。诸穴合用，为咳喘病之治方。施以灸术，名"膻中肺俞咳喘灸方"。

十七、玉堂

在胸部，横平第3肋间隙，前正中线上。艾条灸3～5分钟，《铜人》谓艾炷灸3壮。

玉堂灸方

穴位组成：玉堂。

主治：咳嗽，气喘，胸痛，喉痹咽塞，呕吐寒痰。

方解：玉堂为任脉位于心所居之部，有宽胸利膈，清热除烦，化痰止咳，降逆平喘，利咽消肿之功，故有其治。施以灸术，名"玉堂灸方"，为治疗胸痹、喘咳病、喉痹之良方。

十八、紫宫

在胸部，横平第2肋间隙，前正中线上。艾条灸3～5分钟，《铜人》谓艾炷灸5壮。

紫宫灸方

穴位组成：紫宫。

主治：咳嗽，气喘，胸痹，喉痹，咽塞。

方解：紫宫乃任脉经气所发之处，又为心居之宫，故具任养心血，通达心肺脉气之功。施以灸术，名"紫宫灸方"，故为治疗咳喘、胸痹、喉痹之良方。

十九、华盖

在胸部，横平第1肋间隙，前正中线上。艾条灸3～5分钟，《铜人》谓艾炷灸3壮。

华盖灸方

穴位组成：华盖。

主治：气喘，咳嗽，胸胁满痛。

方解：华盖乃任脉之气发于胸部之穴，内应于肺，故有宣肺而朝百脉之功，而具补肺气，益心脉之治。施以灸术，名"华盖灸方"，为治疗咳喘、胸痹之良方。

二十、璇玑

在胸部，胸骨上窝下1寸，前正中线上。艾条灸3～5分钟，《铜人》谓艾炷灸5壮。

璇玑灸方

穴位组成：璇玑。

主治：咳嗽，气喘，胸痛，咽喉肿痛。

方解：璇玑乃任脉之气通天衔督，益任荣督，宣发肺气，枢转气机，止咳定喘之穴。故为咳喘、胸痹、喉痹咽肿之治穴。施以灸术，名"璇玑灸方"。

二十一、天突

在颈前区，胸骨上窝中央，前正中线上。艾条灸3～5分钟，《甲乙经》谓艾炷灸3壮。

1. 天突灸方

穴位组成：天突。

主治：咳嗽，哮喘，暴喑，咽喉肿痛，瘿气，噎膈。

方解：天突为任脉与阴维脉交会之穴，位于气管上端，通咽连肺，故有益肾荣任，宽胸利膈，宣肺利咽，止咳定喘，清热消肿之功，而有其治。施以灸术，名"天突灸方"。

2.《大全》天突利咽灸方

穴位组成：天突、商阳、照海、十宣。

主治：咽喉闭塞，水粒不下。

方解：《针灸大全》治"咽喉闭塞，水粒不下"之候，有取"天突一穴，商阳二穴，照海二穴，十宣十穴"之验。对诸穴施以灸术，名"《大全》天突利咽灸方"。"咽喉闭塞"乃咽喉肿痛所致。方中天突以其益肾荣任，养阴润喉之功，任为主穴；商阳为手阳明大肠经之井穴，以其开窍利咽，清热消肿之功，而为咽喉肿痛之治穴，《难经》云："阴跷者""至咽喉交贯冲脉。"又云："阴跷为病，阳缓而阴急。"照海乃足少阴肾经之腧穴，又为阴跷脉所主，通于阴跷脉，伍以照海，以增滋肾阴，清虚火，清咽消肿之效；十宣乃经外奇穴，位于手十指尖端，距指甲0.1寸处，以其清热解毒，开窍通闭之功，为咽喉肿痛之治穴。诸穴合用，则清热利咽之效倍增，为治疗咽喉肿痛之良方。

3.《类经》天突灸咳方

穴位组成：天突、俞府、肺俞、华盖、乳根、风门、列缺、身柱、至阳。

主治：咳嗽。

方解：《类经图翼》云："咳嗽，天突，俞府，华盖，乳根，风门，肺俞，身柱，至阳，列缺。"对诸穴施以灸术，名"《类经》天突灸咳方"。方中天突位于气管上端，通咽连肺。以其益肾荣任，濡咽润肺，滋阴泻火之功，而为治疗咳嗽之要穴。俞府乃足少阴肾经之精气上贯胸膈而入肺府之穴，肺俞乃手太阴肺经脉气聚于背俞之处，二穴均有益肾元，温心阳，宣肺气之功；华盖乃任脉之气发于胸部之穴，内应于肺，有宣肺气而朝百脉之功，而具补肺气，宣宗气，止咳定喘之效；乳根乃足阳明胃经位于乳房根部之穴，可宣达阳明经气血布散于乳胸部，而有宽胸利膈，宣发宗气之功，故《窦太师针经》谓其有"治咳嗽气喘"之验；风门乃足太阳膀胱经之腧穴，为疏散风邪，宣肺止咳之要穴；列缺为手太阴肺经脉气所聚之处，又为手太阴肺经之络穴，而别走手阳明大肠经，具清泄肺气，通达腑气之功，故为治疗咳喘之要穴；身柱、至阳均为督脉之腧穴，有荣督益任，宣发宗气之功，故《玉龙经》有身柱伍至阳，治咳嗽、腰痛之验。诸穴合用，为治疗咳喘病之良方。

4.《经纶》天突声哑灸方

穴位组成：天突、期门、间使。

主治：声哑，暴喑。

方解：《神灸经纶》有"声哑"，灸天突、期门、间使之验，名"《经纶》天突声哑灸方"。声哑，又称喑，不能说话之谓。天突为任脉与阴维脉交会穴，位于气管上端，通咽连肺系，故有益肾宣肺之功，而为声哑、暴喑之治穴。期门乃足厥阴肝经脉气汇集之处，为足厥阴肝经之募穴，又为足太阴脾经、阴维脉交会之穴，故有健脾胃，补气血，益肝阴，清泻肝火之治；间使乃手厥阴心包经之经穴，具调达枢机，透利三焦，清泻相火之用。两穴相伍，则水足肝柔，无木火刑金之弊。诸穴合用，肺火得清，咽喉得滋，则声哑、暴喑之候得愈。

5.《经纶》天突灸喘方

穴位组成：天突、璇玑、华盖、膻中、乳根、期门、气海。

主治：哮喘。

方解：《神灸经纶》云："诸喘气急，天突、璇玑、华盖、膻中、乳根、期门、气海。"对诸穴施以灸术，名"《经纶》天突灸喘方"。方中天突、璇玑、华盖、膻中，均位于胸肺、气管之部，乃任脉之穴，可协督任经之脉气，以成荣肾益肺之功，使肺系畅达，而无壅滞之弊，故为喘急之治穴；乳根乃足阳明胃经布胸乳之部，以其调补气血之功，而成宣肺宽胸之治；期门有补肝阴，益脾肾之功，故有助金水相滋之效；气海以其温肾益元之功，以助纳气定喘之功。诸穴合用，为治疗纳气定喘之良方。

6.《经纶》天突瘿瘤灸方

穴位组成：天突、通天、云门、天府、臂臑、曲池、中封、臑会、大椎、风池、气舍、冲阳。

主治：瘿瘤。

方解：瘿瘤，多由情志内伤、饮食或水土失宜，而致气滞、痰凝、血瘀壅结颈前，以颈前喉结两旁结块的一类疾病。《神灸经纶》有"瘿瘤，男右灸十八壮，左灸十七关，女右灸十八壮，左灸十七壮，天突、通天、云门、臂臑、曲池、中封、大椎、风池、气舍、臑会、天府、冲阳"之验。方中天突以任脉、阴维脉之脉气，引领诸阴经精津，上滋于颈咽部，使痰火无凝滞之虞；通天乃足太阳膀胱经脉气过颈项自此达人之高位，故以其通达阳气，理气导滞之功，而无气滞血瘀之证；云门、天府，乃肺气聚集之地，清肃有权，而无气滞痰凝之候；《甲乙经》称臂臑为"手阳明络之会"，以其理气导滞，活血化瘀为治，故《普济方》有"疗诸瘿"之验；同经之曲池，为手阳明大肠经之合穴、本穴，有调补气血之功，以助臂臑消瘿之治；中封乃足厥阴肝经之经穴，有疏肝气，养肝阴之功；臑会为手少阳三焦经之腧穴，风池乃足少阳胆经之腧穴，二穴均具调达气机，通络散结之功；大椎为督脉之腧穴，又为手、足三阳经交会穴，故称诸阳之会，有通达阳气，理气导滞，消瘿散结之效；气舍乃足阳明胃经脉气上达喉结旁之穴，有补益气血，理气导滞，散结消瘿之功；冲阳乃足阳明胃经之原穴，乃阳气必由之要冲，可使后天生化之源充足，故有补气血，和营卫，疏经通络之治。施以灸术，名"《经纶》天突瘿瘤灸方"，为治疗瘿瘤之良方。

二十二、廉泉

在颈前区，喉结上方，舌骨上缘凹陷中，前正中线上。艾条灸2～3分钟，《铜人》谓艾炷灸3壮。

廉泉灸方

穴位组成：廉泉。

主治：舌下痛，舌缓注涎，中风舌强不语，暴喑，咽食困难。

方解：廉泉乃任脉与阴维脉交会穴，又为足少阴肾经之结穴，尚为足少阴肾经、足太阴脾经之标穴。故该穴有益肾荣任，健脾益气，安和五脏，培补先后天之本之功，故又有利咽喉，生津液，益气血，清火邪，降痰浊之治。对该穴施以灸术，名"廉泉灸方"。

二十三、承浆

在面部，颏唇沟的正中凹陷处。艾条灸3～5分钟，艾炷灸3壮，《铜人》谓艾炷灸七壮，止七七壮。

承浆灸方

穴位组成：承浆。

主治：口眼㖞斜，面肿，龈肿，齿痛，流涎，癫狂。

方解：承浆乃任脉与足阳明胃经交会穴，具益元荣督，调补气血，濡养冲任，舒筋通脉，开窍醒神，清热消肿之功，故有其治。对该穴施以灸术，名"承浆灸方"。

第三章　从临床证候论灸方

《黄帝内经》中论述的疾病有三百余种，说明了该时期人们已完成了对三百余种疾病的病候、病因、病机及其证治的认识。其临床灸治之法，多在"脏腑经络论灸方"一讲中做了较详细的介绍。而本讲以"临床证治论灸方"为题，表述的是从临床病候为切入点的临床辨证施治思维方法。而所表述的内容，仅选用《黄帝内经》中记载的部分疾病的临床诊治方法。而余者，可参阅"脏腑经络论灸方"一讲。

第一节　风病灸方

风性轻扬，善行而数变，四时均可致病，故《素问·风论》有"风者，百病之长也。至其变化，乃为他病也，无常方，然致有风气也"之记，《素问·生气通天论》又有"风者，百病之始也"之论。此乃外风致病之因。

一、风病头痛灸方

《素问·骨空论》云："黄帝问曰：余闻风者百病之始也，以针治之奈何？岐伯对曰：风从外入，令人振寒，汗出头痛，身重恶寒，治在风府，调其阴阳，不足则补，有余则泻。"盖因头为诸阳之会，风寒外袭，循经上犯颠顶，清阳之气被遏，络脉痹阻，故发头痛；太阳主一身之表，经脉上行颠顶，循项背，故其痛连及项背；风寒束于肌表，卫阳被遏，不得宣达，故恶风畏寒；邪犯肌表，营卫失和，故身重。风府为督脉与阳维脉交会之穴，督脉为阳脉之海，阳维脉为"维络诸阳之经"。故风府以其通达阳气之功而驱邪外出而愈头痛，今对该穴施以灸术，名"风病头痛灸方"或名"风府灸方"。

二、风病颈项痛灸方

《灵枢·岁露》篇云："邪客于风府，病循膂而下，卫气一日一夜，常大会于风府。""此其先客于脊背也，故每至于风府则腠理开，腠理开则邪气入，邪气入则病作。"《素问·骨空论》云："大风，颈项痛，刺风府。"盖因邪之中人首先犯脊背之足太阳膀胱经及督脉。此亦即取督脉与阳维脉之交会穴风府之理也。故而风邪外袭客于项背，而有取风府之治，今对该穴施以灸术，名"风病颈项痛灸方"，又名"《灵枢》风病颈项痛灸方"。

三、大风汗出譩譆灸方

《素问·骨空论》云："大风汗出，灸譩譆。"表述了感受风邪较重而汗出，可灸譩譆而治之。今对该穴施以灸术，名"大风汗出譩譆灸方"。盖因譩譆乃足太阳膀胱经之腧穴，位于督俞之旁，有通达阳气，敛汗固津之功，故为祛风固汗之治穴。

四、从风憎风眉头灸方

《素问·骨空论》云："从风憎风，刺眉头。"从，迎也；憎，恶也。"从风憎风"，意谓风邪外袭面额，致营卫失和，面额络脉，血气闭阻，而有恶风面额痛之候。故有取眉头攒竹之治，今对该穴施以灸术，名"从风憎风眉头灸方"或名"从风憎风攒竹灸方"。攒竹，乃足太阳膀胱经循行于眉头脉气所发之处，以其宣泄太阳经脉气，疏风通络止痛之功而愈病。

第二节　热病灸方

热病，病证名，其一，泛指一切外感发热性疾病。如《素问·热论》云："今夫热病者，皆伤寒之类也。"其二，泛指一切温热性疾病，包括外感、内伤类各种热性病。如五脏六腑、经脉、五体等热证。其三，即《素问·水热穴论》及《灵枢·热病》篇所记述的热病。本节所要讲述的正是其二所指的热病的证候、诊断、治疗和预后及对各种热病的辨证施治。

一、《素问·水热穴论》五十九灸方

《素问·水热穴论》云："帝曰：夫子言治热病五十九俞，余论其意，未能领别其处，愿闻其处，因闻其意。岐伯曰：头上五行，行五者，以越诸阳之热逆也。大杼、膺俞、缺盆、背俞，此八者，以泻胸中之热也。气街、三里、巨虚上下廉，此八者，以泻胃中之热也。云门、髃骨、委中、髓空，此八者，以泻四肢之热也。五脏俞旁五，此十者，以泻五脏之热也。凡此五十九穴者，皆热之左右也。帝曰：人伤于寒而传为热，何也？岐伯曰：夫寒盛，则生热也。"此段经文表述了治热病的俞穴有五十九个及其应用。大凡"经脉所过""主治所及"，为针灸临证取穴一大法门。本篇所论述的"治热病五十九俞"，取穴都是在热邪所在部位的附近，属"经脉所过"之"循经取穴法"，以

达行气血，调阴阳，通经络之效。其病因为人体感受寒邪，因寒气盛极，郁而发热。分而言之：①泻诸阳之热逆，即阳热头穴灸方。取头上正中督脉循行线上之上星、囟会、前顶、百会、后顶五穴；头部足太阳膀胱经循行线上之五处、承光、通天、络却、玉枕五穴，左右共十穴；头部足少阳胆经循行线上之头临泣、目窗、正营、承灵、脑空五穴，左右共十穴，共二十五穴。②泻胸中之热，即胸热灸方。取足太阳膀胱经之大杼、肺俞（背俞），手太阴肺经之中府（膺俞），足阳明胃经之缺盆，左右共八穴。③泻胃中之热，即阳明胃热灸方。取足阳明胃经之气冲（气街）、足三里、上巨虚、下巨虚四穴，左右共八穴。④泻四肢之热，即四肢热灸方。取手太阴肺经之云门、手阳明大肠经之肩髃（髃骨）、足太阳膀胱经之委中、足少阳胆经之绝骨（髓空）四穴，左右共八穴。⑤泻五脏之热，即五脏热灸方。"五脏俞旁五"，即肺俞旁魄户、心俞旁之神堂、肝俞旁之魂门、脾俞旁之意舍、肾俞旁之志室，左右共十穴。

1. 《素问》阳热头穴灸方

"头上五行，行五者，以越诸阳之热逆也。"头上五穴，俱在头之颠顶，中行督脉之上星、囟会、前顶、百会、后顶五穴；旁二行一线足太阳膀胱经之五处、承光、通天、络却、玉枕，左右共十穴；又旁二行，即足太阳膀胱经旁之足少阳胆经之头临泣、目窗、正营、承灵、脑空，左右共十穴。乃诸阳之气通达于头，故取之以行灸术，以泻诸阳之热逆，名"《素问》阳热头穴灸方"。

2. 《素问》胸热灸方

"大杼、膺俞、缺盆、背俞，此八者，以写胸中之热也。""膺俞"，即手太阴肺经之中府穴，在云门下 1 寸，乳上三肋间陷者中，动脉应手处，仰而取之。"背俞"，即足太阳膀胱经之肺俞穴。杨上善曰："背俞，肺俞。"高世栻曰："背中第一俞两旁肺俞穴也。"在第三椎棘突下，两旁各 1.5 寸。而张景岳认为："背俞，风门也，一名热俞。""写"，通"泻"。此处"写"（泻）字，指针刺之泻法，对此《素问·离合真邪论》有"候呼引针，呼尽乃去，大气皆出，故命曰泻"之论。大杼为足太阳膀胱经之腧穴、为手足太阳经交会之穴、为八会穴之骨会；膺俞，即中府穴，手太阴肺经之募穴、手足太阴经交会穴；缺盆为足阳明胃经之腧穴；背俞，即肺俞。左右共 8 穴，取之"以泻胸中热"之义，今以灸术代针刺术，名"《素问》胸热灸方"。

3. 《素问》胃热灸方

"气街、三里、巨虚上下廉，此八者，以泻胃中热也。"气街又名气冲，为足阳明胃经之腧穴；三里，即足阳明胃经之足三里，为足阳明胃经之合穴，又为治疗胃肠疾患之要穴；上巨虚又名上廉，为手阳明大肠经之下合穴，主治大肠腑病；下巨虚又名下廉，为手太阳小肠经之下合穴，主治小肠腑病。左右共八穴，均属足阳明胃经之腧穴。

广义气街，指经络之气通行的径路。狭义的气街，名气冲。一为穴名气冲，为足阳明胃经之腧穴；一指气冲穴之部位，即《素问·痿论》"冲脉者……会于气街"，《灵枢·经脉》"胃足阳明之脉……从缺盆下乳内廉，下夹脐，入气街中"。由此可见，足阳明胃经经脉自足入腹与冲脉"会于气街"，此即冲脉隶属于足阳明胃经之源，并以此列为"泻胃中热"之第一穴。足三里为足阳明胃经经气汇集之处，又为治疗肚腹疾病之要穴；上、下廉又为大、小肠之下合穴，均系主治胃肠病之要穴，故取之有"泻胃中热"之功效。施以灸术，名"《素问》胃热灸方"。

4.《素问》四肢热灸方

"云门、髃骨、委中、髓空，此八者，以泻四肢之热也。"云门，手太阴肺经之穴；髃骨，即手阳明大肠经之肩髃穴；委中，足太阳膀胱经之合穴；髓空，即足少阴胆经之悬钟，又名绝骨，为八会穴之髓会。张景岳谓："云门、髃骨连手，委中、髓空连足，故此八穴可泻四肢之热。"左右共八穴，灸之有"泻四肢之热"之功效。名"《素问》四肢热灸方"。

5.《素问》五脏热灸方

"五脏俞旁五，此十者，以泻五脏之热也。"五脏之俞旁，即肺俞旁之魄户；心俞旁之神堂；肝俞旁之魂门；脾俞旁之意舍；肾俞旁之志室。左右共十穴，皆足太阳膀胱经之腧穴，凡五脏之所系，咸附于背，故"此十者""以泻五脏之热"，施以灸术，名"《素问》五脏热灸方"。

二、《素问》刺热灸方

《素问·刺热》篇云："热病先胸胁痛，手足躁，刺足少阳，补足太阴，病甚者为五十九刺。热病始手臂痛者，刺手阳明、太阴，而汗出止。热病始于头首者，刺项太阳而汗出止。热病始于足胫者，刺足阳明而汗出止。热病先身重，骨痛，耳聋，好瞑，刺足少阴，病甚为五十九刺。热病先眩冒而热，胸胁满，刺足少阴、少阳。"本篇所表述的刺热之法，为热病发于头、躯干、四肢部位之刺法，病甚者，仍作五十九刺，属"经脉所过"之"循经取穴"法。盖各经之井穴、荥穴，具激发、敷布该经血气之功，故以扶正祛邪之能而用之。此即根据热病所犯之部位及所发之体征，辨为何脏所主，取"主治所及"之脏之井穴、荥穴，以祛邪扶正。大凡上述之证甚者，均可加取五十九穴之灸以治之。

1.《素问》刺热五十九穴灸方、《素问》热病胸胁痛灸方

"热病先胸胁痛，手足躁，刺足少阳，补足太阴，病甚者，为五十九刺。"外因之热，多为病在三阳，各有刺法。盖因足少阳脉下颈，合缺盆，下胸中，贯膈，络肝胆，循胁里，过季胁，下外辅骨之前，下抵绝骨，故先胸胁痛，病发于少阳；足少阳主筋，热甚则筋急，手足躁摇。故热病手足躁，取之筋间，当刺足少阳胆经之井穴足窍阴及荥穴侠溪以泻阳分之热；补足太阴以御外入之邪，盖邪在少阳，三阳未尽，太阴当受邪也，故当补足太阴脾经之井穴隐白及荥穴大都。施以灸术，名"《素问》热病胸胁痛灸方"。阳热甚而及于内，则宗《素问·水热论》之五十九穴之治，施以灸术，名"《素问》刺热五十九穴灸方"。

2.《素问》热病始于臂痛灸方

"热病始手臂痛者，刺手阳明、太阴而汗出止。"身半以上手太阴、阳明皆主之。热病始于手臂者，病在上而发于阳，列缺为太阴经走阳明经之穴，故灸手太阴肺经之络穴列缺。欲出汗，取手阳明大肠经之井穴商阳及荥穴二间。名"《素问》热病始于臂痛灸方"。

3.《素问》热病始于头灸方

"热病始于头首者，刺项太阳汗出止。"始于头者，太阳之为病也，刺项者，刺天柱。太阳为诸阳主气，其脉连于风府，故施以灸术而汗出乃止。名"《素问》热病始于头灸方"。

4.《素问》热病始于足胫灸方

"热病始于足胫者，刺足阳明而汗出止。"阳气起于足五趾之表，热病始于足胫者，发于阳而始于下，故灸足阳明胃经之井穴厉兑及荥穴内庭，汗出而止。名"《素问》热病始于足胫灸方"。

5.《素问》热病骨痛耳聋灸方

"热病先身重，骨痛，耳聋，好瞑，刺足少阴，病甚为五十九刺。"此病发于少阴而为热病。肾主骨而为生气之源，气伤故身重；肾开窍于耳，故耳聋；少阴病但欲寐，故好瞑。取足少阴肾经之井穴涌泉及荥穴然谷。今变针法为灸法，名"《素问》热病骨痛耳聋灸方"。

三、《灵枢》热病灸方

《灵枢》有"热病篇"，因篇中所言诸病，论热病者众，故篇名《灵枢》热病灸方。

1.《灵枢》苛轸鼻灸方

《灵枢·热病》篇云："热病先肤痛，室鼻充面，取之皮，以第一针五十九苛轸鼻，索皮于肺；不得，索之火，火者，心也。"马莳注云："此言热病之邪在皮者，当取之皮。""室鼻充面"，室，即阻塞不通。室鼻充面，即鼻塞不通，表现于面部。"第一针"，古代九针之一，名镵针。"苛轸鼻"，苛，芥也，故假为芥之意。苛轸鼻，即鼻部生小疹也。上述经文表述了热邪犯肺而致诸证。肺主皮毛，邪犯皮者，当取皮，用灸术以代针法，以取五十九穴之灸法。邪在皮，鼻生丘疹，因肺主皮毛，故取手太阴肺经之井穴少商及荥穴鱼际，以激发该经血气之运行，迫邪外出；若不退，求之心，因火克金，取手少阴心经之井穴少冲及荥穴少府。施以灸法，名"《灵枢》苛轸鼻灸方"。

2.《灵枢》热病五十九穴灸方、《灵枢》热病寒汗灸方

《灵枢·热病》篇云："热病先身涩，倚而热，烦悗，干唇口嗌，取之脉，以第一针，五十九刺；肤胀口干，寒汗出，索脉于心，不得索之水，水者肾也。""身涩，倚而热"，指身体涩滞而发热。"烦悗"，指心情烦闷不安。"热病先身涩，倚而热，烦悗，干唇口嗌，取之脉，以第一针，五十九刺"，此言热邪在心脉，心火上炎，而见诸证，当取之脉以泻之，用镵针刺五十九穴。今变针法为灸术，名"《灵枢》热病五十九穴灸方"。"肤胀口干，寒汗出，索脉于心，不得索之水，水者肾也"，肤胀口干，寒汗出，皆心脉病也，取手少阴心经之井穴少冲及荥穴少府。病不解，取五脏制胜之法，取足少阴肾经之井穴涌泉及荥穴然谷，乃水克火之意也。今变针法为灸术，名"《灵枢》热病寒汗灸方"。

3.《灵枢》热病瘛疭灸方、《灵枢》热病癫疾灸方

《灵枢·热病》篇云："热病数惊，瘛疭而狂，取之脉，以第四针，急泻有余者。癫疾毛发去，索血于心，不得索之水，水者肾也。""瘛疭"，与"抽搐"同义。筋急引缩为"瘛"，筋缓纵伸曰"疭"，多属热极生风之象。"毛发去"，指脱发。"热病数惊，瘛疭而狂，取之脉，以第四针，急泻有余者"，心病热，故数惊；心脉急，热邪甚，故筋脉挛急纵伸，心气实则狂。"第四针"，古代九针之一，名锋针。用锋针取手少阴心经之井穴少冲、荥穴少府，以泻心脉有余之邪。今变针法为灸术，名"《灵枢》热病瘛疭灸方"。"癫疾毛发去，索血于心，不得索之水，水者肾也"，发者，血之余，心主血，故脱发。"诸躁狂越，皆属于火。"故心热而发癫疾。当求之于心，取手少阴心经之井穴少冲、荥穴少府；不效，当取肾水之气，以制其心火，水旺则火衰，心邪自退，故取足少阴肾经之原穴、输穴太溪。今变针法为灸术，名"《灵枢》热病癫疾灸方"。

4.《灵枢》热病目疾灸方

《灵枢·热病》篇云："热病嗌干多饮，善惊，卧不能起，取之肤肉，以第六针，五十九刺；目眦青，索肉于脾，不得索之木，木者肝也。""第六针"，古代九针之一，名圆利针。"目眦青"，眦，眼角。眦青，即眼角色青。"热病嗌干多饮，善惊，卧不能起，取之肤肉，以第六针，五十九刺。"热病犯脾，而见诸证。邪在肌肉，当以第六针圆利针，以行五十九刺之法。"目眦青，索肉于脾，不得索之木，木者肝也"，目眦色青，乃木克土之象，故取脾不效，求之于肝，取足厥阴肝经之井穴大敦、荥穴行间。今

以灸方代针方，名"《灵枢》热病目疾灸方"。

5.《灵枢》热病筋躄灸方

《灵枢·热病》篇云："热病面青脑痛，手足躁，取之筋间，以第四针于四逆；筋躄目浸，索筋于肝，不得索之金，金者肺也。""第四针"，古代九针之一，名锋针，为针刺常用之针具。"四逆"，指四肢厥逆之候。"筋躄"，指足不能行之病证。"目浸"，指眼泪浸淫状。"热病面青脑痛，手足躁，取之筋间，以第四针于四逆"，此言热邪犯肝经，热邪在筋者，见面色青，乃肝色见也。邪热随督脉冲于颠顶而脑痛，热扰肝经伤筋，故手足躁，以第四针锋针取四肢之井穴以治手足躁、四末厥逆。"筋躄目浸，索筋于肝，不得索之金，金者，肺也"，肝主筋，故足不能行；肝开窍于目，故目泪浸淫出不收。取四肢之井穴不效，求之于手太阴肺经之井穴少商、荥穴鱼际，取金旺木衰之意。今以灸术代针术，名"《灵枢》热病筋躄灸方"。

6.《灵枢》热病骨病灸方

《灵枢·热病》篇云："热病身重骨痛，耳聋而好瞑，取之骨，以第四针，五十九刺；骨病不食，啮齿耳青，索骨于肾，不得索之土，土者脾也。""好瞑"，指欲寐。"啮齿"，指咬牙。"热病身重骨痛，耳聋而好瞑，取之骨，以第四针，五十九刺"，本篇此节文字，与《素问·刺热》所述病因病机及证治基本相同。彼"刺足少阴"，取其井穴涌泉、荥穴然谷，"病甚为五十九刺"。本节"取之骨"，盖因热病之邪在骨，肾主骨，故亦取足少阴肾经之井穴、荥穴，以第四针，锋针行"五十九刺"之法。"骨病不食，啮齿耳青，索骨于肾，不得索之土，土者脾也。""足少阴之脉……是动则病，饥不欲食。"齿为骨之余，热盛而咬牙；肾开窍于耳，故咬牙，耳青，索于肾。不效则取足太阴脾经之井穴隐白、荥穴大都，此乃行土克水之治。今对诸穴施以灸术，以泻其热，名"《灵枢》热病骨病灸方"。

7.《灵枢》热病五十九穴灸方

《灵枢·热病》篇云："所谓五十九刺者，两手外内侧各三，凡十二痏；五指间各一，凡八痏，足亦如是；头入发一寸旁三分各三，凡六痏；更入发三寸边五，凡十痏；耳前后口下者各一，项中一，凡六痏；巅上一，囟会一，发际一，廉泉一，风池二，天柱二。""痏"，穴意。"三分"，此为三处意。"两手外内侧各三，凡十二痏"，指两手内侧有手太阴肺经之井穴少商、手少阴心经之井穴少冲、手厥阴心包经之井穴中冲，左右各三，计六穴。外侧有手阳明大肠经之井穴商阳、手太阳小肠经之井穴少泽、手少阳三焦经之井穴关冲，左右各三，计六穴。两手内外各三，共十二穴。"五指间各一，凡八痏，足亦如是"，五指间各一，即指三节尽处缝间，计四处，左右共有八处，足亦有八处，计十六处。"入发一寸旁三分各三，凡六痏"，入发际一寸之上星穴旁三处，即足太阳膀胱经之五处，督脉旁，去上星 1.5 寸处；承光，五处后 1.5 寸处；通天，承光后 1.5 寸处。两旁各三，共六穴。"更入发三寸边五，凡十痏"，入发际三寸旁边五处，即足少阳胆经之临泣，阳白直上入发际五分处；目窗，在临泣后 1 寸处；正营，在目窗后 1.5 寸处；承灵，在正营后 1.5 寸处；脑空，在承灵后 1.5 寸处。每侧五穴，左右共十穴。"耳前后口下者各一，项中一，凡六痏"，耳前听会穴，耳前陷者中；耳后完骨穴，在耳后入发际四分处。左右二穴，俱系足少阳胆经之穴。口下承浆，在颏唇沟正中凹陷处，系任脉。项中大椎，第七颈椎与第一胸椎棘突之间，属督脉。凡此共六穴。"颠上一，囟会一，发际一，廉泉一，风池二，天柱二"，颠上一为百会，头顶中央旋毛陷者中。囟会在上星后 1 寸，即督脉入发际后 2 寸处。发际一，即前发际之神庭，头正中线，入前发际 0.5 寸处。后发际之风府，在颈上入后发际 1 寸处，均系督脉之穴。廉泉，在舌骨体上缘的中点处，系任脉之穴。风池二，系足少阳胆经之穴，在风府外侧，当胸锁乳突肌和斜方肌上端之间陷者中。天柱二，系足太阳膀胱经之穴，在夹项后发际，大筋外廉陷者中，哑门外 1.3 寸处。共计九穴。此五十九穴，多属脏腑经络之热病所取之穴，今以灸术代针刺术，名"《灵枢》热病五十九灸方"。

第三节　寒热病灸方

病证名，在《黄帝内经》中多有论述。然本节所论，为病在寒热，故篇名寒热病灸方。但此篇之寒热主外感言，与瘰疬之寒热不同。

一、《灵枢》皮寒热病灸方、《灵枢》肌寒热病灸方、《灵枢》骨寒热病灸方

《灵枢·寒热病》篇云："皮寒热者，不可附席，毛发焦，鼻槁腊，不得汗。取三阳之络，以补手太阴。肌寒热者，肌痛，毛发焦而唇槁腊，不得汗。取三阳于下以去其血者，补足太阴以出其汗。骨寒热者，病无所安，汗注不休。齿未槁，取其少阴于阴股之络。"马莳注云："此言寒热不同，而刺之亦异也。"盖因肺主皮毛，开窍于鼻，故外邪犯人而为寒热，继而病见皮痛不可近席，毛发焦鼻孔干枯。腊者干也。此邪在表而病太阴太阳之气，当从汗解，三阳，太阳也。若不得汗，当取足太阳膀胱经之络穴飞扬以泻之；手太阴肺经之络穴列缺以补之。正以太阳主表，故宜泻其邪，而肺主皮毛，必宜补之既泻之后。今以灸方代针方，名"《灵枢》皮寒热病灸方"。盖因脉外之血，充肤泽肉生毛，而病寒热进而犯于肌肉，则血气闭阻故必肌痛毛发焦。若不得汗，当取足太阳膀胱经之络穴飞扬以去其血；盖因脾乃后天气血生化之源，故又补足太阴脾经之络穴公孙，资水谷之气敷津液以出其汗。今对诸穴施以灸术，名"《灵枢》肌寒热病灸方"。

肾主骨生髓，骨寒热病者，病在足少阴肾经。病无所安者，阴躁也；少阴为生气之源，汗注不休者，生气外脱也；齿未槁者，根气尚存也。当取足少阴肾经之络穴大钟，名"《灵枢》骨寒热病灸方"。

二、《灵枢》振寒灸方

《灵枢·寒热病》篇云："振寒洒洒，鼓颔，不得汗出，腹胀烦悗，取手太阴。"马蒔注云："此方振寒为病之法也。凡振寒而洒洒然鼓其颔间，汗不得出，腹内作胀而烦闷，此元气不足也，当取手太阴肺经以补之。"盖因列缺为手太阴肺经之络穴，具宣发肺气，通达大肠腑气之功，故可愈"振寒""不得汗出""腹胀烦悗"之候。今以灸方代针方，名"《灵枢》振寒灸方"。

第四节　疟病灸方

疟，病证名。是由于感受疟邪而引起的以寒战、壮热、头痛、汗出、休作有时为临床特征的一种疾病。首见《黄帝内经》，并有专篇《疟论》，重点探讨了疟疾的病因、病理、症状和治疗。继而有《刺疟》续篇，乃承接《疟论》而讨论刺疟之法，并按照经络脏腑系统详细地阐述之，故名"刺疟"。验之于今，行灸术，亦可用于"寒热往来""休作有时"之热病。

一、疟病诸痛灸方

《素问·刺疟》篇云："刺疟者，必先问其病之所先发者，先刺之。先头痛及重者，先刺头上及两额两眉间出血。先项背痛者，先刺之。先腰脊痛者，先刺郄中出血。先手臂痛者，先刺手少阴阳明十指间。先足胫酸痛者，先刺足阳明十指间出血。"此段经文表述了刺疟必先询问病人发作时的症状、部位，然后予以施治。若先头痛重者，以灸术代针刺术，取上星、百会，两额悬颅、攒竹施术，名"疟病头痛灸方"。若先项背痛者，项有风池、风府，背有大杼、神道主之，名"疟病项背痛灸方"。先腰脊痛者，可灸委中，名"疟病腰脊痛灸方"。若先手臂痛者，可灸手少阴、阳明十指间孔穴，名"疟病臂痛灸方"。若先足胫酸痛者，可灸足阳明十趾间，名"疟病胫酸痛灸方"。

二、《素问》疟病始热灸方、《素问》疟病欲寒灸方、《素问》疟脉满大灸方、《素问》疟脉小实灸方

《素问·刺疟》篇云："疟发身方热，刺跗上动脉，开其空，出其血，立寒。疟方欲寒，刺手阳明太阴、足阳明太阴。疟脉满大急，刺背俞，用中针，旁伍胠俞各一，适

肥瘦出其血也。疟脉小实急，灸胫少阴，刺指井。疟脉满大急，刺背俞，用五胠俞、背俞各一，适行至于血也。疟脉缓大虚，便宜用药，不宜用针。"此段经文表述了疟病初发，身始发热，可取跗上动脉冲阳，施以灸术，名"《素问》疟病始热灸方"。若疟病欲寒，可取手阳明大肠经之原穴合谷、络穴偏历，手太阴肺经之原穴太渊、络穴列缺，足阳明胃经之原穴冲阳、络穴丰隆，足太阴脾经之原穴太白、络穴公孙等穴，今施以灸术，名"《素问》疟病欲寒灸方"。"伍胠俞"，即五脏俞旁之穴。见疟脉满大，可取其背俞大杼，"旁伍胠俞"之魄户、神堂、魂门、意舍、志室，今施以灸术，名"《素问》疟脉满大灸方"。见疟脉小实急灸足少阴肾经之复溜，取其井穴涌泉及与足少阴肾经相表里之足太阳膀胱经之至阴穴，今施以灸术，名"《素问》疟脉小实灸方"。

三、《素问》足太阳疟灸方

《素问·刺疟》篇云："足太阳之疟，令人腰痛头重，寒从背起，先寒后热，熇熇暍暍然，热止汗出，难已，刺郄中出血。"意谓足太阳之疟，症见腰痛头重，寒冷之感从脊背而起，先寒后热，热势很盛，热止则汗出，很难治愈，可灸足太阳膀胱经之合穴委中。名"《素问》足太阳疟灸方"。盖因委中具敷布阳气于人身之上下，以扶正祛邪之功而愈疟病。

四、《素问》足少阳疟灸方

《素问·刺疟》篇云："足少阳之疟，令人身体解㑊，寒不甚，热不甚，恶见人，见人心惕惕然，热多汗出甚，刺足少阳。"意谓足少阳之疟，使人身倦无力，恶寒发热均不甚厉害，怕见人，见人则有恐惧感，发热时间较长，汗出亦多，可灸足少阳胆经之荥穴侠溪以治之，今施以灸术，名"《素问》足少阳疟灸方"。《难经·六十八难》云："荥主身热。"盖因侠溪具和解少阳，通达气机之功而适用于少阳之疟。

五、《素问》足阳明疟灸方

《素问·刺疟》篇云："足阳明之疟，令人先寒洒淅，洒淅寒甚，久乃热，热去汗出，喜见日月光火气乃快然，刺足阳明跗上。"意谓足阳明之疟，会使人先觉怕冷，逐渐恶寒加剧，久则会使人发热，热退时便会汗出；见亮光、火光就感到爽快，可取足阳明胃经之原穴冲阳以治之，今施以灸术，名"《素问》足阳明疟灸方"。盖因冲阳乃阳气必由之要冲，脾后天生化之源充足，故有通补气血，调和营卫之功而达扶正祛邪之效而愈病。

六、《素问》足太阴疟灸方

《素问·刺疟》篇云："足太阴之疟，令人不乐，好太息，不嗜食，多寒热汗出，病至则善呕，呕已乃衰，即取之。"意谓足太阴之疟，会使人闷闷不乐，时常叹息；病发作时会使人不想吃东西，且容易发生剧烈呕吐，吐后病势会减轻；寒热时常发作，且汗出亦多。其治可取足太阴脾经之井穴隐白及络穴公孙。施以灸术，名"《素问》足太阴疟灸方"。盖因隐白为足太阴脾经之井穴，又为其根穴，有调气血，益脾胃，滋阴生津之功，使足太阴脾经之脉气运行有序；公孙乃足太阴脾经之络穴，又为八脉交会穴之一，通于冲脉，具健脾胃，和营卫之功，使足太阴脾经之脉气通达，故两穴相伍，则气血得补，营卫得和，正气得扶，邪气得除而愈病。

七、《素问》足少阴疟灸方

《素问·刺疟》篇云："足少阴之疟，令人呕吐甚，多寒热，热多寒少，欲闭户牖而处，其病难已。"意谓足少阴之疟，会使人发生呕吐，寒热多发，热多寒少，常常喜欢紧闭门户而居，这类疟疾患者为足少阴肾经病证，反见胃经证候。肾藏志，今因土刑于水，肾虚而志不坚，故见"欲闭户牖而处"，并谓"其病难已"。《甲乙经》记云："其病难已，取太溪。"又按"大钟穴"，故有太溪、大钟之取。故足少阴之疟，可取足少阴肾经之输穴、原穴太溪，以其导肾间动气而敷布全身，而壮元阳，补命火，利三焦，火旺土健可除土强水弱之候；大钟乃足少阴肾经之络穴，足少阴肾经之精气，至此大汇并转注于足太阳膀胱经，故有益肾宁志之功，《标幽赋》有"用大钟治心内之呆痴"之验，两穴相伍，施以灸术，名"《素问》足少阴疟灸方"。

八、《素问》足厥阴疟灸方

《素问·刺疟》篇云："足厥阴之疟，令人腰痛少腹满，小便不利如癃状，非癃也，数便，意恐惧，气不足，腹中悒悒，刺足厥阴。"足厥阴脉循股阴入毛中，环阴器抵少腹，故病如是。《灵枢·九针十二原》篇有云："五脏有疾，当取之十二原。"故而取足厥阴肝经之输穴、原穴太冲灸之，名"《素问》足厥阴疟灸方"。盖因三焦概含五脏六腑，为人身之大腑，又为原气之别使，可导脐下肾间动气输布全身，具和内调外，宣上导下，化气通脉之功。此乃取原穴太冲愈足厥阴之疟之机理也。

九、《素问》肺疟灸方

《素问·刺疟》篇云："肺疟者，令人心寒，寒甚热，热间善惊，如有所见者，刺手太阴、阳明。"意谓肺疟，使人心里感到发冷，冷极则发热，热时容易发惊，好像见到了可怕的事物，治疗方法，取手太阴肺经、手阳明大肠经。盖因列缺为手太阴肺经脉气所集之处，又为手太阴肺经之络穴而别走于手阳明大肠经，具宣发肺气，通达阳明经气之功；合谷乃手阳明大肠经之原穴，具通达三焦，化气通脉，调气和血，扶正达邪之功。两穴相伍，乃脏腑、原络相须之伍，为肺疟之治方，今以灸术代针刺术，名"《素问》肺疟灸方"。

十、《素问》心疟灸方

《素问·刺疟》篇云："心疟者，令人烦心甚，欲得清水，反寒多，不甚热，刺手少阴。"此段经文表述了心疟，会使人心中烦热，想喝冷水，但身上反觉寒多而不太热，治疗方法，刺手少阴心经。《黄帝内经》有"五脏有疾，当取之十二原"之论。盖因神门乃手少阴心经之原穴、输穴，具清心凉营，宁心除烦，通痹益脉之功；其穴又为手少阴心经之本穴，本者，犹树木之根干，经脉之气由此而出，具通达心脉，扶正达邪之效，故独取神门乃治心疟之治穴，施以灸术，名"《素问》心疟灸方"。

十一、《素问》肝疟灸方

《素问·刺疟》篇云："肝疟者，令人色苍苍然，太息，其状若死者，刺足厥阴见血。"此段经文表述了肝疟，使人面色苍青，时欲太息，厉害的时候，形状如死，治疗方法，刺足厥阴肝经出血。盖因中封乃足厥阴肝经之经穴，又为足厥阴肝经之本穴。本者，经气由此而出，具通达、激发肝经脉气之功，故为肝疟之治穴，独取中封，施以灸术，名"《素问》肝疟灸方"。

十二、《素问》脾疟灸方

《素问·刺疟》篇云："脾疟者，令人寒，腹中痛，热则肠中鸣，鸣已汗出，刺足太阴。"此段经文表述了脾疟，使人发冷，腹中痛，待到发热时，则脾气行而肠中鸣响，肠鸣后阳气外达而汗出，治疗方法，取足太阴脾经之经穴。商丘为足太阴脾经之经穴，具通达脾经脉气，健脾渗湿，解痉镇痛之功，故为脾疟之治穴，独取商丘，施以灸术，名"《素问》脾疟灸方"。

十三、《素问》肾疟灸方

《素问·刺疟》篇云："肾疟者，令人洒洒然，腰脊痛宛转，大便难，目眴眴然，手足寒，刺足太阳、少阴。"此段经文表述了肾疟，使人洒淅寒冷，腰脊疼痛，难以转侧，大便困难，目视眩动不明，手足冷。治疗方法，刺足太阳膀胱经、足少阴肾经。"刺足太阳"同"足太阳之疟"刺法，取委中；"刺少阴"同"足少阴之疟"刺法，取太溪、大钟。今以灸术代之，名"《素问》肾疟灸方"。尚可取足太阳膀胱经之络穴飞扬，足少阴肾经之络穴大钟，亦名"《素问》肾疟灸方"。

十四、《素问》胃疟灸方

《素问·刺疟》篇云："胃疟者，令人且病也，善饥而不能食，食而支满腹大，刺足阳明、太阴横脉出血。"此段经文表述了胃疟，发病时使人易觉饥饿，但又不能进食，进食就感到脘腹胀满膨大。治疗方法，取足阳明胃经、足太阴脾经横行的络脉，刺其出血。盖因厉兑乃足阳明胃经之井穴，又为该经之本穴、根穴，具和脾胃，调气血之功；隐白乃足太阴脾经之井穴，具健脾胃，调气血，解痉通络之用。两穴合用，以灸术代之，乃"胃疟"治方，名"《素问》胃疟灸方"。

第五节　五脏六腑咳灸方

咳证，泛指咳嗽之疾。咳嗽是肺系疾病的主要证候之一。有声无痰为咳，有痰无声为嗽，临证多痰声并见。最早的医学文献首见于《黄帝内经》，如《素问·宣明五气》篇云："五气所病""肺为咳。"《素问·阴阳应象大论》云："秋伤于湿，冬生咳嗽。"《素问·示从容论》云："咳嗽烦冤者，是肾气之逆也。"且《素问》 第三十八篇尚有《咳论》专篇，对各种咳嗽的病因、症状、病理传变及治疗问题进行了讨论，并指出了"五脏六腑皆令人咳，非独肺也"的立论。

《素问·咳论》云："黄帝问曰：肺之令人咳何也？岐伯对曰：五脏六腑皆令人咳，非独肺也。帝曰：愿闻其状。岐伯曰：皮毛者，肺之合也，皮毛先受邪气，邪气以从其合也。其寒饮食入胃，从肺脉上至于肺则肺寒，肺寒则外内合邪因而客之，则为肺咳。五脏各以其时受病，非其时，各传以与之。"此段经文表述了五脏六腑有病，都能使人咳嗽，不单是肺病如此。盖因皮毛与肺是相配合的，皮毛先感受了外邪，邪气就会影响到肺脏。或由于吃了寒冷的食物，寒气在胃循着肺脉上行于肺，引起肺寒，这样就使内外的寒邪相结合，停留于肺脏，从而成为肺咳。这是肺咳的情况。至于五脏六腑之咳，是五脏各在其所主的时令受病，并非在肺的主时受病，而是各脏之病传给肺的。故其治，除有五脏六腑之咳方，尚需加用《素问》肺咳方。

"人与天地相参，故五脏各以治时感于寒则受病，微则为咳，甚则为泄为痛。乘秋则肺先受邪，乘春则肝先受之，乘夏则心先受之，乘至阴则脾先受之，乘冬则肾先受之。"此段经文表述了人和自然界是相应的，五脏在其所主的时令受了寒邪，便能得病，若轻微的可发生咳嗽，严重的寒气入里就成为泄泻、腹痛。所以当秋天的时候，肺先受邪；当春天的时候，肝先受邪；当夏天的时候，心先受邪；当长夏太阴主时，脾先受邪；当冬天的时候，肾先受邪。

"帝曰：何以异之？岐伯曰：肺咳之状，咳而喘息有音，甚则唾血。心咳之状，咳则心痛，喉中介介如梗状，甚则咽肿喉痹。肝咳之状，咳则两胁下痛，甚则不可以转，转则两胠下满。脾咳之状，咳则右胁下痛，阴阴引肩背，甚则不可以动，动则咳剧。肾咳之状，咳则腰背相引而痛，甚则咳涎。"此段经文表述了五脏之咳的证候，如肺咳的症状，咳而气喘，呼吸有声，甚至唾血。心咳的症状，咳则心痛，喉中好像有东西梗塞一样，甚至咽喉肿痛闭塞。肝咳的症状，咳则两侧胁肋下疼痛，甚至痛得不能转侧，转侧则两胁下胀满。脾咳的症状，咳则右胁下疼痛，并隐隐疼痛牵引肩背，甚至不可以动，一动就会使咳嗽加剧。肾咳的症状，咳则腰背互相牵引作痛，甚至咳吐痰涎。

"帝曰：六腑之咳奈何？安所受病？岐伯曰：五脏之久咳，乃移于六腑。脾咳不已，则胃受之，胃咳之状，咳而呕，呕甚则长虫出。肝咳不已，则胆受之，胆咳之状，咳呕胆汁。肺咳不已，则大肠受之，大肠咳状，咳而遗失。心咳不已，则小肠受之，小肠咳状，咳而失气，气与咳俱失。肾咳不已，则膀胱受之，膀胱咳状，咳而遗溺。久咳不已，则三焦受之，三焦咳状，咳而腹满，不欲食饮。此皆聚于胃，关于肺，使人多涕唾而面浮肿气逆也。"此段经文表述了五脏之咳嗽日久不愈，就要传移于六腑。例如脾咳不愈，则胃就受病；胃咳的症状，咳而呕吐，甚至呕出蛔虫。肝咳不愈，则胆就受病；胆咳的症状，咳而呕吐胆汁。肺咳不愈，则大肠受病；大肠咳的症状，咳而大便失禁。心咳不愈，则小肠受病；小肠咳的症状，咳而矢气，而且往往是咳嗽与矢气同时发生。肾咳不愈，则膀胱受病；膀胱咳的症状，咳而遗尿。以上各种咳嗽，如经久不愈，则使三焦受病；三焦咳的症状，咳而腹满，不欲饮食。凡此咳嗽，不论由于哪一脏腑的病变，其邪必聚于胃，并循着肺的经脉而影响及肺，使人多痰涕，面部浮肿，咳嗽气逆。

"帝曰：治之奈何？岐伯曰：治脏者，治其输；治腑者，治其合；浮肿者，治其经。帝曰：善！"此段经文表述了治五脏的咳，取其输穴；治六腑的咳，取其合穴；凡咳而浮肿的，可取有关脏腑的经穴而治之。

一、五脏咳灸方

1.《素问》肺咳灸方

《素问·咳论》云："五脏六腑皆令人咳。""人与天地相参，故五脏各以治时，感于寒则受病。""乘秋则肺先受邪。""肺咳之状，咳而喘息有音，甚则唾血。"盖因肺主气而应息，故咳则喘息而喉中有声。甚则肺络逆，故咳血。其治，该篇有"治脏者，治其输；治腑者，治其合；浮肿者，治其经"之论，故而肺咳者，取其输穴、原穴太渊，若浮肿者，取其经穴经渠，施以灸术，名"《素问》肺咳灸方"。盖因太渊为脉会，又为手太阴肺经之输穴、原穴。《灵枢·九针十二原》篇有"五脏有六腑，六腑有十二原""五脏有疾，当取之十二原"之论，此乃肺咳取太渊之理也。且太渊又为手太阴肺经之本穴，有激发手太阴肺经脉气之功，故肺之主气应息之功正常，而无"咳而喘息""唾血"之候。经渠乃手太阴肺经之经穴，气血运行至此，则脉气充盈，肺气之宣发、肃降有序，则水液代谢有司，故无"浮肿"之候。"治脏者，治其俞。"马莳认为"俞为手足之俞穴"，张志聪认为"俞为背俞各穴"。余认为俞即五输穴之输，输穴具通达脉气之功故取之。若五脏六腑之咳见虚证者，可加灸其背俞穴，如肺咳灸肺俞。

2.《素问》心咳灸方

"感于寒则受病""乘夏则心先受之""心咳之状，咳则心痛，喉中介介如梗状，甚则咽肿喉痹。"盖因手少阴心经之脉起于心中，属心系，其支别者从心系上夹咽喉，故病如是。宗"治脏者，治其输""浮肿者，治其经"之法则，故取手少阴心经之输穴神门，若咳而浮肿者，取其经穴灵道，施以灸术，名"《素问》心咳灸方"。盖因神门为手少阴心经之本穴，经脉之血由此而出，故具通痹益脉之功，则"心痛"之症可除；其又为手少阴心经之原穴、输穴，具清心凉营之功，施以灸术，则"咽肿喉痹"之候可解。

该篇尚云："五脏各以其时受病，非其时各传以与之。"意谓五脏各在其主时受病，若咳嗽非在肺所主时发生，乃由他脏传之与肺所致。故除以他脏之治方，尚需伍手太阴肺经之输穴太渊。

3.《素问》肝咳灸方

"感于寒则受病""乘春则肝先受之""肝咳之状，咳则两胁下痛，甚则不可以转，转则两胠下满。"盖因肝脉上贯膈，布胁肋，故邪犯肝经，见证如是。宗"治脏者，治其输""浮肿者，治其经"法则，故有取足厥阴肝经输穴太冲、经穴中封之治，今施以灸术，名"《素问》肝咳灸方"。盖太冲乃足厥阴肝经之输穴，具畅达肝经脉气之功，其又为肝经之原穴，可导脐下肾间动气输布全身，具和内调外，宣上导下，化气通脉之功；中封乃足厥阴肝经之经穴，又为该经之本穴，经脉血气由此而出，故有畅达肝脉之记。尚可加灸手太阴肺经之输穴太渊，亦名"《素问》肝咳灸方"。

4.《素问》脾咳灸方

《素问·咳论》云："脾咳之状，咳则右胁下痛，阴阴引肩背，甚则不可以动，动则咳剧。""阴阴"，即隐隐之谓。盖因足太阴脉，上贯膈夹咽，其支别者，多从胃上膈，故病如是。脾气连肺，故痛引肩背；脾气主右，故右胁下隐隐作痛。宗《素问·咳论》治咳之法，当取足太阴脾经之输穴太白，若兼浮肿者，可取其经穴商丘，今施以灸术，名"《素问》脾咳灸方"。方中太白既为足太阴脾经之输穴，又为该经之原穴，具通达脾经之脉气，而有调和脾胃，通经活络之功；商丘乃足太阴脾经之经穴，具健脾利湿，解痉镇痛之效。因脾主长夏受邪传肺，故尚须佐以手太阴肺经之输穴太渊。

5.《素问》肾咳灸方

《素问·咳论》云："肾咳之状，咳则腰背相引而痛，甚则咳涎。"盖因肾足少阴之脉，上股内后廉，贯脊属肾络膀胱；其直行者，从肾上贯肝膈入肺中，循咽喉夹舌本。又膀胱脉从肩别下夹脊抵腰中，入循膂，络肾，故病如是。其治，宗《素问·咳论》之法，当取足少阴肾经之输穴太溪，若"浮肿者"取其经穴复溜，今施以灸术，名"《素问》肾咳灸方"。盖因太溪乃足少阴肾经之输穴，又为该经之原穴，可导肾间之动气输布全身，具益肾阴，壮元阳，利三焦，补命火，止咳喘之功；复溜乃足少阴肾经之经穴，亦具补肾益元，化气通脉之功。因肾主冬受邪传肺，故可佐以手太阴肺经之输穴太渊。

二、六腑咳灸方

1.《素问》胃咳灸方

《素问·咳论》云："帝曰：六腑之咳奈何？安所受病？岐伯曰：五脏之久咳，乃移于六腑。脾咳不已，则胃受之。胃咳之状，咳而呕，呕甚则长虫出。""长虫"，即蛔虫。盖因脾与胃合，胃脉循喉咙入缺盆，下膈属胃络脾，故脾咳不已，胃受之也。胃寒则呕，呕甚则肠之腑气逆上，若肠有蛔虫，故虫出。其治，该篇有"治脏者，治其输，治腑者，治其合，浮肿者，治其经"之大法。故胃咳者取足阳明胃经之合穴足三里，浮肿者取该经之经穴解溪，施以灸术，名"《素问》胃咳灸方"。盖因足三里乃足阳明胃经之合穴，有健脾胃，补中气，调气血，通经络之功；解溪为足阳明胃经之经穴，有和气血，解痉通脉之效，故两穴相伍，乃胃咳之治方。因脾咳久之而邪移于胃腑，故行"胃咳"之治同时，可伍以足太阴脾经之输穴太白，手太阴肺经之输穴太渊，亦名"《素问》胃咳灸方"。

2.《素问》胆咳灸方

《素问·咳论》云："肝咳不已，则胆受之。胆咳之状，咳呕胆汁。"盖因肝与胆合，又因胆之脉从缺盆以下胸中，贯膈络肝，故肝咳不已，胆受之。胆气好逆，故呕胆汁。宗《素问》"治腑者，治其合；浮肿者，治其经"法。故有取足少阳胆经之合穴阳陵泉，咳兼浮肿者取该经经穴阳辅，施以灸术，名"《素问》胆咳灸方"。盖因阳陵泉乃足少阳胆经之合穴，具调达气机，疏泄肝胆，舒筋通络之功；阳辅乃该经之经穴，亦具调达气机，疏肝利胆之用。故两穴相伍，乃胆咳之治方。因"肝咳不已，则胆受之"，故尚需伍足厥阴肝经之输穴太冲，手太阴肺经之输穴太渊，亦名"《素问》胆咳灸方"。

3.《素问》大肠咳灸方

《素问·咳论》云："肺咳不已，则大肠受之，大肠咳状，咳而遗失。"《甲乙经》

谓"遗失"作"遗矢"。盖因肺与大肠合，手阳明大肠经入缺盆络肺，故肺咳不已，大肠受之。大肠为传导之腑，故因寒则腑气不禁，而遗矢。宗《素问》"治腑者，治其合；浮肿者，治其经"之法，故有取手阳明大肠经之合穴曲池，兼浮肿者，取其经穴阳溪，施以灸术，名"《素问》大肠咳灸方"。盖因曲池乃手阳明大肠经之合穴，又为该经之本穴，具汇聚转输手阳明经脉气之功；阳溪乃手阳明大肠经之经穴，具通调气血，疏经通络之效。因"肺咳不已，则大肠受之"，故尚需伍手太阴肺经之输穴太渊，亦名"《素问》大肠咳灸方"。

4.《素问》小肠咳灸方

《素问·咳论》云："心咳不已，则小肠受之，小肠咳状，咳而失气，气与咳俱失。"盖因心与小肠合，手太阳小肠经入缺盆络心，故心咳不已，小肠受之。小肠寒盛，气入大肠，咳则小肠气下奔，故失气也。宗《素问》治咳之大法，取手太阳小肠经之合穴小海，若咳而浮肿者，取手太阳小肠经之经穴阳谷，两穴相伍，具通达手太阳小肠经脉气之功而愈病，施以灸术，名"《素问》小肠咳灸方"。因"心咳不已，则小肠受之"，故尚需伍手少阴心经之输穴神门，手太阴肺经之输穴太渊，亦名"《素问》小肠咳灸方"。

5.《素问》膀胱咳灸方

《素问·咳论》云："肾咳不已，则膀胱受之，膀胱咳状，咳而遗溺。"盖因肾与膀胱合，又因足太阳膀胱经从肩转内夹脊抵腰中，入循膂络肾属膀胱，故"肾咳不已，则膀胱受之"。膀胱为津液之腑，是故遗溺。故宗《素问·咳论》治咳之法，取足太阳膀胱经之合穴委中，若咳而浮肿者取该经之经穴昆仑，施以灸术，名"《素问》膀胱咳灸方"。因委中、昆仑具激发、承接、转输足太阳膀胱经脉气之功，故两穴相伍乃膀胱咳证之治方。因其病机乃"肾咳不已，则膀胱受之"之因，故尚需取足少阴肾经之输穴太溪，手太阴肺经之输穴太渊，故亦名"《素问》膀胱咳灸方"。

6.《素问》三焦咳灸方

《素问·咳论》云："久咳不已，则三焦受之，三焦咳状，咳而腹满，不欲食饮。此皆聚于胃，关于肺，使人多涕唾而面浮肿气逆也。"此处言三焦者，"聚于胃"，中焦也；"关于肺"，上焦也。故"久咳不已"，邪犯上、中焦，则病如是，故取手少阳三焦经之合穴天井，若咳而浮肿者取该经之经穴支沟。两穴相伍，以其通利三焦，宣肺止咳之功，而愈三焦咳证，施以灸术，名"《素问》三焦咳灸方"。诸咳皆因邪犯肺经，故尚需伍手太阴肺经之输穴太渊，亦名"《素问》三焦咳灸方"。

第六节 喘证灸方

喘证，病证名，简称喘，亦称喘逆，咳喘上气。证见呼吸困难，甚则张口抬肩，鼻翼煽动，不能平卧等。首见于《黄帝内经》，对喘证的证候及病因病机均有详尽的记载。如《灵枢·五阅五使》篇云："肺病者，喘息鼻张。"《素问·大奇论》云："肺之壅，喘而两胠满。"《素问·调经论》云："气有余则喘咳上气。"《素问·脏气法时论》云："肺病者，喘咳逆气。"《素问·示从容论》云："喘咳者，是水气并于阳也。"

一、《素问》喘证经隧灸方

《素问·调经论》云："岐伯曰：气有余则喘咳上气，不足则息利少气。血气未并，五脏安定，皮肤微病，命曰白气微泄。帝曰：补泻奈何？岐伯曰：气有余，则泻其经隧，无伤其经，无出其血，无泄其气。不足，则补其经隧，无出其气。"此段经文表述了"喘咳上气"虚实之刺法。肺主气，息不利则喘。大凡肺气虚，则鼻息利少气，实则喘满仰息。若血气未发生异常，五脏功能尚正常。若见实证，即气有余，"则泻其经隧"；若见虚证，即气不足，"则补其经隧"。"经隧"，杨上善注云："经隧者，手太阴之别，从手太阴走手阳明，乃是手太阴走向手阳明之道，故曰经隧。隧道也。欲通脏腑阴阳，故补泻之，皆取其正经别走之络也。"故取宣发肺气，通达手阳明大肠经腑气之手太阴肺经之络穴列缺，或泻之，或补之，以灸法代针法，名"《素问》喘证经隧灸方"。

二、《灵枢》气满喘息隐白灸方

《灵枢·热病》篇云："气满胸中喘息，取太阴大指之端，去爪甲如韭叶，寒则留之，热则疾之，气下乃止。"此条经文表述了凡气满于胸中，而见其息喘促者，其治当宗《黄帝内经》病在上者取之下之法，当取足太阴脾经之隐白穴。盖因隐白乃足太阴脾经之井穴，又为该经之根穴，故有益脾胃，调气血，温阳救逆，启闭开窍之功，为"气满胸中喘息"之治穴。施以灸术，名"《灵枢》气满喘息隐白灸方"。

三、《灵枢》腹鸣气喘气海灸方

《灵枢·四时气》篇云："腹中常鸣，气上冲胸，喘不能久立，邪在大肠，刺肓之原、巨虚上廉、三里。"张志聪注云："大肠传导之官，病则其气反逆，是以腹中常鸣。气上冲胸，喘不能久立。""肓之原"，又名脖胦、下肓、丹田。《灵枢·九针十二原》云："肓之原出于脖胦。"《素问·腹中论》云："肓之原在脐下。"马莳注云："肓之原出于脖胦，其穴一，一名下气海，一名下肓，在脐下一寸半宛宛中，男子生气之海。"故而有气海、上巨虚、足三里之治，对其施以灸术，名"《灵枢》腹鸣气喘气海灸方"。方中气海乃任脉之腧穴，为元气之海，具益元荣肾，益气通脉之功；上巨虚乃手阳明大肠经之下合穴，足三里乃足阳明胃经之下合穴，两穴相伍，乃《灵枢》经"合治内腑"之意。

第七节　泄泻灸方

泄泻，病证名，是指排便次数增多，粪便稀薄，甚至泻出如水样一类的疾病。最早的文献在《黄帝内经》中称为泄，有"濡泄""溏泄""热泄""洞泄""溏瘕泄""飧泄""注泄"的不同。《难经》有五泄之分，汉唐又称为"下利"，宋以后又称为"泄泻"。

一、《素问》脾病飧泄灸方

《素问·脏气法时论》云："脾病者……虚则腹满肠鸣，飧泄食不化，取其经，太阴阳明少阴血者。""飧泄"，古病名。《素问·阴阳应象大论》云："清气在下，则生飧泄。"其是一种由脾胃阳气虚弱而致完谷不化之候。盖因脾足太阴之脉，从股内前廉入腹，属脾络胃，故病如是。足太阴脾经之经穴商丘，具健脾渗湿，解痉镇痛之功；足阳明胃经之经穴解溪，具补脾胃，和气血，通经活络之效；火旺则土健，故又有取足少阴肾经之经穴复溜，具益元荣肾，化气通脉之效。故三穴相须为用，此即"取其经，太阴阳明少阴"之谓，今对诸穴施以灸术，名"《素问》脾病飧泄灸方"，乃治疗脾肾气虚之泄泻常用方。

二、《灵枢》飧泄三阴交灸方

《灵枢·九针十二原》篇云："飧泄取三阴。"《灵枢·四时气》篇云："飧泄，补三阴交，上补阴陵泉，皆久留之，热行乃止。"此二条言飧泄之疾，可补足太阴脾经之阴陵泉。三阴者，足太阴脾经也。阴陵泉乃足太阴脾经之合穴，为足太阴脾经、足厥阴肝经、足少阴肾经交会之穴，又为足太阴脾经之本穴，具激发、聚汇、转输足太阴脾经脉气运行之功，具健脾渗湿，调补肝肾之效。脾虚运化失司，而成飧泄，故有补三阴交之治。施以灸术，名"《灵枢》飧泄三阴交灸方"。

三、《灵枢》溏瘕泄商丘灸方

《灵枢·经脉》篇云："脾足太阴之脉……是主脾所生病者……心下急痛，溏瘕泄。"瘕泄，即大便稀薄。"瘕泄"，即今之痢疾。其治，宗"盛则泻之，虚则补之""不盛不虚以经取之"之法。盖因商丘乃足太阴脾经之经穴，具健脾渗湿，解痉镇痛之功，故其治如是，施以灸术，名"《灵枢》溏瘕泄商丘灸方"。

第八节　胆瘅灸方

"瘅"，通疸。而"胆瘅"非黄疸病，乃为口苦病，为胆热之气上溢所致，故名《素问》胆瘅阳陵泉灸方、《素问》胆瘅募俞灸方。

《素问·奇病论》云："帝曰：有病口苦，取阳陵泉。口苦者病名为何？何以得之？岐伯曰：病名曰胆瘅。夫肝者中之将也，取决于胆，咽为之使。此人者，数谋虑不决，故胆虚气上溢，而口为之苦。治之以胆募俞，治在《阴阳十二官相使》中。"《灵兰秘典论》云："肝者，将军之官，谋虑出焉。""胆者，中正之官，决断出焉。"盖因肝与胆合，故诸谋虑取决于胆。故谓"肝者中之将也，取决于胆。"因口为枢之窍，少阳主枢，故咽部受胆支配，而谓"咽为之使"。这种病人，因经常谋虑而不快，导致胆气不足，胆汁上溢，于是病发口苦。其治，宜取阳陵泉者，以其为足少阳胆经之合穴，有调达枢机，疏泄肝胆之功，而治"胆瘅"，施以灸术，名"《素问》胆瘅阳陵泉灸方"。尚可取足少阳胆经之募穴和俞穴，名"《素问》胆瘅募俞灸方"。盖因足少阳胆经之募穴日月，又为足少阳胆经与足太阴脾经之交会穴，可治两经之疾病，而有利胆气，健脾气，疏中焦之功；胆俞乃足太阳膀胱经之腧穴，又为胆经脉气聚于背俞之处，具调达气机，疏肝利胆，敷布津液之功。故两穴相须为用，共成调达枢机，疏肝利胆，敷布津液之功，故"胆瘅"可愈。此法记载于古医籍《阴阳十二官相使》中，惜该书早已亡佚。

从"治之以胆募俞"文字中可知，在《黄帝内经》时代，募穴、俞穴、五输穴等特定穴已被广泛应用。

第九节　霍乱灸方

霍乱，病证名。主要以突然吐泻，挥霍撩乱为见证之病。如《灵枢·经脉》篇云："足太阴……厥气上逆则霍乱。"表述了若脾胃之运化功能失司，气机不畅，升降失序，可致霍乱。如《素问·气交变大论》有"土郁之发""呕吐霍乱"之记；又有"岁土不及，风乃大行，化气不令""民病飧泄霍乱"之述。均表述了呕吐泄泻为霍乱的主要证候。故中医之霍乱，非现代医学之急性传染病"霍乱"。

一、《灵枢》霍乱灸方

《灵枢·五乱》篇云："乱于肠胃，则为霍乱……取之足太阴、阳明，不下者，取之三里。"大凡脉与四时相合，是谓顺也。其清气宜升，当在于阳，反在于阴；浊气宜降，当在于阴，而反在于阳。荣气阴性，精专固顺，宗气以行于经隧之中，卫气阳性，剽悍滑利，宜行于分肉之间。今昼不行于阳经，夜不行于阴经，其气逆行，乃清浊相干变乱，故谓"乱于肠胃则为霍乱"。因"乱于胃肠"，故"取之足太阴、阳明"。即取足太阴脾经之经穴商丘，以健脾渗湿；取足阳明胃经之经穴解溪，以和胃降浊，以和肠通痹。"郄有空隙意，临床能救急。"郄穴是各经经气深聚之部位，适用于各经急性疾病。故尚须取足太阴脾经之郄穴地机、手阳明大肠经之郄穴温溜、足阳明胃经之郄穴梁丘。足阳明胃经之合穴足三里，又为该经之下合穴，宗《灵枢》经"合治内腑"之法，故有"不下者取之三里"之治。诸穴合用，施以灸术，名"《灵枢》霍乱灸方"。

二、《素问》霍乱灸方

《素问·通评虚实论》云："霍乱，刺俞旁五，足阳明及上旁三。"就其病因病机，《诸病源候论·霍乱候》有云："冷热不调，饮食不节，使人阴阳清浊之气相干，而变乱于肠胃之间。"《黄帝内经素问集注》云："霍乱者，胃为邪干，胃气虚逆也。夫阳明胃土，籍足少阴之气以合化，故宜刺少阴俞旁以补之。""刺俞旁五"，即针刺肾俞旁之志室五次；"足阳明及上旁三"，即针刺胃俞及胃俞旁之胃仓各三次。三穴相须为用，以成益肾元，促气化，和胃肠，止吐泻之功而愈病，今以灸术代针刺术，名"《素问》霍乱灸方"。

第十节　胀证灸方

胀证，又称鼓胀，病证名。是一种以腹部膨胀如鼓，青筋暴露为特征的疾病。首见于《黄帝内经》，如《灵枢·水胀》篇云："鼓胀何如？岐伯曰：腹胀，身皆大，大与肤胀等也。"又如《素问·腹中论》云："黄帝问曰：有病心腹满，旦食则不能暮食，此为何病？岐伯对曰：名为鼓胀。"

一、《灵枢》鼓胀灸方

《灵枢·水胀》篇云："黄帝曰：肤胀、鼓胀可刺邪？岐伯曰：先泻其胀之血络，后调其经，刺去其血络也。"马蒔注云："此言刺肤胀鼓胀之法也。"盖因二胀皆有血络，须先泻之，后当分经而调之。若因脾运不健，湿阻中焦而见鼓胀，可取足太阴脾经之原穴太白、经穴商丘以补之；若因脾阳不振，运化失司，内生五邪，致寒湿困脾而成鼓胀者，当兼见大便溏，小便少之候。其治重在健脾渗湿，故取足太阴脾经之原穴太白、经穴商丘以补之，尚可取足太阴脾经之募穴章门、背俞穴脾俞以施之。若因脾肾阳虚者，必兼见神倦怯寒肢冷之候，治法同寒湿困脾证之法，加补足少阴肾经之原穴太溪、经穴复溜、募穴京门、背俞穴肾俞。此即"后调其经"之解，以灸术代针刺术，名"《灵枢》鼓胀灸方"。

二、《灵枢》肤胀灸方

《灵枢》有《胀论》专篇。对胀形成之由，该篇有"卫气之在身也，常然并脉循分肉，行有逆顺，阴阳相随，乃得天和，五脏更始，四时循序，五谷乃化。然后厥气在下，营卫留止，寒气逆上，真邪相攻，两气相搏，乃合为胀也"之论。对肤胀之治，该篇有"卫气并脉循分为肤胀。三里而泻，近者一下，远者三下，无问虚实，工在疾泻"之论。此乃"急则治其标"之法，即泻足阳明胃经之下合穴足三里。此即该篇中所阐述的"胀论言无问虚实，工在疾泻"之谓。今对该穴施以灸术，名"《灵枢》肤胀灸方"。

三、《灵枢》脏腑胀灸方

《灵枢·胀论》云："黄帝曰：愿闻胀形。岐伯曰：夫心胀者，烦心短气，卧不安。肺胀者，虚满而喘咳。肝胀者，胁下满而痛引小腹。脾胀者，善哕，四肢烦悗，体重不能胜衣，卧不安。肾胀者，腹满引背央央然，腰髀痛。"对此，马莳注云："此节以五脏之胀形言之也。表述了卫气逆于胸廓中，由无形而成有形之五脏胀形。"该篇又云："六腑胀：胃胀者，腹满，胃脘痛，鼻闻焦臭，妨于食，大便难。大肠胀者，肠鸣而痛濯濯，冬日重感于寒，则飧泄不化。小肠胀者，少腹膜胀，引腰而痛。膀胱胀者，少腹满而气癃。三焦胀者，气满于皮肤中，轻轻然而不坚。胆胀者，胁下痛胀，口中苦，善太息。"对此，马莳注云："此以六腑之胀形言之也。"而对各脏腑之胀，可根据疾病之虚实，分取五脏六腑之原穴、经穴，虚证可补各经之募穴，或加各经之俞穴。施以灸术，统称"《灵枢》脏腑胀灸方"。分而名之曰，"《灵枢》心胀灸方""《灵枢》肺胀灸方""《灵枢》脾胀灸方""《灵枢》肝胀灸方""《灵枢》肾胀灸方""《灵枢》胃胀灸方""《灵枢》大肠胀灸方""《灵枢》小肠胀灸方""《灵枢》膀胱胀灸方""《灵枢》三焦胀灸方""《灵枢》胆胀灸方"。

第十一节　水肿灸方

水肿，病证名，系指体内水液潴留，泛溢肌肤，引起眼睑、头面、四肢、腹背，甚至全身浮肿，严重者尚可伴有胸腔积液、腹水等候。在《黄帝内经》中被称为水、水气、水病，并根据不同症状，又分为风水、石水、涌水。在《黄帝内经·素问》之《气穴论》《骨空论》《水热穴论》中有"水俞五十七处""肾俞五十七穴"之名。而《灵枢·四时气》篇名为"五十七痏"，与五十七穴的分布均相同。

《素问·骨空论》云："水俞五十七穴者，尻上五行，行五；伏菟上两行，行五，左右各一行，行五；踝上各一行，行六穴"。表述了治疗水病的五十七个腧穴的部位。因人体周身骨节之间，有空（孔），故以"骨空"名篇。

"尻上五行，行五；尻者，尾骶部也""尻"指屁股。其一，脊背当中。督脉之所循。脊中、悬枢、命门、腰俞、长强。共五穴。其二，夹督脉两旁足太阳之所循。大肠俞、小肠俞、膀胱俞、中膂俞、白环俞。左右共十穴。其三，次夹督脉两旁足太阳脉之所循。胃仓、肓门、志室、胞肓、秩边。左右共十穴。于是"尻上五行，行五"，共二十五穴。"伏菟上两行，行五，左右各一行，行五"。伏菟穴在大腿前上方。"伏菟上"，当指腹部两侧腧穴，夹腹中任脉线两旁。其一，为冲脉与足少阴肾经交会之穴。《素问·骨空论》云："冲脉者，起于气街，并少阴之经，夹脐上行，至胸中而散。"中注（脐下1寸，前正线旁开0.5寸）、四满（脐下2寸）、气穴、大赫、横骨。左右共十穴。其二，为次夹任脉，足少阴肾经之旁足阳明胃经穴。外陵、大巨、水道、归来、气冲。左右共十穴。于是，"伏菟上两行，行五"，共二十穴。"踝上各一行，行六穴。"足内踝之上，为足少阴经脉之所循。络穴大钟，足少阴脉通于阴跷脉之照海，经穴复溜，合穴阴谷，阴跷脉之郄穴交信，足少阴脉通于阴维脉之郄穴筑宾。于是"踝上各一行，行六穴"，每侧六穴，左右共十二穴。

盖因治疗水病的五十七穴，都隐藏在人体下部或较深的经脉之中，易留邪的脉络之处，故《素问·水热穴论》有"凡此五十七穴者，皆藏之阴络，水之所客也"之论。此即对形成水病的病机的高度概括。

《素问·水热穴论》云："黄帝问曰：少阴何以主肾？肾何以主水？岐伯对曰：肾者至阴也，至阴者盛水也，肺者太阴也，少阴者冬脉也，故其本在肾，其末在肺，皆积水也。帝曰：肾何以能聚水而生病？岐伯曰：肾者，胃之关也，关门不利，故聚水而从其类也。上下溢于皮肤，故为胕肿。胕肿者，聚水而生病也。帝曰：诸水皆生于肾乎？岐伯曰：肾者，牝脏也，地气上者，属于肾，而生水液也，故曰至阴。勇而劳甚则肾汗出，肾汗出逢于风，内不得入于脏腑，外不得越于皮肤，客于玄府，行于皮里，传为胕肿，本之于肾，名曰风水。所谓玄府者，汗空也。"本段经文以"积水"，"其本在肾，其末在肺"；"聚水"，因"肾者，胃之关也，关门不利"；"风水"，其成因，"本于肾"，表述了"肾何以主水"之由。"少阴何以主肾？肾何以主水？"肾足少阴之脉，其脏属水，故谓之。"其本在肾，其末在肺，皆积水也"。肾应北方之气，其脏居下，故曰至阴；水旺于冬而肾主之，故曰盛水。肺为手太阴经属金，肾为足少阴经属水。足少阴经脉从肾上贯胸膈入肺中，故肾邪上逆，则水客于肺，此即肾为主水之脏，肺为水之上源之谓。故病水者，"其本在肾，其末在肺"。"肾者，胃之关也，关门不利，故聚水而从其类也"。关者，门户要会之处，所以司启闭出入也。肾居下焦，开窍于二阴，水谷入胃，经气化之后，清者由前阴而出，浊者由后阴而出。肾气化则二阴通，不化则二阴闭，肾气壮则二阴调，肾气虚者则二阴不禁，故曰"肾者，胃之关也"。肾气虚，下焦决渎失司，关门不利，水不自流则聚水，总因肾败，故曰"聚水而从其类"。"胕肿者，聚水而生病也"，肌肤浮肿曰胕肿。脾主肌肉，足太阴脾经主也。肾气虚，下焦决渎失司，中焦聚水而成病；皮肤者，肺之合，水聚于下，反溢于上，故肿胀于皮肤之间，亦聚水而成病。"本之肾，名曰风水"。玄府者，又名鬼门，汗孔也。肾司气化，水谷之精微上输于肺，以泽皮毛。若汗出遇风，客于玄府，则毛窍闭塞而发胕肿，成为风水，故曰"本于肾"。

《素问·水热穴论》云："帝曰：水俞五十七处者，是何主也？岐伯曰：肾俞五十七穴，积阴之所聚也，水所从出入也。尻上五行、行五者，此肾俞。故水病下为胕肿大腹，上为喘呼不得卧者，标本俱病，故肺为喘呼，肾为水肿，肺为逆不得卧，分为相输俱受者，水气之所留也。伏菟上各二行、行五者，此肾之街也。三阴之所交结于脚也。踝上各一行、行六者，此肾脉之下行也，名曰太冲。凡五十七穴者，皆脏之阴络，水之所客也。""肾俞五十七穴，积阴之所聚也，水所从出入也。"肾俞五十七穴，并非足少阴肾经的腧穴，盖因"水者，循津液而流出；肾者，水藏也，主津液"（《素问·逆调论》），故水俞五十七处，又称"肾俞五十七穴"，而成因阴气所积聚的地方，也是水液由此出入的地方。"肺为喘呼，肾为水肿，肺为逆不得卧，分为相输。"乃承上文"水病下为胕肿大腹，上为喘呼，不得卧，标本俱病"而有此论。诚如《素问·逆调论》所云："夫不得卧，卧则喘者，是水气之客也，夫水者循津液而流也，肾者水脏，主津液，主卧与喘也。"于是，分为相互影响的肺与肾的病变。分为相输，水病分为不同的临床表现。肾为水肿，肺为逆不得卧，故言"分为"。相输，相互影响的意思。分为相输，是说肺与肾病变后的表现各不相同，但二者之间同是气化失司，水邪滞留为患，相互影响。"此皆水气往来的道路，故为肾之街。""此肾脉之下行也，名曰太冲。"踝上六穴，皆足少阴肾经之穴，肾经并冲脉下行于足，合而盛大，故曰太冲。"凡五十七穴者，皆藏之阴络，水之所客也。"盖此五十七穴，在"孙络三百六十五穴"之内，孙络之穴会，是以络与穴为会，穴深在内，络浅在外，且胕肿者，肌肤肿也，故浅取孙络；又因此五十七穴均在少腹以下至足之部位，且多为足少阴肾经所主领，其在人体下部或较深的络脉之中，是水液容易停聚的地方。

一、《灵枢》风水灸方、《灵枢》徒水灸方

《灵枢·四时气》篇云："风痋肤胀，为五十七痏，取皮肤之血者，尽取之。""徒痋，先取环谷下三寸，以铍针针之，已刺而筩之，而内之，入而复之，以尽其痋，必

坚脱，脱缓则烦悗，来急则安静，间日一刺之，痏尽乃止。"本条经文论述了治疗风水、水肿病之法。"风水"，水病也，为有风有水之病。"肤胀"，皮肤肿胀。《灵枢·水胀》云："肤胀者，寒气客于皮肤之间。""痏"，其义有三，一指针刺的痕迹，即针孔；二指针刺的次数单位；三指穴位。此处系指穴位。"徒痏"，徒，众也。土位中央，主灌四旁，土气虚则四方之众水，反乘侮其土为水病。故徒水为有水无风之水肿病。"环谷下三寸"，其说有二，其一，杨上善《黄帝内经太素·杂刺》注云："环谷当是脐中也。"故"环谷下三寸"当是关元穴。其二，张景岳认为"或即是少阳之环跳"。"铍针"，九针之一，针长四寸，宽二分半，末似剑锋，用以破脓。"箭"，通"筒"，直也。

"风水肤胀为五十七痏，取皮肤之血者尽取之。"因汗出遇风，毛窍闭塞，风遏水阻，聚水而为肿胀。今对诸穴施以灸术，名"《灵枢》风水灸方"。"徒水先取环谷下三寸，以铍针针之"，水肿病，先取脐下三寸之关元穴，以铍针针刺之。关元为任脉与足少阴肾经交会穴，可益元荣任，通利三焦，促气化，司决渎，有利水消肿之效。或取环跳下，"踝上各一行，行六穴"，即大钟、复溜、阴谷、照海、交信、筑宾等足少阴肾经六穴。今对诸穴施以灸术，名"《灵枢》徒水灸方"。

二、《素问》水病尻上灸方、《素问》水病伏菟上灸方、《素问》水病胃经五穴灸方、《素问》水病踝上灸方

《素问·上古天真论》云："肾者主水，受五脏六腑之精而藏之。"《素问·逆调论》云："肾者，水脏，主津液。"说明肾中精气的气化功能，对于体内津液的输布和排泄起着重要的调节作用。《素问·经脉别论》云："饮入于胃，游溢精气，上输于脾，脾气散精，上归于肺，通调水道，下输膀胱，水精四布，五经并行。合于四时五脏阴阳，揆度以为常也。"此段经文说明，在正常的生理情况下，津液的输布，是通过胃的摄入，脾的运化和转输，肺的宣发和肃降，肾的蒸腾气化，以三焦为通道，输布至全身，经过气化后的津液，则化为汗液、尿液和浊气排出体外。而肾中精气的蒸腾气化，实际上是主宰着整个津液输布的全过程。因肺、脾等内脏对津液的气化功能，均赖于肾中真阳的蒸腾气化功能。故《素问·水热穴论》有"诸水皆生于肾"之论。

"肾主水液"是指肾脏具有主持全身"气化"的作用，而"下焦主出"是"肾主水液"功能的组成部分，是狭义的"肾主水液"的功能，即被脏腑组织利用后的水液（水中之浊、清中之浊）经三焦通道而归于肾，经肾的气化作用分为清浊两部分，清者，复经三焦上升，归于肺而散于全身，浊者下输膀胱，变成尿液从尿道排出体外。如此循环往复，以维持人体气化功能的正常。若症见面浮身肿，腰以下尤著，按之凹陷不起，腰肢重，四肢厥冷，尿少，舌质淡胖，苔白，脉小或沉迟无力，为肾气衰微，阳不化气之证，宜温肾助阳，化气行水，当宗《素问·水热穴论》之"肾俞五十七穴，积阴之所聚也，水所从出入也。尻上五行，行五者，此肾俞"之法，对督脉之脊中、悬枢、命门、

腰俞、长强诸穴施以灸术，若"阳光普照，阴霾四散"，以冀水肿得除；故取足太阳膀胱经之大肠俞、小肠俞、膀胱俞、中膂俞、白环俞及胃仓、肓门、志室、胞肓、秩边诸穴，使膀胱气化有序，胃之化源得充。今取"尻上五行，行五"，共二十五穴，施以灸术，名"《素问》水病尻上灸方"。

《素问·水热穴论》云："肾者，胃之关也，关门不利，故聚水而从其类也。上下溢于皮肤，故为胕肿。胕肿者，聚水而生病也。"说明胃阳不足，脾阳不振，"脾主为胃行其津液"功能障碍，可致水饮溢于肌肤，发为水肿，此即有水无风之"徒痳"。症见身肿，腰以下为重，按之凹陷不起，伴有脘腹痞闷，纳呆便溏，小便不利，此中阳不振，健运失司，中焦失化之证。肾主水液，司气化，开窍于二阴，肾之气化通，则脾阳振，运化有司，否则肾之气化失序，脾之运化失司，二阴启闭不利，聚水而成水肿，故宗《灵枢·四时气》之"徒痳，先取环谷下三寸"，即取环跳下"踝上各一行，行六穴"，即足少阴肾经之大钟、照海、复溜、交信、筑宾、阴谷，左右共十二穴，以温补肾中元阳，即"益火之源，以消阴翳"之谓也。今对诸穴施以灸术，名"踝上六穴灸方"。亦可加任脉之关元穴，益肾阳，促气化，以通调水道。

《灵枢·决气》云："上焦开发，宣五谷味，熏肤、充身、泽毛，若雾露之溉，是谓气。"说明了肺宣发卫气、散布精微的作用。若风邪犯肺，肺之宣发卫气、通透腠理功能失司，毛窍闭塞，不能将代谢后的津液化为汗液排出体外，症见眼睑浮肿，恶寒发热，小便不利，当以风水论之，当宗《素问·水热穴论》之"水病下为胕肿大腹，上为喘呼不得卧者，标本俱病，故肺为喘呼，肾为水肿，肺为逆不得卧，分为相输俱受者，水气之所留也。伏菟上各二行、行五者，此肾之街也。"取足少阴肾经中注、四满、气穴、大赫、横骨五穴，左右计十穴，今对诸穴施以灸术，名"《素问》水病伏菟上灸方"；灸足阳明胃经外陵、大巨、水道、归来、气冲五穴，左右计十穴，名"《素问》水病胃经五穴灸方"。该篇又云："三阴之所交结于脚也，踝上各一行、行六针，此肾脉之下行也，名曰太冲。"故取踝上足少阴肾经之大钟、照海、复溜、交信、筑宾、阴谷六穴，左右计十二穴，行灸术，名"《素问》水病踝上灸方"，其灸方组成及功效同"《灵枢》徒水灸方"。

第十二节　癃闭灸方

癃闭是指小便量少，点滴而出，甚则小便闭塞不通为主要证候的一类疾患。其中以小便不利，点滴短少，病势较缓者称为"癃"；小便闭塞，点滴不通，病势较急者称为"闭"。对此，《素问·宣明五气》篇云："膀胱不利为癃。"《素问·标本病传论》

云："膀胱病小便闭。"在《黄帝内经》中又称闭癃，对其证候、鉴别诊断及治法，《灵枢·本输》篇记有"三焦者""入络膀胱，约下焦，实则闭癃，虚则遗溺，遗溺则补之，闭癃则泻之"的记载。

一、《灵枢》癃闭灸方

《灵枢·四时气》篇云："小腹痛肿，不得小便，邪在三焦约，取之太阳大络，视其络脉与厥阴小络结而血者，肿上及胃脘，取三里。"对此，马莳认为："此言刺邪在三焦者之法也。"又云："足太阳大络而刺之，即飞扬穴。又必视其络脉，与足厥阴肝经有结血者尽取之。"盖因三焦者，决渎之官，水道出焉，失司则小便不通。水谷出入之道路，故三焦气化失司，必导致膀胱气化失序，而致小腹肿痛，不得小便，故有飞扬之刺。盖因飞扬为足太阳膀胱经之络穴，别走足少阴肾经，可宣发足太阳、足少阴经气，故有化气通脉，清热利湿之功，乃肾炎、膀胱炎之治穴。盖因肝主疏泄，疏泄失司，肝气郁结，结于厥阴之络，亦可不得小便，可取足厥阴肝经之络穴蠡沟。《针灸聚英》谓蠡沟之治"癃闭""小便不利"，已成实验之记。且因三焦分属胸腹，乃水谷出入之道路，故三焦气化失司，枢机不利，腹气结滞，而致"小腹痛肿""肿上及胃脘"，故有"取三里"之治。足三里为足阳明胃经之合穴，乃该经脉气汇合之处，具健脾和胃，理气导滞，调补气血之功，为该经之下合穴。《灵枢·邪气脏腑病形》篇有"合治内腑"之论，故《四总穴歌》有"肚腹三里留"之治。三穴合用，施以灸术，名"《灵枢》癃闭灸方"。

二、《灵枢》通溲灸方

《灵枢·癫狂》篇云："内闭不得溲，刺足少阴、太阳与骶上以长针。"马莳注云："此言刺不得溲之法也。""内闭不得溲"，乃癃闭之闭证也。张景岳注云："内闭不得溲者，病在水脏，故当刺足少阴经之涌泉、筑宾，足太阳经之委阳、飞扬、仆参、金门等穴。骶上，即督脉尾骶骨之上，穴名长强，刺以长针，第八针。"盖因"肾者水藏，主津液"，肾元亏虚，气化失司而致"内闭不得溲"，宗《灵枢》"病在脏者，取之井"之法，故有取足少阴肾经之井穴涌泉之治。筑宾乃足少阴肾经之腧穴，又为阴维脉之郄穴。《难经》谓"阴维维于阴""阴维起于诸阴之交"，故筑宾有和阴通阳，化气通脉，行瘀散结之功。委阳乃足太阳膀胱经之腧穴，又为手少阳三焦经之下合穴，宗《灵枢·邪气脏腑病形》"合治内腑"之法，故有取委阳之治；飞扬乃足太阳膀胱经之络穴，别走足少阴肾经，具宣发足太阳、足少阴经气之功，使肾主水液，膀胱之津液气化有序，三焦决渎有司；金门为足太阳膀胱经之郄穴，又为阳维脉所别属，故具通阳化气之功。故两穴亦为"内闭不得溲"之要穴。长强，为督脉与足少阴肾经交会穴，又为督脉之络穴。《甲乙经》云："长强，一名气之阴郄。督脉别络，在脊骶端，少阴所结。"以其循环无端为其长，健行不息谓之强之功，故名长强。以其调和阴阳，益肾荣督之功，为解"不得溲"之治穴。故诸穴合用，施以灸术，名"《灵枢》通溲灸方"。

三、《灵枢》癃证灸方

《灵枢·热病》篇云："癃，取之阴跷及三毛上及血络出血。"马莳注云："此言刺癃者之法也。"小便不利名癃，乃肾与膀胱气化失司所致。照海，乃足少阴肾经之腧穴，为阴跷脉所生，又为八脉交会穴之一，通于阴跷脉，故为癃证之治穴，"三毛上"，即足大趾三毛中之大敦穴。《灵枢·经脉》篇云："肝足厥阴之脉……是主肝所生病者……闭癃。"宗《灵枢》"病在脏者，取之井"之法，故有取足厥阴肝经之井穴大敦之治，故上述诸穴施以灸术，名"《灵枢》癃证灸方"。

第十三节　头痛灸方

头痛，头部疼痛的病证。头为诸阳之会，又为髓海所在之处，凡五脏精华之血，六腑清阳之气，皆注于头，故六淫之邪外袭，上犯颠顶，邪气稽留，阻抑清阳，名外感头痛。或内生五邪，导致气血逆乱，致经络瘀阻，脑络髓海失濡，亦可引起头痛。故其治当分脏腑经络、内外虚实，调治可参阅"从脏腑经络论摩方"一节中之治法。本节所记乃《灵枢》"寒热病""厥病"二篇中头痛之治方。

一、《灵枢》寒热病头目痛灸方

《灵枢·寒热病》篇云："足太阳有通项入于脑者，正属目本，名曰眼系，头目苦痛取之，在项中两筋间，入脑乃别。"此段经文表述了头目痛之治法。玉枕乃足太阳膀胱经通项入脑之处，具通达阳气，清利头目之功，施以灸术，名"玉枕头目痛灸方"，因在《灵枢·寒热病》篇论之，故又名"《灵枢》寒热病头目痛灸方"。

二、《灵枢》厥头痛灸方

《灵枢·厥病》篇云："厥头痛，面若肿起而烦心，取之足阳明、太阴。厥头痛，头脉痛，心悲善泣，视头动脉反盛者，刺尽去血，后调足厥阴。厥头痛，贞贞头重而痛，泻头上五行，行五，先取手少阴，后取足少阴。厥头痛，意善忘，按之不得，取头面左右动脉，后取足太阴。厥头痛，项先痛，腰脊为应，先取天柱，后取足太阳。厥头痛，头痛甚，耳前后脉涌有热，泻出其血，后取足少阳。"此段经文表述了厥头痛之证治。厥头痛者，邪气逆与他经，上于头而痛也。其气不循经遂，而有逆行之势，故名厥。真头痛，为邪气传入头脑而痛，非他经之犯也。

1. 《灵枢》厥头痛烦心灸方

"厥头痛，面若肿起而烦心，取之足阳明太阴。"此厥头痛乃面肿于外，心烦于内之候。盖因阳明之气，上出于面，厥气上逆于头，故病头痛面肿，阳明是动则病心欲动，故起心烦。故"取之足阳明"。多取足阳明胃经之原穴冲阳，使后天生化之源充足，故有通补气血，调和营卫，通经活络之功。此即"五脏六腑之有疾者，皆取其原也"之谓也。或取足阳明胃经之经穴解溪。阳明从中见太阴之化，故可伍足太阴脾经之经穴商丘，共成补气血，通经络，降逆气之伍。施以灸术，名"《灵枢》厥头痛烦心灸方"。

2. 《灵枢》厥头痛心悲灸方

《灵枢·厥病》篇云："厥头痛，头脉痛，心悲善泣，视头动脉反盛者，刺尽去血，后调足厥阴。"此段经文表述了气厥于上而及于经脉，逆于脉，故头脉痛，厥阴为合，合则气绝而喜悲，逆在气，故心悲善泣。视头脉反盛者，刺之尽去其血以泻脉厥。盖因厥阴之气逆于上，转入于其经，而为厥头痛，故后调足厥阴以通其气逆，可取足厥阴肝经之经穴中封，以畅达足厥阴肝经之气，降逆解痉而愈病，施以灸术，名"《灵枢》厥头痛心悲灸方"。

3. 《灵枢》厥头痛而重灸方

《灵枢·厥病》篇云："厥头痛，贞贞头重而痛，泻头上五行，行五，先取手少阴，后取足少阴。""贞贞"，固定而不移。此少阴之气，厥逆于上，转及于太阳经而为厥头痛，故先泻足太阳膀胱经之头上五处、承光、通天、络却、玉枕，以通达太阳经之经气而止头痛。少阴主火，太阳主水，上下标本相合，是以先泻太阳，可次取手少阴心经之经穴灵道，后取足少阴肾经之经穴复溜，施以灸术，名"《灵枢》厥头痛而重灸方"。

4. 《灵枢》厥头痛善忘灸方

《灵枢·厥病》篇云："厥头痛，意善忘，按之不得，取头面左右动脉，后取足太阴。"足太阴之气，厥逆于上，及于头面之脉，故头痛。盖因脾藏意，太阴之气厥逆，则脾脏之神志昏迷，故而易善忘。头主天气，脾主地气，地气上乘于天，入于头之内，故头"按之不得"。左右之动脉，乃足阳明之脉也，故摩之以泻其逆气；后取足太阴脾经之经穴商丘以调之，使血气通畅，无上逆之气，而愈病，施以灸术，名"《灵枢》厥头痛善忘灸方"。

5. 《灵枢》厥头痛脊应灸方

《灵枢·厥病》篇云："厥头痛，项先痛，腰脊为应，先取天柱，后取足太阳。"盖因足太阳之脉，从头项而下循于腰脊。故太阳之厥头痛，项先痛而腰脊为应。此逆而应于经，故先取项上足太阳膀胱经之天柱，后取足太阳膀胱经之经穴昆仑，或其下合穴委中，畅通经气，降逆止痉而愈病。施以灸术，名"《灵枢》厥头痛脊应灸方"。

6.《灵枢》厥头痛涌热灸方

《灵枢·厥病》篇云："厥头痛，头痛甚，耳前后脉涌有热，泻出其血，后取足少阳。"此乃少阳之气厥入头项经脉而为厥头痛之候。少阳之上，相火主之，火气上逆，故头痛甚，而且耳前后动脉有热涌动。先于脉涌处掐之，然后取其气，取手少阳三焦经之经穴支沟、足少阳胆经之经穴阳辅。施以灸术，名"《灵枢》厥头痛涌热灸方"。

三、《灵枢》头半寒痛灸方

《灵枢·厥病》篇云："真头痛，头痛甚，脑尽痛，手足寒至节，死不治。头痛不可取于腧者，有所击堕，恶血在于内；若肉伤，痛未已，可即刺，不可远取也。头痛不可刺者，大痹为恶，日作者，可令少愈，不可已。头半寒痛，先取手少阳、阳明，后取足少阳、阳明。"此段经文表述了真头痛之临床证候及其因"手足寒至节"，因真气为邪所伤，故谓"死不治"。若"头半寒痛"尚有可愈之机，可"先取手少阳、阳明，后取足少阳、阳明"，今对诸穴施以灸术，名"《灵枢》头半寒痛灸方"。因方出自《灵枢》经，故又名"《灵枢》头半寒痛灸方"。具体治法，可先取手少阳三焦经之经穴支沟、手阳明大肠经之经穴阳溪；后取足少阳胆经之经穴阳辅、足阳明胃经之经穴解溪、合穴足三里。

四、《灵枢》邪犯阳明头痛灸方

《灵枢·寒热病》篇云："阳迎头痛，胸满不得息，取之人迎。"此段经文表述了阳明经邪盛，厥逆之气逆于腹，而阳明经之脉气不能循人迎而上充于头，见"头痛，胸满不得息"，盖因人迎乃足阳明胃经与足少阳胆经交会之穴，又为足阳明胃经之标穴，具和脾胃，调气血，达气机，通经脉之功，故有"取之人迎"之治。施以灸术，名"《灵枢》邪犯阳明头痛灸方"。

第十四节　胸痹灸方

胸痹证，首见于《灵枢·本脏》篇，其云："肺大则多饮，善病胸痹、喉痹、逆气。"意谓胸阳不振，痰湿作饮而成胸痹。《金匮要略·胸痹心痛短气病脉证治》云："胸痹之病，喘息咳唾，胸背痛，短气，寸口脉沉而迟，关上小紧数。"是指以胸部闷痛，甚则胸痛彻背，短气，喘息不得卧为主的一种病证。而胸痹的临床表现在《黄帝内经》中尚有"心痛""心病""心痹""厥心痛""真心痛""久心痛""猝心痛""心疝暴痛"为名的论述。

如《灵枢·经脉》篇记云:"心手少阴之脉……是动则病嗌干心痛,渴而欲饮,是为臂厥。"《素问·五常政大论》云:"太阳司天。""心烦热。""甚则心痛。"《素问·至真要大论》云:"少阴在泉……主胜则厥气上行,心痛发热。""少阳在泉……主胜则热反上行而客于心,心痛发热,格中而呕。"《灵枢·邪气脏腑病形》篇云:"心脉急甚者为瘛疭,微急为心痛引背,食不下。"《素问·脉要精微论》云:"夫脉者,血之府也。""涩则心痛。"上述经文均是以心痛为证表述的,符合现代医学冠心病之冠状动脉血液循环障碍、心肌缺血之候。

《素问·脏气法时论》云:"心病者,胸中痛,胁支满,胁下痛,膺背肩胛间痛,两臂内痛;虚则胸腹大,胁下与腰相引而痛。"《灵枢·厥病》篇云:"厥心痛,与背相控,善瘛,如从后触其心,伛偻者,肾心痛也。""厥心痛,腹胀胸满,心尤痛甚,胃心痛也。""厥心痛,痛如以锥针刺其心,心痛甚者,脾心痛也。"《素问·痹论》云:"心痹者,脉不通,烦则心下鼓,暴上气而喘,嗌干善噫,厥气上则恐。"上述经文,以心病、厥心痛、心痹证表述其候。前两条符合现代医学心绞痛出现的心胸胁下闷痛、刺痛,并放射至肩背及两臂内侧的表现。而后条则指出了冠心病"脉不通"的病因病机,并观察到冠心病可出现其他证候。

《素问·厥论》尚云:"手心主、少阴厥逆,心痛引喉,身热,死不可治。"《灵枢·热病》篇云:"心疝暴痛。""烦心心痛,臂内廉痛,不可及头。"上述证候,符合心肌梗死猝然心胸大痛,手足逆冷之候,形象地指出了心肌梗死循环衰竭,多预后不良。

《灵枢·胀论》云:"夫心胀者,烦心短气,卧不安。"《灵枢·本神》篇云:"心怵惕思虑则伤神,神伤则恐惧自失,破䐃脱肉,毛悴色夭,死于冬。"上述记载,符合冠心病心律失常,心力衰竭之候。

中医认为,本病之病因多与寒邪内侵、饮食不当、情志失常、年老体虚有关。其病机有虚实之分,实为寒凝、气滞、血瘀、痰阻、痹遏胸阳、阻滞心脉而致;虚为五脏亏虚、心脉失养而致。基于本病的形成和发展过程,大多先实后虚,亦有先虚后实者。然从临床表现来看,多虚实夹杂,故扶正祛邪乃本病治疗之大法。现就《黄帝内经·素问》与《灵枢》经之法述之。

一、《素问》胸痹灸方

《素问·气穴论》云:"背与心相控而痛,所治天突与十椎及上纪,上纪者,胃脘也,下纪者,关元也。背胸邪系阴阳左右,如此其病前后痛涩,胸胁痛而不得息,不得卧,上气短气偏痛,脉满起斜出尻脉,络胸胁支心贯膈,上肩加天突,斜下肩交十椎下。""天突",乃任脉之穴,为任脉与阴维交会穴。任脉为病主心痛,故为"背与心相控而痛"之首穴。"十椎",张志聪注云:"十椎在大椎下第七椎,乃督脉之至阳穴,督脉阳维之会。"具温阳通脉之功，有"益火之源，以消阴翳"之效，主治胸胁、腰背之痛，故为胸痹之治穴。"胃脘"是指任脉之中脘穴，足阳明胃经之募穴，又为腑会，并为任脉与手太阳小肠经、手少阳三焦经、足阳明胃经交会穴。其所受气者，泌糟粕，蒸津液，化其精微，上注于肺脉，乃化而为血，以奉心脉。关元为手太阳小肠经之募穴，又为任脉与足三阴经交会穴，具益元固本，补气壮阳之功。"邪系阴阳"，邪，通斜。系，连属之意。阴阳，系指前后。盖因督脉上贯心膈入喉，任脉入胸中，上喉咙，本条经文所述之病候，皆经脉所过之病候，故有胸阳不振，心脉痹阻而致"背胸邪系阴阳左右""背与心相控而痛"之候，取天突、至阳、中脘、关元四穴，以成益气养阴，活血通脉之功，施以灸术，名"荣督秘任强心灸方"，又名"《素问》胸痹灸方"，为治疗胸痹之良方。

二、《灵枢》胸痹灸方

《灵枢·厥病》篇云："厥心痛，与背相控，善瘛，如从后触其心，伛偻者，肾心痛也，先取京骨、昆仑；发狂不已，取然谷。厥心痛，腹胀胸满，心尤痛甚，胃心痛也，取之大都、太白。厥心痛，痛如以锥针刺其心，心痛甚者，脾心痛也，取之然谷、太溪。厥心痛，色苍苍如死状，终日不得太息，肝心痛也，取之行间、太冲。厥心痛，卧若徒居，心痛间，动作痛益甚，色不变，肺心痛也，取之鱼际、太渊。真心痛，手足清至节，心痛甚，旦发夕死，夕发旦死。"此段经文，表述了言心痛者，有厥痛，有真痛，其诸证皆有可刺之法。诸厥痛尚有可治之方，而真心痛乃邪入于心，其死在旦夕间，实无可用之良方。

1.《灵枢》肾心痛灸方

"厥心痛，与背相控，善瘛，如从后触其心，伛偻者，肾心痛也，先取京骨、昆仑，发狂不已，取然骨。"背为阳，心为阳中之太阳，胸阳不振，故"与背相控"而痛，心脉急甚而为瘛疭；如从背触其心者，皆因足少阴肾经与督脉皆附于脊，肾气从背而上注于心；肾阳气微致心痛，而伛偻不能仰，此肾气逆于心下而为痛，故名"肾心痛"。鉴于肾与膀胱相表里，足太阳膀胱经具敷布津液，通达一身之阳之功，故先取足太阳膀胱经之原穴京骨、经穴昆仑，从阳腑而泻其阴脏之逆气，此乃"善针者，从阴引阳，从阳引阴"之谓也。若狂躁心痛未解，再取足少阴肾经之荥穴然骨，此乃"病在上，下取之"之谓也。使上逆之气以息，则心痛得除。施以灸术，名"《灵枢》肾心痛灸方"。

2.《灵枢》胃心痛灸方

"厥心痛，腹胀胸满，心尤痛甚，胃心痛也，取之大都、太白。"冲脉隶属于足阳明胃经，故冲脉之气夹胃气上逆，致"腹胀胸满，心尤痛甚"，脾与胃相表里，治之取足太阴脾经之荥穴大都、输穴及原穴太白，以振奋脾阳，运转升降之气机，使胃气得降，从脏泻腑，使脏腑之经气交通，而胃心痛得解，故取大都、太白，行"从阴引阳"

之法，今对二穴施以灸术，名"《灵枢》胃心痛灸方"。

3.《灵枢》脾心痛灸方

"厥心痛，痛如以锥针刺其心，心痛甚者，脾心痛也，取之然谷、太溪。"脾阳不振，则阴寒之邪阻遏心阳，壅塞气机，致心脉痹阻，故有"痛如以锥针刺其心"之证。肾中元阳充则脾阳足，故取足少阴肾经之荥穴然谷、输穴原穴太溪。尤其原穴能导肾间动气，而输全身，具调和内外，宣上导下之功，此乃火旺土健之意，乃温阳散寒，通脉导滞之法，若"阳光普照，阴霾四散"。今对二穴施以灸术，名"《灵枢》脾心痛灸方"。

4.《灵枢》肝心痛灸方

"厥心痛，色苍苍如死状，终日不得太息，肝心痛也，取之行间、太冲。"盖因肝主疏泄，恶抑郁，若肝气逆乘于心，心气郁结，致气滞血瘀，心脉痹阻，发为心痛，其色苍苍乃气滞血瘀之象。当取足厥阴肝经之荥穴行间、输穴及原穴太冲，此乃木火相生之意，以疏其逆气，而解厥心痛。今对二穴施以灸术，名"《灵枢》肝心痛灸方"。

5.《灵枢》肺心痛灸方

"厥心痛，卧若徒居，心痛间，动作痛益甚，色不变，肺心痛也，取之鱼际、太渊。"肺主周身之气，卧若徒然居于此者，乃气逆于内而不能运行于形身也。动作则气逆内动，故痛或少间而痛益甚。心之合脉也，其荣色也，肺者心之盖，从此上而逆于下，故心气不上出于面而色不变。肺主周身之气而朝百脉，若胸阳不振，肺气逆于下，故有肺心痛之候，故取手太阴肺经之荥穴鱼际、输穴原穴太渊，宣发肺气，以除其逆，而解厥痛，此乃气行血亦行之谓也。今对二穴施以灸术，名"《灵枢》肺心痛灸方"。

6.《灵枢》真心痛灸方

"真心痛，手足清至节，心痛甚，旦发夕死，夕发旦死。"真心痛而见手足凉至腕踝，乃邪入于心，心痛更甚之危证，其死在旦夕间，故《灵枢》未列治法，然亦不可束手待毙。四脏一腑之厥逆而为心痛者，乃循各自经脉而犯心脉，其主症为"背与心相控而痛"或见"厥心痛，与背相控"，可取天突、至阳、中脘、关元四穴，即《素问》胸痹方。若兼有其他脏腑之厥痛证者，当以《素问》胸痹方辅以各经之荥穴、输穴，共治之，今对诸穴施以灸术，名"《灵枢》真心痛灸方"。

第十五节　胁痛灸方

胁痛，病证名，系指以一侧或两侧胁肋部疼痛为主要表现的病证。其名首见于《黄帝内经》，如《素问·缪刺论》云："邪客于足少阳之络，令人胁痛不得息。"就其病因有因于寒者，如《素问·举痛论》云："寒气客于厥阴之脉，厥阴之脉者，络阴器系于肝，寒气客于脉中，则血泣脉急，故胁肋与少腹相引痛矣。"因于热者，如《素问·刺热》篇云："肝热病者。""胁满痛，手足躁，不得安卧。"因于瘀者，如《灵枢·五邪》篇云："邪在于肝，则两胁中痛。""恶血在内。"

一、《素问》谚语胁痛灸方

《素问·骨空论》云："胁络季胁引少腹而痛胀，刺谚语。""胁络"，即胁肋下虚软处的络脉。"少腹"，即脐下之腹部。上条经文表述了胁痛当取谚语穴。谚语乃足太阳膀胱经之背俞穴，位督俞之旁，有通达阳气，舒筋通络，缓急止痛之功，为胁痛之治穴。今对该穴施以灸术，名"《素问》谚语胁痛灸方"。

二、《灵枢》手少阴胁痛灸方

《灵枢·经脉》篇云："心手少阴之脉……是动则病……目黄胁痛。"其治，该经有"盛则泻之，虚则补之""不盛不虚以经取之"之治。盖因手少阴心经之脉，"从心系却上肺，下出腋下"，若心脉之血气留闭，络脉痹阻，而发胁痛，故有灵道之治。盖因灵道乃手少阴心经之经穴，有通达手少阴经血气之功，"是动"之候可解，施以灸术，名"《灵枢》手少阴胁痛灸方"。

三、《灵枢》足少阳胁痛灸方

《灵枢·经脉》篇云："胆足少阳之脉……是动则病，口苦，善太息，心胁痛不能转侧。"其治，该经有"盛则泻之，虚则补之""不盛不虚以经取之"之治。盖因足少阳胆经之脉，"下胸中，贯膈，络肝属胆，循胁里"，若胆经之血气留闭，络脉痹阻，必发胁痛，故有该经经穴阳辅之治，盖因阳辅具调达气机，疏肝利胆，活络止痛之功，故为治胁痛之要穴。施以灸术，名"《灵枢》足少阳胁痛灸方"。

第十六节　腹痛灸方

腹痛，病证名，是指胃脘以下，耻骨毛际以上腹部发生疼痛证候的疾病。首见于《黄帝内经》，如《灵枢·五邪》篇云："邪在脾胃。""阳气不足，阴气有余，则寒中肠鸣、腹痛。"并提示了因脾胃虚寒而发腹痛。腹部内有肝、胆、脾、肾、大肠、小肠、膀胱等脏腑，并为手足三阴、足少阳、手足阳明、冲、任、带等经脉循行之处，若因外邪侵袭或内伤所致，必致气血运行不畅，血气留闭而发腹痛，本节所论多系内科的腹痛，而外科、妇科疾病不做赘述。

一、《素问》腹暴满灸方

《素问·通评虚实论》云："腹暴满，按之不下，取手太阳经络者，胃之募也，少阴俞去脊椎三寸旁五，用圆利针。""暴"，《甲乙经》卷九第七"暴"字下有"痛"字，本条经文说明了腹部急痛胀满，且按之痛不减，当取手太阳小肠经之络穴支正，足阳明胃经之募穴中脘，足太阳膀胱经之腧穴肾俞。盖因支正乃手太阳小肠经之别络，内注手少阴心经，心为五脏六腑之大主，故曰正；支者离也，离小肠而入络于心之正主。《素问·至真要大论》云："诸痛痒疮，皆属于心。"故取支正乃入络心经解痉止痛之治。中脘为足阳明胃经之募穴，腑之会穴，又为任脉与手太阳小肠经、手少阳三焦经、足阳明胃经交会穴，故具较强的健脾和胃，通腑除胀之功。肾俞乃足太阳膀胱经之腧穴，又为肾气敷布之处，具培补命门之功，取之乃"火旺土健"之治。故三穴相须为用，乃腹部急痛胀满之治方，今对诸穴施以灸术，名"《素问》腹暴满灸方"。《灵枢·九针论》云："六曰圆利针，取法于氂针，微大其末，反小其身，令可深内也，长一寸六分。"该篇又云："六者，律也。律者，调阴阳四时，而合十二经脉，虚邪客于经络而为暴痹者也。故为之治针，必令尖如氂，且圆且锐，中身微大，以取暴气。"故而"腹暴满"，可用"圆利针"。今以指代针，行指针之术。

二、《灵枢》腹痛天枢气街灸方

《灵枢·杂病》篇云："腹痛，刺脐左右动脉，已刺按之，立已；不已，刺气街，已刺按之，立已。"盖因足阳明之脉，从膺胸而下夹脐，入气街中。腹痛者，乃阳明经之经气厥逆也。足阳明胃经之天枢穴，乃足阳明经脉气所发之处，又为手阳明大肠经之募穴，穴当脐旁，为上下腹之界畔，通行中焦，有斡旋上下，职司升降之功，于是以其通达腑气之功而解腹痛之候，故有天枢之治。若"不已，取气街"。气街，又名气冲，为足阳明胃经脉气所发之处，乃经气流注之要冲，为治"水谷之海不足"之要穴。故两穴相须为用，施以灸术，名"《灵枢》腹痛天枢气街灸方"。

第十七节　腰痛灸方

腰痛，病证名。系指以腰部疼痛为主要证候的一类疾病。外感内伤均可致病，首见于《黄帝内经》。如《素问·病能》篇云："冬诊之，右脉固当沉紧，此应四时；左脉浮而迟，此逆四时。在左当主病在肾，颇关在肺，当腰痛也。"此段经文，表述了通过脉象可知病腰痛之由。《素问·脉要精微论》云："腰者，肾之府，转摇不能，肾将惫矣。"表述了肾虚腰痛的临床特点。而《素问·刺腰痛》专篇，根据经络，详尽地论述了诸多经脉的病变所致腰痛的证治。

一、《素问》足太阳脉令人腰痛灸方

《素问·刺腰痛》篇云:"足太阳脉令人腰痛,引项脊尻背如重状,刺其郄中太阳正经出血,春无见血。"盖因膀胱足太阳之脉,别下项,循肩膊内,夹脊抵腰中,故足太阳经发病,血气留闭,脉络痹阻令人腰痛,并引项脊尻背重着不适。"郄中",即委中。《灵枢·经别》篇云:"足太阳证,别入于腘中。"即变针刺术为推拿术,掐揉足太阳膀胱经之委中。委中乃足太阳膀胱经之合穴,具激发、承接、转枢足太阳膀胱经脉气之功,为治腰痛之要穴,故《四总穴歌》有"腰背委中求"之验。今对该穴施以灸术,名"《素问》足太阳脉令人腰痛灸方",又名"腰痛委中灸方"。盖因太阳合肾,肾旺于冬,水衰于春,故有该方之施。

二、《素问》足少阳脉令人腰痛灸方

《素问·刺腰痛》篇云:"少阳令人腰痛,如以针刺其皮中,循循然不可以俯仰,不可以顾,刺少阳成骨之端出血,成骨在膝外廉之骨独起者,夏无见血。"盖因胆足少阳之脉,绕毛际,入髀厌中,故经脉中血气留闭,络脉痹阻,发为腰痛。因胆经上抵头角,下耳后,循颈,故胆络不通,而见"循循然,不可以俯仰"之候。"成骨之端",乃足少阳胆经之阳陵泉。该穴乃足少阳胆经之合穴,以其善治筋病,故又为筋会。本穴具调达枢机,疏泄肝胆,通经活络,舒筋制挛之功,故为胆脉痹阻腰痛之治穴,尤为现代医学之腰椎病伴坐骨神经痛之治方。今以灸术代针刺术,名"《素问》足少阳脉令人腰痛灸方",又名"腰痛阳陵泉灸方"。少阳合肝,肝旺于春,衰于夏,故谓"夏无出血"。

三、《素问》足阳明脉令人腰痛灸方

《素问·刺腰痛》篇云:"阳明令人腰痛,不可以顾,顾如有见者,善悲,刺阳明于胻前三痏,上下和之出血,秋无见血。"盖因胃足阳明之脉,起于鼻,交頞中,下循鼻外入上齿中,还出夹口环唇,下交承浆,循颐后下廉出大迎;其支别者,下人迎,循喉入缺盆,其支者起于胃下口,循腹里至气街中而合,以下髀。故足阳明脉痹阻,而见腰痛不可顾。"胻前三痏",即足三里穴。该穴乃足阳明胃经之合穴,为该经脉气汇合之处,故有补脾胃,调气血,通经络之功,可解腰痛不可以顾之证,今以灸术代针刺术,名"《素问》足阳明脉令人腰痛灸方",又名"腰痛足三里灸方"。因脾合胃,脾土旺于长夏,衰于秋,故有"秋无见血"之诫。

四、《素问》足少阴脉令人腰痛灸方

《素问·刺腰痛》篇云:"足少阴令人腰痛,痛引脊内廉,刺少阴于内踝上二痏,春无见血。出血太多,不可复也。"盖因肾足少阴之脉,上股内后廉,贯脊属肾,且"腰为肾之外府"，肾脉之血气留滞，痹阻肾府络脉，故"腰痛，痛引脊内廉"。复溜穴位踝上二寸，故谓"内踝上有二痏"。盖因复溜乃足少阴肾经之经穴，具补肾益元，畅达肾经脉气之功，故施以灸术，使血气流畅，而无痹阻之弊，名"《素问》足少阴脉令人腰痛灸方"，又名"腰痛复溜灸方"。因春时木旺水亏，故曰"春无见血"。

五、《素问》厥阴之脉令人腰痛灸方

《素问·刺腰痛》篇云："厥阴之脉令人腰痛，腰中如张弓弩弦，刺厥阴之脉，在腨踵鱼腹之外，循之累累然，乃刺之，其病令人善言默默然不慧，刺之三痏。"盖因肝足厥阴之脉，自阴股环阴器，抵少腹，其支者与太阴少阳结于腰踝，且"肝与胆合""少阳属肾"，若邪犯足厥阴肝经，致血气闭留，络脉不通，故病如是。"在腨踵鱼腹之外，循之累累然"，即肝经之蠡沟穴。该穴乃足厥阴肝经之络穴，有调达枢机，疏肝利胆，理气止痛之功，施以灸术，名"《素问》厥阴之脉令人腰痛灸方"，又名"腰痛蠡沟灸方"。

六、《素问》解脉令人腰痛灸方

《素问·刺腰痛》篇云："解脉令人腰痛，痛引肩，目䀮䀮然，时遗溲，刺解脉，在膝筋肉分间郄外廉之横脉出血，血变而止。""解脉"，乃膀胱足太阳脉之分支，"起于目内眦，上额交巅，其支者，从巅至耳上角""夹脊抵腰中，入循膂，络肾属膀胱"。若足太阳膀胱之脉，因血气留闭，络脉不通，故病如是。"刺解脉，在膝筋肉分间郄外廉之横脉出血"，即取足太阳膀胱经之合穴委中也。盖因委中具汇聚、激发太阳经气之功，尤为治腰背痛之要穴，故而《四总穴歌》有"腰背委中求"之验。今以灸术代之，名"《素问》解脉令人腰痛灸方"。

七、《素问》解脉令人腰痛如引带灸方

《素问·刺腰痛》篇云："解脉令人腰痛如引带，常如折腰状，善恐，刺解脉，在郄中结络如黍米，刺之血射以黑，见赤血而已。"足太阳膀胱经之别络，自肩而别下，循背臀至腰，而横入腘外后廉，而下合腘中，故若引带，若折腰之状。"郄中"，即足太阳膀胱经之合穴委中。大凡足太阳膀胱经之腰痛均取委中穴，此条经文表述的是"腰痛如引带，常如折腰状"，病情较重，其法要求"刺之血射以黑，见赤血而已。"此即明代李士材"方者定而不可易也；法者，活而不可拘者也。非法无以善其方，非方无以为其症"之谓也。故对此穴行灸术，名"《素问》解脉令人腰痛如引带灸方"。

八、《素问》同阴之脉令人腰痛灸方

《素问·刺腰痛》篇云："同阴之脉，令人腰痛，痛如小锤居其中，怫然肿，刺同阴之脉，在外踝上绝骨之端，为三痏。""同阴之脉"，是指足少阳胆经之别络。其上行

去足外踝上同身寸之五寸，乃别走厥阴，并经下络足跗。盖因邪犯足少阳胆经，致血气留闭，络脉痹阻，故病如是。"在外踝上绝骨之端"非指固定穴位，可取髓会绝骨或该经之经穴阳辅，两穴均具畅达枢机，疏经通络之功，且"少阳属肾"，故尚具疏通肾府之络脉之效，今对诸穴施以灸术，名"《素问》同阴之脉令人腰痛灸方"。

九、《素问》阳维之脉令人腰痛灸方

《素问·刺腰痛》篇云："阳维之脉令人腰痛，痛上怫然肿，刺阳维之脉，脉与太阳合腨下间，去地一尺所。"盖因阳维脉起于阳，乃太阳之所生，此其一也。且与太阳经并行于上，至腨下，复与太阳合而上行，故邪犯阳维，经气痹阻，而病如是。"脉与太阳和腨下间，去地一尺所"，当为承山穴，以具敷布阳气，舒筋通络之功而解腰痛，今行灸术，名"《素问》阳维之脉令人腰痛灸方"。

十、《素问》衡络之脉令人腰痛灸方

《素问·刺腰痛》篇云："衡络之脉令人腰痛，不可以俯仰，仰则恐仆，得之举重伤腰，衡络绝，恶血归之，刺之在郄阳筋之间，上郄数寸，衡居为二痏出血。"张志聪注云："此论带脉为病而令人腰痛也。衡者，横也，带脉横络于腰间，故曰衡络之脉。"盖因带脉之血气痹阻，故病如是。"郄阳"，即委阳穴，"上郄数寸"，当为殷门。两穴均为足太阳膀胱经之腧穴，具通达阳气，舒筋活络之功，两穴相须为用，乃带脉痹阻发为腰痛之治穴，今行灸术，名"《素问》衡络之脉令人腰痛灸方"。

十一、《素问》会阴之脉令人腰痛灸方

《素问·刺腰痛》篇云："会阴之脉令人腰痛，痛上漯漯然汗出，汗干令人欲饮，饮已欲走，刺直阳之脉上三痏，在跻上郄下五寸横居，视其盛者出血。""会阴之脉"，马莳注云："会阴者，本任脉之穴名，督脉由会阴而行于背，则会阴之脉，自腰下会于后阴。"高世栻注云："会阴在大便之前，小便之后，任督二脉相会于前后二阴间。故曰会阴。"王冰注认为会阴之脉，乃"足太阳之中经也，其脉循腰下会于后阴，故曰会阴之脉。"若邪犯足太阳，致腰部之血气留滞，络脉不通而发腰痛。因汗出阴液外洩，即肾燥阴虚，故令人欲饮，饮已则欲溲。"直阳之脉"，系指足太阳膀胱经在下肢直行的一段经脉。"跻上郄下五寸横居"张景岳认为："跻为阳跻，即申脉也。郄即委中也。此脉上之穴，在跻之上，郄之下，相去五寸，两横居其中，则承筋穴也。"故取委中、申脉、承筋三穴，乃通经活络之伍，施以灸术，名"《素问》会阴之脉令人腰痛灸方"。

十二、《素问》飞扬之脉令人腰痛灸方

《素问·刺腰痛》篇云："飞阳之脉令人腰痛，痛上拂拂然，甚则悲以恐，刺飞阳

之脉，在内踝上五寸，少阴之前与阴维之会。"《灵枢·经脉》篇云："足太阳之别，名曰飞扬。"故飞扬之脉，乃足太阳膀胱经之别络。足太阳膀胱经，其直者"夹脊抵腰中，入循膂""其支者，从腰中下夹脊，贯臀，入腘中""其支者""别下贯胛，夹脊内，过髀枢。"若邪犯足太阳膀胱经，则血气留闭，络脉痹阻，故病如是。盖因筑宾乃足少阴肾经之腧穴，其与阴维脉交会，又为阴维脉之郄穴，故"少阴之前，与阴维之会"，当为筑宾穴，具和阴通阳，化瘀散结之功，故对该穴施以灸术，名"《素问》飞扬之脉令人腰痛灸方"。

十三、《素问》昌阳之脉令人腰痛灸方

《素问·刺腰痛》篇云："昌阳之脉令人腰痛，痛引膺，目䀮䀮然，甚则反折，舌卷不能言，刺内筋为二痏，在内踝上大筋前、太阴后，上踝二寸所。""昌阳之脉"，马莳注云："昌阳，系足少阴经穴名，又名复溜。"故昌阳之脉，当为足少阴肾经之别称。其行合于太阳、阳跷而上行，故络脉痹阻而见腰痛诸证。"在内踝上大筋前太阴后上踝二寸所"，即足少阴肾经之交信、复溜二穴，且交信尚为阴跷脉之郄穴，故两穴相须为用，对该穴施以灸术，名"《素问》昌阳之脉令人腰痛灸方"。

十四、《素问》散脉令人腰痛灸方

《素问·刺腰痛》篇云："散脉令人腰痛而热，热甚生烦，腰下如有横木居其中，甚则遗溲，刺散脉，在膝前骨肉分间，络外廉束脉，为三痏。""散脉"，王冰注云："足太阴之别也，散行而上，故以名焉。"故散脉系指足太阴脾经之别络，因其散开上行，故名散脉。其脉循股内，入腹中，故邪犯足太阴脾经，则络脉痹阻，故病如是。"散脉，在膝前骨肉分间，络外廉束脉"，王冰注为足太阴脾经之郄穴地机。今对该穴施以灸术，名"《素问》散脉令人腰痛灸方"。

十五、《素问》肉里之脉令人腰痛灸方

《素问·刺腰痛》篇云："肉里之脉令人腰痛，不可以咳，咳则筋缩急，刺肉里之脉为二痏，在太阳之外，少阳绝骨之后。"盖因足少阳之脉，其支者，下胸中，贯膈，络肝属胆，循胁里，出气街，绕毛际，横于髀厌中，且"少阳属肾"，故足少阳胆经脉络痹阻，证见胸胁腰膝诸节疼痛。因其脉过季胁，故咳则引起筋脉挛急。王冰记云："肉里之脉，少阳所生，则阳维之脉气所发也。"因穴在"少阳绝骨之后"，故张介宾注云："肉里，分肉之间，足少阳脉所行，阳辅穴也。"《玉龙经》云："阳辅，为经火，在外踝上四寸，辅骨前，绝骨端。"《神灸经纶》谓："百节酸疼，阳辅。"阳辅乃足少阳胆经之经穴，具调达气机，通经活络之功，故取阳辅，对该穴施以灸术，名"《素问》肉里之脉令人腰痛灸方"。

十六、《素问》腰痛夹脊而痛至头灸方

《素问·刺腰痛》篇云:"腰痛夹脊而痛,至头几几然,目䀮䀮欲僵仆,刺足太阳郄中出血。腰痛上寒,刺足太阳、阳明;上热,刺足厥阴;不可以俯仰,刺足少阳;中热而喘,刺足少阴,刺郄中出血。"盖因足太阳膀胱经,起于目内眦,上额交颠,夹脊抵腰中,入循臀,属膀胱。其支者,从腰中下夹脊,贯臀,入腘中。故邪犯足太阳膀胱经,则络脉闭阻,则病如是。故有"刺足太阳郄中出血之治"。郄中,即足太阳膀胱经之合穴委中。腰痛时上半身恶寒,当取足太阳膀胱经、足阳明胃经之经穴昆仑、解溪;上热取足厥阴肝经之经穴中封;不可俯仰,取足少阳胆经之经穴阳辅;中热而喘,取足少阴肾经之经穴复溜。对诸穴施以灸术,名"《素问》腰痛夹脊而痛至头灸方"。

十七、《素问》腰痛上寒不可顾灸方、《素问》腰痛上热灸方、《素问》腰痛中热而喘灸方、《素问》腰痛大便难灸方、《素问》腰痛少腹满灸方、《素问》腰痛不可俯仰灸方、《素问》腰痛引脊内廉灸方

《素问·刺腰痛》篇云:"腰痛上寒,不可顾,刺足阳明;上热,刺足太阴;中热而喘,刺足少阴。大便难,刺足少阴。少腹满,刺足厥阴。如折,不可以俯仰,不可举,刺足太阳。引脊内廉,刺足少阴。""上寒",阴市主之。阴市乃足阳明胃经脉气流注之处,具通行气血,温经散寒之功,故为主治阴寒湿邪集聚证之要穴;"不可顾",三里主之。盖因足三里为足阳明胃经之下合穴,具健脾胃,补中气,调气血,通经络之功。阴市伍足三里,施以灸术,名"腰痛上寒不可顾灸方"。若腰痛"上热",取足太阴脾经之郄穴地机,该穴为治疗腰膝关节痛之要穴,故为"腰痛上热灸方"。"中热而喘",取足少阴肾经之井穴涌泉、络穴大钟,以纳气平喘之功,而名"腰痛中热而喘灸方"。"大便难",取足少阴肾经之井穴涌泉,名"腰痛大便难灸方"。"少腹满",取足厥阴肝经之输穴太冲,名"腰痛少腹满灸方"。腰痛"如折",取足太阳膀胱经之输穴束骨;"不可以俯仰",足太阳膀胱经之经穴昆仑主之;"不可举",足太阳膀胱经之申脉、仆参主之,对诸穴施以灸术,名"腰痛不可俯仰灸方"。腰痛"引脊内廉",取足少阴肾经之经穴复溜,名"腰痛引脊内廉灸方"。

十八、《素问》腰痛不可以仰灸方

《素问·刺腰痛》篇云:"腰痛引少腹控眇,不可以仰,刺腰尻交者,两髁胂上。以月生死为痏数,发针立已。左取右,右取左。""控",通引。"眇",谓季胁下空软处。"腰尻交者",谓尻骨两旁四骨空,即八髎穴。"髁",大腿骨。"胂",肌肉群。邪客于足太阴脾经,血气留闭,经络痹阻,故病如是。可取足太阳膀胱经之八髎穴。今对诸穴施以灸术,名"《素问》腰痛不可以仰灸方"。

十九、《素问》腰痛不可转摇灸方

《素问·骨空论》云："腰痛不可以转摇，急引阴卵，刺八髎与痛上，八髎在腰尻分间。"盖因足太阳膀胱经"夹脊抵腰中，入循脊，属膀胱""其支者，从腰中下夹脊，贯肾""督脉者，起于少腹以下骨中央""其络循阴器""至少阴与巨阳中络者，合少阴上股内后廉，贯脊属肾""夹脊抵腰中，入循膂，络肾"。因督脉乃阳脉之海，故邪客督脉、足太阳膀胱经，血气留闭，络脉痹阻，而见"腰痛不可以转摇急引阴卵"之候。八髎乃足太阳膀胱经之腧穴，具益肾荣督，畅达太阳经脉之功；"痛上"，即督脉之腰俞穴，乃腰肾精气所过之处，具益元荣督，强筋健骨，通经活络之功，而为腰痛之治穴。诸穴相伍，施以灸术，名"《素问》腰痛不可转摇灸方"。

第十八节 四肢病灸方

一、《素问》膝痛灸方

膝痛，病证名。《素问·骨空论》云："蹇膝伸不屈，治其楗。坐而膝痛，治其机。立而暑解，治其骸关。膝痛，痛及拇指，治其腘。坐而膝痛如物隐者，治其关。膝痛不可屈伸，治其背内。连箭若折，治阳明中俞髎。若别，治巨阳、少阴荥。淫泺胫酸，不能久立，治少阳之维，在外踝上五寸。"此节论膝之为病，而当治其机楗骸关之骨空也。

"蹇膝伸不屈，治其楗。"蹇者跛也，谓行走困难。"楗"，即股骨，辅骨上，横骨下为楗。"治其楗"，即取股部的腧穴治之。本条意谓膝关节能伸不能屈，治疗时可取足阳明胃经之髀关穴，施以灸术，名"《素问》膝痛髀关治楗灸方"。

"坐而膝痛，治其机。""治其机"，谓夹髋为机。乃髀股动摇如枢机也。意谓坐下而膝痛者，取足少阳胆经之环跳，施以灸术，名"《素问》膝痛环跳治机灸方"。

"立而暑解，治其骸关。""暑"，热也。"骸关"，指膝关节部位。本条意谓站立膝关节热痛，可取足少阳胆经之膝阳关穴，施以灸术，名"《素问》膝痛阳关灸方"。

"膝痛，痛及拇指，治其腘。""指"，当为足趾。"腘"，骸下为辅，辅下为腘。取足太阳膀胱经之合穴委中。本节意谓膝痛牵引到足趾，当取委中穴，施以灸术，名"《素问》膝痛委中治腘灸方"。

"坐而膝痛如物隐者，治其关。"腘上为关。本节意谓膝痛有如物隐藏在其中，取足太阳膀胱经之承扶穴，施以灸术，名"《素问》膝痛承扶治关灸方"。

"膝痛不可屈伸，治其背内。"意谓膝痛不可屈伸，可取足太阳膀胱经之背部腧穴，多取大杼。施以灸术，名"《素问》膝痛大杼治背灸方"。

"连骺若折，治阳明中俞髎。"意谓若膝痛不屈伸，连骺痛如折者，可取犊鼻、梁丘、阴市、髀关，以治膝痛连骺若折之候，施以灸术，名"《素问》膝痛连骺若折灸方"。梁丘、阴市、髀关三穴在膝上，犊鼻在膝下，故称"连骺"。

"若别，治巨阳少阴荥。"意谓若痛而膝如别离者，可取足太阳膀胱经之荥穴足通谷、足少阴肾经之荥穴然谷，施以灸术，名"《素问》膝痛如别离灸方"。

"淫泺胫酸，不能久立，治少阳之维，在外踝上五寸。"意谓浸渍水湿之邪日久而致胫骨酸痛无力，不能久立，可取足少阳胆经之络穴光明，施以灸术，名"《素问》胫酸不能久立灸方"。

二、《灵枢》膝中痛灸方

《灵枢·杂病》篇云："膝中痛，取犊鼻，以圆利针，发而间之。针大如氂，刺膝无疑。"此乃邪气入于经脉，气血运行受阻，而为膝中痛，当取足阳明胃经之犊鼻穴，所用之针，则为九针之第六圆利针。"发"，进针、下针之谓，"发而间之"，即发其针而又间日取之，非止一刺而已。犊鼻位于膝髌下之外膝眼，以其强筋健骨，疏经通络之功，乃为治膝中痛之要穴，施以灸术，名"《灵枢》膝中痛灸方"。

三、《灵枢》足髀不可举灸方

《灵枢·厥病》篇云："足髀不可举，侧而取之，在枢合中，以圆利针，大针不可刺。"马莳注云："此言足髀不可举者，有当取之穴，当用之针也。足髀皆不能举者，当侧卧而取之于髀枢中，即足少阳胆经之环跳穴也。用第六圆利针以刺之，其第九大针不可刺也。"环跳乃足少阳胆经脉气灌注于枢合之处，又为足少阳胆经与足太阳膀胱经交会穴，具调达枢机，转输阳气，舒筋通络之功，故为足髀不可举之治穴，施以灸术，今名"《灵枢》足髀不可举灸方"。

第十九节　痹证灸方

痹证，病证名，有广义、狭义之分。狭义之痹，指其因感受风寒湿热之邪，痹阻经脉而引起的肢体关节疼痛。根据病邪的性质、病变的部位及证候特点，分为行痹、痛痹、着痹、热痹。如《素问·痹论》云："风寒湿三气杂至，合而为痹也。""其风气胜者为行痹，寒气胜者为痛痹，湿气胜者为着痹也。"该篇尚云："以冬遇此者为骨痹，以春遇此者为筋痹，以夏遇此者为脉痹，以至阴遇此者为肌痹，以秋遇此者为皮痹。"此乃各以其时而感于风寒湿之气而致也。而广义之痹，泛指痹阻不通，或痛，或麻木不仁的病证，除风、寒、湿、热痹外，尚包括脏腑痹和形体痹。《素问》中有"痹论"专篇，对其病因病机，概而论之。《素问·痹论》云："痹，或痛，或不痛，或不仁，或寒，或热，或燥，或湿，其故何也？岐伯曰：痛者，寒气多也，有寒故痛也。其不痛不仁者，病久入深，荣卫之行涩，经络时疏，故不通；皮肤不营，故为不仁。"又云："夫痹之为病，不痛何也？岐伯曰：痹在于骨则重，在于脉则血凝而不流，在于筋则屈不伸，在于肉则不仁，在于皮则寒，故具此五者则不痛也。凡痹之类，逢寒则虫，逢热则纵。"此乃"形体痹也"。"虫"，当作"急"，拘急之谓。"纵"，弛缓之谓。《素问·痹论》尚云："帝曰：内舍五脏六腑，何气使然？岐伯曰：五脏皆有合，病久而不去者，内舍于其合也。故骨痹不已，复感于邪，内舍于肾。筋痹不已，复感于邪，内舍于肝。脉痹不已，复感于邪，内舍于心。肌痹不已，复感于邪，内舍于脾。皮痹不已，复感于邪，内舍于肺。所谓痹者，各以其时重感于风寒湿之气也。"表述了痹病因病邪内侵而累及五脏六腑，而致"脏腑痹"之谓也。施治大法，仍宗《灵枢·经脉》篇之"盛则泻之，虚则补之，热则疾之，寒则留之，陷下则灸之，不盛不虚，以经取之"。

一、风痹灸方

风痹，痹证一种，又名行痹，指风气偏胜的痹证。临床证候多见于肢体关节酸痛，游走不定，关节屈伸不利或见恶风发热，苔薄白，脉浮。《灵枢·寿夭刚柔》篇云："病在阳者命曰风，病在阴者命曰痹，阴阳俱病命曰风痹。"对此，《素问·宣明五气》篇有"邪入于阴则痹"之论。对其病因病机，《素问·痹论》记云："风寒湿三气杂至，合而为痹也。其风气胜者为行痹。"《灵枢·厥病》篇云："风痹淫泺，病不可已者，足如履冰，时如入汤中，股胫淫泺，烦心头痛，时呕时悗，眩已汗出，久则目眩，悲以喜恐，短气不乐，不出三年死也。"此乃风痹之重证者，多见于现代医学风湿性心脏病之心衰重证者。盖因阴阳不和，脏腑不营，营卫不交，血气耗尽之谓也。而脉，诚如《灵枢·论疾诊尺》篇所云："尺肤涩者，风痹也。"涩者，脉行唯艰也。多于病患处取穴，施以灸术，名"风痹灸方"。

1.《素问》风痹缪灸方

《素问·缪刺论》云："凡痹往来行无常处者，在分肉间痛而刺之，以月死生为数，用针者，随气盛衰以为痏数。""凡痹往来行无常处者"，高世栻注云："此言往来行痹，不涉经脉，但当缪刺其络脉，不必刺其俞穴也。其行无常处者，邪在分肉之间，不涉经脉也。""以月死生为数，用针者，随气盛衰，以为痏数"，表述了行痹之痛无定处，随着疼痛所在而刺其分肉之间，此即"以痛为腧"之法。施以灸术，名"《素问》风痹缪灸方"。

2.《素问》益阴通痹灸方

《素问·宣明五气》篇云："邪入于阴则痹。"意谓邪入于阴则血气留闭，营卫失和，血脉阻滞成为痹证。《灵枢·寿夭刚柔》篇云："病在阳者命曰风，病在阴者命曰痹。"故治风痹者，当祛除风邪，尚需和营卫，补气血，以通脉导滞。《灵枢·海论》云："黄帝问于岐伯曰：余闻刺法于夫子，夫子所言，不离于营卫血气。夫十二经脉者，内属于脏腑，外络于肢节，夫子乃合之于四海乎？""岐伯曰：人有髓海，有血海，有气海，有水谷之海。""胃者水谷之海，其腧上在气街，下至三里。冲脉者为十二经之海，其腧上在于大杼，下出于巨虚之上下廉。"鉴于脾胃为后天之本，气血生化之源，故补其阴，通其痹，对诸穴施以灸术，而有"水谷之海灸方""十二经之海灸方"之用。气街即气冲，为足阳明胃经脉气所发，乃经气流注之要冲，为治"水谷之海不足"之要穴；足三里乃足阳明胃经之合穴，乃足阳明胃经脉气通达之处。足三里又为该经之下合穴，《灵枢·邪气脏腑病形》篇云："合治内腑。"故气冲伍足三里，施以灸术，名"水谷之海灸方"，共成健脾胃，补气血之功，调和营卫，通脉导滞，则入阴之邪得解。大杼为手太阳小肠经与足太阳膀胱经交会之穴，又为八会穴之骨会，具外达肌表，内通筋骨之功；上、下巨虚乃足阳明胃之腧穴，且上巨虚又为手阳明大肠经之下合穴，下巨虚为手太阳小肠经之下合穴，故大杼伍上、下巨虚，施以灸术，名"十二经之海灸方"，共成补气血，和营卫之功，为痹证、痿证之治方。合二方之治，名"益阴通痹灸方"，该方非但风痹之用，乃诸痹证之治方。

3.《素问》以痛为腧灸方

"以痛为腧"刺法是《黄帝内经》治疗痹证的重要方法，即随其痛而为其取之腧穴的方法。如《灵枢·经筋》篇云："足太阳之筋……其病小指支跟肿痛，腘挛，脊反折，项筋急，肩不举，腋支缺盆中纽痛，不可左右摇。治在燔针劫刺，以知为数，以痛为腧，名仲春痹也。"而"以痛为腧"，此乃治经筋病之大法，即痛处是穴也。今以灸术代针刺术，名"《素问》以痛为腧灸方"。

二、寒痹灸方

寒痹，痹证的一种，指寒气偏胜的痹证。临证多见于肢体关节疼痛较剧，痛有定处，得热痛减，遇寒痛剧，关节不可屈伸，局部皮肤不红，触之不热，舌苔薄白，脉象多弦紧或沉弦。《灵枢·寿夭刚柔》篇记云："寒痹之为病也，留而不去，时痛而皮不仁。"《灵枢·贼风》篇云："腠理闭而不通，其开而遇风寒，则血气凝结，与故邪相袭，则为寒痹。"又名痛痹，即因寒邪为主而导致经络气血痹阻，以痛为主证之痹。对其病因病机，《素问·痹论》记云："风寒湿三气杂至，合而为痹也。""其寒气胜者，为痛痹。"又云："痛者，寒气多也，有寒，故痛也。"《灵枢·九针论》谓："邪之所客于经，而为痛痹，舍于经络者也。"而痛痹之脉，《灵枢·邪客》篇云："其脉……大以涩者，为痛痹。"《素问·四时刺逆从论》云："厥阴有余，病阴痹。"王冰注云："痹谓痛也，阴谓寒也。"故痛痹又名阴痹，多于病痛处灸之，名"寒痹灸方"。

1. 《灵枢》寒痹灸方

《灵枢·寿夭刚柔》篇云："黄帝曰：余闻刺有三变，何谓三变？伯高答曰：有刺营者，有刺卫者，有刺寒痹之留经者。黄帝曰：刺三变者奈何？伯高答曰：刺营者出血，刺卫者出气，刺寒痹者内热。""三变"，马莳注云："刺有三变，法有不同，谓之变。""刺寒痹者内热"，马莳注云："刺寒痹之留于经者，必熨之，以使之内热。"意谓刺寒痹之留于经脉者，必用温法，以使之产生内热，驱寒外出。其具体方法，该篇又云："刺寒痹内热奈何？伯高答曰：刺布衣者，以火焠之；刺大人者，以药熨之。"意谓刺寒痹使之内热之法有两种，一是冠以"刺布衣"之"火焠"法，一是冠以"刺大人"之"药熨"法。"布衣"以示体壮者，"大人"以示体弱者。"焠"，烧、灼之谓。"以火焠之"，即近世之雷火灸及艾、蒜、针灸之类。《素问·调经论》云："病在骨，焠针药熨。""焠针"，王冰注云："焠针，火针也。"而针灸取穴，可宗《素问·痹论》"五脏有俞，六腑有合，循脉之分，各随其过，则病瘳也"之法。即根据痹证所发之处，为十二经脉循行之何部？五脏经脉的部位发病取其输穴，六腑则取其合穴。今以灸术，以达"内热"之效，名"《灵枢》寒痹灸方"。

2. 《灵枢》阴痹灸方

阴痹即寒痹。《灵枢·五邪》篇云："阴痹者，按之而不得，腹胀腰痛，大便难，肩背颈项痛，时眩。取之涌泉、昆仑，视有血者尽取之。"张志聪注云："阴痹者，病在骨，按之而不得者，邪在骨髓也。腹胀者，脏寒生满病也。腰者肾之府，肾开窍于二阴，大便难者，肾气不化也。肩背颈项痛，时眩者，脏痛及腑也。"《灵枢·顺气一日分为四时》篇云："病在脏者，取之井。"故取足少阴肾经之井穴涌泉，可解"腹胀腰痛，大便难"之候。脏病及腑，即足太阳膀胱经血气闭留，络脉痹阻，故见"肩背颈项痛，时眩"之候。昆仑乃足太阳膀胱经脉气所行为经之穴，具敷布太阳经气，舒经通络，舒筋缓节之功。两穴相伍，施以灸术，以治阴痹，名"《灵枢》阴痹灸方"，又为骨痹之治方。

三、着痹灸方

着痹，痹证的一种，指湿气偏胜的痹证，故又名湿痹。临证多见于肢体关节肌肉沉重者，酸痛或有肿胀麻木感，活动不便，舌苔白腻，脉濡缓。《素问·痹论》云："风寒湿三气杂至，合而为痹。""湿气胜者为着痹。"故名着痹。多于病痛处取穴灸之，名"着痹灸方"。

四、湿痹灸方

《灵枢·四时气》篇云"着痹不去，久寒不已，卒取其三里。"张志聪注云："此邪留于关节而为痹也。"足三里乃足阳明胃经之下合穴,具健脾胃,渗湿邪,调气血,通经络之功,故湿流于关节,久寒不已,故取足三里施以灸术,以其取阳明燥热之气以胜其寒湿之邪,名"湿痹灸方"。

五、热痹灸方

热痹,痹证的一种,指热毒流注关节或内有蕴热,复感风寒湿邪,与热相搏,经脉中血气留闭,络脉不通而致痹证。最早见于《黄帝内经》。如《素问·四时刺逆从论》云:"厥阴有余病阴痹,不足病生热痹。""阴痹",指偏于寒性的痹证。"热痹",是指与阴痹相对而言,指有灼热感的痹证。对热痹之病因病机,《素问·痹论》云:"其热者,阳气多,阴气少,病气胜,阳遭阴,故为热痹。"意谓机体阳气偏盛,阴气不足,偏胜的阳气,复遇偏盛的风邪,合而乘阴分,故而出现热象而成热痹。其治,基本同风痹、湿痹之治法,亦可施以《灵枢·经筋》篇"以痛为腧"之治。多施以"热则疾之"之法,施以灸术,名"热痹灸方"。

六、形体痹灸方

1. 筋痹灸方

筋痹,病证名,痹证的一种。指筋脉拘挛,关节疼痛,屈伸不利,不能行走的病证。语出《黄帝内经》,如《素问·痹论》有"风寒湿三气杂至,合而为痹""以春遇此者为筋痹"的记载。于病患处施以灸术,名"筋痹灸方"。

（1）筋痹灸方

《素问·长刺节论》云:"病在筋,筋挛节痛,不可以行,名曰筋痹。刺筋上为故,刺分肉间,不可中骨也,病起筋炅,病已止。"因病在筋上,故谓"刺筋上为故"。此即《灵枢·经筋》篇"以痛为腧"之法,施以灸术,名"筋痹灸方"。分肉间有筋维络其处,故谓"刺分肉间,不可中骨"。"炅",火热也。筋寒则痹生,筋热病愈,故谓"病起筋炅病已止"。

（2）筋痹行间灸方

《素问·痹论》云:"风寒湿三气杂至,合而为痹也……春遇此者为筋痹。"《灵枢·本输》篇云:"春取络脉诸荥大经分肉之间。"盖因五脏配属五季,肝与春合,故春天发筋痹,可取足厥阴肝经之荥穴行间,今对该穴施以灸术,名"筋痹行间灸方"。

2. 脉痹灸方

脉痹,病证名,血脉痹阻,皮肤变色,皮毛枯萎,肌肉顽痹的病证。首见于《黄帝内经》,如《素问·痹论》云:"风寒湿三气杂至,合而为痹……以夏遇此者为脉痹。"

于患处施以灸术，名"脉痹灸方"。

脉痹神门灸方

《素问·痹论》云："风寒湿三气杂至，合而为痹也……以夏遇此者为脉痹。"宗《灵枢·本输》篇"夏取诸腧孙络肌肉皮肤之上"法，可灸手少阴心经之输穴神门。盖因五脏配属五行、五季，心与夏合。名"脉痹神门灸方"。

3. 皮痹灸方

皮痹，病证名，指皮肤麻木不仁，但尚能微感痛痒的病证。《素问·四时刺逆从论》有"少阴有余，病皮痹"之记。于病患处施以灸术，名"皮痹灸方"。

皮痹尺泽灸方

《素问·痹论》云："风寒湿三气杂至，合而为痹也……以秋遇此者为皮痹。"宗《灵枢·本输》篇"秋取诸合余如春法"，可灸手太阴肺经之合穴尺泽以治之。盖因五脏配属五行、五季，肺与秋合，故有尺泽之治，名"皮痹尺泽灸方"。

4. 肌痹灸方

肌痹，病证名，指寒湿之邪侵袭肌肤所致的一种病证。《素问·痹论》云："风寒湿三气杂至，合而为痹……以至阴遇此者为肌痹。"

（1）肌痹灸方

《素问·长刺节论》云："病在肌肤，肌肤尽痛，名曰肌痹，伤于寒湿，刺大分小分，多发针而深之，以热为故"。"大分、小分"，肌肉会合之处为"分"，较多肌肉会合处为大分，较少肌肉会合处为小分。上述经文表述了伤于寒湿，痹阻于肌肤而成肌痹。其治灸肌肉会合之部，此乃"以痛为腧"之法，名"肌痹灸方"。且取穴要多，待各处肌肉有了热感，说明已病愈。

（2）肌痹商丘灸方

《素问·痹论》云："风寒湿三气杂至，合而为痹……以至阴遇此者为肌痹。"至阴乃长夏之时，五行配五脏、五季，长夏合脾土，宗春取荥，夏取输，长夏取经，秋取合，冬取井之法，故灸肌痹有取足太阴脾经之经穴商丘，名"肌痹商丘灸方"。

5. 骨痹灸方

骨痹，病证名，指风寒湿邪搏于骨而致之痹证。《素问·痹论》云："风寒湿三气杂至，合而为痹……以冬遇此者为骨痹。"

（1）骨痹灸方

《素问·长刺节论》云："病在骨，骨重不可举，骨髓酸痛，寒气至，名曰骨痹，深者刺，无伤脉肉为故。其道大分、小分，骨热病已止。"意谓骨痹针刺要深，要达到各分肉之间，以不伤血脉肌肉为度。此亦"以痛为腧"之法，施以灸术，名"骨痹灸方"。

（2）骨痹涌泉灸方

《素问·痹论》云："风寒湿三气杂至，合而为痹……以冬遇此者为骨痹。"五行配五脏五季，则冬合肾水。宗《灵枢·本输》篇"冬取诸井诸腧之分，欲深而留之"法，故灸足少阴肾经之井穴涌泉，名"骨痹涌泉灸方"。

（3）骨痹昆仑灸方

《灵枢·寒热病》篇云："骨痹，举节不用而痛，汗注烦心，取三阴之经补之。"马莳注云："此言刺骨痹之法也。"骨痹已成，故肢节不能举而痛，汗注于外，心烦于内，正以肾主骨，其支脉上行至肺络心注胸中，故病如是。盖因肾与膀胱相表里，取足太阳膀胱经之经穴昆仑，敷布津液，通达阳气，和营卫而愈病。施以灸术，名"骨痹昆仑灸方"。

6. 众痹灸方

众痹，痹证的一种，是指病在一处，则痛亦在一处，随发随止，随止随起的一种病证。《灵枢·周痹》篇云："黄帝问于岐伯曰：周痹之在身也，上下移徙，随脉其上下，左右相应，间不容空，愿闻此痛，在血脉之中邪？将在分肉之间乎？何以致是？其痛之移也，间不及下针，其憯痛之时，不及定治而痛已止矣，何道使然？愿闻其故。岐伯答曰：此众痹也，非周痹也。黄帝曰：愿闻众痹。岐伯对曰：此各在其处，更发更止，更居更起，以右应左，以左应右，非能周也，更发更休也。"马莳注云："此因帝问周痹而伯指为众痹也。周痹者，周身上下为痹也；众痹者，痹在各所谓痛也。"痹者，风寒湿邪，杂合于皮肤分肉之间，邪在于皮肤而流溢于大络者为众痹；在于分肉而厥逆于经脉者为周痹。"憯痛"，动而痛也。"不及定治"，意谓邪客于左则右病，右盛则左病，左右移易，故不及下针，而痛已止。"各在其处"，盖因邪客于大络与经脉缪处，故有更发更止，左痛未已右脉先病之候。即以右应左，以左应右，左盛则右病，右盛则左病。鉴于其病"各在其处，更发更止，更居更起，以右应左，以左应右""更发更休"的病机特点，故众痹之治，亦乃"以痛为腧"之法，施以灸术，名"众痹灸方"。

7. 周痹灸方

周痹，痹证一种，是指风寒湿邪流溢于分肉而厥逆于血脉之中，血气痹阻而发痹痛，其病循行于上下的一种病候。对此，《灵枢·周痹》篇记云："周痹者，在于血脉之中，随脉以上，随脉以下，不能左右，各当其所。"对其病因，该篇有"风寒湿气，客于外分肉之间"之记；对其病机，该篇有"此内不在脏，而外未发于皮，独居分肉之间，真气不能周，故命曰周痹"之论。《灵枢·周痹》篇云："周痹者……刺之奈何？

岐伯对曰：痛从上下者，先刺其下以过之，后刺其上以脱之。"意谓手足三阴三阳之脉。从下而上，从上而下，交相往还，故周痹在于血脉中，随脉气上下，而不能左之右而右之左。大凡痛从上而下者，当先刺其下之痛处已遏绝之，后乃刺其上之痛处，以脱其病根而不使之复下；其痛从下而上者，当先刺其上之痛处以遏绝之。后刺下之痛处，以脱病根而不使之复上。仍属"以痛为腧"之法。宗此法，今以灸法代针法，名"周痹灸方"。

第二十节　癫狂灸方

癫与狂，均是精神失常的疾病。癫证以沉默痴呆，语无伦次，静而多喜为主要特征；狂证是以喧扰不宁，躁妄打骂，动而多怒为主要特征。二者在症状上往往不能截然分开，且又可相互转化，故多以癫狂并称。而早期的文献则见于《黄帝内经》，且《灵枢》经又有"癫狂"专篇。就其病因病机，《素问·脉要精微论》云："病成而变，何谓……厥成为巅疾。"又云："来疾去徐，上实下虚，为厥巅疾。"《素问·至真要大论》云："诸躁狂越，皆属于火。"《素问·调经论》云："血并于阴，气并于阳，故为惊狂。"《素问·宣明五气》篇云："邪入于阳则狂。"

一、《灵枢》癫证灸方、《灵枢》狂证灸方

《灵枢·杂病》篇云："喜怒而不欲食，言益小，刺足太阴；怒而多言，刺足少阳。"暴喜伤心，属癫，见不欲食，言益小；暴怒伤肝属狂，多言。临证可应用五输穴、原穴等特定穴的功效而施之，如癫证可取足太阴脾经之经穴商丘、原穴太白；狂证可取足少阳胆经之经穴阳辅、原穴丘墟。施以灸术，名"《灵枢》癫证灸方""《灵枢》狂证灸方"。

二、《素问》狂病阳脉灸方

《素问·长刺节论》云："病在诸阳脉，且寒且热，诸分且寒且热，名曰狂，刺之虚脉，视分尽热，病已止。""病在诸阳脉"，即手足太阳阳明少阳诸脉。"诸分且寒且热"，张介宾注云："且寒且热者，皆阳邪乱其血气，热极则生寒也，故病为狂。""刺之虚脉"，张介宾注云："泻其盛者，使其虚也。"故其治有取诸经脉之法，施以灸术，名"《素问》狂病阳脉灸方"。验诸临床，可取诸阳经之经穴，施以灸术，即手三阳经之经穴阳谷、阳溪、支沟、足三阳经之经穴昆仑、解溪、阳辅，待其均全都出现热感，说明病已愈。

三、《灵枢》狂病始生灸方

《灵枢·癫狂》篇云："狂始生，先自悲也，喜忘，苦怒，善恐者，得之忧饥，治之取手太阴、阳明，血变而止，及取足太阴、阳明。"马莳注云："凡狂始生时，悲者肺之志，忘者心之病，怒者肾之志，今诸证皆见，皆得之于忧饥也。当取手太阴肺、手阳明大肠、足太阴脾、足阳明胃经以治之。"验之临床。施以灸术，名"《灵枢》狂病始生灸方"。可先灸四经之井穴少商、商阳、隐白、厉兑，候其血出色变而止。或加取四经之经穴经渠、阳溪、商丘、解溪，以畅达上述诸经之脉气。

四、《灵枢》狂病始发灸方

《灵枢·癫狂》篇云："狂始发，少卧不饥，自高贤也，自辩智也，自尊贵也，善骂詈，日夜不休，治之取手阳明、太阳、太阴、舌下少阴，视之盛者皆取之，不盛释之也。"马莳注云："此言刺始发狂证之法也。"施以灸术，名"《灵枢》狂病始发灸方"。盖因阴气盛则多卧，阳气盛则少卧。食气入胃，精气归心，心气实则不饥；心乃君主之官，虚则自卑下，实则自尊贵；阳明实则骂詈不休。鉴于心与小肠互为表里，肺和大肠相表里。验之临床，可取手太阳小肠经之穴，如经穴阳谷，以泻君火之实；取之手阳明大肠经、手太阴肺经之穴，如经穴阳溪、经渠，以清肃肺之邪。

五、《灵枢》因恐致狂灸方

《灵枢·癫狂》篇云："狂，言惊，善笑，好歌乐，妄行不休者，得之大恐，治之取手阳明、太阳、太阴。"马莳注云："此言刺狂之得于大恐者之法也。"大凡狂言有惊，又善笑，又好歌乐，又妄行不休，皆得之于大恐。《素问·阴阳应象大论》云："恐伤肾。"肾伤而阴虚火亢，故狂言发惊。心肾不交，水火失济，心气实则善笑，好歌乐；虚则善悲。神智皆病，妄行不休，故有诸经之刺法，今以灸法代针法，名"《灵枢》因恐致狂灸方"。心与小肠相表里，故可取手太阳小肠经之经穴阳谷或其络穴支正，以清心气之实。肺与大肠相表里，故可取手太阴肺经之经穴经渠、手阳明大肠经之经穴阳溪，乃金水相滋之伍。

六、《灵枢》狂病生于少气灸方

《灵枢·癫狂》篇云："狂，目妄见、耳妄闻、善呼者，少气之所生也，治之取手太阳、太阴、阳明、足太阴、头两顑。"马莳注云："此言刺狂病之生于少气者之法也。"乃正气衰而见诸候，而有诸经之治，今以灸法代针法，名"《灵枢》狂病生于少气灸方"。"取手太阳太阴阳明"之经穴，其理同"因恐致狂方"之解。"顑"，通颔，同颌。"头两顑"，实指足阳明胃经。不曰足阳明经而曰头两顑，意谓阳明经之气，上走空窍，出于头之两颅也。故而取"足太阴，头两颅"，乃培补后天之本，以资气生化之源。验之临证，可取诸经之经穴。即手太阳小肠经之阳谷、手太阴肺经之经渠、手阳明大肠之阳溪、足太阴脾经之商丘、足阳明胃经之解溪。

七、《灵枢》狂病得于大喜灸方

《灵枢·癫狂》篇云："狂者多食，善见鬼神，善笑而不发于外者，得之有所大喜，治之取足太阴、太阳、阳明，后取手太阴、太阳、阳明。"马莳注云："此言刺狂之得于大喜者之法也。"张志聪谓"此喜伤心志而为虚狂也"。故其治当先补足太阴脾经、足阳明胃经两经，以资气血生化之源；补足太阳膀胱经，则敷布津液以资神气。后取手太阴肺经、手太阳小肠经、手阳明大肠经以清其狂妄之候，今以灸法代针法，名"《灵枢》狂病得于大喜灸方"。验诸临床，可选各经五输穴之经穴。

八、《灵枢》狂病新发灸方

《灵枢·癫狂》篇云："狂而新发，未应如此者，先取曲泉左右动脉，及盛者见血，有顷已；不已，以法取之，灸骨骶二十壮。"马莳注云："此言刺狂之新发，而不使甚者之法也。"《素问·至真要大论》云："诸躁狂越，皆属于火。"盖因肝阴不足则不能制约心火，火性炎上，而发躁狂之候。曲泉乃足厥阴肝经之合穴，具养血濡肝，滋阴降火之功，故取之乃为"狂而新发"之治穴；"骨骶"又曰"骶骨"，乃督脉之长强穴，又为督脉、足少阴肾经交会穴，并为督脉之络穴，具调和阴阳，益肾荣督之功，故为癫、狂、痫证之要穴。验之临床，两穴相须为用，今以灸法代针法，名"《灵枢》狂病新发灸方"。

第二十一节　痫证灸方

痫证，病证名，又称癫痫，俗称"羊痫风"。而在《黄帝内经》中名"癫疾"，亦属本证范围，如《素问·奇病论》云："人生而有病巅疾者，病名曰何？安所得之？岐伯曰：病名为胎病。此得之在母腹中时，其母有所大惊，气上而不下，精气并居，故令子发为癫疾也。"巅疾，在此指癫痫。《甲乙经》《黄帝内经太素》，均作"癫疾"。此段经文指出了先天因素在本证发生的作用，尚有因七情失调、脑部外伤而致者，其治在《黄帝内经》中亦多有阐述。

一、《灵枢》癫疾始生灸方

《灵枢·癫狂》篇云："癫疾始生，先不乐，头重痛，视举目，赤甚作极，已而烦心，候之于颜，取手太阳、阳明、太阴，血变而止。"此段经文表述了癫疾始生之证之治。意谓凡癫疾始生，其意先不乐，其头先重而痛，其所视举目先赤，甚则作极，其心大烦，遂发癫疾。当候之以颜以知之，取手太阳、阳明、太阴三经以灸之，候其血变而止之。施以灸术，名"《灵枢》癫疾始生灸方"。盖因癫疾，多因阴阳失调，或情绪过极，损伤心、脾、肝、肾，致阴液不足，木失濡润，屈而不伸，宗《灵枢·顺气一日分为四时》"病在脏者，取之井"之大法，故验诸临床，可灸手太阳小肠经之井穴少泽、手阳明大肠经之井穴商阳、手太阴肺经之井穴少商，尚可加取三经之经穴阳谷、阳溪、经渠及其郄穴养老、温溜、孔最而灸之。

二、《灵枢》癫疾始作灸方

《灵枢·癫狂》篇云："癫疾始作，而引口啼呼喘悸者，候之手阳明、太阳，左强者攻其右，右强者攻其左，血变而止。"此治癫疾始作之法也，其口牵引，或啼或呼，喘急惊悸者，可灸手阳明大肠经、手太阳小肠经，施以灸术，名"癫疾始作灸方"。验诸临床，可取两经之井穴商阳、少泽，行灸术，左强攻右，右强攻左，至肤色变红而止。宗《灵枢·邪气脏腑病形》篇"合治内腑"之法，尚可加取两经之下合穴上巨虚、下巨虚。

三、《灵枢》癫疾先作灸方

《灵枢·癫狂》篇云："癫疾始作，先反僵，因而脊痛，候之足太阳、阳明、太阴、手太阳，血变而止。"此乃治癫疾先作之法也，癫疾始作，先反僵仆，随即脊痛，可灸四经之穴，名"癫疾先作灸方"。验诸临床，可灸足太阳膀胱经之井穴至阴、足阳明胃经之井穴厉兑、足太阴脾经之井穴隐白、手太阳小肠经之井穴少泽，至肤色变红而止。亦可加取四经之经穴昆仑、解溪、商丘、阳谷。

四、《灵枢》筋癫疾大杼灸方

《灵枢·癫狂》篇云："筋癫疾者，身倦挛急，脉大，刺项大经之大杼。呕多沃沫，气下泄，不治。"马莳注云："此言筋癫疾有可治之穴，有不可治之证也。"筋癫疾病成于筋脉失濡，故证见倦怠拘挛，其脉急大，可灸足太阳膀胱经之大杼穴，以其又为手、足太阳交会穴，具敷布津液，濡养筋脉之功而愈病，名"《灵枢》筋癫疾大杼灸方"。而在上多呕沃沫，在下泄气者，此乃痫证不治之候。

五、《灵枢》脉癫疾灸方

《灵枢·癫狂》篇云："脉癫疾者，暴仆，四肢之脉皆胀而纵。脉满，尽刺之出血；不满灸之夹项太阳，灸带脉于腰相去三寸，诸分肉本腧。呕多沃沫，气下泄，不治。"马莳注云："此言脉癫疾有可治之穴，有不可治之证也。"张志聪注云："经脉者，所以濡筋骨而利关节，脉癫疾，故暴仆也。十二经脉，皆出于手足之井荥，是以四肢之脉皆胀而纵。脉满者病在脉，故当尽刺之以出其血。不满者，病气下陷也。夫心主脉而为阳中之太阳，不满者陷于足太阳也。十二经脉之经俞，皆属于太阳，故当灸太阳于项间，以启陷下之疾。带脉起于季胁之章门，横束诸经脉于腰间。"综上所述，"脉癫疾者"脉满可取十二经之井荥穴灸之，以肤色变红为要。不满可灸足太阳膀胱经夹项之天柱穴、足少阳胆经与带脉之交会穴带脉，名"《灵枢》脉癫疾灸方"。

六、《长刺节论》癫病灸方

《素问·长刺节论》云："病初发，岁一发，不治月一发，不治月四五发，名曰癫病，刺诸分诸脉，其无寒者以针调之。"此段经文表述了有一种病，初起每年发作一次，若不治之，则变作每月发作一次，若仍不治之，则每月发作四、五次，这叫作癫病。"分"，即分肉，肌肉分理处或谓赤白肉之间。"诸分诸脉"，即诸脉之络穴、经穴之处。故治疗时应取诸阳经的经穴和络穴。今以灸法代针法，名"《长刺节论》癫病灸方"。

七、《灵枢》暴挛痫眩灸方

《灵枢·寒热病》篇云："暴挛痫眩，足不任身，取天柱。"马莳注云："此节以天柱所治之病言之也。""挛"，拘挛也。"痫"，癫痫也。"眩"，眩晕也。合三证，故"足不任身"。盖因足太阳膀胱经敷布血气而滋全身，故有制挛缓急之功而解拘挛之候；且膀胱足太阳之脉，起于目内眦之睛明，气不上通，髓海失濡故病痫眩，天柱乃足太阳膀胱经"通天"之穴，足太阳膀胱经脉气由此而上达头颠，而有敷布血气荣脑海之功，为治"暴挛痫眩，足不任身"候之要穴，故灸天柱，名"《灵枢》暴挛痫眩灸方"。

八、《素问》痫惊灸方

《素问·通评虚实论》云："刺痫惊脉五，针手太阴各五，刺经太阳五，刺手少阴经络旁者一，足阳明一，上踝五寸刺三针。"此段经文表述了治疗痫证惊风，要针刺五条经脉上的穴位。即取手太阴肺经之经穴经渠五次；足太阳膀胱经之经穴昆仑五次；手少阴心经之络穴通里、手太阳小肠经之络穴支正一次；足阳明胃经之经穴解溪一次；"上踝五寸"，有内踝上足少阴肾经之筑宾、足厥阴肝经之蠡沟，外踝上足少阳胆经之光明。足少阴肾经之穴无治痫惊之功，然筑宾尚为阴维脉之郄穴，具和阴通阳，行气散结之功。《难经》云："阴阳不能自相维，则怅然失志。"筑宾尚具疏肝达郁，宁神除烦，息痫定惊之功，故为癫、狂、痫、惊证之治穴。故对诸穴施以灸术，名"《素问》痫惊灸方"。

第二十二节　厥证灸方

　　厥证，病证名。指突然昏倒、不省人事或伴有四肢逆冷为主要特征的病证。首见于《黄帝内经》，并有"厥论"专篇。厥证的主要病机是由于气机突然逆乱，升降乖戾，阴阳气不相顺接，气血运行失常所致，故《素问·方盛衰论》有"逆皆为厥"之谓，对此《景岳全书·厥逆》而有"厥逆之证"即气血败乱之谓。故厥逆亦厥证别名。根据不同的病因病机及证候，而又有不同的病名，如在《素问·通评虚实论》《素问·大奇论》中名"暴厥"；在《素问·缪刺论》《素问·本病论》中名"尸厥"；在《素问·本病论》《素问·调经论》中名"大厥"；在《素问·生气通天论》《素问·脉解》中名"煎厥"；在《素问·生气通天论》中名"薄厥"；在《灵枢·终始》中名"躁厥"；《灵枢·五乱》中名"四厥"；《素问·方盛衰论》中名"少气厥"；在《素问·厥论》《素问·方盛衰论》中名"寒厥"；在《素问·气交大论》中名"阴厥"；在《素问·厥论》中名"热厥"；在《灵枢·经脉》中名"阳厥"；在《素问·阴阳别论》《素问·评热病论》《灵枢·五变》中名"风厥"；在《灵枢·癫狂》《灵枢·五乱》《灵枢·杂病》《素问·腹中论》诸篇中名"厥逆"。而现今多以气、血、痰、食四因辨证施治。对厥证的治疗，首先要分别虚实，进行急救，然后待其清醒，在脏腑经络辨证的基础上，分别以气、血、痰、食诸厥进行施治，大法正如《灵枢·经脉》篇之大法："盛则泻之，虚则补之，热则疾之，寒则留之，陷下则灸之，不盛不虚以经取之。"

一、《灵枢》风逆四肢肿灸方

　　《灵枢·癫狂》篇云："风逆，暴四肢肿，身漯漯唏然时寒，饥则烦，饱则善变，取手太阴表里，足少阴、阳明之经，肉清取荥，骨清取井、经也。"张志聪注云："肉清者，凉出于肌腠，故取荥火以温肌寒。盖土主肌肉，火能助土也；骨清者，尚在于水脏，故取井木以泻水邪也。"马莳注云："此言有风逆者，当验其证取其穴也。"盖因风由外感致厥气内逆，而病如是。当取手太阴肺经、手阳明大肠经表里两经之经穴经渠、阳溪而灸之，又取足少阴肾经、足阳明胃经两经之经穴复溜、解溪以灸之。其肉冷，则取各经之荥穴鱼际、二间、然谷、内庭；若骨冷，则取各经之井穴少商、商阳、涌泉、厉兑，经穴经渠、阳溪、复溜、解溪。施以灸术，名"《灵枢》风逆四肢肿灸方"。

二、《灵枢》厥逆足暴冷灸方

　　《灵枢·癫狂》篇云："厥逆为病也，足暴清，胸若将裂，肠若将以刀切之，烦而不能食，脉大小皆涩，暖取足少阴，清取足阳明，清则补之，温则泻之。"厥逆为病者，其足暴冷，乃足少阴肾经之本气厥逆而为病，若身体温则取足少阴肾经之经穴复溜以泻之，若身体清冷，则取足阳明胃经之经穴解溪而灸之。施以灸术，名"《灵枢》厥逆足暴冷灸方"。

三、《灵枢》厥逆腹胀满灸方

《灵枢·癫狂》云："厥逆腹胀满，肠鸣，胸满不得息，取之下胸二胁，咳而动手者，与背腧以手按之立快者是也。"厥阴之气，上乘于太阴、阳明将成为癫疾。腹胀满，肠鸣乃厥逆之气，乘于足太阴脾经、足阳明胃经也，胸满不得息，乃厥逆之气乘于手太阴肺也。胸下二胁，乃手太阴肺经之中府、云门穴。若患者咳嗽而穴应医者手者，当取其背俞穴肺俞。今对诸穴施以灸术，名"《灵枢》厥逆腹胀满灸方"。

四、《灵枢》厥逆不得溲灸方

《灵枢·癫狂》篇云："内闭不得溲，刺足少阴、太阳与骶上以长针。"此乃厥逆之气，逆于下而不上乘之候也，逆气在下，故内闭不得小便，当取足少阴、太阳之经穴及骶上。即取足少阴肾经之经穴复溜、足太阳膀胱经之经穴昆仑、骶上乃督脉之长强，施以灸术，名"《灵枢》厥逆不得溲灸方"。

五、《灵枢》气逆灸方

《灵枢·癫狂》篇云："气逆则取其太阴、阳明、厥阴，甚取少阴、阳明动者之经也。"此当视为厥逆通用之方。即有气逆者，可灸足太阴脾经、足阳明胃经、足厥阴肝经三经之经穴商丘、解溪、中封。若病甚则加取足少阴肾经之经穴复溜、足阳明胃经之经穴解溪，名"《灵枢》气逆灸方"。

六、《灵枢》少气欲为虚逆灸方

《灵枢·癫狂》篇云："少气，身漯漯也，言吸吸也，骨酸体重，懈惰不能动，补足少阴。"张志聪注云："此足少阴之气少而欲为虚逆也。""漯漯"，寒慄貌。"吸吸"，引申之候。盖因心主言，肺主声，借肾间动气而后发，肾气虚，故言语之气不相接续。肾为生气之原而主骨，肾气虚，故"骨酸体重，懈惰不能动"，当补足少阴肾经之经穴复溜。施以灸术，名"《灵枢》少气欲为虚逆灸方"。

七、《灵枢》短气欲虚逆灸方

《灵枢·癫狂》篇云："短气，息短不属，动作气索，补足少阴。"少气者，气不足于下。短气者，气不足于上，故息短而不能连续，若有动作，则其更消索。当灸足少阴肾经之经穴复溜，名"《灵枢》短气欲虚逆灸方"。

八、《灵枢》厥病诸证灸方

《灵枢·杂病》篇云:"厥,夹脊而痛者至顶,头沉沉然,目䀮䀮然,腰脊强,取足太阳腘中血络。厥,胸满面肿,唇漯漯然,暴言难,甚则不能言,取足阳明。厥,气走喉而不能言,手足清,大便不利,取足少阴。厥,而腹向向然,多寒气,腹中榖榖,便溲难,取足太阴。""目䀮䀮然",目不明也;"唇漯漯然",为涎出潓下之意;"腹响响然",乃气善走布之谓;"腹中榖榖",乃水湿之声,大小便甚难之谓。此段经文乃言治厥病诸证之法也。足太阳膀胱有邪,致气机逆乱,而见诸证候。盖因委中乃足太阳膀胱经之合穴,具承接、激发足太阳膀胱经脉气之用。《灵枢·邪气脏腑病形》篇有"合治内腑"之大法,故厥夹脊而痛者至顶,头沉沉然,目䀮䀮然,有取委中之治。若厥逆为病,见胸满面肿,其唇则漯漯然有涎出唾下之意,猝暴难言,可取足阳明胃经之经穴解溪,使血气充,血运畅则气顺畅。若厥气走喉不能言,手足逆冷,大便不利,可取足少阴肾经之经穴复溜。若厥逆为病,腹中响响然而气善走布,且多寒气,腹中濑濑然而有声,大小便甚难者,可取足太阴脾经之经穴商丘以治之。故诸穴施以灸法,而厥病诸候得解。名"《灵枢》厥病诸证灸方"。

九、《灵枢》厥病解结灸方

《灵枢·刺节真邪》篇云:"治厥者,必先熨调和其经,掌与腋、肘与脚、项与脊以调之,火气已通,血脉乃行。"此段经文表述了治厥病者,必先以火熨通其各经之脉气,凡掌与腋,肘与脚,项与脊,无不熨之,使经脉中之血气行于上下,无处不到。此即《史记·扁鹊仓公列传》中,扁鹊治虢太子"尸厥""使子豹为五分之熨"之法也。"淖泽者",脉行太过之貌。今以灸术代针术,名"《灵枢》厥病解结灸方",故马莳谓"此详言针论之义,而有解结之法也"。

十、《灵枢》气逆膻中灸方

《灵枢·杂病》篇云:"气逆上,刺膺中陷者与下胸动脉。"马莳注云:"此言刺气逆之法也。"盖在中谓之胸,胸旁谓之膺。气逆于上而不下行,故有膻中穴之治。今以灸术代针术,名"《灵枢》气逆膻中灸方"。

十一、《灵枢》热厥灸方、《灵枢》寒厥灸方

《灵枢·寒热病》篇云:"热厥取足太阴、少阳,皆留之;寒厥取足阳明、少阴于足,皆留之。"此言治寒热二厥之法也。《素问·厥论》云:"阴气衰于下,则为热厥。"又云:"精气竭则不营其四肢……肾气有衰,阳气独胜,故手足为之热也。"故《灵枢·寒热病》篇有"热厥取足太阴、少阳,皆留之"之治,可灸足太阴脾经之荥穴大都、足少阳胆经之荥穴侠溪,名"《灵枢》热厥灸方"。《素问·厥论》云:"阳气衰于

下，则为寒厥。"又云"阳气衰，不能渗营其经络，阳气日损，阴气独在，故手足为之寒也。"《灵枢·寒热病》篇有"寒厥，取足阳明、少阴于足"之治，故可灸足阳明胃经之经穴解溪，足少阴肾经之经穴复溜。名"《灵枢》寒厥灸方"。

十二、《灵枢》止热厥灸方、《灵枢》止寒厥灸方

《灵枢·终始》篇云："刺热厥者，留针反为寒；刺寒厥者，留针反为热。刺热厥者，二阴一阳，刺寒厥者，二阳一阴。所谓二阴者，二刺阴也；一阳者，一刺阳也。"张志聪注云："此论寒热之阴阳厥逆也。"马莳注云："此言刺厥病之有法也。"继而表述了刺热厥者，留针俟针下寒，乃去针；治寒厥者，留针俟针下热，乃去其针。治热厥者，补阴经二次，泻阳经一次，盖阴盛则阳退，热当自去。可取足太阴脾经之经穴商丘、足少阳胆经之经穴阳辅。治寒厥者，补阳经两次，泻阴经一次，盖阳盛则阴退，寒当自去也。可取足阳明胃经之经穴解溪、足少阴肾经之经穴复溜。今以灸术代针刺术，前者名"《灵枢》止热厥灸方"，后者名"《灵枢》止寒厥灸方"。

第二十三节　疝气灸方

疝气，病证名。《说文解字》云："疝，腹痛也。"又名疝气、横玄、膀胱小肠气、贼风入腹、小肠气、膀胱气、奔豚气、蟠肠气。历代论疝，包括多种疾病。今就《黄帝内经》的记述及其治法分述之。

一、《素问》疝气急脉治节灸方

《素问·长刺节论》云："病在少腹，腹痛不得大小便，病名曰疝，得之寒，刺少腹两股间，刺腰髁骨间，刺而多之，尽炅病已。"此段经文表述了病在少腹，腹痛且大小便不通，病名为疝，是受寒所致。盖因肝足厥阴之脉，环阴器，抵少腹。冲脉与少阴络，皆起于肾下，出于气街，循股阴。"腰髁骨间"，即髋关节部的穴位，即足厥阴肝经之急脉穴。具养肝荣冲之功，为疝气、阴茎中痛、少腹痛、股内侧痛之治穴，刺时需避开动脉，直刺0.5至0.8寸。"炅"，热也。据"刺而多之，尽炅病已"句可知，"多"，乃"灸"之误，即"针而灸之"之意。《灵枢》有"刺有五节""刺有十二节"之论，此乃《素问》补充刺节之论，故名《长刺节论》。今按摩"腰髁骨间"之急脉并加灸法，以治疝，故名"《素问》疝气急脉治节灸方"。

二、《素问》疝气脐下营灸方

《素问·骨空论》云："督脉者……此生病，从少腹上冲心而痛，不得前后，为冲

疝……治在骨上，甚者在脐下营。"盖因督脉有"其络循阴器"之行，尚有"至少阴与巨阳中络者"之行，即"从腰，下夹脊、贯臀属肾"之行。故督脉发生病变，会有气从少腹上冲心而痛、大小便不通之冲疝病候。轻者取横骨上曲骨穴，重者则刺脐下之阴交穴。足少阴肾经，夹脐左右各五分行之，阳明之经夹脐左右各二寸以行之。且"冲脉者"，起于气冲，并少阴之经，该篇尚云："冲脉者，起于气街，并少阴之经，夹脐上行，至胸中而散。"且气冲乃足阳明胃经脉气所发，冲脉自气冲起，在足少阴肾经、足阳明胃经两经之间，夹脐上行，故有气冲之刺，以降冲脉之气上逆之候。"脐下营"，指小腹部任脉之阴交穴。阴交为任脉与足少阴肾经、冲脉交会穴，具温补下元，调和冲任，温经通脉之功。故三穴相须为用，乃治疗冲疝之良方，今对诸穴施以灸术，名"《素问》疝气脐下营灸方"。

三、《灵枢》心疝灸方

心疝，病证名。因心脉受寒所致。其脉证，《素问·脉要精微论》有"诊得心脉而急""病名心疝，少腹当有形也"之记；《素问·大奇论》有"心脉搏滑急为心疝"之述；《灵枢·邪气脏腑病形》篇有"心脉""微滑为心疝引脐，小腹鸣"之记。而其治《灵枢·热病》篇有"心疝暴痛，取足太阴、厥阴，尽刺去其血络"之法。盖因心疝者，病在下而及于上。且"心疝引脐""少腹当有形也"，脾足太阴之脉从腹"上膈""注心中"，是主脾所生病者，心下急痛，心脉受寒，故有"心疝暴痛"之候，可取足太阴脾经之输穴太白或经穴商丘，以激发脾胃之气，使血气畅通而达缓急止痛之功；"郄"有空隙之义，临床能救急，尚可刺足太阴脾经之郄穴地机。肝足厥阴之脉，络阴器，抵少腹，上贯膈，"是动则病""丈夫㿗疝"。故可灸足厥阴肝经之荥穴行间或经穴、原穴太冲，有疏肝理气，调冲降逆，柔肝养筋之功，而均为诸疝之治穴。尚可取足太阴脾经之井穴隐白、足厥阴肝经之井穴大敦，施以灸术，名"《灵枢》心疝灸方"。

第二十四节　五官病灸方

五官，中医术语，多指鼻、眼、口唇、舌、耳等五个器官。而五官又分别配属于五脏，为五脏的外候。故五官出现异常，均与相应的脏腑功能异常有关。

一、《灵枢》暴喑气鞕灸方

《灵枢·寒热病》篇云："暴喑气鞕，取扶突与舌本出血。""喑"，音不出之谓。"鞕"，强硬之义。"暴喑气鞕"乃音不出及喉部与舌肌强硬的病候。盖因肺主声，心主言，手阳明大肠经与手太阴肺经互为表里，阳明邪盛，循经蕴热于肺系，故见"暴喑气鞕"之候。扶突乃手阳明大肠经位于喉结旁之腧穴，具通达阳明经脉气之功，为因热病而致喉疾之要穴，故有扶突之用；舌本，即督脉之风府。《甲乙经》言其"疾言其肉立起，言休其肉立下"。其穴为督脉与阳维脉交会穴，故有通阳气，敷布津液之功，对诸穴施以灸术，脾热邪外泄，而解喉部之蕴热。故两穴相须为用，名"《灵枢》暴喑气鞕灸方"。

二、《灵枢》暴聋气蒙灸方

《灵枢·寒热病》篇云："暴聋气蒙，耳目不明，取天牖。""暴聋"，突然发生耳聋之候。"气蒙"，乃气机不畅，枢窍不利而致视物不清。盖因三焦手少阳之脉"系目""至目锐眦"，"是动则病耳聋，浑浑焞焞"，若邪犯少阳，枢机不利，而见诸候。天牖乃手少阳三焦经之腧穴，大凡手少阳三焦经病变，取天牖一穴，则诸头窍俱通，而具通利三焦，调达枢机，清利耳目之功，故有天牖灸法之施，名"《灵枢》暴聋气蒙灸方"。

三、《灵枢》暴挛痫眩灸方

《灵枢·寒热病》篇云："暴挛痫眩，足不任身，取天柱。""挛"，拘挛也。"痫"，癫痫之谓。目花为眩，头旋为晕。"眩"，即眩晕也。盖因膀胱足太阳之脉，起于目内眦之睛明穴，故邪犯太阳，经气闭阻，精微不能上濡目养脑、下强腰脊、旁健四肢，故见"暴挛痫眩，足不任身"。天柱乃足太阳膀胱经之腧穴，上出于头面，下络于下肢，故具通天贯地，敷布阳气，扶正达邪之效，而愈上述之疾，施以灸术，名"《灵枢》暴挛痫眩灸方"。

四、《灵枢》暴瘅血溢灸方

《灵枢·寒热病》篇云："暴瘅内逆，肝肺相搏，血溢鼻口，取天府。""瘅"，张志聪注云："瘅，清瘅，暴瘅，暴渴也。"盖因肝脉"贯膈""上注肺"，若外邪犯肺，手太阴肺经之脉气逆，因肝肺两经相连，气逆于中，则血亦留聚而上逆，故有"血溢鼻口"之候；肺乃水之上源，邪搏于肺，则肺津不生而发"暴瘅"。盖因天府乃肺气聚集之地，具宣发肺气，生津止渴之功，故取手太阴肺经之天府穴。施以灸术，名"《灵枢》暴瘅血溢灸方"。

五、《灵枢》厥病耳聋无闻灸方、《灵枢》厥病耳鸣灸方、《灵枢》厥病耳聋少阳灸方、《灵枢》厥病耳鸣厥阴灸方

《灵枢·厥病》篇云："耳聋无闻，取耳中。耳鸣，取耳前动脉。""耳聋，取手小指次指爪甲上与肉交者，先取手，后取足。耳鸣，取手中指爪甲上，左取右，右取左，

先取手，后取足。"

有"耳聋无闻"者，取"耳中"以刺之，"耳中"即听宫穴，该穴乃手太阳小肠经"入耳中"（听宫）之处，其又为手太阳小肠经与手少阳三焦经、足少阳胆经交会穴，为通头窍之要穴。故手太阳小肠经之脉气厥逆，血气闭滞，而致"耳聋无闻"，而有听宫之治。施以灸术，名"《灵枢》厥病耳聋无闻灸方"。

有"耳鸣"者，取"耳前动脉"以刺之。"耳前动脉"，即耳门穴。盖因手少阳三焦经"走耳前"，而耳门乃手少阳三焦经之腧穴，以其调达枢机，通利三焦，敷布津液之功，为耳鸣之治穴，施以灸术，名"《灵枢》厥病耳鸣灸方"。

有"耳聋"者，取"手小指次指爪甲上与肉交者。先取手，后取足"。即取手少阳三焦经之井穴关冲，此即先取手穴之谓，后取足少阳胆经之井穴足窍阴穴，均以启动手足少阳经血气运行之功，而成调达枢机，通利三焦之治，施以灸术，名"《灵枢》厥病耳聋少阳灸方"。

有"耳鸣"者，取"手中指爪甲上，左取右，右取左，先取手，后取足"。意谓有耳鸣者，当取手厥阴心包经之井穴中冲，行缪刺法，左鸣取右，右鸣取左，后取足厥阴肝经之井穴大敦，施以灸术，名"《灵枢》厥病耳鸣厥阴灸方"。

六、《灵枢》热病喉痹灸方

《灵枢·热病》篇云："喉痹舌卷，口中干，烦心心痛，臂内廉痛不可及头，取手小指次指爪甲下去端如韭叶。"此段经文表述了刺喉痹之法也。"喉痹"，多由邪热内结，气血瘀滞咽喉而成。《素问·阴阳别论》云："一阴一阳结谓之喉痹。"《灵枢·经脉》篇云："手厥阴心包络之脉，起于胸中，出属心包络，下膈，历络三焦。""是主脉所生病者，烦心心痛。"故邪犯心包而及三焦经，相火上炎，则"喉痹舌卷"，故取手少阳三焦经之井穴关冲，施以灸术，名"《灵枢》热病喉痹灸方"。

七、《灵枢》热病目中赤痛灸方

《灵枢·热病》篇云："目中赤痛，从内眦始，取之阴跷。"此段经文表述了治疗目中赤痛之法。"从内眦始"，乃足太阳膀胱经之睛明穴。膀胱与肾互为表里，且足少阴肾经之照海穴，为八脉交会穴之一，通于阴跷脉，有清阳热之治，施以灸术，名"《灵枢》热病目中赤痛灸方"。

八、《灵枢》舌纵涎下烦悗灸方

《灵枢·寒热病》篇云："舌纵涎下，烦悗，取足少阴。"此段经文表述了舌纵涎下、烦闷之治法。肾足少阴之脉，"从肾上贯肝膈，入肺中，循咽喉，夹舌本"。且少阴之上，君火主之，肾属水脏，肾气不能上资于心火，而致"舌纵涎下，烦悗"，当取足少阴肾经腧穴以补之。宗《灵枢》"荥输治外经"，《难经》"荥主身热"之理，可对足少阴肾经之荥穴然谷、原穴、输穴太溪施以灸术，以其滋肾阴，退虚热，利三焦，补命火之功而愈病，名"《灵枢》舌纵涎下烦悗灸方"。

九、《灵枢》嗌干口热灸方

《灵枢·杂病》篇云："嗌干，口中热如胶，取足少阴。"此段经文表述了嗌干热证之治法。此乃少阴之气厥于下，而不能上交于心，则火热甚而见"嗌干，口热如胶"之候。其治可补足少阴肾经之原穴太溪、经穴复溜，此乃水旺火衰之法也。施以灸术，名"《灵枢》嗌干口热灸方"。

十、《灵枢》喉痹不能言灸方、《灵枢》喉痹能言灸方

《灵枢·杂病》篇云："喉痹，不能言，取足阳明；能言，取手阳明。"此段经文表述了喉痹不能言及能言之刺法。张志聪注云："喉痹者，邪闭于喉而肿痛也。"胃足阳明之脉，循喉咙夹喉结之旁，邪闭则不能言，故有"取足阳明"之治；大肠手阳明之脉在喉旁之次，故喉痹能言者"取手阳明"。宗《黄帝内经》"五脏六腑之有疾者，皆取其原"及"合治内腑"之理。喉痹不能言者"取足阳明"，可取该经原穴冲阳、下合穴足三里；喉痹能言者"取手阳明"，可取该经之原穴合谷、下合穴上巨虚。施以灸术，前者名"《灵枢》喉痹不能言灸方"，后者名"《灵枢》喉痹能言灸方"。

十一、《灵枢》齿痛不恶清饮灸方、《灵枢》齿痛恶清饮灸方

《灵枢·杂病》篇云："齿痛，不恶清饮，取足阳明；恶清饮，取手阳明。"此段经文表述了齿痛者，当审恶冷饮与不恶冷饮而分经治之。盖因足阳明胃经主悍热之气，不恶寒饮；手阳明大肠经主清秋之气，而恶寒饮，故有分治之法。前者多取足阳明胃经之原穴冲阳、经穴解溪，施以灸术，名"《灵枢》齿痛不恶清饮灸方"。后者取手阳明大肠经之原穴合谷、经穴阳溪，名"《灵枢》齿痛恶清饮灸方"。

十二、《灵枢》聋而不痛灸方、《灵枢》聋而肿痛灸方

《灵枢·杂病》篇云："聋而不痛者，取足少阳；聋而痛者，取手阳明。"此段经文表述了耳聋者，当审其痛与不痛，而分经治之。盖因手足少阳之脉，皆络于耳之前后，入耳中，故邪闭络脉而致耳聋。"聋而不痛者，取足少阳"，多取其荥穴侠溪、下合穴阳陵泉及耳前足少阳胆经之听会，调达枢机以开耳窍，施以灸术，名"《灵枢》聋而不痛灸方"。"聋而痛者，取手阳明"，张志聪认为"手阳明当作手少阳"，手少阳三焦经相火上炎，故聋而作痛，今多取其荥穴液门、下合穴委阳及耳前手少阳三焦经之耳门，以疏通三焦气机，清解邪热而愈病，施以灸术，名"《灵枢》聋而肿痛灸方"。

十三、《灵枢》颛痛灸方、《灵枢》颌痛灸方

《灵枢·杂病》篇云:"颛痛,刺手阳明与颛之盛脉出血。"此段经文表述了颛痛之刺法。"颛",指腮部。该部乃手足阳明经循行之处,若邪郁阳明经,而有其证。故马莳注云:"手阳明当是商阳穴,颛之盛脉,是胃经颊车穴。"施以灸术,名"《灵枢》颛痛灸方"。该篇尚有"颛痛,刺足阳明曲周动脉见血,立已;不已,按人迎于经,立已。"此条经文表述了《灵枢》治颌痛之法,即取足阳明胃经颊车,若不已,加取该经之人迎穴,其痛必已。施以灸术,名"《灵枢》颌痛灸方"。

十四、《灵枢》项痛不可俯仰灸方、《灵枢》项痛不可以顾灸方

《灵枢·杂病》篇云:"项痛不可俯仰,刺足太阳;不可以顾,刺手太阳也。"此条经文表述项痛者,当审其"不可俯仰""不可以顾"证分治之法。手足太阳之脉,皆循项而上,故经脉中血气闭阻皆能致项痛。足太阳膀胱经夹脊抵腰中,故病不可俯仰,故对其施以灸术,名"《灵枢》项痛不可俯仰灸方"。手太阳小肠经绕肩胛,不可以顾,故对其施以灸术,名"《灵枢》项痛不可以顾灸方"。前者可取足太阳膀胱经之经穴昆仑、下合穴委中;后者可取手太阳小肠经之经穴阳谷、下合穴下巨虚。

第四章 从辨证施治论灸方

在掌握中医理论的基础上，明确灸法灸方治病的原理，结合以上三讲的常用灸方，然后根据疾病的病因病机，选用不同的灸方，予以辨证施治。为了便于医者习用，本讲关于疾病证候的分类，多采用中医学教材通用的分类方法，以介绍常用病的灸方应用。然非能盖全临床之应用，主要是向读者提供一条临床辨证施治的思维方法，即"方从法立，以法统方"的法式。诚如《医宗金鉴·凡例》所云："方者不定之式，法者不定之方也。古人之方，即古人之法寓焉。立一方必有一方之精意存于其中，不求其精意而徒执其方，是执方而昧法也。"故本讲之内容，多为作者比综古法验于临证之心得。而其他疾病的防治，可参阅其他三讲的内容，辨证施术。并当牢记清代熊应雄"贵临机之通变，毋执一之成模"之训。

第一节 内科疾病

一、感冒

感冒，多因感触风邪，而致邪郁肌腠，卫表失和，肺失清肃，而见头痛、身痛、恶寒发热、鼻塞流涕、咳嗽、咽痛、心烦倦怠、小便短赤等证候。盖因风善行而数变，故《素问·风论》有"风者百病之长也，至其变化，乃为他病也"之论。故当及时治疗，以防传变，且因风性轻扬，易犯上焦，故《素问·太阴阳明论》谓："伤于风者，上先受之。"肺处胸中，位于上焦，主呼吸，喉为其系，开窍于鼻，外合皮毛，职司卫外。故外邪从口鼻、皮毛入侵，肺卫首当其冲，而见诸候。病之轻者，称伤风感冒；若在一个时期内，广泛流行，且证候相似者，称为时行感冒。因四时六气的不同，故临床证候有风寒、风热及暑湿兼夹的不同。

1. 风寒感冒

临床症状：恶寒重，发热轻，无汗，头项强痛，肢节酸痛，鼻塞声重，时流清涕，喉痒，咳嗽，口不渴，舌苔薄白而润，脉浮或浮紧。

证候分析：《灵枢·骨空论》云："风从外入，令人振寒。"大凡风寒之邪外袭，首犯肌表，卫阳被郁，故见恶寒发热，无汗；卫表失和清阳不展，络脉不通，则见头项强痛，肢节酸痛；风寒上受，肺失宣发肃降，则见鼻塞流涕，咽痒，咳嗽；寒为阴邪，故口不渴，舌、脉之象亦表寒之征象。

治法：疏风散寒，和卫开腠。

处方：合谷灸方，《素问》大椎灸方，气街灸方。

方解：

（1）合谷灸方：合谷，为手阳明大肠经之原穴，与三焦关系甚密，有化气通脉，调气活血，扶正达邪之功；其又为人体四总穴之一，《四总穴歌》有"面口合谷收"之治。具清热利咽，明目，通窍，疏经通络，解痉止痛之功。

（2）《素问》大椎灸方：大椎，乃督脉之经穴，又为手、足三阳经交会穴，故称诸阳之会，以其疏风通络之功，为治感冒、咳嗽、项背强痛、眩晕之要穴。《素问·骨空论》云："灸寒热之法，先灸项大椎。"故对该穴施以灸法，名"《素问》大椎灸方"。《伤寒论》云："太阳与少阳并病，头项强痛，时如结胸，心下痞硬者，当刺大椎第一间、肺俞、肝俞，慎不可发汗。"又云："太阳、少阳并病，心下硬，颈项强而眩者，当刺大椎、肺俞、肝俞，慎勿下之。"此乃太阳与少阳并病之治法，今对大椎、肺俞、肝俞施以灸术，名"《伤寒》颈强眩冒灸方"。

（3）气街灸方：《灵枢·动输》篇云："四街者，气之径路。"气街是指经气聚集通行的共同道路。其作用是在十二经气血运行于四肢末端及头部时，因猝逢大寒或邪风侵袭时，经气会沿着气街这一通道，复还原经脉而不失其终以复始循环。对此，《灵枢·卫气》篇云："胸气有街，腹气有街，头气有街，胫气有街。"因十二经脉气血，皆上于面而走空窍，故《灵枢·卫气》篇有"气在头者，止之于脑"的记载。"止于脑"，当穴在百会。《灵枢·海论》云："脑为髓之海，其输上在于其盖，下在风府。"百会，为手足三阳经与督脉交会于头颠之穴，故有百会、三阳五会之名。故灸百会具荣督益髓，疏风通络，清热开窍之功。若百会伍风府，施以灸术，名"头街灸方"，为治风邪外袭而致头项强痛之效方。

十二经脉脏腑之气集聚于胸腹、脊背等位，故《灵枢·卫气》篇云："气在胸者，止之膺与背腧。""膺"，即"膺俞"，乃中府之别名，为手太阴肺经之募穴，又为手、足太阴经交会穴。穴当中焦脾胃之气聚汇于手太阴肺经之处，而有益气宣肺，止咳定喘，健脾和胃之功；"背腧"，乃背部之膈俞，为血之会穴，内应胸膈，具清营凉血，宽胸利膈，止咳定喘之功。故对二穴施以灸术，名"胸街灸方"。

"气在腹者，止之背腧与冲脉于脐左右之动脉者。"张景岳注云："腹之背腧，谓自十一椎膈膜以下，太阴经谓腧皆是也。其行前者，则冲脉并少阴之经行于腹与脐之左右动脉，即肓俞、天枢等穴。"故对诸穴施以灸术，名"腹街灸方"。适用于邪气犯肺及腑，兼见腹胀、脘痞、恶心、呕吐等候，即名之曰"胃肠型感冒"者。

该篇又云："气在胫者，止之于气街与承山、踝上以下。"张景岳注云："此云气街，谓足阳明经穴，即气冲也。承山，足太阳经穴，以及踝之上下，亦足之气街也。"气冲为足阳明胃经脉气所发之处，乃经气输注之要冲。盖冲脉为经脉之海，主渗溪谷，与阳明合于宗筋，会于气街；承山，乃足太阳膀胱经之穴，具敷布阳气之功。两穴相伍，施以灸术，名"胫街灸方"，为治痿证之要方。用于感冒者，适用于外感风寒，邪郁肌腠，而致体痛沉重者。

2.风热感冒

临床症状：身热著，微恶寒，汗泄不畅，头胀痛，心烦胸闷，体痛，咳嗽，痰黏或黄，咽燥，咽喉乳蛾红肿且痛，鼻塞，流黄色浊涕，口干欲饮，舌苔薄白微黄，脉象浮数。

证候分析：风热之邪犯表，热郁肌腠，卫表失和，故见身热著，微恶寒，汗泄不畅之候；风热上扰清窍，故头胀痛；热扰胸膈，故心烦胸闷；邪郁肌腠，故身痛；风热熏蒸肺系、鼻窍，故见咽喉肿痛，咽燥口渴，鼻流浊涕；风热犯肺，肺失肃降，则咳嗽，痰黏或黄；舌、脉之象，亦为风热犯卫之证。

治法：疏散风热，和卫开腠。

处方：因卫表失和、清阳不展、肺失肃降证在，故其基础处方同风寒感冒。辅以《灵枢·热病》之热病灸方，如《素问》阳热头穴灸方，《素问》胸热灸方，《素问》四肢热灸方，手太阴标本灸方。

方解：

（1）《素问》阳热头穴灸方：《素问·水热穴论》云："头上五行行五者，以越诸阳之热逆也。"头上五穴，位在头之颠顶。中行督脉之上星、囟会、前顶、百会、后顶五穴，皆具荣督通阳，清利头目，缓急解痉之功；旁二行一线足太阳膀胱经之五处、承光、通天、络却、玉枕，左右共十穴，皆足太阳膀胱经脉气上达颠而朝百会之穴，具宣通太阳经气，通上窍，清头目，解热止痛之功；又旁二行，即足太阳膀胱经旁之足少阳胆经之头临泣、目窗、正营、承灵、脑空，左右共十穴，具调达气机，和解少阳，清诸阳之热之功。诸穴均乃诸阳之脉气通达于头部之处，故取之施以灸术，以泻诸阳之热逆，以治热邪上扰清窍之发热、头痛之候，名"《素问》阳热头穴灸方"。

（2）《素问》胸热灸方：《素问·水热穴论》云："大杼、膺俞、缺盆、背俞，此八者，以泻胸中之热也。""膺俞"，即手太阴肺经之中府穴，该穴又为手太阴肺经之募穴，尚为手、足太阴经之交会穴，乃肺经脉气汇聚于胸部的腧穴，具宣发上焦，疏达肺气，通行卫气运行之功；背俞，即肺俞。具调肺气，止咳喘，和营血，实腠理之功。两穴相伍，为募俞之伍，故又名"肺经募俞方"，可治疗多种原因而引起的咳喘病。大杼，为手、足太阳经交会之穴，又为八会穴之骨会。本穴具较强的解表清热，宣肺止咳的功效；缺盆，为足阳明胃经之腧穴，具宣发肺胃之气之功，为治外感咳喘证之要穴。故诸穴合用，施以灸术，名"《素问》胸热灸方"。

（3）《素问》四肢热灸方：《素问·水热穴论》云："云门、髃骨、委中、髓空，此八者，以泻四肢之热也。"云门，为手太阴肺经之穴；有通行肺经之血气之功，具宣肺止咳，肃肺平喘之治。髃骨，即手阳明经之肩髃穴，该穴尚为手阳明大肠经与阳跷脉之交会穴，具疏经通络，运行气血之功，为肩臂痛不能举之治穴。髓空，即足少阳胆经之悬钟穴，又名绝骨，为八会穴之髓会。具培元益肾，密骨强髓，舒筋通络之功。委中，足太阳膀胱经之合穴。《灵枢·热病》云："风痉身反折，先取足太阳及腘中（委中）。"《素问·刺腰痛》云："足太阳脉令人腰痛，引项脊尻背如重状，刺其郄中太阳正经出血。"郄中，即委中穴。由此可见，邪犯足太阳膀胱经而发颈项、腰脊、肢痛，当取委中。对此，《四总穴歌》云："腰背委中求。"《通玄指要赋》云："腰脚痛，在委中而已矣。"故对上述诸穴施以灸术，名"《素问》四肢热灸方"，适用于邪热犯太阳经，因热郁肌腠，热伤筋骨而致四肢腰脊痛之治方，尚用于诸形体痹之患者。

（4）手太阴标本灸方：《灵枢·卫气》篇云："五脏者，所以藏精神魂魄者也；六腑者，所以受水谷而行化物者也。其气内于五脏，而外络肢节。其浮气之不循经者为卫气，其精气之行于经者为营气，阴阳相随，外内相贯，如环之无端，亭亭淳淳乎，孰能穷之。然其分别阴阳，皆有标本虚实所离之处，能别阴阳十二经者，知病之所生。""能知六经标本者，可以无惑于天下。"足见"六经标本"在中医临床中的作用。该篇记云："手太阴之本，在寸口之中，标在腋内动脉也。"中府，为手太阴肺经之募穴，又为手、足太阴经交会穴，具益气健脾，宣肺止咳之功；太渊，为手太阴肺经之输、原穴，又为脉之会穴，故有宣达肺气，敷布气血津液，通行营卫之功。两穴相须为用，施以灸术，名"手太阴标本灸方"。乃为外邪犯肺而致咳喘病之治方。

3.暑湿感冒

临床症状：身热微恶风，汗少，肢体酸重或疼痛，头重，头胀痛，咳嗽痰黏，鼻流浊涕，心烦，口渴，口中黏腻，渴不多饮，胸闷，泛恶，小便短赤，舌苔薄黄而腻，脉濡数。

证候分析：暑湿之邪外袭，卫阳被郁，故见身热，恶风，汗出，肢体酸重之候；风暑夹湿上犯清窍，故见头昏沉重而痛；暑热犯肺，肺失肃降，故见咳嗽痰黏，鼻流浊涕；暑热内扰，邪犯五脏，故见心烦，口渴，小便短赤；舌、脉之象亦均暑热夹湿之候。

治法：清暑祛湿，和卫开腠。

处方：因卫表失和、清阳不展、肺失肃降，故其基础处方同风寒感冒。辅以《素问》阳热头穴灸方，《素问》胸热灸方，手太阴标本灸方，《素问》五脏热灸方。

方解：

《素问》五脏热灸方：盖因暑湿之热内扰，邪犯五脏，而致咳嗽、心烦、口渴、小便短赤之候。宗《素问·水热穴论》"五脏俞旁五，此十者，以泻五脏之热也"法取肺俞旁之魄户、心俞旁之神堂、肝俞旁之魂门、脾俞旁之意舍、肾俞旁之志室，左右共十穴。魄户，为肺脏的阳热之气外传之门户，可泻肺热，为治肺热咳喘之要穴，故《标幽赋》云："体热劳嗽而泻魄户。"神堂，《甲乙经》谓其乃"足太阳脉气所发"；《明堂灸经》云其"主肩痛，胸腹满，洒淅，反脊强急，寒热"，且具益心敛汗之功。魂门，《甲乙经》云："魂门……足太阳脉气所发……胸胁胀满，背痛恶风寒，饮食不下，呕吐不留住，魂门主之。"意舍，《甲乙经》云："意舍……足太阳脉气所发……腹满胪胀，大便泄……消渴身热，面赤黄，意舍主之。"故魂门、意舍为胃肠型感冒之治穴。志室，《甲乙经》云："志室，足太阳脉气所发。"《明堂灸经》谓其"主腰脊急痛，食不消，腹中坚急""小便淋漓"。盖因志室与肾俞之气通，故有益肾元，强腰脊，促气化之功，而为外感腰脊痛，小便不利之治穴。由此可知，左右十穴，皆足太阳膀胱经之腧穴。对该两侧之循行线施以灸术，名"《素问》五脏热灸方"。

二、咳嗽

《灵枢·论疾诊尺》篇云："秋伤于湿，冬生咳嗽。"故咳嗽一词首见于《黄帝内经》，简称为咳。《素问·宣明五气》篇云："五气所病。""肺为咳。"故咳嗽是肺系疾病的主要证候之一。细而论之，有声无痰谓之咳，有痰无声谓之嗽，咳嗽一般痰声并见。大凡外邪犯肺或脏腑功能失调，病及于肺，均可导致咳嗽。《素问》有"咳论"专篇，对各种咳嗽的病因、症状、病理传变和治疗均进行了探讨，并提出了"五脏六腑皆令人咳，非独肺也"的观点。

咳嗽既是具有独立性的证候，又是肺系多种疾病的一个症状。本节讨论的范畴，当属前者，咳嗽的病因有外感、内伤两大类。外感咳嗽系六淫侵犯肺系所致；内伤咳嗽为脏腑功能失调，内邪干肺，即"内生五邪"之谓。

1. 风寒犯肺

临床症状：咳嗽声重，气急，咽痒，咳痰稀白，伴鼻塞，流清涕，身痛，头痛，恶寒发热，无汗，舌苔薄白，脉浮或浮紧。

证候分析：风寒袭肺，肺失肃降，故见咳嗽；风寒上犯，肺窍不通，故咽痒流涕；气不布津，聚湿为痰，故咳痰稀白；风寒犯卫，外束肌腠，故头痛身痛，恶寒发热，无汗。舌、脉之象亦为风寒在表之候。

治法：疏散风寒，宣肺止咳。

处方：手太阴肺经灸方，肺经募俞灸方，肺经原穴灸方，肺病灸方，五脏六腑咳灸方。

方解：

（1）手太阴肺经灸方：《灵枢·经脉》篇云："是动则病肺胀满，膨膨而喘咳。""是主肺所生病者，咳，上气喘渴。"意谓该经的异常变动，或受外邪扰动，而"是动则病"咳，或内生五邪，而"所生病者"咳。其治，有"盛则泻之，虚则补之，热则疾之，寒则留之，陷下则灸之，不盛不虚，以经取之"。均取其五输穴，可灸其井穴少商、荥穴鱼际、输穴太渊、经穴经渠、合穴尺泽，以其启动激发肺经脉气之功，使肺气得宣，而无壅塞之弊而愈病。施以灸术，又名"肺经五输灸方"。根据五输穴配五行，则为井木、荥火、输土、经金、合水。如手太阴肺经在五行属金，肺经实证，可取肺经五输穴属水的合穴尺泽。因金生水，水为金之子，取尺泽行灸术，即"实则泻其子"之意，名"肺实尺泽灸方"。若肺经虚证，可取肺经五输穴中属土的输穴太渊，以其"培土生金"之功而愈病，此即"虚则补其母"之意，名"肺虚太渊灸方"。经曰："不盛不虚，以经取之。"意谓无明显虚实之候，取肺经五输穴之经穴经渠，名"手太阴经穴灸方"。上述诸方，统称"手太阴肺经灸方"。

（2）肺经募俞灸方：中府，《甲乙经》云："中府，肺之募也。"又因中府为手、足太阴经交会穴，穴当中焦脾胃之气聚汇于手太阴肺经之处，而又有益气宣肺，止咳定喘之功。肺俞，乃足太阳膀胱经之腧穴，乃肺脏经气汇聚于背部的特定穴，具通达肺气，输布肺津之功，故为止咳喘，实腠理之要穴。两穴相伍，施以灸术，名"肺经募俞灸方"，乃募俞配穴法之对穴，两穴一募一俞，一腹一背，一阴一阳，相互为用，以增其止咳定喘之效。此乃《素问》"从阴引阳，从阳引阴"之诊治大法也。

（3）肺经原穴灸方：《素问·刺法论》云："肺者，相传之官，治节出焉，可刺手太阴之原。"《灵枢·九针十二原》云："五脏有疾，当取之十二原。""阳中之少阴，肺也，其原出于太渊。"由此可知，太渊为手太阴肺经之输穴、原穴，有调整节制肺系功能的作用。且该穴又为脉会，此"肺朝百会"之谓。故对太渊施以灸术，可除"是动则肺病""是主所生病"之"喘咳"病，名"肺经原穴灸方"。

（4）肺病灸方：经渠，为手太阴肺经之经穴，手太阴肺经之血气运行至此不绝。《难经》云："经渠主喘咳寒热。"复溜，为足少阴肾经之经穴，具益元荣肾，化气通脉，纳气定喘之效。《素问·脏气法时论》云："肺病者，喘咳逆气。""取其经，太阴、足太阳之外厥阴内血者。"盖因肺主气而发源肾中元气，故两经之气相通。"足太阳外厥阴内"即足少阴肾经之脉，其直者从肾上贯膈入肺中，循咽喉夹舌本。故病气逆而喘咳。取其经，即取手太阴肺经之经穴经渠和足少阴肾经之经穴复溜，施以灸术，名"肺病灸方，"又名"肺肾经穴灸方"。

（5）五脏六腑咳灸方：《素问·咳论》云："五脏六腑皆令人咳，非独肺也。""皮毛者，肺之合也，皮毛先受邪气，邪气以从其合也。""肺寒则外内合邪因而客之，则为肺咳。五脏各以其时受病，非其时，各传以与之。"意谓五脏六腑有病都能致人咳嗽，不单单是肺病如此。其理，详见第三章"从临床证候论灸方"第五节"五脏六腑咳灸方"一节。

2. 风热犯肺

临床症状：咳嗽频剧，咳声沙哑，喉燥咽痛，咯痰不爽，痰黏稠或黄，咳时汗出，常伴鼻流黄涕，口渴，头痛，肢体酸楚，恶风，身热，舌苔薄黄，脉浮数。

证候分析：风热之邪袭肺，肺之肃降失司，而见咳嗽之候；热邪蕴于肺系，则喉燥咽痛，咳痰不爽，痰稠色黄；热伤津，则口渴；风热犯表，卫表不和，而见头痛，发热，肢体酸楚；舌、脉之象均为风热在表之候。

治法：疏风清热，宣肺化痰。

处方：《素问》阳热灸方，《素问》胸热灸方，手太阴肺经灸方，肺经募俞灸方，肺经原穴灸方，肺病灸方，五脏咳灸方。

方解：《素问》阳热灸方（上星、囟会、前顶、百会、后顶），《素问》胸热灸方（大杼、中府、缺盆、肺俞）其理详见第三章"热病灸方"。其余五方见本节"风寒犯肺"。

3. 痰湿蕴肺

临床症状：咳嗽反复发作，咳声重浊，痰多，因痰而嗽，嗽出咳平，痰黏腻或稠厚成块，色白或带灰色，每于晨或食后咳痰甚多，伴脘痞，呕恶，食少，体倦，大便时溏，舌苔白腻，脉濡滑。

证候分析：《灵枢·经脉》篇云："肺手太阴之脉。""是主肺所生病者，咳，上气喘渴。"意谓肺脏自身所主，由内而生的疾病。故致肺失宣发而见咳嗽诸候；《素问·至真要大论》云："诸湿肿满，皆属于脾。"《素问·阴阳应象大论》云："湿胜则濡泻。"此乃脾虚失运而生湿邪，即《黄帝内经》"内生五邪"之谓，故见咳喘，脘痞，呕恶，食少，体倦及其舌、脉之象。

治法：燥湿化痰，理气止咳。

处方：手太阴肺经灸方，肺经募俞灸方，肺经原穴灸方，《素问》脾咳灸方，《素问》脾病灸方。

方解：手太阴肺经灸方，肺经募俞灸方，肺经原穴灸方，《素问》脾咳灸方，其解见"风寒犯肺"一节。

《素问》脾病灸方：《素问·脏气法时论》云："脾病者……虚则腹满肠鸣，飧泄食不化，取其经，太阴阳明少阴血者。"此乃脾胃阳气虚弱而成痰饮、泄泻之候。"取其经"，可取足太阴脾经之经穴商丘，具健脾渗湿之功；足阳明胃经之经穴解溪，具健脾和胃之功；足少阴肾经之经穴复溜，有益元荣肾，培补命门之火之功，以成火旺土健之效，故对三穴施以灸术，则脾咳、泄泻之疾得解，名"《素问》脾病灸方"，又名"脾咳泄泻灸方"，为痰湿蕴肺证之治方。

三、哮喘

哮喘是一种常见的内科疾病。哮，主要指呼吸气急而喉间有痰鸣声；喘，主要指呼吸迫急。哮与喘发作时均可见张口抬肩，不能平卧等症。哮常可并见喘，而喘不一定见哮。《医学正传》云："大抵哮以声响名，喘以气息言。夫喘促喉中如水鸡声者，谓之哮；气促而连续不能以息者，谓之喘。"因其病因病机相似，故并而叙述。哮喘实证，可参阅咳嗽证施术。盖因肺、脾、肾三脏之不足，气化失司，痰饮留伏而发之哮喘虚证者，当从哮喘虚证论治，故有肺气虚弱、肾虚不纳二证。

1. 肺气虚弱

临床症状：喘促短气，喘鸣有声，气怯声低，喉有鼾声，咳声低弱，痰吐稀薄，自汗畏风，烦心胸满，舌淡苔薄，脉细无力。

证候分析：《素问·至真要大论》云："诸气膹郁，皆属于肺。"故肺失宣发是咳喘病之主要病理机制。《灵枢·经脉》篇云："肺手太阴之脉……是动则病肺胀满，膨膨而咳喘……是主肺所生病者，咳，上气喘渴，烦心胸满。"其理，诚如清代李中梓《证治汇补》所云："肺居五脏之上，升降往来，太过不及，或六淫七情之所伤，或食饮碍气之为病，是由呼吸之气，不得宣畅而生喘。"因肺虚气失所主，故喘促短气，气怯声低，喉有鼾声；肺气不足则咳声低微；气不化津；故咯痰稀薄；肺虚而卫外不固，则自汗畏风；舌脉之候亦肺气虚弱之象。

治法：补肺益气。

处方：手太阴肺经灸方，肺经募俞灸方，肺病原穴灸方，肺病灸方，列缺膻中平喘灸方。

方解：前四方，乃肺经病喘咳通用之方，其理详见"咳嗽"一节。

列缺膻中平喘灸方：《灵枢·经脉》云："手太阴之别，名列缺。"意谓列缺为手太阴肺经之络穴，又为八脉交会穴之一，通于任脉，可通达手阳明大肠经之脉气。且任脉之气上达肺系咽喉，阳明经乃多气多血之经，故列缺具宣通肺气之功，而无咳喘之弊。因有"肺病原穴灸方"（太渊），伍列缺，名"咳喘原络灸方"。膻中，《灵枢·海论》云："膻中者，为气之海。"膻中为任脉之穴，又为气会，有益气举陷，宽胸利膈，止咳定喘之功，故因气机不利而致之疾病多取此穴。中脘，为足阳明胃经之募穴，腑之会穴，又为任脉与手太阳小肠经、手少阳三焦经、足阳明胃经之交会穴，又为回阳九针之一，具较强的健脾和胃，化痰导积之功，故为治痰饮之要穴。丰隆，《灵枢·经脉》云："足阳明之别，名曰丰隆。"故丰隆为足阳明胃经之络穴，又为经气往返之要道，且为《灵枢》"足阳明盛络方"之要穴，具沟通脾胃两经之效。脾为生痰之源，本穴具健脾和胃，豁痰化浊之功，故又为治痰之要穴。肺俞，乃足太阳膀胱经之腧穴，为肺气输注于背部之处，具调肺气，止咳喘，和营卫，实腠理之功，故为肺脏疾病之治穴。尺泽，为手太阴肺经之合穴，具宣肺通卫，疏调上焦气血之功，故为咳喘、咯血、咽喉肿痛病之治穴。故对列缺、膻中、太渊、中脘、丰隆、肺俞、尺泽诸穴施以灸术，名"列缺膻中平喘灸方"。共奏益肺平喘，化痰止咳之效，为治疗咳喘病之良方，尤适用于肺虚失宣哮喘病之效方。

若肺阴不足，虚火上炎，而见烦热，咽喉不利，面潮红，呛咳痰少质稠，舌红苔剥，脉细数者，可佐以"《素问》肺热病灸方"。《素问·刺热》云："肺热病者……舌上黄，身热，热争则喘咳，痛走胸膺背，不得大息……刺手太阴、阳明。"即取手太阴肺经之经穴经渠及相表里的手阳明大肠经之络穴阳溪，施以灸术，以其宣肺清热，止咳定喘之功而愈病。

2. 肾虚失纳

临床症状：喘促日久，动则喘甚，呼多吸少，气不得续，形瘦身疲，跗肿，汗出肢冷，面青唇紫，舌苔淡白或黑润，脉微细或沉弱。

证候分析：《灵枢·经脉》云："肾足少阴之脉。""是动则病。""喝喝而喘。"意谓肾足少阴之脉的异常变动，可见咳喘之候。盖因五脏配属五行，肺属金，肾属水，金水相滋。若久病肺虚及肾，肾不纳气，故见呼多吸少，气不得续，动则喘甚；肾气亏虚，气不化水，故见跗肿；舌、脉之候亦肾阳衰弱之象。

治法：补肾纳气，定喘止咳。

处方：列缺膻中平喘灸方，肾经五输穴灸方，肾经原穴灸方，肾病灸方，足少阴根结灸方。

方解：

（1）列缺膻中平喘灸方：详见本节"肺气虚弱"。

（2）肾经五输穴灸方：肾经五输穴分别为，井木涌泉、荥火然谷、输土太溪、经金复溜、合水阴谷。因肾属水，宗"虚则补其母"法，金生水，复溜穴为经金，故对复溜施以灸术，或加取合穴阴谷，名"肾经五输穴灸方"，又名"金水相滋肾喘灸方"。

（3）肾经原穴灸方：《灵枢·九针十二原》云："五脏有疾，当取之十二原。"《素问·刺法论》云："肾者，作强之官，伎巧出焉，刺其肾之源。"盖因足少阴肾经之输穴太溪，又为肾经之原穴，可导肾间动气而输布全身，故有纳气定喘之功，施以灸术，今名"肾经原穴灸方"。

（4）肾病灸方：《素问·脏气法时论》云："肾病者，腹大胫肿，喘咳身重。""取其经，少阴、太阳。"此肾虚气化失司而证见"腹大胫肿"，肾不纳气，而见喘咳身重。"取其经，少阴、太阳"，即取足少阴肾经之经穴复溜、足太阳膀胱经之经穴昆仑。复溜，具补肾益元，促气化之功，而有纳气定喘之治；昆仑，乃足太阳膀胱经之经穴，可敷布全身精津，故有行卫气，生肺津之功。两穴相须为用，施以灸术，名"肾病灸方"，用以治"喘咳"，又名"复溜昆仑定喘灸方"。

（5）足少阴根结灸方：《灵枢·根结》云："少阴根于涌泉，结于廉泉。"又云："太阴为开，厥阴为阖，少阴为枢。""枢折则脉有所结而不通，不通者取之少阴。"盖因少阴为枢，枢机不利，则经脉不通而发生疾病。涌泉，为足少阴肾经之井穴，又为足少阴肾经之根穴，具补肾益元，纳气定喘，温阳健脾，宽胸益肺之功；廉泉，乃任脉与阴维脉交会穴，为足少阴肾经之结穴，又为足少阴肾经、足太阴脾经之标穴，具激发肾气，调节五脏六腑功能之用。故涌泉与廉泉相伍，一根一结，一上一下，则枢机得调，肾气得通，则肾气得纳，肺气得宣，喘证得解。对两穴施以灸术，名"足少阴根结灸方"。

若真阴衰竭，阴不敛阳，孤阳上越，气失摄纳而见喘及面红，咽干，烦躁，舌红少津，脉细数者，可予以"《灵枢》鱼际喘咳灸方"。《灵枢·五乱》篇云："乱于肺，则俯仰喘喝。"久病化热，金水失滋，而发咳喘。其治，该篇续云："取之手太阴荥、足少阴输。"即取手太阴肺经之荥穴鱼际，以肃降肺气，清热滋阴；取足少阴肾经之输穴太溪，以滋肾纳气，滋阴泻火。故对两穴施以灸术，为哮喘、咳嗽之治方，用补法可治冷哮，用泻法可治热哮。

四、肺痿

肺痿，病证名，又作肺萎。指肺叶枯萎所致的肺脏慢性虚损性疾病。此病多因肺部多种疾病，诸如肺痈、肺痨及咳喘等进一步演变而成。首见于《金匮要略·肺痿肺痈咳嗽上气病脉证治》："其人脉数，其人咳，口中反有浊唾涎沫者……为肺痿之病。"此乃肺虚不足之疾，此即"肺伤善痿"之谓。究其因，诚如《医门法律》所云："肺痿者，其积渐已非一日，其寒热不止一端，总由肾中津液不输布于肺，肺失所养，转枯转燥，然后成之。"临证有虚热与虚寒两种证型，前者为热在上焦，因咳而痿；后者是肺中虚冷，气机阻滞而痿。其治主以补肺生津，虚热者，治当生津清热，以润其枯；虚寒者，治当温肺益气，而摄涎沫。

1. 肺中虚热

临床症状：咳吐涎沫，其质较黏稠，或咳痰带血，咳声不扬，甚则声嘎，气急喘促，口渴咽燥，午后潮热，形体消瘦，皮毛干枯，舌红而干，脉虚数。

证候分析：肺阴亏虚或肾阴不足，不能上滋肺阴，而有虚火内炽，肺失肃降之弊，故见气逆喘咳；热灼津液成痰，故咯吐浊唾涎沫，其质黏稠；燥热伤津，肺失濡润，故见咳声不扬，音嘎，咽燥，口渴；阴虚火旺，灼伤肺络，则午后潮热，咳痰带血；盖因肺主皮毛，若阴津枯竭，皮毛失濡，则形体消瘦，皮毛干枯。舌、脉之候亦是阴枯热灼之象。

治法：滋阴清热，润肺生津。

处方：手太阴肺痿灸方，肺经募俞灸方，肺肾原穴灸方，手太阴标本灸方。

方解：

（1）手太阴肺痿灸方：《灵枢·顺气一日分为四时》云："病在脏者，取之井。"故病虚热肺痿者，可灸手太阴肺经之井穴少商，有激发肺经脉气之功，故名"肺病少商井穴灸方"。五输配属五行，即井木少商、荥火鱼际、输土太渊、经金经渠、合水尺泽。肺属金，土生金，取输土穴太渊灸之，乃"虚则补其母"之法。盖因肾属水，若对经金穴经渠、合水穴尺泽施以灸术，此乃"金水相滋"之法，名"金水相滋润肺灸方"。两方合用，名"手太阴肺痿灸方"。

（2）肺经募俞灸方：即对手太阴肺经募穴中府、俞穴肺俞施以灸术，以通达肺气，输布津液，具润肺生津之功而疗肺痿。两穴之功效，详见"咳嗽"一节。

（3）肺肾原穴灸方：《灵枢·九针十二原》云："五脏有疾，当取之十二原。"太渊，乃手太阴肺经之原穴，因"肺朝百脉"，太渊又为脉会，具通达肺气之功；太溪，为足少阴肾经之输穴、原穴，能导引肾间动气而输布全身，具滋肾阴，退虚热，利三焦之功。两穴相伍，施以灸术，以成金水相滋之伍，以成补肺生津之功，今名"肺肾原穴灸方"。

（4）手太阴标本灸方：即取手太阴肺经之本穴太渊、标穴中府，以成宣发肺气，敷布津液，调和营卫之功，以成补肺生津之效而疗肺痿。详见"感冒"一节。

2.肺中虚寒

临床症状：咳吐涎沫，其质清稀量多，口干不欲饮，短气不足以息，头眩，神疲乏力，食少，纳呆，形寒肢冷，小便清长，或遗尿，舌质淡，脉弱。

证候分析：《灵枢·决气》云："上焦开发……若雾露之溉，是谓气。"意谓肺具有宣发卫气，敷布精微的作用。若肺气虚弱，气不布津，津反为涎，而成痰饮，故咳吐涎沫多呈清稀状；因阳不布津，故口干不欲饮；因肺气虚，故短气不足以息；脾为后天之本，因脾虚生化之源不足，而致肺气虚，故见食少，纳呆；因肺脾阳虚，故形寒肢冷，神疲乏力，小便清长，或见遗尿；因脾肺气虚，清阳不升，浊阴不降，故眩晕；舌、脉之象亦为阳虚之候。

治法：温肺益气，健脾化饮。

处方：手太阴肺经灸方，肺经募俞灸方，肺肾原穴灸方，手太阴标本灸方，培土生金太渊灸方，金水相滋太渊灸方。

方解：处方基本同"肺中虚热"证之用方。

（1）培土生金太渊灸方：太渊，乃手太阴肺经之输穴、原穴，又为脉会，有宣达肺气，通行营卫之功；太白，乃足太阴脾经之原穴，太渊与太白之对穴，乃肺脾原穴之伍，此即"五脏有疾，当取之十二原"之谓；脾俞，为脾之背俞穴；章门，为脾之募穴。脾俞与章门之对穴，实乃足太阴脾经募俞之伍。对两穴施以灸术，乃"培土生金"之治。对上述诸穴施以灸术，名"培土生金太渊灸方"，共成温肺益气，健脾化饮之治。

（2）金水相滋太渊灸方：方由太渊伍太溪、肺俞、气海、膏肓俞组成。太渊，为手太阴肺经之输穴、原穴，有宣达肺气，通行营卫之功；太溪，乃足少阴肾经之输穴、原穴，有益元荣肾，通达三焦之气，培补命门之火之效。两穴相伍，乃肺肾原穴对穴之用，又为金水相滋之伍。肺俞，乃肺气聚集背阳之处，有敷布肺津，宣达肺气之用；《千金要方》谓"膏肓俞，无所不治"，《明堂灸经》谓其"无不取效""无所不治""令人阳气康强"，故膏肓俞为治虚损而致诸病之要穴。气海，乃任脉之腧穴，为升气之海，具温补下焦，益元荣肾，益气举陷之功。故对五穴施以灸术，以成金水相滋之伍，名"金水相滋太渊灸方"，以培补肺肾之功，而为愈肺痿之良方。

五、汗证

汗证包括自汗、盗汗两种。《景岳全书·汗证》篇云："汗出一证，有自汗者，有盗汗者，自汗者，濈濈然无时而动作则益甚；盗汗者，寐中通身汗出，觉来渐收。"由此可见，不因外界环境因素的影响，而白昼时时汗出者，称自汗；寐中汗出，醒来自止者，称盗汗。《素问·宣明五气》云："五脏化液，心为汗。"《素问·评热病论》云："汗者，精气也。"汗为心液，由精气所化，不可过泄。故汗证为阴阳失调，营卫失和，腠理不固而致汗液外泄的病证。

1. 肺卫不固

临床症状：汗出，恶风，稍劳尤甚，易感冒，神疲乏力，面色无华，舌苔薄白，脉弱。

证候分析：《景岳全书·汗证》云："腠理不固，卫气之所司也。人以卫气固其表，卫气不固，则表虚自汗，而津液为之发泄也。"故肺气亏虚，肌表疏松，表卫不固而汗出恶风；动则耗气，气不摄汗，故汗出益甚；舌、脉之象亦为气虚之候。

治法：补肺益气，和卫固表。

处方：肺经五输灸方，心肺原穴灸方，肺经募俞灸方，《经纶》自汗膏肓灸方。

方解：

（1）肺经五输灸方：盖因"肺手太阴之脉""是动则病"或"是主所生病者"，

久者必伤肺，表卫不固则汗出。宗其"虚则补之"之法，可取手太阴肺经太渊穴以灸之，盖因手太阴肺经属金，太渊属输土穴，此乃培土生金之法，则肺卫得补，而自汗可愈。亦可灸该经之经金经渠穴，合水尺泽穴，此乃"金水相滋"之伍，名"肺经五输灸方"，以补肺气而固卫。

（2）心肺原穴灸方：《黄帝内经》非常重视"原穴"的临床应用。肺卫不固，可取手太阴肺经原穴太渊，且太渊尚为手太阴肺经之输穴、本穴，具激发肺经脉气之功；清代吴澄在《不居集》中云："汗者，人身之血液也。《经》言夺汗者无血，夺血者无汗。""心气亏虚，荣卫不调，故自汗盗汗。盖真气不摄，津液外出。故取心经原穴神门，以益心气。"施以灸术，名"心肺原穴灸方"，可愈因心肺气虚，卫气失固而致汗出之候。

（3）肺经募俞灸方：即取手太阴肺经之募穴中府，俞穴肺俞，取其募俞对穴之伍。中府，"肺之募也"，乃手足太阴经交会穴，穴当脾胃之气汇聚之处；肺俞，乃肺脏之气汇集于背俞之处。故对两穴施以灸术，故名"肺经募俞灸方"。具大补脾肺之气，输布津液以成益气固表之功而愈病。

（4）《经纶》自汗膏肓灸方：《神灸经纶》云："自汗，膏肓、大椎、复溜。"今对三穴施以灸术，名"《经纶》自汗膏肓灸方"。膏肓俞，《千金要方》谓其"无所不治"，《明堂灸经》谓其"无不取效"，盖因膏肓俞治因虚损而致诸疾有特效；大椎，为督脉与手、足三阳经交会穴，故有"诸阳之会"之名，具通阳气，敷布津液之功，故为五劳七伤之要穴；复溜，乃足少阴肾经之经穴，具补益肾元，促进气化之功，而具有汗能止，无汗能发之特功。故对两穴施以灸术，名"《经纶》自汗膏肓灸方"，以其补肺益气，和卫固津之功而愈病。

2.阴虚火旺

临床症状：夜寐盗汗，或有自汗，五心烦热，或午后潮热，两颧色红，口渴，舌红少苔，脉细数。

证候分析：《灵枢·决气》云："腠理发泄，汗出溱溱，是谓津。""津脱者，腠理开，汗大泄。"故腠理不固，则汗出。而盗汗之因，清代陈念祖在《医学金针》中有"阴虚盗汗为素禀不足，夜间发热，睡时汗出，醒即渐收，故曰盗汗"之论。因阴虚内热，故见五心烦热、潮热、颧红。阴虚有热而津液不足，故见口渴。脉、舌之象亦为阴虚火旺之候。

治法：滋阴降火。

处方：肺经五输灸方，心肺原穴灸方，肾经募俞灸方，复溜合谷实腠灸方，《经纶》肺俞盗汗灸方。

方解：

（1）肺经五输灸方：详见本节"肺卫不固"。

（2）心肺原穴灸方：详见本节"肺卫不固"。

（3）肾经募俞灸方：《甲乙经》云："京门，肾募也。"京门，乃肾气积聚之处；肾俞，乃肾气积聚于背俞之部。故两穴相伍，施以灸术，名"肾经募俞灸方"。此对穴一腹一背，一阴一阳，相辅相成，乃从阳引阴，从阴引阳之法，则肾元得补，气血得调，营卫得和，肌腠致密，而无津泄汗出之弊。且肾元得补，肺阴得充，则阴虚火旺之证得解，盗汗自愈。

（4）复溜合谷实腠灸方：复溜，为足少阴肾经之经穴，具补肾益元，促气化，有汗能止，无汗能发之功；合谷乃手阳明大肠经之原穴，有化气通脉，补气和血，调和营卫之功。两穴相伍，一阴一阳，共成实腠理，固毛窍之功，可用于汗出不止之症。施以灸术，名"复溜合谷实腠灸方"。

（5）《经纶》肺俞盗汗灸方：《神灸经纶》云："盗汗，肺俞、复溜、譩譆。"施以灸术，名《经纶》肺俞盗汗灸方。肺俞，乃肺气集聚于背俞之处，具补肺气，和营卫，实腠理，固津止汗之功；复溜，乃足少阴肾经之经穴，具益肾元，促气化，实腠理之效；譩譆，乃足太阳膀胱经位于督俞旁之穴，有敷布精津，敛汗固津之效。三穴相须为用，或名"《经纶》肺俞譩譆灸方"，乃固津敛汗之良方。今施以灸术，不论自汗、盗汗，均可用之。

六、血证

凡血液不循常道，或上溢于口鼻诸窍，而为鼻衄、齿衄、咳血、吐血；或下泄于二阴而为便血、尿血；或渗于肌肤而为肌衄。

最早的文献首见于《黄帝内经》，已有血溢、血泄、衄血、咳血、呕血、溺血、溲血、便血的描述。汉代张仲景在《金匮要略》中有"惊悸吐衄下血胸满瘀血病脉证治"专篇。隋代巢元方在《诸病源候论》"血病诸候"篇中，对各种血证的病因病机做了较详尽的论述。他如《医学正传》《景岳全书》均以"血证"冠篇，而对血证的内容做了比较系统的论述。清代唐宗海有《血证论》专著，不但对血证进行了总的论述，尚对血上干、血外渗、血下泄、血中瘀证及失血兼具诸证的170余种血证的辨证论治做了较为详细的论述，且有法有方。

明代王肯堂在《证治准绳》中云："血乃水谷之精，化于脾，生于心，藏于肝，布于肺，施于肾。"故五脏六腑受损，均可致血不归经，而发生血溢。今就灸法对诸血证的临床应用，做如下的介绍。

（一）鼻衄

鼻中出血，称鼻衄。《灵枢·百病始生》云："阳络伤则血外溢，血外溢则衄血；阴络伤则血内溢，血内溢则后血。""阳络"，系指在上属表的络脉。"阴络"，系指在下属里的络脉。"后血"，指大便下血。由此可知，鼻衄属"阳络伤"的范畴，多由火热迫血妄行所致，亦有因正气亏虚，血失统摄所致。

1. 热邪犯肺

临床症状：鼻燥血衄，口干咽燥，兼有身热，咳嗽痰少之证。舌质红，苔薄，脉数。

证候分析：鼻为肺窍，肺内积热，耗伤肺阴，血热妄行，上循鼻窍，则见鼻燥衄血；热邪上受，则表卫受遏，身热口干咽燥；热邪犯肺，肺失宣发，则咳嗽痰少；舌、脉亦为热邪伤阴之候。

治法：清泄肺热，凉血止衄。

处方：手太阴肺经灸方，手太阴原穴灸方，天府止衄灸方，天府合谷止衄灸方。

方解：

（1）手太阴肺经灸方：宗《黄帝内经》"病在脏者，取之井"之法，施行灸术于手太阴肺经井穴少商，以激发肺经血气运行之功，以泄肺热，名"肺病井穴灸方"。肺属金，取手太阴肺经五输穴中合水尺泽穴，此乃"实则泻其子"法，名"肺病合穴灸方"。热邪得清，无迫血妄行之势，则鼻衄可愈。两方均属"手太阴肺经灸方"。

（2）手太阴原穴灸方：太渊，乃手太阴肺经之原穴，宗"五脏有疾，当取之十二原"之旨，取太渊，导源肾间动气，而输布全身，促进气化，使肺经无热邪郁肺之弊，血无妄行之势，故鼻衄可愈。施以灸术，名"手太阴原穴灸方"。

（3）天府止衄灸方，天府合谷止衄灸方：天府，《针灸大成》谓其治"衄血，中风邪"，盖因天府为肺气聚集之地，具宣发肺气之功，使肺经无蕴热之弊，而达血无上溢之势，故为治衄血之要穴。施以灸术，名"天府止衄灸方"。合谷，《明堂灸经》以其治"鼻衄"，《针灸大成》用其治"鼻衄不止"。盖因合谷乃手阳明大肠经之原穴，有化气通脉，引火归原之效。且手阳明大肠经与手太阴肺经相表里，宗"治脏者调其腑"之经旨，使热邪从手阳明大肠经宣泄，故无热邪上扰之弊。明代秦景明在《症因脉治》中云："血从鼻孔而出者，衄也。鼻为清道，肺之开窍，阳明主司，以手太阴肺与手阳明大肠，相为表里者也。阳明有热，肺受火制，阳明之脉，入目络鼻，交频中，旁纳太阳之脉，故仲景《伤寒》条，以太阳有邪，侵入阳明则衄血。"故天府、合谷两穴相伍，乃一脏一腑，以其表里双解而收效。施以灸术，名"天府合谷止衄灸方"。

2. 胃热炽盛

临床症状：鼻衄或齿衄，血色鲜红，口渴欲饮，口干鼻燥，烦躁，便秘，舌红，苔黄，脉数。

证候分析：元代朱震亨《丹溪心法》云："衄者，阳热怫郁，于手足阳明而上，热则血妄行，故鼻衄也。"明代张介宾《景岳全书》云："阳热怫郁于足阳明之上，热则血妄行为鼻衄，此阳明之衄也。"盖因足阳明胃经上行交频中，齿龈为足阳明胃经所过之处，故胃火上炎，热迫血行，故致鼻衄、齿衄，血色鲜红；胃火灼津，则见鼻干，口干臭秽，口渴欲饮，便秘；胃热扰心则致烦躁；舌、脉之象，均为胃热炽盛之候。

治法：清胃泻火，凉血止血。

处方：手太阴肺经灸方，天府合谷止衄灸方，足阳明胃经灸方，肺胃原穴灸方，阳明下合灸方。

方解：

（1）手太阴肺经灸方：详见"咳嗽"一节。

（2）天府合谷止衄灸方：详见本节鼻衄"热邪犯肺"。

（3）足阳明胃经灸方：宗《黄帝内经》"病在脏者，取之井""经满而血者，病在胃及以饮食不节得病者，取之合"之经旨，灸足阳明胃经之井穴厉兑、合穴足三里，以治胃热炽盛之鼻衄，名"胃经井合止衄灸方"。脾胃五行属土，厉兑属五输穴之井金穴，盖因土生金，金为土之子，宗"实则泻其子"之法，灸足阳明胃经井穴厉兑，名"胃经井金止衄灸方"。两方均属"足阳明胃经灸方"。

（4）肺胃原穴灸方：宗《黄帝内经》"五脏六腑之有疾者，皆取其原"之经旨，取手太阴肺经原穴太渊、足阳明胃经原穴冲阳，以两穴导肾间动气，而输布于肺、胃两经，以宣导上下、内外，而无热邪郁于肺、胃两经，断其上扰之势而愈病，施以灸术，今名"肺胃原穴灸方"，亦名"肺胃原穴止衄灸方"。

（5）阳明下合灸方：《灵枢·邪气脏腑病形》云："合治内腑。"盖因手太阴肺经与手阳明大肠经相表里，故灸手阳明大肠经之下合穴上巨虚，名"阳明下合灸方"，使肺经热邪从大肠经得解。

3. 肝火上炎

临床症状：鼻衄，头痛，目眩，耳鸣，烦躁易怒，两目红赤，口苦，舌红，脉弦数。

证候分析：宋代陈言在《三因极一病证方论》中云："病者积怒伤肝，积忧伤肺，烦思伤脾，失志伤肾，暴喜伤心，皆能动血，蓄积不已，停留胸间，随气上溢，入清气道中，发为鼻衄，名五脏衄。""故病者积怒伤肝，肝火上炎，则见烦躁易怒，目赤，口苦，舌红，脉弦数。""火盛动血""上溢"于"清气道中"，故见鼻衄。肝火偏盛，必肝肾之阴不足，耳目清窍失濡，故见目眩，耳鸣之候。

治法：清肝泻火，凉血止血。

处方：天府合谷止衄灸方，《灵枢》暴瘅血溢灸方，肺肝原穴灸方，肺肝井穴灸方，肺肝郄穴灸方。

方解：

（1）天府合谷止衄灸方：详见本节鼻衄"热邪犯肺"。

（2）《灵枢》暴瘅血溢灸方：《灵枢·寒热病》云："暴瘅内逆，肝肺相搏，血溢鼻口，取天府。"施以灸术，名"《灵枢》暴瘅血溢灸方"。"暴瘅"，乃一时之厥证。瘅，与"疸"通，乃湿热而致黄疸之病。《素问·脉要精微论》云："瘅成消中。"故瘅又为消渴之候。肝脉贯肺，故手太阴肺经之气逆，则"肝肺相搏"。肺主气而肝藏血，气逆于中则亦留聚而上溢，故"血溢鼻口"成衄。盖因天府乃肺气聚集之地，具宣发肺气之功，对天府施术，则清肃有权。故木火刑金，肝火犯肺而致厥证、消渴、黄疸、口鼻溢血之候，可取天府而愈之。

（3）肺肝原穴灸方：宗《黄帝内经》"五脏六腑之有疾者，皆取其原"法，灸手太阴肺经原穴太渊，足厥阴肝经原穴太冲，名"肺肝原穴灸方"，以成化气通脉之功，而引火归原，而无肺热肝火上炎之弊，更无"肝肺相搏"之势，肝肺经血分各安于其经，则衄血可止。

（4）肺肝井穴灸方：宗《黄帝内经》"病在脏者，取之井"之经旨，故灸手太阴肺经之井穴少商、足厥阴肝经之井穴大敦，以解"肝肺相搏"之候，故方名"肝肺井穴灸方"。

（5）肺肝郄穴灸方：郄穴是经脉之气深聚部位之腧穴，各经之急性疾病，均有取其郄穴之法，故古有"郄有空隙意，临床能救急"之论。故取手太阴肺经郄穴孔最、足厥阴肝经郄穴中都，施以灸术，名"肺肝郄穴灸方"。盖因孔最乃手太阴肺经之郄穴，有清泄肺热，凉血止血之功；中都，乃足厥阴肝经之郄穴，具疏肝理气，养阴通络之功。两穴相伍，则无肝肺之火相搏之势，血安于经，而无妄行，故衄血可止。

4. 气血亏虚

临床症状：鼻衄或兼齿衄、肌衄，神疲乏力，面色苍白，头晕，耳鸣，心悸，夜寐不宁，舌质淡，脉细弱。

证候分析：病者多因忧思伤脾，致气虚不能统摄血液，而发鼻衄，甚或齿衄、肌衄。气血亏虚，失于温煦濡养，脑海失濡，则头晕耳鸣；心失所养，则心悸，夜寐不宁；肢体失濡，则神疲乏力；血虚不能上荣于面，故见面色苍白；气血不足，血脉不足，故见舌淡，脉细弱。

治法：补气摄血。

处方：天府合谷止衄灸方，水谷之海灸方，十二经之海灸方，肺脾井穴灸方，肺脾原穴灸方，肝脾募俞灸方。

方解：

（1）天府合谷止衄灸方：详见本节鼻衄"热邪犯肺"。

（2）水谷之海灸方：《灵枢·海论》云："胃者，水谷之海，其腧上在气街，下至三里。"气街，即足明阳胃经之气冲穴。气者，经气；冲者，要冲。穴在气街部，乃经气流注之要冲，故为治"水谷之海不足"之要穴；足三里，乃足阳明胃经之合穴，又为足阳明胃经之下合穴，此即"合治内腑"之意。故两穴相伍，施以灸术，名"水谷之海灸方"。以其健脾胃，补气血，和营卫之功，使脾统血之功有司，而无衄血之弊。

（3）十二经之海灸方：《灵枢·海论》云："冲脉者，为十二经之海，其腧上在于大杼，下出于巨虚之上下廉。"对三穴施以灸术，名"十二经之海灸方"。大杼，乃足太阳膀胱经与手太阳小肠经之交会穴，有激发、输布太阳经血气之功，又为八会穴之骨会，故有益肾荣骨之功，而具调气血、和营卫之效。上巨虚，为手阳明大肠经之下合穴；下巨虚，乃手太阳小肠经之下合穴，两穴均属足阳明胃经之腧穴。《灵枢·邪气脏腑病形》云："荥输治外经，合治内腑。"盖因五脏六腑之气脉，荥输之穴气脉在外，故治病之在外经脉。合之穴气脉入于内，所以治病之在内腑。是以何道而入，入何连过，故黄帝有"治内腑奈何"之问，继而岐伯有"大肠合入于巨虚上廉，小肠合入于巨虚下廉"之对。对诸合穴施以灸术，则内腑之病治也。三穴相伍，则三阳经脉气畅达，气血得充，营卫得和，血有所统，而无衄血之候。

（4）肺脾井穴灸方：宗《黄帝内经》"病在脏者，取之井"之经旨，可灸手太阴肺经井穴少商，足太阴脾经井穴隐白，施以灸术，名"肺脾井穴灸方"，以治因肺脾气虚致衄之证。

（5）肺脾原穴灸方：宗《黄帝内经》"五脏六腑之有病者，皆取其原"之经旨，可对手太阴肺经原穴太渊、足太阴脾经原穴太白，施以灸术，名"肺脾原穴灸方"，以其化气通脉之功，可治因肺脾气虚致衄之候。

（6）肝脾募俞灸方："募"穴是五脏六腑之气汇集于胸腹部的腧穴，"俞"穴是脏腑之气输注于背部的腧穴。故对足太阴脾经之募穴章门、俞穴脾俞施以灸术，名"脾经募俞灸方"，以治脾气虚脾不统血之衄。若对足厥阴肝经募穴期门、俞穴肝俞施以灸术，名"肝经募俞灸方"，以治肝失藏血之衄。合两方之用，名"肝脾募俞灸方"，以疗"脾不统血""肝不藏血"之衄血。

附：

（1）舌衄

明代张介宾在《景岳全书》中云："舌上无故出血如缕者，以脾肾之脉皆及于舌，若此诸经有火，则皆能令舌出血。"若心经火热，迫血妄行致舌衄者，宗"实则泻其子"法，可灸手厥阴心包经之输土穴大陵，盖因手厥阴心包经五行属火，火生土，方名"舌衄大陵灸方"。若脾热熏蒸于舌，迫血妄行之致舌衄者，灸足太阴脾经之经金穴商丘，以泻足太阴脾经之热，方名"舌衄商丘灸方"。灸足少阴肾经之井木穴涌泉，以泻足少阴肾经之火，名"舌衄涌泉灸方"。

（2）齿衄

《景岳全书》云："血从齿缝牙龈中出者，名为齿衄。此手足阳明二经，及足少阴肾家之病。盖手阳明入下齿中，足阳明入上齿中，又肾主骨，齿者，骨之所终也。"意谓齿衄与手足阳明经、足少阴肾经三经的关系甚密。《症因脉治》云："牙衄者，即牙龈出血之症也。有两经分别，一主阳明肠胃，一主少阴肾经。若血来如涌，来势甚暴，来血甚多，此阳明牙衄之血也，有外感，有内伤；若血来点滴，来势缓慢，来血不多，此少阴肾经之血也，有内伤，无外感。"牙衄即齿衄。大凡上齿衄，属足阳明胃经，五行配五脏属土，实证者，灸土之子井金厉兑，名"齿衄厉兑灸方"，乃"实则泻其子"之谓。下齿衄者，属于手阳明大肠经，其五行属金，实者，灸该经荥水穴二间，名"齿衄二间灸方"。内伤肾而致齿衄者，肾内伤须补者，宗"虚则补其母"法，因肾配属五行属水，故灸足少阴肾经经金穴复溜，名"齿衄复溜灸方"，此乃金生水之谓。

（3）眼衄

《张氏医通》云："眼衄，血从目出，乃积热伤肝，或误药扰动阴血所致。"故其治当清泻肝火，凉血止血。肝五行属木，宗"实则泻其子"大法，故灸足厥阴肝经荥火穴行间，以泻足厥阴肝经火热之邪，名"眼衄行间灸方"。

（4）肌衄

《医学入门》云："血从汗孔出者，谓肌衄。"《张氏医通》云："汗孔有血为肌衄，足阳明经气不足也。"盖因足阳明胃经五行属土，火生土，可灸足阳明胃经之经火穴解溪，名"肌衄解溪灸方"，此乃"虚则补其母"之治也。

（5）乳衄

清代顾世澄在《疡医大全》中云："乳衄乃忧思过度，肝脾受伤，肝不藏血，脾不统血，肝火亢盛，血失统藏，所以成衄也。"盖因肝火亢盛可致乳窍流血之候。因乳房部乃足阳明胃经所过之部，中央乳头部属肝，故忧思过度，肝脾受伤，血失统藏而致乳衄。虚证者，脾失统血者，可灸足太阴脾经之荥火穴大都，名"乳衄大都灸方"，脾五行属土，火生土，此乃"虚则补其母"之治；肝失藏血者，可灸足厥阴肝经之合水穴曲泉，名"乳衄曲泉灸方"，水生木，亦"虚则补其母"之法。而肝火亢盛而致衄者，可灸足厥阴肝经荥火穴行间，名"乳衄行间灸方"，木生火，乃"实则泻其子"之方。

（二）咳血

咳血，又称嗽血。指血自肺中，经气道咳嗽而出，或纯血鲜红，间夹泡沫，或痰血相兼，或痰中带血，均称咳血。《丹溪心法》云："咳血者，嗽出痰内有血者是。"《医林绳墨》云："从嗽而来于肺者为咳血。"引起咳血的病因病机主要有燥热伤肺，肝火犯肺，阴虚肺热诸证。

1. 燥热伤肺

临床症状：咽痒咳嗽，痰中带血，口干鼻燥，或有身热，舌红，少津，苔薄黄，脉数。

证候分析：《医家四要》云："咳血者，火乘金位，肺络受伤也。热壅于肺，则咳血。"由此可见，咳血总由肺络受伤所致。因肺为娇脏，喜润恶燥，喜清恶浊，不耐寒热。感受风热燥邪，损伤肺络，故咽痒咳嗽，痰中带血；燥热伤津，故口干鼻燥，舌红少津；舌、脉之象亦燥热伤肺之候。

治法：清热润肺，宁络止血。

处方：《素问》胸热灸方，《素问》五脏热灸方，肺经五输穴灸方，《素问》肺咳灸方，《经纶》止嗽灸方。

方解：

（1）《素问》胸热灸方：《素问·水热穴论》云："大杼、膺俞、缺盆、背俞，此八者，以泻胸中之热也。""膺俞"，即手太阴肺经之募穴中府，又为手足太阴经交会穴，乃肺经脉气汇聚于胸部之处，具宣发上焦，疏达肺气，通行营卫之功；"背俞"，即手太阴肺经之背俞穴肺俞，具调肺气，止咳喘，和营卫之效。两穴相伍，乃募俞对穴之伍，施以灸术，名"肺经募俞灸方"，为咳喘、咳血、衄血之治方。大杼，为手、足太阳经交会穴，又为八会穴之骨会，具较强的解表清热之用；缺盆，乃足阳明胃经之腧穴，具调补气血之功，而有宣发肺气，通行肺津，止咳止血之治。故对四穴施以灸术，共成清解胸热，润肺止咳，宁络止血之功，名"《素问》胸热灸方"，为治燥热伤肺而致咳血证之效方。

（2）《素问》五脏热灸方：《素问·水热穴论》云："五脏俞旁五，此十者，以泻五脏之热也。"即取肺俞旁之魄户、心俞旁之神堂、肝俞旁之魂门、脾俞旁之意舍、肾俞旁之志室，左右共十穴，皆足太阳膀胱经之腧穴，大凡五脏所系，或附于背，具通达卫气，敷布津液之功，故有清泄脏热之效。施以灸术，名"《素问》五脏热灸方"。为热扰肺脏，而发咳喘、咳血之治方。

（3）肺经五输穴灸方：宗《灵枢·经脉》篇"是动则病""是主肺所生病""盛则泻之"之法，灸手太阴肺经之合水穴尺泽，以泄肺经之壅热，则肺得清肃，肺络得以正常通行，而无咳血之弊端。盖因肺脏五行属金，金生水，水为金之子，此乃"实则泻其子"之法，方名"肺经五输穴灸方"。

（4）《素问》肺咳灸方：《素问·咳论》云："肺咳之状，咳而喘息有音，甚则唾血。"其治，该篇有"治脏者治其俞""浮肿者治其经"之论。意谓肺病咳血可灸其输穴太渊，兼浮肿者，加灸该经之经穴经渠，名"《素问》肺咳灸方"。太渊尚为手太阴肺经之原穴,《灵枢·九针十二原》云:"五脏有疾,当取之十二原也。"盖因,太渊有启动、激发肺经血气运行之功,灸其穴,则肺热得清,肺络得滋,故无咳嗽、喘息、咳血之候。经渠乃手太阴肺经之经穴,气血运行至此,则脉气充盈,肺气之宣发、肃降功能有司,气化有序,故灸之,可愈咳血、浮肿之候。

(5)《经纶》止嗽灸方:《神灸经纶》云:"咳嗽红痰,列缺,百劳,肺俞,中脘。"施以灸术,名"《经纶》止嗽灸方"。列缺,为手太阴肺经之络穴,又为八会穴之一,通于任脉,具宣发肺气,通达腑气之功,故为治咳之要穴;百劳,一说为大椎直上2寸,旁开1寸;一说即大杼穴。均具荣督脉,敷津液之功,而通经荣络;肺俞,乃手太阴肺经之背俞穴,乃肺经血气汇聚之处,具润肺止咳宁血之功;中脘为足阳明胃经之募穴,腑之会穴,任脉与手太阳小肠经、足阳明胃经交会穴,具健脾和胃,补气生血之功。诸穴相伍,施以灸术,以其共成宣肺止咳,止血宁络之功,而愈肺热壅肺伤络之咳血。

2.肝火伤肺

临床症状:咳嗽阵作,痰中带血或纯血鲜红,胸胁胀满,烦躁易怒,口苦,舌质红,苔薄黄,脉弦数。

证候分析:咳血之候,均系肺络受损而咳血溢血,若龙雷之火盛,必成木火刑金之势,诚如明代皇甫中在《明医指掌》中所云:"咳血者,火乘金位,肺络受伤,故血从嗽而出也。"故肝火上逆犯肺,肺失清肃,肺络受损,而见咳嗽、咳血。肝络布胁肋,肝火亢盛,脉络壅滞,故胸胁胀满。口苦、苔薄黄、脉弦数,均为肝火偏旺之象。

治法:清肝泻肺,凉血宁络。

处方:《素问》五脏热灸方,《素问》肺咳灸方,肺肝原穴灸方,《神应》列缺咳血灸方,肝经五输穴灸方。

方解:

(1)《素问》五脏热灸方:详见"感冒"一节。

(2)《素问》肺咳灸方:详见本节咳血"燥热伤肺"。

(3)肺肝原穴灸方:因肝火犯肺而致咳血,故当肺肝二经同调。宗《灵枢·九针十二原》"五脏有疾也,应出十二原"之法,可取手太阴肺经原穴太渊、足厥阴肝经原穴太冲,施以灸术,名"肺肝原穴灸方"。以其化气通脉之功,使肺肝之热邪得以清解,络脉无溢血之弊而愈病。

(4)《神应》列缺咳血灸方:《神应经》云:"咳血取列缺,三里,肺俞,百劳,乳根,风门,肝俞。"列缺,为手太阴肺经脉气汇聚之处,又为手太阴肺经之络穴,而别走手阳明大肠经,故有行脏通腑之功,以成宣发、肃降肺气之效,使肺气无郁遏、肺络无损伤,为愈咳喘、咳血之证之要穴。手三里,乃手阳明经与诸经交会之处,故具通达阳气,鼓舞血行之功,故诸络畅通,而无遏郁之弊,故为疗络伤出血之候。肺俞,为肺气通达于足太阳膀胱经背俞部之穴，能敷布津液于肺，故具清热润肺之功。百劳，一为大杼穴之别名，临床可先灸大椎穴，后灸大杼穴，以通达督脉、足太阳膀胱经脉气之功，使卫气得行，津液得布，肺气宣发得司。乳根，乃足阳明胃经之穴，具通调气血之功。《素问·平人气象论》云："胃之大络，名曰虚里，贯膈络肺，出于左乳下，其动应衣，脉宗气也。"故左侧之乳根，具宣发宗气，畅达络脉之功，则肺气得宣，肺络畅行，可疗咳血之证。风门又名热府，《甲乙经》云："风门热府，在第二椎下两旁各一寸五分，督脉、足太阳之会。"以其通达卫阳，清解热邪之功，而名"热府"。肝俞，为足厥阴肝经脉气汇聚于背俞之处，又为足厥阴肝经之标穴，具清泄肝胆经湿热之功。因肝主疏泄，主藏血，故按摩肝俞，一则肝之藏血功得司，二则肝火得泄，而无木火刑金之弊，故为咳血等诸血证之要穴。诸穴合用，施以灸术，名"《神应》列缺咳血灸方"。除咳血证，衄血、下血、溺血、崩漏诸血证皆可用之，故又名"宁络止血灸方"。

（5）肝经五输穴灸方：《素问·六节藏象论》云："肝者，罢极之本……以生血气。"《灵枢·本神》云："肝藏血。"故肝火偏旺，肝失藏血之功，加之火乘金位，必有咳血之候，故清泻肝火亦为疗咳血之法。肝五行属木，故宗"实则泻其子"法，取足厥阴肝经之荥火穴行间，以成清泻肝火之功。对该穴施以灸术，名"肝经五输穴灸方"。佐以足太阴脾经之血海穴，以其专走血分，具引血归经之功，增其止血宁络之效。

3. 阴虚肺热

临床症状：咳嗽痰少，痰中带血或反复咳血，血色鲜红，口干咽燥，颧红，潮热盗汗，舌质红，脉细数。

证候分析：阴虚肺热，肺失清肃，故咳嗽痰少。阴虚火旺，灼肺伤络伤津，则痰中带血，口干咽燥。余候均系阴虚有热之象。

治法：滋阴润肺，宁络止血。

处方：《素问》五脏热灸方，《素问》肺咳灸方，《经纶》止嗽灸方，肺经募俞灸方，金水相滋灸方。

方解：

（1）《素问》五脏热灸方：详见"感冒"一节。

（2）《素问》肺咳灸方：详见本节咳血"燥热伤肺"。

（3）《经纶》止嗽灸方：详见本节咳血"燥热伤肺"。

（4）肺经募俞灸方：手太阴肺经之募穴中府，乃肺气汇聚于胸部之处，故具清肃肺气之功；肺俞乃足太阳膀胱经之腧穴，乃肺气集聚于背俞之处，具通达肺气，敷布津液之效。两穴一募一俞，一脏一腑，一阴一阳，故对两穴施以灸术，名"肺经募俞灸方"。此乃从阳引阴，从阴引阳，相辅相成之对穴灸方。其效诚如张景岳所云："善补阳者，必于阴中求阳，则阳得阴助而生化无穷；善补阴者，必于阳中求阴，则阴得阳升而泉源不竭。"此理源自阴阳互化互根的太极精微理论。

（5）金水相滋灸方：其法有二：其一，运用五输配五行五脏法，因肺属金，肾属水，取手太阴肺经之经金穴经渠，伍手太阴肺经之合水穴尺泽，此乃母子相生、金水相滋对穴之伍，对两穴施以灸术，名"金水相滋灸方"。肺金得肾水之滋，则虚火得清，阴虚得补，肺络得宁，而咳血诸候得除。其二，盖因足太阳膀胱经具敷布津液之功，而肺俞、肾俞二俞穴又是肺、肾脉气集要之处，故取肺俞、肾俞二穴，以滋补肺肾阴津之功而愈病。

（三）吐血

吐血，病证名。《丹溪心法》云："呕吐血出于胃也。"故吐血是指血从胃中经口吐出或呕出，血色红或紫暗，常夹杂食物残渣，称为吐血，亦称呕血。《血证论》云："吐血者，其血撞口而出，血出无声；呕血者，血出有声，重则其声如蛙，轻则呃逆，气不畅遂而已。"由此可见，吐血、呕血之状各异，然近世医者多从病因病机辨之。如《医碥》云："吐血即呕血，旧分无声曰吐，有声曰呕，不必。"就其病因病机，诚如明代孙志宏在《简明医彀·血证》中所云："夫吐血者，多因大怒伤肝，忧愁思虑伤心，酒色过度，阳盛阴虚，水不制火；或厚味醇酒，以动胃火。感受之由不同，无出于火载血上，错经妄行。凡荣卫太虚，脏腑易损，血脉空竭，因而喜怒惊恣，暴气逆溢，不循经络，血脉流散，是证作矣。"

1. 胃热壅盛

临床症状：脘腹胀闷，甚则作痛，吐血色红或紫暗，常夹杂食物残渣，口臭，便秘或大便色黑，舌红，苔黄腻，脉滑数。

证候分析：胃以通为顺，以降为和，若胃中积热，胃失和降，气血不调，故见脘腹胀闷，甚则作痛。热伤胃络，故吐血。胃失和降，胃气上逆，故呕血夹食。胃热耗津，故大便秘结。血随糟粕而下，则大便色黑。脉、舌之候，亦均为胃内积热之象。

治法：清胃泻火，化瘀止血。

处方：《素问》胃热灸方，胃经五输穴灸方，胃经原穴灸方。

方解：

（1）《素问》胃热灸方：《素问·水热穴论》云："气街、三里、巨虚上下廉，此八者，以泻胃中之热也。"气街，即气冲穴，足阳明胃经脉气所发之穴，乃经气流注之要冲，张锡纯在《医学衷中参西录》中云："盖吐血之证，多由胃气夹冲气上逆。"气冲有降逆调达冲脉之气之功。足三里，乃足阳明胃经之下合穴，具补脾胃，调气血，和胃降逆之功。《灵枢·海论》云："胃者水谷之海，其腧上在气街，下至三里。"故两穴配伍，施以灸术，以助气血生化之源，故名"《灵枢》水谷之海灸方"。上巨虚，又名上廉，为手阳明大肠经之下合穴，以泻手阳明之热从小肠而解。下巨虚，又名下廉，乃手太阳小肠经之下合穴，以清手太阳小肠经之热从大肠而解。故足三里、上廉、下廉之用，此即《灵枢·邪气脏腑病形》篇"合治内腑"之法则。诸穴合用，施以灸术，脾胃得健，气血得调，胃肠之热得以清泄，而无壅滞之弊，故名"《素问》胃热灸方"。

（2）胃经五输穴灸方：根据《难经》五输穴的主治性能与脏腑五行配属，宗"虚则补其母，实则泻其子"法。若因胃热壅盛或肝火犯胃而致吐血者，可取足阳明胃经之井金穴厉兑，以达清泄胃热之功。盖因胃五行属土，土生金，金为土之子，此乃"实则泻其子"法。故对该穴施以灸术，名"胃经五输穴灸方"。若气虚血溢之吐血者，可行"虚则补其母"法，盖因火生土，故灸足阳明胃经之经火穴解溪，亦名"胃经五输穴灸方"。以成补脾胃，益气血之功，使胃经络脉得养，而无溢血之弊。

（3）胃经原穴灸方：《素问·刺法论》云："胃为仓廪之官，五味出焉，可刺胃之源。"意谓足阳明胃经原穴冲阳，乃阳气必由之要冲，可促进胃之受纳腐熟水谷之功，使后天生化之源充足，具通补气血，调和营卫，和胃降逆之功，故为恶心呕吐，吐血之要穴。对该穴施以灸术，名"胃经原穴灸方"。且《灵枢·九针十二原》有"五脏有疾，当取之十二原"之施治大法。故灸原穴，尚有有病治病，无病防病之效。若辅以足阳明胃经脉气所发之气冲、足阳明胃经之下合穴足三里，共成培补后天之本之功；佐以足太阴脾经专走血分，能引血归元之血海，以及足太阴脾经之本穴三阴交，以成补血统血之功。诸穴共用，施以灸术，名"胃原增效血证灸方"，为吐血证必用之方，尤适宜气虚血溢之吐血证。

2. 肝火犯胃

临床症状：吐血色红或紫暗，伴口苦胁痛，心烦易怒，寐少梦多，舌质红绛，脉弦数。

证候分析：《素问·举痛论》云："怒则气逆，甚则呕血。"此乃大怒伤肝，以动胃火，灼伤胃络，而血溢于上而致呕血；肝火上炎，则见口苦易怒；肝络损伤，则胁痛；热扰心神，则心烦，少寐多梦。舌、脉亦为肝火亢盛，耗伤胃阴之象。

治法：泻肝清胃，凉血止血。

处方：《素问》胃热灸方，胃经原穴灸方，肝经五输穴灸方，肝胃郄穴灸方。

方解：

（1）《素问》胃热灸方：详见本节吐血"胃热壅盛"。

（2）胃经原穴灸方：详见本节吐血"胃热壅盛"。

（3）肝经五输穴灸方：宗《难经》五输穴配属五行五脏应用之法，灸足厥阴肝经之荥火穴行间，以清泻肝经之火。盖因肝五行属木，木生火，故火为肝之子，此乃"实则泻其子"之法。或灸手少阴心经之荥火穴少府，以心为肝之子，亦属泻肝火之法。灸足厥阴肝经之井木穴大敦，伍其合水穴曲泉，此水足肝柔之伍，以成滋水涵木之功。均属"肝经五输穴灸方"。

（4）肝胃郄穴灸方：郄穴是经脉之气深聚处的腧穴，"郄有空隙意，临床能救急"故临床上多用于治疗各经的急性疾病。若吐血鲜红者，多系肝胃之火盛，迫胃络溢血急涌而出，可灸足阳明胃经郄穴梁丘、足厥阴肝经郄穴中都而取效，名"肝胃郄穴灸方"。因肝火上犯，热扰心神，而见心烦易怒者，尚可灸足太阳膀胱经之肝俞、胃俞，灸心俞旁之神堂、肝俞旁之魂门、肾俞旁之志室，以成养肝肾、平肝火、宁心、制怒、定志之功，而愈病。

3. 气虚血溢

临床症状：吐血缠绵不止，时轻时重，血色暗淡，神疲乏力，心悸气短，面色苍白，舌质淡，脉细弱。

证候分析：脾气虚弱，统摄失司，故吐血缠绵不止，时轻时重，血色暗淡。脾气本已虚弱，加之反复吐血，气随血去，气血亏甚，心气失濡，则神疲乏力，心悸气短，血不上荣，故面色苍白无华，舌质淡，脉细弱。

治法：健脾益气，摄血宁络。

处方：胃经原穴灸方，胃经五输穴灸方，脾经募俞灸方。

方解：

（1）胃经原穴灸方：详见本节吐血"胃热壅盛"。

（2）胃经五输穴灸方：宗"虚则补其母"治法，灸足阳明胃经之经火穴解溪，名"胃经五输穴灸方"，以成补脾胃、益气血之功，使胃络得养，而无血溢吐血之候。

（3）脾经募俞灸方：盖因募穴是五脏六腑之气汇集于胸腹部之穴，俞穴是脏腑之气输注于背部之穴。今灸足太阴脾经募穴章门、背俞穴之脾俞，两穴相伍，以成相辅相成之功，名"脾经募俞灸方"，适用于气虚血溢证之吐血者。若辅以心俞旁之神堂、脾俞旁之意舍，以其养心脾之气，而益心宁神，则神疲乏力、心悸气短之候得解。

附：

《大全》中冲止血灸方

《针灸大成》治呕血衄血，灸中冲、外关、肝俞、膈俞、三里、三阴交。名"《大全》中冲止血灸方"。中冲，乃手厥阴心包经脉气由此而出之穴。《灵枢·邪客》云："少阴，心脉也。心者，五脏六腑之大主也，精神之所舍也。其脏坚固，邪弗能容也，容之则心伤，心伤则神去，神去则死矣。故诸邪之在于心者，皆在于心之包络。包络者，心主之脉也。故独无腧焉。"意谓心包代心受邪，故心包受邪所出现的病变当与心一致。故《灵枢·本输》云："心出于中冲。"盖因血脉又为"五脏六腑之大主也"，故对中冲穴施术，能启动、激发心脉中血气正常运行，而无血证发生。外关，为手少阳三焦经之络穴，又为八脉交会穴之一，通于阳维。《灵枢·经脉》云："手少阳之别，名曰外关，去腕二寸，外绕臂，注胸中，合心主。"由此可知，外关可通利三焦，理气导滞，络心包可主血脉之运行，与中冲共成枢转之功，则封藏有司。膈俞，足太阳膀胱经之腧穴，又为血之会穴，具清营凉血，宽胸利膈，和胃降逆之功，为治诸血证之要穴。肝俞，乃足厥阴肝经血气汇集于背俞之处，又为足厥阴肝经之标穴，具柔肝养血之功，使肝之藏血功能有司。足三里，为足阳明胃经之合穴，又为该经之下合穴。具健脾胃，补气血之功，而有培补后天之本之效。三阴交，乃足太阴脾经之本穴，经脉血气由此而出。且又为足三阴经交会之穴，故具藏血、统血、生精之功。《针灸大成》合诸穴之功，而用治呕血、衄血之疾，故对诸穴施以灸术，名"《大全》中冲止血灸方"。验诸临床，实乃治诸血证之效方。施以补泻法，则血虚能补，血实能通，血热能清，血寒能温，血瘀能消。故附之。

（四）便血

便血，又称"下血"。凡血从肛门排出体外，无论便前或便后下血，或单纯下血，或与粪便混杂而下，均称便血。首见于《黄帝内经》。如《素问·大奇论》云："心肝澼亦下血。"澼，滞留，留积之意。心肝澼，病名。因心肝经经气滞留而伤心肝下血之证。《金匮要略》有远血、近血之分。如"惊悸吐衄下血胸满瘀血病脉证并治"篇记云："下血，先便后血，此远血也。""下血，先血后便，此近血也。"究其病因病机，宋代严用和《重订严氏济生方》记云："夫大便下血者，多因过饱，饮酒无度，房室劳损，荣卫气虚，风冷易入，邪热易蕴，留注大肠则为下血。"详而论之，《证治汇补》云："纯下清血者，风也；色如烟尘者，湿也；色黯者，寒也；鲜红者，热也；糟粕相混者，食积也；遇劳频发者，内伤元气也；后重便减者，湿毒蕴滞也；后重便增者，脾元下陷也；跌伤便黑者，瘀也；先吐后便者，顺也。"由此可见，便血均因胃肠之络脉受损而致。其治，诚如《证治汇补》所云："初起当清解肠胃之湿热，久则调和中焦之气血。"

1.肠道湿热

临床症状：便血鲜红，大便不畅或稀溏，或兼有腹痛，口苦，苔黄腻，脉濡数。

证候分析：《景岳全书》云："大便下血，多由肠胃之火，盖大肠小肠皆属于胃也。"《万病回春》云："便血者，大便出血，脏腑蕴积湿热也。"故湿热蕴结肠道，肠道脉络受损，以致血溢肠道而成便血。肠道传化物功能失常，则大便不畅或稀溏。肠道气机受阻，则见腹痛。苔黄腻，脉濡数亦皆为内有湿热之象。

治法：清化湿热，凉血止血。

处方：《素问》胃热灸方，《素问》五输穴灸方，大肠募俞下合灸方，大肠原穴灸方。

方解：

（1）《素问》胃热灸方：《素问·水热穴论》云："气街、三里、巨虚上下廉，此八者，以泻胃中之热也。"诸穴皆足阳明胃经血气灌溉之处。盖因大肠小肠属胃，故对诸穴施以灸术，名"《素问》胃热灸方"，以其"泻胃中之热"之功，以清肠道之湿热，以护肠络而愈下血之证。

（2）《素问》五输穴灸方：湿热蕴结于肠道，损伤肠络而便血，故清利湿热乃当务之急。宗《难经》五输穴之应用大法，可灸手阳明大肠经之经穴阳溪，以清该经之热，名"阳溪清热灸方"。盖因大肠五行属金，金生水，水为金之子，宗"实则泻其子"法，取手阳明大肠经之荥水穴二间，可泄手阳明大肠经热邪。若对手阳明大肠经井金穴商阳，荥水穴二间同时施以灸术，此乃"金水相滋"之伍，亦可解肠道湿热之邪。故仍属"《素问》五输穴灸方"。

（3）大肠募俞下合灸方：大肠俞，乃足太阳膀胱经之背部腧穴，又为手阳明大肠经脉气敷布之处，具疏通大肠腑气之功。天枢，足阳明胃经脉气所发之处，又为手阳明大肠经之募穴，穴当脐旁，为上下腹之界畔，通行中焦，有斡旋上下，职司升降之功，若伍五脏之背俞，施以灸术，名曰"《灵枢》天枢腹街灸方"，以其调和胃肠及五脏六腑之功，为腹部疾病常用之方。辅以大肠俞，为胃肠疾病常用之方。《灵枢·邪气脏腑病形》云："合治内腑。"即按疾病所属的六腑，取其对应的下合穴以治之。上巨虚，为手阳明大肠经之下合穴，有通达肠腑气机之功。故对诸穴施以灸术，名"大肠募俞下合灸方"，施以泻法，除湿热以宁络止血，予以补法，健脾和胃以宁络止血。

（4）大肠原穴灸方：《素问·刺法论》云："大肠者，传道之官，变化出焉，可刺大肠之源。"《灵枢·九针十二原》云："五脏有六腑，六腑有十二原……五脏有疾，当取之十二原。"此言五脏六腑之有疾者，可取原穴而调之。盖因原穴是脏腑之原气输注之处，且可导引肾间动气输布于全身，以其气化之功，敷布津液而濡养脏腑经脉及四肢百骸。今对手阳明大肠经之原穴合谷施以灸术，名"大肠原穴灸方"。以其通腑气，濡肠络之功，为治便血之良方。

2.脾胃虚寒

临床症状：便血紫暗，甚则黑色，腹部隐痛，喜热饮，面色无华，神倦懒言，便溏，舌质淡，脉沉细。

证候分析：《金匮要略》谓"下血"者，"由脾虚气寒，失其统御之权，而血为之不守也"。《景岳全书》云："脾胃气虚而大便下血者，其血不甚鲜红，或紫或黑，此阳败而然。"由此可见，脾胃虚寒，中气不足，统血无力，血溢肠内，随大便而下，且血色暗紫，甚则黑色。中虚有寒，寒凝气滞，健运失司，故腹部隐痛，喜热饮，便溏。脾胃虚寒，气血不足．故面色无华，神倦懒言，舌淡，脉沉细。

治法：健脾温中，养血止血。

处方：《素问》五输穴灸方，大肠募俞下合灸方，大肠原穴灸方，脾胃原穴灸方，脾经募俞灸方，《灵枢》下血灸方。

方解：

（1）《素问》五输穴灸方：宗《难经》五输配五行治疗大法，取足阳明胃经经火穴解溪、足太阴脾经荥火穴大都，均"虚则补其母"法。盖因脾胃属土，火生土，故取两穴灸之，名"《素问》五输穴灸方"，有补脾胃之功。

（2）大肠募俞下合灸方，大肠原穴灸方：详见本节便血"肠道湿热"。

（3）脾胃原穴灸方：宗《灵枢·九针十二原》"五脏有疾，当取之十二原"之法，取足太阴脾经原穴太白、足阳明胃经原穴冲阳，以两穴导肾间动气敷布于两经之功，以成健脾和胃，温中祛寒，养血滋络之效，则脾之统血有司，可愈下血之疾，施以灸术，名"脾胃原穴灸方"。盖因"大肠小肠属胃"，故无论是胃络血溢，还是大、小肠络血溢，均可取足阳明胃经之原穴冲阳。

（4）脾经募俞灸方：章门，足厥阴肝经之腧穴，具益肝养血宁络之功，又为足太阴脾经之募穴，为脾脏脉气聚集于胸胁部之处。脾俞，乃足太阳膀胱经之腧穴又为足太阴脾经脉气汇集于背部之穴。二穴相伍，一阴一阳，一募一俞，乃从阳引阴，从阴引阳对穴之伍，使脾健气充，故统摄之功有司，则达宁络止血之效。施以灸术，名"脾经募俞灸方"。若伍足阳明胃经之足三里，足太阴脾经之血海、三阴交，以增其大补后天，宁络止血之功，名"脾经募俞增效灸方"。

（5）《灵枢》下血灸方：《灵枢·厥病》云："病注下血，取曲泉。"盖因气为阳，血为阴，上为阳，下为阴，且足厥阴肝经主藏血，此证乃厥阴之气，厥于经，气从上而下，肝不能藏血则"病注下血"。曲泉为足厥阴肝经之合穴，具养血濡肝之功，故可疗"病注下血"之候。施以灸术，名"《灵枢》下血灸方"，又名"曲泉下血灸方"，适用于一切便血之证也。

（五）尿血

尿血，病证名，指小便中混有血液甚至血块。《黄帝内经》称为溺血。如《素问·气厥论》云："胞移热于膀胱，则癃溺血。"尿中有血，有尿血及血淋之分。排尿不痛或痛不明显者称为尿血；尿血而小便滴沥涩痛者谓之血淋。故血淋要有淋证表述，而本节要讲述的是尿血的证治。尿血一证，多为热结膀胱之实证，此外尚有虚证，故当责之心、脾、肝、肾。究其病因病机是热伤脉络或脾肾不固。热伤脉络有虚实之分；脾肾不固又有脾虚及肾虚之别。

1. 下焦热盛

临床症状：小便黄赤灼热，尿血鲜红，心烦口干渴，面赤或伴口疮，夜寐不宁，舌红，脉数。

证候分析：《太平圣惠方》云："夫尿血者，是膀胱有客热，血渗于脬故也，血得热而妄行，故因热流散，渗入脬内而尿血也。"由此可知，湿热蕴于下焦，故具小便黄赤灼热。脉络受损，血渗膀胱，故尿血鲜红。热扰心神，则心烦，夜寐不宁。火热上炎，故见面赤，口干，或伴口疮。舌红、脉数亦属湿热之候。

治法：清热泻火，宁络止血。

处方：膀胱五输穴灸方，膀胱原穴灸方，《集成》尿血灸方。

方解：

（1）膀胱五输穴灸方：宗《难经》五输穴配属五行之法，灸足太阳膀胱经之输木穴束骨，名"膀胱五输穴灸方"。盖因膀胱五行属水，水生木，故对束骨施术，乃"实则泻其子"之法。

（2）膀胱原穴灸方：《灵枢·九针十二原》云："五脏有疾，当取之十二原。"故灸足太阳膀胱经之原穴京骨，能导肾间动气而通达全身经脉，使膀胱经血气运行畅通，而无壅滞之候，故下焦热盛之证得解，尿血之疾得除，故方名"膀胱原穴灸方"。

（3）《集成》尿血灸方：方出清代廖润鸿《针灸集成》，由肾俞、关元、曲泉、劳宫、三焦俞组成。肾俞，乃足少阴肾经之脉气聚集于背俞之处，有益肾元、司气化之功。《甲乙经》用其治"溺浊赤"，《针灸聚英》用治"少气溺血"。关元，为手太阳小肠经之募穴，又为任脉与足三阴经交会穴，《灵枢》称之为"三结交"穴，具益元固本，化气通脉，清利下焦湿热之效。曲泉，为足厥阴肝经之合穴，有养血益肝宁络之功。劳宫，乃手厥阴心包经之荥穴，《难经》有"荥主身热"之论，手厥阴心包经与手少阳三焦经互为表里，故具化气通脉、清解下焦湿热之功。三焦俞，乃手少阳三焦经之脉气通达于背俞之处，具调达枢机，通利三焦，化气通脉，健脾利水之功。故对诸穴施以灸术，共成通利三焦，清热泻火，化气通脉，养血宁络之功，名"《集成》尿血灸方"。

2. 肾虚火旺

临床症状：小便短赤带血，头晕耳鸣，神疲乏力，颧红潮热，腰膝酸软，舌质红，脉细数。

证候分析：此证多见于年老体弱之人，究其因，诚如《张氏医通》所云："老人溲血，多是阴虚，亦有过服助阳药而致者。"由此可知，阴虚火旺，灼伤络脉，故小便短赤带血。肾元亏虚，髓海失荣，故头晕耳鸣。肝肾精血同源，肝肾不足，筋骨失养，则腰膝酸软，神疲乏力。虚火上炎，故颧红、潮热。舌、脉之象亦均属阴虚火旺之候。

治法：滋阴降火，宁络止血。

处方：膀胱五输穴灸方，膀胱原穴灸方，《经纶》膈俞尿血灸方。

方解：

（1）膀胱五输穴灸方：详见本节尿血"下焦热盛"。

（2）膀胱原穴灸方：详见本节尿血"下焦热盛"。

（3）《经纶》膈俞尿血灸方：《神灸经纶》云："尿血，膈俞、脾俞、三焦俞、肾俞、列缺、章门、大敦。"膈俞，乃足太阳膀胱经背部的腧穴，内应胸膈，具转输足太阳膀胱经脉气运行、敷布津液、清营凉血之功；且又为血会，会，有会聚之意，大凡气血发生病变，均可取血会膈俞而治之。而本病用此，以其宁络凉血止血之功而任为主穴。肾俞，为足太阳膀胱经之腧穴，辅膈俞以敷布津液，清营凉血；又因其为足少阴肾经脉气汇聚于背俞之处，故又具益元补肾之功，若因"肾气衰而火旺者"，用此穴，以成"固阴以滋水"之效。《景岳全书》谓尿血尚有"脾肺气虚下陷，不能摄血而下者"，对此《慎斋遗书》尚云："尿血者，精不通行而成血，血不归经而入便，然其原在肾气衰而火旺，治当清肾。清肾之法，补脾益肺以生水则火自平，而精血各归其所矣。"此乃取脾俞、列缺之由也。脾俞，足太阴脾经脉气汇集于足太阳膀胱经背俞之处，敷布津液乃其用，故为足太阴脾经之背俞穴。列缺，为手太阴肺经之络穴，又为八脉交会穴之一，通于任脉，具宣发肺气，通达大肠腑气之功。二穴相伍，以其益气养血之功而宁络止血，又以培土生金之伍，而达"补脾益肺以生水"之效。《医学心悟》云："肝主疏泄，肝火盛，亦令尿血。"大凡因肝气郁结，失于疏泄，郁而化火劫阴，肝之藏血功能失司，此即"亦令尿血"之由也，故有大敦之治。大敦，为足厥阴肝经之井穴，又为该经之本穴，具启动、通达肝脉运行之功，又具养血柔肝之效。章门，乃足厥阴肝经之腧穴，又为五脏之会穴，足太阴脾经之募穴，故此穴不但为肝、脾之脉气汇集之处，尚为五脏交会之处，具主气、主血、主藏血、统血、益精血之功，故章门乃血证之治穴。对尿血之治，《景岳全书》云："若果三焦火盛者，惟宜清火凉血为主。"意谓通达三焦，以其"清火凉血"之法，亦为治热伤血络致尿血之法。《灵枢·决气》云："上焦开发，宣五谷味，熏肤、充身、泽毛，若雾露之溉，是谓气。""中焦受气取汁，变化而赤，是谓血。"《灵枢·五癃津液别》云："三焦出气，以温肌肉，充皮肤，为其津，其流而不行者，为液。"《灵枢·痈疽》云："中焦出气如露，上注谿谷，而渗孙脉，津液和调，变化而赤为血，血和则孙脉先满溢，乃注于络脉，皆盈，乃注于经脉。"故《灵枢·营卫生会》云："上焦如雾，中焦如沤，下焦如渎。""渎"，沟渠，水道之谓。"下焦如渎"，意谓下焦乃水所注泄的器官。对三焦的功能，《素问·灵兰秘典论》有"三焦者，决渎之官，水道出焉"之解。故手少阳三焦经的腧穴皆有通达三焦，促进气化之功，而成敷津液，补气血，和营卫，通水道之效。今取手少阳三焦经的背俞穴三焦俞，以其调达枢机，通利三焦，化气通脉，调和营卫，清泄三焦火邪之功，使"三焦火盛"之证得解。诸穴合用，施以灸术，名《经纶》膈俞尿血灸方。验诸临床，补而不燥，清而不寒，乃平补平泻之方，故不失为尿血之良方，血尿、衄血、咳血诸疾皆可用之。

3. 脾不统血

临床症状：久病尿血，面色无华，体倦乏力，气短声低，或兼齿衄、肌衄，舌质淡，脉细弱。

证候分析：《景岳全书》云："若脾肺气虚下陷，不能摄血而下者，宜归脾汤、人参养荣汤、补中益气汤、举元煎之类主之。"盖因肺主气，脾统血，故脾肺气虚则摄血之功失司，血不循经而见尿血、衄血之候。变药方为灸方，故当行补中益气，健脾宁络，摄血止血之法。因脾虚运化失司，气血生化乏源，故食少，体倦，气短声低，面色无华。舌、脉亦为气血亏虚，血脉不充之象。

治法：补脾益气，宁络摄血。

处方：膀胱原穴灸方，脾经原穴灸方，脾经五输穴灸方，脾经募俞灸方，《普济》溺血灸方。

方解：

（1）膀胱原穴灸方：详见本节尿血"下焦热盛"。

（2）脾经原穴灸方：宗《灵枢·九针十二原》"五脏有疾，当取之十二原"之法，取足太阴脾经之原穴太白，施以灸术，名"脾经原穴灸方"。其功有二，其一，原穴有通达三焦之功，导肾间动气，输布元气于全身，以化气通脉，益元荣肾之功；其二，又为足太阴脾经之输穴，为脾经脉气输注之处，故有健脾益气之功，以成宁络摄血之效。

（3）脾经五输穴灸方：盖因脾五行属土，火生土，火为土之母，故宗"虚则补其母"之法，取足太阴脾经之荥火穴大都，施以灸术，又名"大都益脾灸方"。此即"火旺土健"之治方，故适用于脾不统血之尿血证者。

（4）脾经募俞灸方：募穴与俞穴与各自的所属脏腑关系甚密。即某一脏腑发生病变时，常在所属的募穴、俞穴出现疼痛或过敏等证候，故对其穴施术，常收良效。今因脾不统血而致尿血一证，取足太阴脾经之募穴章门、俞穴脾俞，施以灸术，名"脾经募俞灸方"。章门，乃足厥阴肝经之腧穴，为足厥阴肝经脉气输注于胁部之处，有益血益肝之功，又为足太阴脾经之募穴，乃该经脉气灌注之部，尚为五脏之会穴。非但有藏血、统血之功，尚具主气、主血、益精血、补肾元之能，故章门具培补先、后天之本之用。今伍足太阴脾经之背俞穴，一腹一背，一阴一阳，乃相辅相成，从阴引明，从阳引阴对穴之伍，故名"脾经募俞灸方"。为虚损诸病必用之补方。

（5）《普济》溺血灸方：《普济方》云："治小便出血，穴脾俞、三焦俞、章门各百壮，丹田、复溜随年壮。"施以灸法，名"《普济》脾俞溺血灸方"。脾俞，乃足太阴脾经血气灌注于背俞之处，又为足太阳膀胱经脉气通行之部，故具通行经脉、和营卫、补气血、统血宁络之功。章门，乃足厥阴肝经之腧穴，故具柔肝养阴藏血之功，又为足太阴脾经之募穴，为脾经之血气灌注之处，故具补脾益气统血之效，该穴尚为脏会穴，为五脏之脉气会交之处，故有安和五脏之功。除有统血、藏血之殊功，尚有主气、主血、主精之功，故为培补先、后天之本之特用穴。三焦者，总领五脏六腑营卫经络之气，故三焦俞具化气通脉，健脾利水之功。三穴相伍，乃扶正固本之良方。丹田，原为气功术语，炼丹产丹的部位。丹田。在医学上称为人身之本，真气汇聚之处。如《难经》记云："脐下肾间动气者，人之生命也，十二经之根本也。"杨玄操注云："脐下肾间动气者，丹田也。丹田者，人之根本也。"丹田作为一个穴位，《甲乙经》指脐下二寸之石门；《针灸资生经》指脐下三寸之关元；《普济本事方》指脐下一寸五分之气海。关元，为手太阳小肠经之募穴，又为任脉与足三阴经交会穴，有益元固本、调补冲任、固精固脱、止血止带之功；石门，为手少阳三焦经之募穴，具益元荣冲、化气通脉之功；气海，为升气之海，具通达三焦、益气举陷、益元荣肾之功。三穴均为任脉之腧穴，验诸临证，施以灸术，均具滋养诸阴之功。复溜，乃足少阴肾经之经穴，为治足少阴肾经疾病常用穴。《灵枢·经脉》篇"肾足少阴之脉""是动则病""是主肾所生病者"，有"不盛不虚以经取之"之方。即取足少阴肾经之经穴复溜，使"肾藏精""主封藏""主水液"之功有司，"伎巧出焉"有序，故肾元得充，先天之本得扶。对诸穴施以灸术，则五脏六腑得调，络宁血止，而尿血得愈，故名"《普济》溺血灸方"。该方尚可作为虚损病者之良方而广为用之。

4. 肾气不固

临床症状：久病尿血，色淡红，头晕耳鸣，神疲乏力，腰脊酸痛，舌淡，脉沉弱。

证候分析：《三因极一病证方论》云："病者小便出血，多因心肾气结所致，或因忧劳、房事过度。"故劳倦或久病及肾，肾气不固，封藏失职，血随尿出，故见久病尿血之候。肾气亏虚，肾精不足，脑髓失养，故神疲乏力，头晕耳鸣。腰为肾之外府，失于濡养，故腰脊酸痛。舌、脉之象亦为肾气虚弱之候。

治法：补肾益气，固摄止血。

处方：肾经五输穴灸方，肾经原穴灸方，肾经募俞灸方。

方解：

（1）肾经五输穴灸方：盖因肾配属五行属水，金生水，金为水之母，故取足少阴肾经之经金穴复溜，乃"虚则补其母"之法。且《灵枢·经脉》篇对该经病之治，有"不盛不虚，以经取之"之法。此即复溜广用于足少阴肾经疾病之由。施以灸术，名肾经五输穴灸方。

（2）肾经原穴灸方：宗《灵枢·九针十二原》"五脏有疾，当取之十二原"之经旨，肾气不固而致尿血证者，取足少阴肾经之原穴太溪，以导肾间动气而输布于全身，使营卫气血运行得畅，并以主肾、主水之功，使脾气化有司，故为肾气虚致尿血之要穴。施以灸术，今名"肾经原穴灸方"。

（3）肾经募俞灸方：京门，为足少阳胆经之腧穴，乃足少阳胆经脉气输注于胁肋部之穴，具调达枢机，通利三焦之功，该穴又为足少阴肾经之募穴，乃足少阴肾经脉气汇聚于胁肋部之处。故京门一穴概含两经之功效。今合足少阴肾经之背俞穴肾俞，乃成足少阴肾经募俞之伍。施以灸术，名"肾经募俞灸方"。

七、头痛

头痛，是以自觉头部疼痛为特征的一种常见病证。头痛既可单独出现，也可出现于多种急慢性疾病中。本节要讨论的是以头痛为主症的内科杂病范围。

本证历代医学文献除称头痛外，尚有不同的病名。如《素问·风论》篇有"脑风""首风"之名。详而论之，《证治准绳》云："浅而近者名头痛，其痛卒然而至，易于解散速安也。深而远者为头风，其痛作止不常，愈后遇触复发也。"《黄帝内经》认为六经病变皆可引起头痛，而《伤寒论》六经条文中，提出有头痛者，计有太阳病、阳明病、少阳病、厥阴病，而太阴、少阴则无。《东垣十书》将头痛分为内伤头痛和外感头痛两大类，根据症状和病因的不同，又有伤寒头痛、湿热头痛、气虚头痛、血虚头痛、气血俱虚头痛、厥逆头痛等，其在《黄帝内经》《伤寒论》的基础上，补充了太阴头痛、少阴头痛，这样头痛便有了分经用药之先河。根据头部的不同部位，有前头痛、偏头痛、颠顶痛、后头痛等。根据经络循行部位发病，又有阳明经头痛、太阳经头痛、少阳经头痛之分。《丹溪心法》记云："头痛多主以痰，痛甚者火多。"故根据病机，又有痰厥头痛、气滞头痛、火郁头痛之分。

头为诸阳之会，又为髓海所在之处，大凡五脏精华之血，六腑清阳之气，皆注于头。故六淫之邪上犯颠顶，邪气稽留，阻遏清阳，名外感头痛。或内生五邪，导致气血逆乱致经络瘀阻，脑络髓海失濡，变发头痛。故尽管头痛之病因多端，概而论之，分外感头痛和内伤头痛两大类。外感头痛之证治详见"感冒"一节，而本节要讲述的是内伤头痛。

1. 肝阳头痛

临床症状：头痛而眩，心烦易怒，夜寐不宁，或兼胁痛，面红口苦，苔薄黄，脉弦有力。

证候分析：《素问·至真要大论》云："诸风掉眩，皆属于肝。"大凡肝失条达，肝阳偏亢，循经上扰清窍，故见头痛目眩之候。肝郁化火，扰乱心神，则见烦躁易怒，夜寐不宁，胁痛，口苦面红及舌脉之状。

治法：平肝潜阳，清窍止痛。

处方：风府风池肩井灸方，合谷头维厉兑灸方，肝经原穴灸方，《素问》肝病灸方，足厥阴根结灸方，足厥阴标本灸方，魂门膏肓俞灸方。

方解：

（1）风府风池肩井灸方：风府，乃督脉与阳维脉交会穴，且督脉又为阳脉之海，阳维脉有维系诸阳之功，故风府具益元荣脑，畅达经脉血气运行之功，为治疗头痛、眩晕之要穴。风池，乃足少阳胆经与阳维脉交会穴，具调达枢机，舒筋通络，维系诸阳脉畅通之功。肩井，为足少阳胆经之腧穴，又为手足少阳经与阳维脉交会穴，具调气机，司开阖，舒筋通络之功，故拿肩井为头部推拿收功之法。鉴于风府、风池、肩井三穴，均是督脉、手足少阳经与阳维脉之交会穴，且头为诸阳之会。故对三穴施以灸术，名"风府风池肩井灸方"，又名"维阳荣督达枢灸方"，具荣督益元，达枢通脉之功，为治疗头痛、目眩必用之方。

（2）合谷头维厉兑灸方：合谷，乃手阳明大肠经之原穴，具化气通脉，通利三焦，调气活血，扶正达邪之功。头维，乃足阳明胃经脉气所发之处，又为足阳明胃经、足少阳胆经、阳维脉之交会，有激发阳明、少阳脉血气，通达于头颠之效，其又被《灵枢》称之为足阳明胃经之结穴，若与该经之井穴、根穴厉兑相伍，有贯根通结之功，故对三穴施以灸术，则手足阳明经得畅，名"合谷头维厉兑灸方"，又名"足阳明根结灸方"。故头痛不论偏正，亦不论外感内伤，均可施之。

（3）肝经原穴灸方：《灵枢·九针十二原》篇云："五脏有疾，当取之十二原。"故足厥阴肝经生病，取其原穴太冲，施以灸术，名肝经原穴灸方。乃肝阳上亢致头痛之治方。

（4）《素问》肝病灸方：《素问·脏气法时论》云："肝病者，两胁下痛引少腹，令人善怒；虚则目䀮䀮无所见，耳无所闻，善恐如人将捕之，取其经，厥阴与少阳。气逆则头痛，耳聋不聪。"此段经文表述了肝经病可取足厥阴肝经之经穴中封与足少阳胆经之经穴阳辅。对中封、阳辅两穴施以灸术，名"《素问》肝病灸方"，有调达枢机，畅达肝胆经血气运行之功，使肝阴得养，而无肝阳上亢之弊。

（5）足厥阴根结灸方：《素问·根结》篇云："厥阴根于大敦，结于玉英，络于膻中。"玉英，即任脉之玉堂穴。大敦乃足厥阴肝经之井穴、根穴。《灵枢·顺气一日分为四时》云："病在脏者，取之井。"脉气所出为根，所归为结。膻中，为任脉之穴，又为气会，具宽胸利膈，升清降浊之功。故对上述三穴施以灸术，名"足厥阴根结灸方"。具濡养肝阴，激发通达肝气之功，以达平肝潜阳之效而愈头痛。

（6）足厥阴标本灸方：《灵枢·卫气》篇云："能知六经标本者，可以无惑于天下。"又云："足厥阴之本，在行间上五寸所，标在背腧也。"故足厥阴肝经之本穴为中封，标穴为肝俞。中封尚为足厥阴肝经之经穴，具畅达肝经血气运行之功；肝俞，乃足厥阴肝经经气汇聚于背俞之处，具疏达肝气，养血消瘀之功。二穴相伍，施以灸术，名"足厥阴标本灸方"，为治疗肝经病之用方，尤为阴亏风动所致头痛、眩晕、胁痛之治方。

（7）魂门膏肓俞灸方：足太阳膀胱经与督脉同行于脊背，魂门夹肝俞，为足太阳膀胱经脉气敷布之处，内应于肝，为肝魂出入之门户，故具疏肝理气，除烦制怒之功。《千金要方》谓"膏肓俞无所不治"，《明堂灸经》谓灸膏肓俞"无不取效"，故膏肓俞为治虚损证之要穴。故对二穴施以灸术，名"魂门膏肓俞灸方"，以其养肝阴，安魂魄之功，为疗肝阴不足，肝阳上亢证而发头痛之良方。

2. 肾虚头痛

临床症状：头脑空痛，耳鸣，目眩，少寐，腰膝酸软，遗精带下。阳虚者四肢逆冷，舌淡胖，脉沉细无力；阴虚者口干少津，舌红少苔，脉细数。

证候分析：《素问·奇病论》云："髓者以脑为主。"《素问·五脏生成》云："诸髓者皆属于脑。"《素问·解精微论》云："髓者骨之充也。"《素问·阴阳应象大论》云："肾生骨髓。""肾主耳。"综上所述，脑为髓海，肾主骨生髓。今肾虚髓不上荣，脑海空虚，故头脑空痛，耳鸣少寐。肾虚精关不固，男子遗精，女子带下。且腰为肾之外府，故肾府失荣，骨失所荣，故腰膝酸软。精血同源，肾虚精血不足，心失所养，故少寐。肾阳不足，命门火衰故肢冷，舌淡胖，脉沉细；肾阴不足，阴虚火旺，故舌红少苔，脉细数。

治法：益元荣肾。肾阳虚者兼之温补肾阳；肾阴虚者兼之滋补肾阴。

处方：关元气海固本灸方，头街灸方，肾经募俞灸方，肾经原穴灸方，足少阴根结灸方，足少阴标本灸方，志室膏肓俞灸方，阴谷滋阴清火灸方。

方解：

（1）关元气海固本灸方：关元为任脉与足三阴经交会穴，此即《灵枢》所称的"三结交"，且"冲脉起于关元"，故本穴为人身强壮要穴，有益元固本之功。气海为任脉之腧穴，为升气之海，具调补下焦，益元荣肾之功。两穴相伍，施以灸术，名"关元气海固本灸方"，以其益元荣肾，补益髓海之功，为治肾虚头痛之良方。

（2）头街灸方：《灵枢·卫气》篇云："头气有街。""故气在头者，止之于脑。""止之于脑"，当穴在百会。《灵枢·海论》云："脑为髓之海，其腧上在于其盖，下在风府。"马莳注云："其盖当为百会穴。"故灸百会穴，兼取风府，并对上星、囟会、前顶、后顶、强间、脑户，施以灸术，名"头街灸方"，具荣髓益脑，平肝息风，豁痰开窍之功。既适用于肝肾亏虚之头痛者，也适用一切头痛之候。若加灸足太阳膀胱经之眉冲、曲差、五处、承光、通天、络却、玉枕、天柱，足少阳胆经之头临泣、目窗、正营、承灵、脑空、风池，名"大头街灸方"，疗效尤佳。

（3）肾经募俞灸方："募"穴是五脏六腑之气汇聚于胸腹部的腧穴，"俞"穴是脏腑之气输注于背部的腧穴。今取足少阴肾经之募穴京门，背俞穴肾俞，施以灸术，名"肾经募俞灸方"。两穴一背一腹，一阴一阳，相辅相成，具益肾荣脉之功，为肾虚头痛之治方，亦为肾虚诸候常用之方。

（4）肾经原穴灸方：《灵枢·九针十二原》篇云："五脏有疾，当取之十二原。"故肾虚，髓海失荣而见头痛、眩晕、耳鸣之候，可取足少阴肾经之原穴太溪，施以灸术，名"肾经原穴灸方"。以导肾间动气而输布全身，上可达头颠之上，下可至足下之涌泉，具壮元阳，利三焦，补命火之功，又具滋肾阴，退虚火之效。故不论阴虚、阳虚之证均可用之。

（5）足少阴根结灸方：《灵枢·根结》篇云："少阴根于涌泉，结于廉泉。"又云："太阴为开，厥阴为阖，少阴为枢。""枢折则脉有所结而不通，不通者取之少阴，视有余不足。"故对两穴施以灸术，名"足少阴根结灸方"。涌泉为足少阴肾经之井穴，又为足少阴肾经之根穴，尚为回阳九针之一，有补肾益元，通关开窍，柔肝定搐，醒脑复苏之功。廉泉乃任脉与阴维脉交会穴，为足少阴肾经之结穴，又为足少阴肾经、足太阴脾经之标穴，故具激发脾肾之气，调补先后天之本之效。故对两穴施以灸术，为肾元亏虚、髓海失濡所致脑络痹阻而发头痛者之良方。

（6）足少阴标本灸方：《灵枢·卫气》篇云："足少阴之本，在内踝下上三寸中，标在背腧与舌下两脉也。"马蒔注云其本为足少阴肾经之交信穴，其标为肾俞与廉泉。交信乃足少阴肾经之本穴，本者，经脉之气由此而出，故交信具益肾元，司气化，通经活络之功。肾俞乃足少阴肾经之脉气输注于背部之腧穴；廉泉乃任脉与阴维脉交会穴，亦具益元荣肾之功。故三穴相伍，施以灸术，名"足少阴标本灸方"。共成益肾荣脉，濡养脑髓，养血通络之功，为肾虚头痛常用之方。

（7）志室膏肓俞灸方：志室乃足太阳膀胱经之腧穴，旁依肾俞，内应肾脏，其气与肾俞相通。故志室有益肾元，促气化，通肝脉，制悲宁神之功。志室伍"无所不治"之膏肓俞，施以灸术，名"志室膏肓俞灸方"，为肝阳上亢头痛之治方。

（8）阴谷滋阴清火灸方：大凡肾阴虚者，可取足少阴肾经之合穴阴谷、经穴复溜，足太阴脾经之合穴阴陵泉，共成滋肾阴，清虚火之功，对三穴施以灸术，名"阴谷滋阴清火灸方"。

3. 血虚头痛

临床症状：头痛而晕，心悸不宁，神疲乏力，面色㿠白，舌质淡，苔薄白，脉细弱。

证候分析：《素问·六节藏象论》云："心者，生之本，神之变也；其华在面，其充在血脉。"《灵枢·口问》篇云："心者，五脏六腑之主也。"《素问·五脏生成》云："诸血者，皆属于心。""心之合脉也，其荣色也。"《素问·宣明五气》云："心主脉。"

《灵枢·营卫生会》篇云："血者神气也。"综上所述，心主血脉，故血虚不能荣脉，不能上行以养髓海，脑络痹阻，故头痛；血虚不能濡养肌肤，故面色㿠白，舌质淡，苔薄白；不能荣脉，故脉细弱；气血生化不足，"神之变"而见心悸不宁，神疲乏力。

治法：养血荣脑，通脉止痛

处方：益心养血灸方，心经原穴灸方，手少阴标本灸方，神堂膏肓俞灸方。

方解：

（1）益心养血灸方：阳明经为多气多血之经，而足三里乃足阳明胃经之合穴，具健脾胃，补中气，调气血，通经络之功。阴陵泉乃足太阴脾经之合穴，具健运中宫，化气通脉之功，与足三里相伍，一脾一胃，一脏一腑，一表一里，一纳一运，一升一降，施以灸术，名"脾胃合穴灸方"，为培补后天之本，养血荣脑之良方。心俞乃手少阴心经血气输注于背部之处，又为手少阴心经之标穴，具通达心脉，调理心血，安神定志，理气止痛之功。膈俞乃血之会穴，其应胸膈，具行营运血，宽胸利膈，通达血府之效。诸穴合用，施以灸术，以其益心养血通脉之功，上可通达诸阳脉，以解头痛、眩晕之候，中可益心胸，通心阳，而解胸痹、心悸不宁之疾，下可达胞脉，调冲任，为治经带异常之良方。故名"益心养血灸方"。

（2）心经原穴灸方：《素问·刺法论》云："心者，君主之官，神明出焉，可刺手少阴之源。"意谓手少阴心经功能失司，可取手少阴心经原穴神门，施以灸术，名"心经原穴灸方"。尤为心悸、不寐、头痛证之良方。

（3）手少阴标本灸方：《灵枢·卫气》篇云："手少阴之本，在锐骨之端，标在背腧也。"马莳注云："手少阴之本，在锐骨之端，即神门穴，标在背之心俞穴。"由此可知，神门为手少阴心经之原穴、输穴，亦为手少阴心经之本穴。本者，犹树之根干，经脉之穴由此而出，伍该经之标穴心俞，使手少阴心经之血气畅达，心脉得通，心神得养，以除因血虚所致之头痛、脉痹、心悸、神疲之候。故对两穴施以灸术，名"手少阴标本灸方"。

（4）神堂膏肓俞灸方：神堂居心俞之旁，其气与心相通，故具通达心脉，安定神志之功，伍"无所不治"之膏肓穴，施以灸术，名"神堂膏肓俞灸方"，为心血亏虚所致头痛之治方。

4. 痰浊头痛

临床症状：头痛昏蒙，胸脘痞闷，呕恶痰涎，苔白腻，脉滑。

证候分析：脾失健运，痰浊中阻，上蒙清窍，清阳不展，故头昏蒙而痛；痰阻胸膈，故胸脘痞闷；痰浊上逆，则呕恶痰涎；舌、脉之象亦为痰浊内停之候。

治法：化痰降逆，清利头目。

处方：二关中脘气海灸方，《灵枢》天枢腹街灸方，脾经募俞灸方，脾经原穴灸方，脾经井穴灸方，足太阴根结灸方，足太阴标本灸方。

方解：

（1）二关中脘气海灸方：关元为任脉与足三阴经交会穴，此即《灵枢》所称的"三结交"之穴。且冲脉起于关元，故本穴为人体强壮要穴，有益气固本之功。以关元佐同经之气海，足太阴脾经之"能接脾脏真气"之命关食窦，足阳明胃经之募穴、腑会中脘，四穴相得益彰，具壮肾元，健脾胃，司气化，生气血，化湿浊之功，施以灸术，名"二关中脘气海灸方"，为痰浊头痛之治方。

（2）《灵枢》天枢腹街灸方：街者，路也。气街是经气聚集通行的共同道路，其作用是十二经气血运行于四肢末端及头部时，因猝遇大寒或其他六淫之邪，或内生五邪之内扰，而经气受阻，经气会沿着气街这一通道，复还原经脉而不失终而复始之运行，故称为"气之径路也"。《灵枢·卫气》篇云："胸气有街，腹气有街，头气有街，胫气有街。""气在腹者，止之背腧与冲脉于脐左右之动脉者。"天枢，足阳明胃经脉气所发之处，又为手阳明大肠经之募穴，其穴当脐旁，为上下腹之界畔，通行中焦，有斡旋上下，职司升降之功。背部五脏六腑之俞，有益脏通腑之功，故灸天枢、五脏六腑之俞及背部督脉两侧所旁之脏腑之俞，施以灸法，名"腹街灸方"，使腹街畅通，脏腑安和，更无痰浊上逆之候，且头街亦通，而无痰浊蒙蔽清阳之候。故为治痰浊上逆所致头痛之良方。

（3）脾经募俞灸方：募穴和俞穴与各自的脏腑有着密切的关系，在临床上某一脏腑发生病变时，即可取其募穴、俞穴进行治疗。章门为足厥阴肝经之腧穴，又为足太阴脾经之募穴，尚为八会穴之脏会，具疏肝气，健脾胃，安和五脏之功。脾俞为足太阴脾经脉气输注于背俞之处。背为阳，腹为阴，两穴相伍，一腹一背，一阳一阴，乃从阳引阴，从阴引阳之伍，其效，诚如张景岳所云："善补阳者，必于阴中求阳，则阳得阴助而生化无穷；善补阴者，必于阳中求阴，则阴得阳升而泉源不竭。"故对两穴施以灸术，名"脾经募俞灸方"，使清阳得升，浊阴得降，而无痰浊上逆而致头痛之患。

（4）脾经原穴灸方：《灵枢·九针十二原》篇云："五脏有疾，当取之十二原。"意谓五脏六腑有病，可取其原穴以治之。今脾虚失运，痰浊中阻，蒙蔽清阳而头痛。太白乃足太阴脾经之原穴、输穴，具健脾土，助脾阳之功而化痰饮。故灸足太阴脾经之原穴太白，名"脾经原穴灸方"，可治痰浊上逆之头痛。

（5）脾经井穴灸方，足太阴根结灸方：《灵枢·顺气一日分为四时》篇云："病在脏者，取之井。"故足太阴脾经疾病可取该经井穴隐白，施以灸术，名"脾经井穴灸方"。《灵枢·根结》篇云："不知根结，五脏六腑，折关败枢，开阖而走，阴阳大失，不可复取。"盖因根结乃成病之由，治病之法，故医者当明根结之理，该篇有"太阴根于隐白，结于太仓"之记。即足太阴脾经之根穴隐白，又为该经之井穴，有健脾胃，调气血，启闭开窍，清心定志，升举下陷之功。太仓即任脉之中脘穴，又为足阳明胃经之募穴，足太阴脾经之结穴，六腑之会穴，任脉与手太阳小肠经、手少阳三焦经、足阳明胃经交会穴，尚为回阳九穴之一，具较强的健脾和胃，化痰导积之功。故隐白伍中脘乃足太阴脾经根结之伍，施以灸术，名"足太阴根结灸方"，为治痰浊头痛之良方。

（6）足太阴标本灸方：《灵枢·卫气》篇云："足太阴之本，在中封前上四寸之中，标在背腧与舌本也。"马莳注云"足太阴脾经之本，在中封前上四寸之中，是三阴交穴，标在背俞与舌本廉泉穴也。"由此可知，三阴交为足太阴脾经之本穴，本者，经脉气血所出之处，且为足三阴经交会之处，故又为肾精、肝血、脾津汇聚之地，故有三阴并补之功。脾俞为足太阴脾经血气输注于背俞之处，具健脾和胃，益气生津之效。廉泉乃任脉与阴维脉交会之穴，具益气养阴，生津补任脉之用。故三穴相须为用，以成足太阴脾经标本之伍，施以灸术，名"足太阴标本灸方"，以其健脾渗湿，化气通脉之功，而治痰浊上逆而致头痛之候。

5.血瘀头痛

临床症状：头痛经久不愈，痛处固定不移，痛如锥刺，或有头部外伤史。舌质紫暗，苔薄白，脉细或细涩。

证候分析：久病入络，或头部外伤，致瘀血内停，脉络不畅，故头痛经久不愈，痛有定处，且痛如锥刺。舌、脉之象亦为瘀血内阻之候。

治法：活血化瘀，通脉止痛。

处方：以痛为腧灸方，头街灸方，下合穴灸方。

方解：

（1）以痛为腧灸方：《扁鹊神应针灸玉龙经》云："不定穴，又名天应穴，但疼痛便针。"此法源于《灵枢·经筋》篇，治诸经筋之痹痛，有"以痛为腧"之法。是以病痛局部或压痛点为穴位的一类穴。大凡头痛，寻其痛点，宗《素问·阴阳应象大论》"结者散之"之大法，灸之，名"以痛为腧灸方"。

（2）头街灸方：详见本节"肾虚头痛"。

（3）下合穴灸方：《灵枢·邪气脏腑病形》篇云："合治内腑。"即在临床上，根据头痛的部位属何经所布，又宗《素问·阴阳应象大论》"上之下之"之法，取六阳经所属不同的下合穴灸之，名"下合穴灸方"。此即病在上，下取之辨证施治大法。大凡前头痛属阳明经，取足阳明胃经之下合穴足三里或取手阳明大肠经之下合穴上巨虚。颠顶及后头痛可取足太阳膀胱经之下合穴委中或取手太阳小肠经之下合穴下巨虚。偏头痛可取足少阳胆经之下合穴阳陵泉或取手少阳三焦经之下合穴委阳。

八、眩晕

目花为眩，头旋为晕，二者常同时出现，故统称眩晕。《素问·至真要大论》云：

"诸风掉眩,皆属于肝。"此即"无风不作眩"之谓。《灵枢·口问》篇云:"故上气不足,脑为之不满,耳为之苦鸣,头为之苦倾,目为之眩。"《灵枢·海论》云:"脑为髓海。""髓海不足则脑转耳鸣,胫酸眩冒,目无所见,懈怠安卧。"此即"无虚不作眩"之谓也。《丹溪心法·头眩》云:"头眩,痰夹气并火。""无痰则不作眩。"此即"无痰不作眩"之谓也。

根据发病的原因及临床所见,治分四端。

1. 肝阳上亢

临床症状:眩晕,耳鸣,头痛且胀,每因烦劳或恼怒而头晕头痛加剧,颜面潮红,急躁易怒,少寐多梦,口苦,舌质红,苔黄,脉弦。

证候分析:肝气郁结,肝火偏旺,或肝阴不足,肝风内动,肝阳上亢,上冒清窍,故见眩晕,头痛。劳则伤肾,怒则伤肝,故烦劳或恼怒头痛眩晕加剧。面潮红,急躁易怒,少寐多梦,口苦及舌、脉之候,均为肝阳上亢之证也。若脉弦而细数者,则为肝肾阴虚之候也。

治法:滋养肝肾,平肝息风,育阴潜阳。

处方:《大全》头晕灸方,清潜肝阳灸方,肝经原穴灸方。

方解:

(1)《大全》头晕灸方:《针灸大全》云治"阴厥头晕及头目昏沉",取大敦、外关、肝俞、百会。《灵枢·顺气一日分为四时》篇云:"病在脏者,取之井。"井穴乃经脉所出之处,大敦为足厥阴肝经之井穴,又为足厥阴肝经之本穴,有激发经脉血气运行之功,具濡养肝阴之效。外关,乃手少阳三焦经之络穴,又为八脉交会穴之一,通于阳维脉,有调达气机,清利头目,聪耳定搐之功。肝俞,乃足厥阴肝经之血气灌注之处,又为该经之标穴,具清利肝胆,养血柔肝,育阴潜阳之功。头为诸阳之会,百会为督脉与手足三阳经、阳维脉交会之穴,具荣督益髓,清热开窍,平肝息风,健脑宁神之功。故四穴合用,施以灸术,名"《大全》头晕灸方"。以其育阴潜阳之功而治肝阳上亢之眩晕证。

(2)清潜肝阳灸方:风池、肝俞、肾俞、行间、侠溪,乃《针灸学》讲义中治疗肝阳上亢之针方,今施以灸术,名"清潜肝阳灸方"。方中取足少阳胆经之风池、侠溪,足厥阴肝经之行间,以清泻肝胆上亢之阳;取肝俞、肾俞濡养肝肾之阴,此乃育阴潜阳之法。诸穴合用,以达清潜肝阳之效而收功。

(3)肝经原穴灸方:《灵枢·九针十二原》云:"五脏有疾,当取之十二原。""阴中之少阳,肝也,其原出于太冲。"张景岳注云:"肝、脾、肾居膈下,皆为阴脏,而肝则阴中之阳,故曰少阳。"太冲为足厥阴肝经原穴,为冲脉之支别处,肝主藏血,冲为血海,肝与冲脉,气脉相应合而盛大,故名太冲。且太冲又为足厥阴肝经之输穴,故对太冲穴施以灸术，名"肝经原穴灸方"，具养肝血，疏肝气，调冲降逆之功，且三焦盖含五脏六腑，为人身之大腑，三焦又为原气之别使，故太冲具导引肾间动气，而输布于全身，具和内调外，宣上导下，化气通脉之功。灸其原穴太冲，以其育阴潜阳，清泄肝胆之功，而达平肝潜阳之效。

2. 气血亏虚

临床症状：眩晕动则加剧，劳累则发，面色苍白，唇甲不华，发色不泽，心悸少寐，神疲懒言，纳食呆滞，舌质淡少苔，脉细弱。

证候分析：气虚则清阳不展，血虚则脑海失养，故头晕目眩遇劳则加剧。心主血脉，血虚则面色苍白，唇甲不华。血不养心，故心神不宁，心悸少寐。气虚则懒言，纳食呆滞。舌、脉之象亦为气血亏虚之候。

治法：补气养血，健脾和胃。

处方：补气养血灸方，水谷之海灸方，冲阳原穴灸方。

方解：

（1）补气养血灸方：对气血不足而发眩晕者，灸脾俞、足三里、气海、百会，名"补气养血灸方"。方中脾俞、足三里运化水谷，生精血以资生化之源；百会、气海乃督任二经之穴，补气以运血，使髓海得养而眩晕之证自止。

（2）水谷之海灸方：《灵枢·海论》云："胃者水谷之海，其腧上在气街，下至三里。"意谓水谷之海，其腧穴上在气街，下至三里。故对两穴施以灸术，名"水谷之海灸方"。气街，又名气冲，乃足阳明胃经脉气所发之处，乃经气流注之要冲，且气冲又为足阳明胃经与冲脉交会穴，故为治水谷之海不足之要穴。足三里为足阳明胃经之合穴，有健脾胃，补中气，调气血之功。阳明经为多气多血之经，对两穴施术，使水谷之海盈盛，则气血得补，髓海得荣，而眩晕证则息。

（3）冲阳原穴灸方：冲阳为足阳明胃经之原穴，乃阳气必由之要冲，故对该穴施以灸术，名"冲阳原穴灸方"，可促进胃之受纳腐熟水谷之功，使后天气血生化之源充盈。若伍足厥阴肝经之原穴太冲，和内调外，宣上导下，化气通脉，以养肝血，降冲逆；太白乃足太阴脾经之原穴，具健脾胃，助脾阳，输布水谷精微之效，使气血生化之源充足。故足太阴脾经、足阳明胃经、足厥阴肝经原穴相伍，疗效倍增，使经脉运行得畅，气血得充，髓海得濡，而眩晕自止。

3. 肾精不足

临床症状：眩晕而见精神萎靡，少寐多梦，健忘，腰膝酸软，耳鸣，男子遗精，女子带下。偏于阴虚者，五心烦热，舌质红，脉弦细而数。偏于阳虚者，四肢不温，形寒怯冷，舌质淡，脉沉细无力。

证候分析：脑为髓之海，肾虚失濡，髓海空虚，故发眩晕，少寐多梦，健忘耳鸣。肾主骨生髓，腰为肾之外府，肾虚则骨失所养，故腰膝酸软。肾气虚，精关失束故遗精。带脉不束，故带下。肾阳虚，命门火衰，阳气不能通达四肢，故形寒肢冷，四肢不温，脉微沉细。脾肾阳虚，故舌淡。肾阴不足，则阴虚火旺，故见舌红，脉弦细之象。

治法：益元荣肾。肾阳虚者佐以温补脾肾；肾阴虚者，佐以滋养肝肾。

处方：肾经原穴灸方，肾经募俞灸方，涌泉井穴灸方。

方解：

（1）肾经原穴灸方：宗《灵枢·九针十二原》"五脏有疾，当取之十二原"之法，今灸足少阴肾经原穴太溪，名"肾经原穴灸方"。伍足太阴脾经之原穴太白，以其导肾间动气输布全身，以其壮元阳，补命火，益脑髓，健脾肾之功，以治肾阳虚之眩晕。伍足厥阴肝经之原穴太冲，以其滋肾阴，退虚热，养肝肾之功，以治肾阴虚之眩晕。

（2）肾经募俞灸方：募穴，是五脏六腑之气汇聚在胸腹部的腧穴，俞穴是脏腑之气输注于背部腧穴。募为阴，俞为阳，故募俞穴相伍，一脏一腑，一腹一背，一阴一阳，成相对称配伍。此乃从阴引阳，从阳引阴之施治大法，今灸足少阴肾经之募穴京门，俞穴肾俞，名"肾经募俞灸方"。以其益肾阴，补肾阳之功，则肾元得充，髓海得荣，则眩晕自止。

（3）涌泉井穴灸方：《灵枢·本输》篇云："肾出于涌泉，涌泉者，足心也。"穴居足底，属足少阴肾经"所出井"，如水之源头，经气犹泉水涌水，故名涌泉。由此可知，涌泉乃足少阴肾经之井穴，施以灸术，名"涌泉井穴灸方"。具益肾元，温阳健脾，柔肝止眩之功，且涌泉又为回阳九穴之一，有通关开窍，醒脑益神之效。若涌泉伍任脉补气壮阳、益元固本之关元，则清阳得升，髓海得荣，此乃"益火之源，以消阴翳"之谓也，为肾阳虚衰之治方。"荥主身热"，然谷为足少阴肾经之荥穴，具补肾荣冲，通调三焦，清退虚热之功，若涌泉伍足少阴肾经之荥穴然谷，乃"壮水之主以制阳光"之谓，为肾阴虚眩晕证之治方。

4. 痰湿中阻

临床症状：眩晕，头重如蒙，胸闷恶心，食少，多寐，苔白腻，脉濡滑。

证候分析：脾虚失运，痰浊中阻，蒙蔽清阳，故眩晕而头重如蒙，多寐。痰浊中阻，浊阴不降，气机不利，故胸闷恶心。脾阳不振，运化失职，则少食。苔白腻，脉濡滑，均为痰浊内蕴之象。

治法：化痰祛湿，健脾和胃。

处方：脾经募俞灸方，足太阴原穴灸方，足太阴根结灸方，豁痰止眩灸方。

方解：

（1）脾经募俞灸方：募穴和背俞穴与各自的脏腑关系密切，募穴是脏腑之气结聚于胸腹部的腧穴；背俞穴是脏腑之气输注于背腰部的腧穴。章门乃足太阴脾经之募穴，又为八会穴之脏会，具安和五脏，健脾益气之功。脾俞乃足太阴脾经之背俞穴，具健脾渗湿之功。故对二穴施以灸术，名"脾经募俞灸方"。

（2）足太阴原穴灸方：宗《灵枢·九针十二原》"五脏有疾，当取之十二原"之法，灸足太阴脾经原穴太白，名"足太阴原穴灸方"。以其调达枢机，通利三焦，健脾益气之功，以杜生痰之源，而解因痰湿中阻之眩晕。

（3）足太阴根结灸方：脉气所起者为根，所归者为结。故根结乃成病之由，亦治病之法也。《灵枢·根结》篇云："太阴根于隐白，结于太仓。"太仓者，中脘也。《灵枢·顺气一日分为四时》篇云："病在脏者，取之井。"乃经脉之气所出之所，具激发经脉之气运行之功，隐白乃足太阴脾经之井穴，故单灸隐白，名"脾经井穴灸方"。因该穴尚为足太阴脾经之本穴，故隐白伍足太阴脾经之结穴中脘，施以灸术，名"足太阴根结灸方"。

（4）豁痰止眩灸方：对痰湿中阻而致眩晕证者，取丰隆、中脘、内关、解溪、头维诸穴。施以灸术，名"豁痰止眩灸方"。痰浊中阻，取中脘、丰隆运脾胃以涤痰浊；取内关和胃降逆而止呕；近取头维以止目眩。

九、中风

中风，又名卒中。盖因本病起病急骤，证见多端，变化迅速，与风性善行而数变的特征相似，故以中风名之。是以半身不遂，肌肤不仁，口舌歪斜，言语不利，甚则突然昏仆，不省人事为主要表现的一种疾病。

有关中风的记载，首见于《黄帝内经》。对其症状鉴于发病的不同阶段，有着不同记载。对卒中昏仆有仆击、大厥、薄厥的描述；对半身不遂有偏枯、偏风、身偏不用、痱风等不同的名称。对本病有诸多的记载，如《灵枢·刺节真邪》篇云："虚邪偏客于身半，其入深，内居荣卫，荣卫稍衰，则真气去，邪气独留，发为偏枯。"《素问·生气通天论》篇云："阳气者，大怒则形气绝，而血菀于上，使人薄厥。"《素问·调经论》云："血之与气并走于上，则为大厥。"同时还认识到体质、饮食对发生本病的关系甚密，如《素问·通评虚实论》云："仆击，偏枯……肥贵人则高粱之疾也。"《灵枢·九宫八风》篇云："其有三虚而偏中于邪风，则为击仆偏枯矣。"还认识到四时不正之邪，也会影响人体脏腑功能而发病，如《素问·本病论》云："木运升天，金乃抑之，升而不前……民病卒中偏痹，手足不仁。"对其治，《灵枢·热病》篇云："偏枯，身偏不用而痛，言不变，志不乱，病在分腠之间，巨针取之，益其不足，损其有余，乃可复也。"

后世医家因受历史条件和个人经验的不同，对中风的病因病机及其治法也颇不一致。直至近代，对中风的病因病机及治疗逐渐有了统一的认识。即本病的发生，病情有轻重缓急的区别，轻者仅限于血脉经络，重者则波及有关脏腑，故临床将中风分为中经络与中脏腑两大类。中经络，一般无神志改变症状较轻；中脏腑常有神志不清而病重。

（一）中经络

临床症状：病在经络未及脏腑。证见半身不遂，肌肤不仁，舌强言蹇，口角㖞斜，语言不利，口角流涎，或见肢体震颤之候。脉弦或滑。

证候分析：病在经络，多因经络气血阻滞而见诸候。

治法：调气机，和营卫，益气血，通经络。

处方：独取阳明灸方，支沟阳陵灸方，十二原穴灸方，天星十一穴灸方，调和营卫灸方，八脉交会灸方，足阳明根结灸方，手阳明标本灸方，足阳明标本灸方，足太阴标本灸方，《大全》面瘫灸方，《千金》合谷收吻灸方。

方解：

（1）独取阳明灸方：《素问·痿论》云："阳明者，五脏六腑之海，主润宗筋，宗筋主束骨而利机关也。冲脉者，经脉之海也，主渗灌溪谷，与阳明合宗筋，阴阳总宗筋之会，会于气街，而阳明为之长，皆属于带脉，而络于督脉。故阳明虚则宗筋纵，带脉不引，故足痿不用也。"《素问·厥论》云："前阴者，宗筋之所聚，太阴阳明之所合也。"由此可见，阳明是五脏六腑营养的源泉，能濡养宗筋，宗筋主约束骨节，使关节活动灵活。冲脉为十二经气血汇聚之处，输送气血以渗灌肌肉间隙，与足阳明胃经会合于宗筋，阴经阳经都总汇于宗筋，再会合于足阳明胃经的气街穴。故阳明经为诸经之统领，而诸经又均连属于带脉，系络于督脉。所以阳明经气血不足，则宗筋失养而弛缓，带脉不能引领诸经而发肢体痿废不用，或为痿证，或偏枯。故气街为治痿第一要穴。气街又名气冲，为足阳明胃经之腧穴，单灸此穴，名"《素问》治痿气街灸方"。百会为诸阳之会，为手足三阳经交会于头颠之处，又为头街之要穴，具荣督益髓，平肝息风之功，单灸此穴，名"头街百会灸方"。人迎，又名"天五会"，为足阳明胃经与足少阳胆经之交会穴，又为足阳明胃经之标穴，具调气血，和脾胃，达枢机，通经络之功，故人迎亦为治痿之要穴。《灵枢·海论》云："胃者水谷之海，其腧上在气街，下至三里。"盖因气冲为足阳明胃经脉气所发之处，乃经气流注之要冲，为治水谷之海不足之要穴。足三里为足阳明胃经之合穴，具健脾胃，调气血，和营卫，通经络之功，故对两穴施以灸术，名"水谷之海灸方"。且冲脉隶属于足阳明胃经，故气冲尚可用于冲脉病变诸证。《灵枢·逆顺肥瘦》篇云："冲脉者，五脏六腑之海也，五脏六腑皆禀焉。其上者，出于颃颡，渗诸阳，灌诸精；其下者，注少阴之大络，出于气街，循阴股内廉，入腘中，伏行骭骨内，下至内踝之后属而别；其下者，并于少阴之经，渗三阴；其前者，伏行出跗属，下循跗，入大指间，渗诸络而温肌肉。"《灵枢·海论》云："胃者水谷之海，其腧上在气街，下至三里。冲脉者为十二经之海，其腧上在于大杼，下出于巨虚之上下廉。膻中者为气之海，其腧上在于柱骨之上下，前在于人迎。"此即《黄帝内经》"治痿独取阳明"之理及阳明经与冲脉、带脉、督脉的内在关系。盖因大杼为手足太阳经交会之穴，故有激发经气运行之功，且其又为八会穴之骨会，故有荣督益脑坚骨之功；上、下巨虚为手阳明大肠经、手太阳小肠经之下合穴，有和气血，通经脉之功，故三穴相伍为用，施以灸术，名"十二经之海灸方"。膻中为气之会穴，有益气举陷，通脉导滞之功；百会为诸阳之会，有荣督益髓，升阳举陷之功；风府为督脉与阳维脉交会穴，具荣督维阳之功。故膻中、百会、风府三穴相伍，施以灸术，名"气之海灸方"。对上述九穴施以灸术，综诸海之功，从而形成"治痿独取阳明灸方"，又名"治痿九穴灸方"，为治痿证、中风偏枯证之要方。

（2）支沟阳陵灸方：支沟又名"飞虎"，为手少阳三焦经之经穴，具通达三焦，调和脏腑，通关开窍，活络通脉之功；阳陵泉，又名"阳陵"，为足少阳胆经之合穴，又因其善治筋病，故又为筋之会穴，有调达枢机，疏泄肝胆，活络舒筋之效。两穴合用，乃成调达枢机法，施以灸术，名"支沟阳陵灸方"，具小柴胡汤之效，有调达枢机，和解少阳，解痉制挛之功，故为中风偏瘫之治方。

（3）十二原穴灸方：合谷，为手阳明大肠经之原穴；腕骨，位于腕部，为手太阳小肠经之原穴；阳池，位于腕部，为手少阳三焦经之原穴；太渊，位于腕部，为手太阴肺经之原穴、输穴、八会穴之脉会；神门，位于腕部，为手少阴心经之原穴、输穴；大陵，位于腕部，为手厥阴心包经之原穴、输穴；冲阳，为足阳明胃经之原穴；京骨，为足太阳膀胱经之原穴；丘墟，位于踝部，为足少阳胆经之原穴；太白，为足太阴脾经之原穴、输穴；太溪，位于踝部，为足少阴肾经之原穴、输穴；太冲，为足厥阴肝经之原穴、输穴。

原穴大都分布于四肢腕踝关节附近。"原"即本原、原气之意。因为脏腑的病变往往反映于十二原穴处。原穴在六阳经中，排列于五输穴之"输穴"之后，而六阴经则以"输穴"为原穴。原穴与三焦有密切关系，三焦是原气之别使，可导源于脐下肾间动气，而输布全身，有和调内外，宣上导下之功效，从而促进人体的气化功能，特别是促进了五脏六腑的生理活动。对十二原穴施以灸术，能通达三焦原气，调整内脏功能，故《灵枢·九针十二原》篇云"五脏有六腑，六腑有十二原，十二原出于四关，四关主治五脏，五脏有疾，当取之十二原。十二原者，五脏之所以禀三百六十五节气味也。五脏有疾也，应出十二原。"且十二原穴均在腕踝关节部，故对十二原穴施以灸术，名"十二原穴灸方"，对手足痿废、中风偏瘫之候均有良效。

位于腕关节周围有阳溪、阳谷、阳池、太渊、神门、大陵六穴，其中阳溪、阳谷两穴非原穴而为经穴；位于踝关节周围有解溪、昆仑、丘墟、商丘、太溪、中封六穴，其中解溪、昆仑、商丘、中封四穴，非原穴而为经穴。经气所过部位，如水在通畅的河道中流过，故腕踝部经穴，非原即经，取之有激发脉气，促进经络通畅，气血得以渗灌全身，并具司腕踝矫健之制，故为治痿疾之必取之穴。故对腕踝部诸穴施以灸术，名"腕踝腧穴灸方"。综两方之效，亦名"十二原穴灸方"。

（4）天星十一穴灸方：《扁鹊神应针灸玉龙经》中《天星十一穴歌诀》乃疏经通络之大法，今对诸穴施以灸术，名"天星十一穴灸方"。鉴于"治痿独取阳明"故取足阳明胃经之足三里、内庭，手阳明大肠经之曲池、合谷；盖因足太阳膀胱经居三阳之表，而其脉上额交颠，入络脑，还出别下项，循脊背，络肾属膀胱，直下髀枢至足，交足少阴肾经，具通达一身阳气之功，故取委中、承山、昆仑；少阳为枢，内联三阴，外络二阳，为入病之道路，出病之门户，故取足少阳胆经之环跳、阳陵，具调达枢机之功；心主行血，肺主气，故取手少阴心经之通里、手太阴肺经之列缺，以成畅行气血之用。凡此十一穴共奏畅阳气，调枢机，行气血，和营卫，通经络之效。马丹阳传有《天星十二穴主治杂病歌》，计有"天星十一穴"加"太冲"一穴。可名"《丹阳》十二穴灸方"。心主血，肝藏血，人体的血液，化生于脾，贮藏于肝，通达于心，心运行于全身。心主行血之功能正常与否，有赖于肝之藏血功能，故加太冲。《天星十一穴歌诀》云："三里内庭穴，曲池合谷彻。委中配承山，下至昆仑绝。环跳与阳陵，通里与列缺。合担用法担，合截用法截。专心常记此，莫与闲人说。三百六十穴，不如十一穴。此法少人知，金锁都关镭。将针治病人，有如汤沃雪。非人莫传与，休把天机泄。"马丹阳《天星十二穴主治杂病歌》云："三里内庭穴，曲池合谷接。委中配承山，太冲昆仑穴。环跳与阳陵，通里并列缺。合担用法担，合截用法截。三百六十穴，不出十二穴。"

由此可知，"十一穴歌"功效之要点为"下至昆仑绝""三百六十穴，不如十一穴"；而"十二歌"为"太冲昆仑穴""三百六十穴，不出十二穴"；由此可见，这十一穴或十二穴可综人身"三百六十穴"之要，为祛除人身疾病之大法。此即运用中医学整体观念的学术思想，通过经穴调整人体的脏腑经络系统，于是形成了中医治疗中风偏瘫的"天星十一穴灸方"（足三里、内庭、曲池、合谷、委中、承山、昆仑、环跳、阳陵泉、通里、列缺）或"丹阳十二穴灸方"（天星十一穴加太冲）。并以此形成"疏经通络"之治疗大法，亦为人体守"形与神俱"之健身方法。

（5）调和营卫灸方：此法源于《扁鹊神应针灸玉龙经》之《磐石金直刺秘传》，原为"中风半身不遂瘫病"而设方。取穴合谷、手三里、曲池、肩井、环跳、血海、阳陵泉、阴陵泉、足三里、绝骨、昆仑。方中合谷为手阳明大肠经之原穴，与三焦关系甚密，有化气通脉，调气活血，扶正达邪之功，为人体四总穴之一；曲池为手阳明大肠经之合穴，有通腑气，调气血，疏风邪之功；手三里乃手阳明大肠经之腧穴，为诸络交会穴，具通达阳气，舒筋通络之功。故合谷伍曲池、手三里，则疏经通络之功倍增，为小儿脑瘫、中风偏瘫之上肢不遂者之用穴。肩井乃足少阳胆经之腧穴，又为手少阳三焦经、足少阳胆经、阳维脉之交会穴，具调达气机，舒筋通络，维系诸阳脉之功，故软瘫及五软之疾用之，有激发脉气运行之功，而痉挛性瘫痪之疾用之，有解痉制挛之用；环跳乃足少阳胆经之腧穴，又为足少阳胆经与足太阳膀胱经交会之穴，故为调达气机，转输阳气，舒筋通络之治穴，尤为下肢痿痹者必用之穴；血海乃足太阴脾经之腧穴，专走血分，为活血通络之要穴。故血海伍曲池，方名"海池活血方"，为通营开腠之伍。阳陵泉为足少阳胆经之合穴，又以其善治筋病，故又为筋会；悬钟又名绝骨，为八会穴之髓会；阴陵泉乃足太阴脾经所入之合穴，具健运中宫，化气通脉之功；足三里为足阳明胃经之合穴，又为人身四总穴之一，具健脾胃，补中气，通经络之功；昆仑为足太阳膀胱经之经穴，具敷布太阳经气，疏通经络，舒筋缓节之功。故诸穴合用，施以灸术，名"调和营卫灸方"，因方出自《盘石金直刺秘传》，故又名"《盘石》中风瘫病灸方"。其用重在健脾胃，达枢机，和营卫，益肌腠，通经络，故对脑瘫、诸痿者皆可用之。先取无病手足，宜泻不宜补；次取有病手足，宜补不宜泻。

（6）八脉交会灸方：明代高武《针灸聚英》传"窦氏八穴"，或云少室隐者之所传。

①公孙内关交会灸方：公孙，为足太阴脾经之络穴，又为八脉交会穴，通于冲脉。高氏称其"合于心胸，主治二十七证"。内关，为手厥阴心包经之络穴，又为八脉交会穴，通于阴维脉。高氏称其"主治二十五证"。临证先取公孙，后取内关，两穴相伍有调心脾之功，施以灸术，名"公孙内关交会灸方"，为中风中经络中脏腑诸证之治方。

②临泣外关交会灸方：临泣，此足临泣也，为足少阳胆经之输穴。本穴又为八脉交会穴，通于带脉。高氏称其"合于目，上走耳后颊颈、缺盆、胸膈、主治二十五证"。外关，为手少阳三焦经之络穴，又为八脉交会穴，通于阳维脉。高氏称其"主治二十七证"。临证先取临泣后取外关，两穴相伍，有调达枢机，疏肝利胆，通利三焦之功，施以灸术，名"临泣外关交会灸方"，为中风偏瘫之用方，亦适用于脑梗死、脑萎缩、手足徐动型、震颤型及共济失调型脑瘫患者。

③后溪申脉交会灸方：后溪，为手太阳小肠经之输穴，又为八脉交会穴，通于督脉。高武称其"合于内眦，走头项、耳中""主治二十四证"。申脉，为足太阳膀胱经之经穴，为阳跷脉所生，为八脉交会穴之一。高武称其"通阳跷，主治二十五证"。太阳主一身之表，督脉为阳脉之海，"阳跷为病，阴缓而阳急"。临证先取后溪，后取申脉，故两穴相伍，施以灸术，名"后溪申脉交会灸方"，为治中风偏瘫之用方。

④列缺照海交会灸方：列缺，为手太阴肺经之络穴，又为八脉交会穴之一，高氏称其"通任脉，合肺及肺系、喉咙、胸膈，主治三十一证"。照海。为足少阴肾经之穴，为阴跷脉所生，高氏称其"通阴跷，主治二十七证"，故列缺伍照海，有通营卫，运气

血之功，且两穴又分别通于任脉、阴跷脉二脉。故取列缺有宣通肺气，育养阴脉之功；照海有维络诸阴之用。故先取列缺，后取照海，施以灸术，名"列缺照海交会灸方"，为治中风偏瘫、肌张力低下型之用方。

上述窦氏八穴，实为奇经八脉之交会穴的临床应用。八脉纵横交叉于十二经脉之间，其作用有三：其一，进一步密切十二经脉之间的联系。如"阳维维于阳"，维系所有阳经；"阴维维于阴"，维系所有阴经；带脉"约束诸经"，沟通腰腹部的经脉；冲脉通行上下，渗灌三阴、三阳诸经脉；督脉"总督诸阳"；任脉为"阴脉之海"等。其二，调节十二经脉气血。十二经脉气血有余时，蓄以备用；十二经脉气血不足时，可由奇经"溢出"，予以补充。其三，奇经与肝、肾等脏及女子胞、脑、髓等奇恒之腑的关系密切，相互之间在生理、病理上均有一定的联系。

此即"八脉交会穴"在中风偏瘫治疗中的作用机理，名"八脉交会灸方"，或名"窦氏八穴灸方"，适用于痿证及中风偏瘫任何证候者。

（7）足阳明根结灸方：《灵枢·根结》篇云："阳明根于厉兑，结于颡大，颡大者钳耳也。"即头维穴。根者，经气相合而始生；结者，经气相将而归结之处。该篇又云："太阳为开，阳明为阖，少阳为枢。""阖折则气无所止息而痿疾起矣，故痿疾者取之阳明，视有余不足。无所止息者，真气稽留，邪气居之也。"盖因阳明为二阳，居阳之中，故为关之阖。若关之阖折，则气无所止息，而痿疾生焉。是以有痿疾者，当取足阳明之根结，即根穴厉兑，结穴头维，今称"灌根通结法"，对两穴施以灸术，名"足阳明根结灸方"，有激发脉气运行，以通经开膝之功而治痿疾。故此方不但适用于痿证，尤可用于中风偏瘫之证。

（8）手阳明标本灸方：《灵枢·卫气》篇云："手阳明之本在肘骨中、上至别阳，标在颜下合钳上也。"马蒔认为本在手阳明大肠经曲池穴，标在足阳明胃经头维处。故有"下虚则厥""引而起之""下盛则热""绝而止之"之法。盖因营行脉中，卫行脉外，经脉之血气，外内出入，阴阳相贯，环转无端，经脉所起处为本，所出处为标，故于标本处，予以补法，可激发手足阳明经之经气，有起痿通痹之用，此即"治痿独取阳明"之谓。对两穴施以灸术，名"手阳明标本灸方"，适用于痿证及中风偏瘫任何证型者，尤适用于肢体偏废者。

（9）足阳明标本灸方：《灵枢·卫气》篇云："足阳明之本在厉兑，标在人迎颊夹颃颡也。""下虚则厥，下盛则热，上虚则眩，上盛则热痛。故石者绝而止之，虚者引而起之。"在下为本，本虚则厥，盛则实热；在上为标，标虚则眩，标实则热痛。治疗之法，盛则泻之，虚则补之。足阳明胃经脉气或虚或实，必致气血运行失常，或厥逆，或眩晕，可取足阳明胃经之本穴厉兑、标穴人迎，此即《灵枢》"贯本通标法"之一，以激发经气，调节脏腑经络功能，对两穴施以灸术，名"足阳明标本灸方"。今用于中风偏瘫，亦"治痿独取阳明"之谓也。

（10）足太阴标本灸方：《灵枢·卫气》篇云："足太阴之本，在中封前上四寸之中，标在背腧与舌本也。"马蒔认为其本穴为三阴交，其标穴为脾俞与廉泉。故三阴交、脾俞、廉泉三穴相伍，乃"贯本通标法"之一，对三穴施以灸术，名"足太阴标本灸方"。具激发、聚汇、转输足三阴经与任脉脉气运行之功，使血气充盈，与手、足阳明标本刺方一样，为起痿通痹之用方，故适用于中风偏瘫诸证型者。

（11）《大全》面瘫灸方：由颊车、外关、太渊、太溪、合谷五穴组成，其方源自《针灸大全》用治"上片牙痛及牙关紧闭不开"之证。对诸穴施以灸术，名"《大全》面瘫灸方"，用治面瘫之颜面神经麻痹之证。盖因足阳明胃经乃多气多血之经，颊车乃足阳明胃经行于面颊之腧穴，具调补气血，疏经活络，温通肌腠之功，而为口面疾病之治穴；外关乃手少阳三焦经之络穴，又为八脉交会穴之一，通于阳维脉，具调达气机，通窍定搐，活络通痹之功；太渊为手太阴肺经之原穴，又为八会穴之脉会，具宣发肺气，通达宗气之功；太溪乃足少阴肾经脉气汇聚之处，又为足少阴肾经之原穴，导肾间动气而输布全身，具益元荣肾之功；合谷为手阳明大肠经之原穴，又为回阳九针之一，并为人体四总穴之一，具疏经通络，调补气血之功。《素问·刺法论》云："肺者，相傅之官，治节出焉，可刺手太阴之源。""大肠者，传道之官，变化出焉，可刺大肠之源。""肾者，作强之官，伎巧出焉，刺其肾之源。"《灵枢·九针十二原》篇云："五脏有疾，当取之十二原，十二原者，五脏之所以禀三百六十五节气味也。"原，即本源，原气之谓。因为脏腑的病变，多反映于十二原穴上。原穴是人体原气（元气）集中的地方，故脏腑经络的病变在原穴反应较为敏感，对于原穴的功效，《勉学堂针灸集成》有"原者，三焦所行之原也，三焦者，元气之别名，故所过为原"的论述。故取足少阴肾经原穴太溪、手阳明大肠经原穴合谷，以激发先、后天气血生发之源；辅以手太阴肺经原穴太渊，通达宗气，以鼓舞血行；佐以手少阳三焦经之络穴外关，以贯上、中、下三焦之气，使枢机有序，气化有司，经脉运行通畅，则痿、痹之疾可除，故名"原络通痹起痿方"。加颊车，可引领经气上达面颊。由此可知"《大全》面瘫灸方"之作用机理，故其为治面瘫之良方。

（12）《千金》合谷收吻灸方：《千金方》以合谷伍水沟，主治唇吻不收、喑不能言、口噤不开之证。方中合谷为手阳明大肠经之原穴，有导肾间动气，通调三焦原气之功，具调补气血，化气通脉，扶正达邪之用；本穴正当口水吞咽向上翻转之路，故名水沟，其乃督脉之穴，具回阳救逆，醒脑清神之功。两穴相伍，施以灸术，通关启闭，醒脑开窍之功益彰。名"《千金》合谷收吻灸方"，乃为治中风不语、小儿语迟、唇吻不收证必用之方。

（二）中脏腑

中脏腑，病变深，病证重，证见突然昏仆，不省人事。根据邪正情况，有闭证与脱证的不同。闭证以邪实为主，属实证，急宜祛邪；脱证以阳气欲脱为主，属虚证，急宜扶正。

1. 闭证

临床症状：突然昏仆，并见半身不遂，牙关紧闭，两手紧握，面赤气粗，喉中痰鸣，二便不通，舌苔黄腻，脉弦数，或滑数。

证候分析：《素问·调经论》云："血之与气并走于上，则为大厥。"意谓气逆冲上，血菀于上，风火煽张，痰浊壅盛，痰火上蒙清窍，故突然昏仆，不省人事。风火痰热之邪，内闭经络，故见半身不遂，面赤，口噤，手握，气粗，便闭，苔黄，脉弦数或滑数。

治法：清肝息风，开窍醒神，解痉定搐。

处方：头街灸方，人中委中灸方，十二井穴灸方，益元荣督灸方，醒脑益智灸方。

方解：

（1）头街灸方：百会乃督脉与手足三阳经、阳维脉交会于头颠之处，故百会又有三阳五会之名，具荣督益髓，清热开窍，平肝息风，健脑宁神，回阳固脱，升阳举陷之功。今以灸法代针法，名"头街灸方"。

（2）人中委中灸方：人中又名水沟，为督脉之要穴，又为督脉与手足阳明经交会穴，具开窍醒神，荣督通脉之功；委中，为足太阳膀胱经之合穴，又为人体四总穴之一，具激发脉气，畅达气血，舒筋通络之功。两穴合用，施以灸术，名"人中委中灸方"，乃成益元荣督，调和营卫，开窍醒神之效，故为中风中脏腑证之治方，无论脱证、闭证均可用之。

（3）十二井穴灸方：即灸十二井穴之法。十二经脉之经气所出，像水之源头，故称为"井"，对此，《勉学堂针灸集成》有形象的比喻"井者，东方春也，万物始生，故所出为井。谓终日常汲而未尝损，终日泉注而未尝溢。今言井者，不损不溢，常如此焉，故名。"由此可见，井穴具激发，输注气血之功，故《灵枢·顺气一日分为四时》篇云："病在脏者，取之井。"由此可见，对十二经之井穴少商、商阳、中冲、关冲、少冲、少泽、隐白、厉兑、大敦、足窍阴、涌泉、至阴诸穴，施以灸术，今名"十二井穴灸方"。有育阴潜阳，调和营卫，开窍醒神，解痉定搐之功，为中风偏枯必用之方，尤适用于中风闭证者。

（4）益元荣督灸方：《灵枢·海论》云："脑为髓之海，其腧上在于其盖，下在风府。"故髓海亏虚证，多取百会与风府，今对两穴施以灸术，名"髓海灸方"。肾为先天之本，主骨生髓而通于脑，故脑为元神之府，心主血脉而藏神。故该方适用于中风昏仆，不省人事之候。《素问·骨空论》云："督脉为病，脊强反折。"督，有总管、统率之意。督脉行于背部正中线，其脉多次与手足三阴经和阳维脉交会，能督一身之阳经，被称为"阳脉之海"。具调节诸阳经气血运行之功，使脑、髓、肾之功正常。长强为督脉与足少阴肾经交会穴，并为督脉之络穴，以其循环无端谓之长，健行不息名曰强，故名长强。具调和阴阳，益肾荣督之功，为中风偏枯，肢体震颤之治穴。腰俞乃肾气输注于腰部之处，故具强筋健骨，壮腰益肾之功。命门以其壮阳益肾之功，为中风脱证之治穴。筋缩乃肝胆之精气灌注于督脉之处，有强筋健骨，调达气机，醒脑益智之功。至阳为督脉之阳气自下而上汇于此，具益元荣督，宣达阳气之功。大椎乃手足三阳经交会于督脉之处，具通达阳气之功，故有"诸阳之会"之称。风府为督脉、阳维脉交会穴，与百会同为"髓海灸方"之用穴。人中，为督脉与手足阳明经交会穴，为开窍醒神，解痉定搐之治穴。于是对督脉之长强、腰俞、命门、筋缩、至阳、大椎、风府、百会、人中诸穴施以灸术，名"益元荣督灸方"，又名"荣督九穴灸方"。适用于中风偏枯或中经络、中脏腑证者，尤为脑梗死、脑萎缩者之治方。

（5）醒脑益智灸方：列缺乃手太阴肺经脉气所集之处，又为手太阴肺经之络穴，而别走于手阳明大肠经，具宣发肺气，通达阳明经脉气之功；通里为手少阴心经之输穴、络穴，别走入手太阳小肠经，有养心血，益心气，宁心安神之功。故以手太阴肺经之络穴列缺伍手少阴心经之络穴通里，乃相须性配伍。可宣达肺气，通行血脉，使卫气营血通行于十二经脉，而增行气血，通经络，益心肺之功，施以灸术，名"心肺络穴灸方"。若伍手少阴心经之原穴神门、髓会悬钟、足阳明胃经下合穴足三里、腑会中脘、手太阳小肠经募穴关元、足三阴经交会穴三阴交，方名"醒脑益智灸方"。以其补益气血，醒脑益智之功，而用于治疗脑梗死、脑萎缩、脑血管病后遗症、老年痴呆及小儿脑瘫等病，尤为中风中脏腑证之治方。

2. 脱证

临床症状：突然昏仆，不省人事，目合口张，鼻鼾息微，手撒肢冷，汗多，大小便失禁，肢体软瘫，舌痿，脉细弱或脉微细欲绝。

证候分析：阳浮于上，阴竭于下，有阴阳离决之势，具正气虚脱，心神颓败之证。而呼吸低微，多汗不止，四肢逆冷，脉微细欲绝，乃阳气暴脱之候。

治法：调达枢机，益气回阳，救阴固脱。

处方：交通任督灸方，交五体灸方。

方解：

（1）交通任督灸方：取督脉之人中、任脉之承浆，施以灸法，名"人中承浆灸方"，又名"交通任督灸方"。方中人中乃督脉之穴，又为督脉、手足阳明经之交会穴，有通达经脉，开窍醒神，解痉定搐之功；承浆乃任脉之穴，又为任脉、足阳明胃经之交会穴，具调补气血，濡养冲任，益元荣任之功。因督、任二脉有总领督、任及全身经脉气血、阴阳的作用，今对督任失调、阴阳失和、气机紊乱之证，均可以灸法施之，故名

"交通任督灸方"。大凡中风偏瘫各证型均可选用，尤适用中风脱证者。

（2）交五体灸方："五大"即五体，故又名"交五体"。即取二陵、二跷、二交诸穴（阴陵泉、阳陵泉、阴跷、阳跷、阴交、阳交）。

《标幽赋》有"二陵二跷二交，似续而交五大"句。明代杨继洲《针灸大成》注云："二陵者，阴陵泉、阳陵泉也；二跷者，阴跷、阳跷也；二交者，阴交、阳交也；续接，续也；五大者，五体也。言此六穴，递相交接于两手、两足并头也。"阳陵泉为足少阳胆经之合穴，八会穴之筋会；阴陵泉为足太阴脾经之合穴；阳跷即申脉穴，为阳跷脉与足太阳膀胱经之交会穴；阴跷即照海穴，为足少阴肾经与阴跷脉交会穴；阳交，为足少阳胆经之腧穴，又为阳维脉之郄穴，其穴当四条阳经依傍交错处而得名；阴交，属任脉，为任脉与足少阴肾经、冲脉交会穴。盖因穴居腹，腹为阴，穴为任脉、冲脉、足少阴肾经交汇之处，故名阴交。故临证选取二陵、二跷、二交六穴，使枢机运转有司，奇经八脉运行有序，人身之血气敷布通畅，而人体阴平阳秘，脏腑合调，则有利于肢体残障的康复。此法乃《黄帝内经》"法于阴阳，和于数术，形与神俱"之大法，凡中风偏瘫、小儿五迟、五软、五硬诸候及形体痿者皆可应用。故名"平秘阴阳法"，对诸穴施以灸术，名"交五体灸方"。

十、痹证

古代医家对痹证已有详细的观察和认识，且积累了丰富的治疗经验。如《素问》有"痹论"专篇。对"痹之安生"，有"风寒湿三气杂至，合而为痹也。其风气胜者为行痹，寒气胜者为痛痹，湿气胜者为著痹也"之论。热痹，《素问》又称"痹热"，其证因为"其热者，阳气多，阴气少，病气胜，阳遭阴，故为痹热"。即因风、寒、湿、热等外邪侵入人体，造成经络闭阻，气血运行不畅所致，多以肌肉、筋骨、关节发生酸痛、麻木、重着、屈伸不利，甚或关节肿、皮肤灼热等症状为主。尚有因病邪内侵，致脏腑相应的组织损伤，即"内舍五脏六腑"而形成"形体痹"，即筋痹、脉痹、皮痹、肌痹、骨痹。还有因"痹之客于脏者"，而形成"脏腑痹"，即肝痹、心痹、脾痹、肺痹、肾痹、肠痹、胞痹。

（一）风寒湿痹

1. 行痹

《灵枢·寿夭刚柔》篇云："病在阳者命曰风，病在阴者命曰痹，阴阳俱病命曰风痹。"风痹，又名行痹。

临床症状：肢体关节酸痛，游走不定，关节屈伸不利，或见恶风发热，舌苔薄白，脉浮。

证候分析：关节疼痛，屈伸不利，为风寒湿痹的共有症状，系由六淫之邪留滞经络，气血运行痹阻，闭塞不通所致。行痹，以风邪偏胜，盖因风性善行而数变，故行痹证见疼痛部位游走不定，即"痛无定处"。营卫失和故见恶寒发热，苔白，脉浮为外邪侵入所致。

治法：祛风通络，佐以散寒除湿。

处方：行痹灸方，以痛为腧灸方，风痹缪灸方，益阴通痹灸方。

方解：

（1）行痹灸方：行痹，取膈俞、血海。施以灸术，名"行痹灸方"。乃取膈俞、血海，以其活血、养血之功而愈之，此乃血行风自灭之谓也。

（2）以痛为腧灸方："以痛为腧"法是《黄帝内经》治疗痹证的重要方法，即随其痛而为其取穴的方法。如《灵枢·经筋》篇云："足太阳之筋。""其病小指支跟肿痛，腘挛，脊反折，项筋急，肩不举，腋支缺盆中纽痛，不可左右摇。治在燔针劫刺，以知为数，以痛为腧，名仲春痹也。"而"以痛为腧"，此乃治痹证及经筋病之大法，即痛处是穴也。施以灸术，名"以痛为腧灸方"。肩部疼痛可取肩髃、肩髎、臑俞；肘部疼痛可取曲池、肘髎、天井、外关、尺泽；腕部疼痛可取阳池、阳溪、腕骨；脊背疼痛可取身柱、腰阳关、腰俞；髀部疼痛可取环跳、居髎；股部疼痛可取秩边、承扶、风市；膝部疼痛可取犊鼻、梁丘、阳陵泉、膝阳关；踝部疼痛可取申脉、照海、昆仑、太溪、丘墟。

（3）风痹缪灸方：《素问·缪刺论》云："凡痹往来行无常处者，在分肉间痛而刺之，以月死生为数，用针者，随气盛衰以为痏数。""凡痹往来行无常处者"，高世栻注云："此言往来行痹，不涉经脉，但当缪刺其络脉，不必刺其俞穴也。其行无常处者，邪在分肉之间，不涉经脉也。""以月死生为数，用针者，随气盛衰，以为痏数"表述了行痹之痛无定处，依疼痛所在而刺其分肉之间，即《黄帝内经》所谓"以痛为腧"。而且要根据人体在月周期中气血的盛衰来确定用针的次数，如果违背这个规律，超过相应日数，就会耗伤人之正气，如果达不到相应的日数，邪气则不会得以祛除。病愈则停针，若不愈可再行此法。"缪刺"，缪有左右交错之义，即左病刺右侧，右病刺左侧。"痏数"，痏，本处指针刺的痕迹，即针孔。其行针之数，大凡月亮新生初一刺一针，初二刺二针，逐日增加，十五日加至十五针，而十六日则减一针，即针十四针，然后逐日减少。今亦"以月之死生为数"。施以灸术，名"风痹缪灸方"，此之"痏数"，当为灸疗的穴位或部位的数。

（4）益阴通痹灸疗方：《素问·宣明五气》云："邪入于阴则痹。"意谓邪入阴则血气留闭，营卫失和，血脉阻滞成为痹证。《灵枢·寿夭刚柔》篇云："病在阳者命曰风，病在阴者命曰痹。"故治风痹者，当祛除风邪，和营卫，补气血，以通脉导滞。《灵枢·海论》云："胃者水谷之海，其腧上在气街，下至三里。冲脉者为十二经之海，其腧上在于大杼，下出于巨虚之上下廉。"鉴于脾胃为后天之本，气血生化之源，故补其阴，通其痹，施以灸术，而有"水谷之海灸方""十二经之海灸方"之用。气街即气冲穴，足阳明胃经脉气所发，乃经气流注之要冲，为治水谷之海不足之要穴；足三里乃足阳明胃经之合穴，乃足阳明胃经脉气通达之处。足三里又为该经之下合穴，《灵枢·邪气脏腑病形》篇云："合治内腑。"故气冲伍足三里，施以灸术，名"水谷之海灸方"，共成健脾胃，补气血之功，以调和营卫，通脉导滞，则入阴之邪得解。大杼为手太阳小肠经与足太阳膀胱经之交会穴，又为八会穴之骨会，具外达肌表，内通筋骨之功；上、下巨虚乃足阳明胃经之腧穴，且上巨虚又为手阳明大肠经之下合穴，下巨虚为手太阳小肠经之下合穴，故大杼伍上、下巨虚，施以灸术，名"十二经之海灸方"，共成补气血，和营卫之功，为痹证、痿证之治方。合两方之治，名"益阴通痹灸方"，该方既可用于风痹之证，又为诸痹证之治方。

2. 寒痹

《灵枢·寿夭刚柔》篇云："寒痹之为病也，留而不去，时痛而皮不仁。"寒痹，又名痛痹。

临床症状：肢体关节疼痛较剧，痛有定处，得热则减，遇寒加剧，关节不可屈伸，局部皮色不红，触之不热，苔薄白，脉弦紧。

证候分析：《素问·痹论》云："痛者，寒气多也，有寒故痛也。"《灵枢·九针论》云："邪之所客于经，而为痛痹，舍于经络者也。"因寒为阴邪，其性凝滞，不通则痛，且痛有定处。阴寒之邪故得热则减，遇寒则剧。而其舌、脉之象亦为阴寒之证。

治法：温经散寒，佐以祛风胜湿。

处方：痛痹灸方，阴痹灸方，以痛为腧灸方，益阴通痹灸方。

方解：

（1）痛痹灸方：《针灸学》讲义有"痛痹：肾俞、关元。"今以灸代针，对该穴施以灸法，名"痛痹灸方"，宗《素问》"寒者热之"之治疗大法，肾俞乃足少阴肾经脉气输注于背部之处，故有益肾阳，通经络之功；关元为任脉与足三阴经交会穴，《灵枢》称其"三结交"，且冲脉起于关元，故关元有益元固本，补气壮阳之功。两穴相伍，以其"益火之源，以消阴翳"之功而愈痛痹。

（2）阴痹灸方：阴痹即寒痹。《灵枢·五邪》篇云"阴痹者，按之而不得，腹胀腰痛，大便难，肩背颈项痛，时眩。取之涌泉、昆仑，视有血者尽取之。"张志聪注云："阴痹者，病在骨，按之而不得者，邪在骨髓也。腹胀者，脏寒生满病也。腰者肾之府，肾开窍于二阴，大便难者，肾气不化也。肩背颈项痛，时眩者，脏痛及腑也。"《灵枢·顺气一日分为四时》篇云："病在脏者，取之井。"故取足少阴肾经之井穴涌泉，可解"腹胀腰痛，大便难"之候。脏病及腑，即足太阳膀胱经血气闭留，络脉痹阻，而见"肩背颈项痛，时眩"之候。昆仑乃足太阳膀胱经脉气所行之穴，具敷布太阳经气、舒筋通络缓节之功。涌泉、昆仑两穴相伍，施以灸术，以治阴痹，名"阴痹灸方"，又为骨痹之治方。

（3）以痛为腧灸方：详见本节风寒湿痹"行痹"。

（4）益阴通痹灸方：详见本节风寒湿痹"行痹"。

3. 着痹

《素问·痹论》云："风寒湿三气杂至，合而为痹……湿气胜者为着痹。"由此可见，着痹，痹证的一种，指湿气偏胜的痹证。

临床症状：肢体关节重着，酸痛，或有肿胀，痛有定处，手足沉重，活动不便，肌肤麻木不仁，苔白腻，脉濡缓。

证候分析：感受风寒湿邪，且以湿邪偏盛，因湿性黏腻重着，故痛有定处，麻木重着，肿胀；湿留肌肉，阻滞关节，故手足沉重，活动不便；舌、脉之象亦为湿邪偏盛所致之候。

治法：除湿通络，佐以祛风散寒。

处方：着痹灸方，益阴通痹灸方，以痛为腧灸方，阴痹灸方。

方解：

（1）着痹灸方：《针灸学》讲义有"着痹：足三里，商丘"之治，对两穴施以灸术，名"着痹灸方"。因湿邪留滞，必先致中土不运，故运脾乃治湿之本。商丘乃足太阴脾经之经穴，具健脾渗湿，解痉镇痛之功；《灵枢·四时气》篇云："著痹不去，久寒不已，卒取三里。"张志聪注云："此邪留于关节而为痹。"盖因足三里乃足阳明胃经之合穴，又为人身四总穴之一，故足三里有健脾和胃，补中气，调气血，通经络之功。两穴相伍，以其补后天之本，益气血生化之源，和营卫，通经络之功，除风寒湿邪而愈病。

（2）益阴通痹灸方：详见本节风寒湿痹"行痹"。

（3）以痛为腧灸方：详见本节风寒湿痹"行痹"。

（4）阴痹灸方：详见本节风寒湿痹"寒痹"。

4. 热痹

热痹，痹证的一种，指热毒流注关节，或内有蕴热，复感风寒湿邪，与热相搏，使络脉痹阻而致之痹证。

临床症状：关节疼痛，局部灼热红肿，得冷稍舒，痛不可触，可病及一个或多个关节，多兼发热，恶风口渴，烦闷不安等全身证候，苔黄燥，脉滑数。

证候分析：热邪壅于经络、关节、肌腠，营卫失和，气血郁滞不通，以致局部红肿灼热，关节疼痛不能屈伸。热盛津伤，故发热，恶风，烦闷不安。舌、脉之象亦均为热盛之候。

治法：清热通络，佐以祛风胜湿。

处方：热痹灸方，以痛为腧热痹灸方。

方解：

（1）热痹灸方：《针灸学》讲义有"热痹、大椎、曲池"之刺，施以灸术，名"热痹灸方"。盖因大椎乃督脉之经穴，又为督脉与手足三阳经、阳维脉交会之穴，故称"诸阳之会"，具疏风通络，清利湿热之功，曲池乃手阳明大肠经之合穴，又为手阳明大肠经之本穴，该经脉气由此而出。具激发本经脉气，清热解表之功。两穴相伍，具疏风通络，清热通痹之效而愈热痹。

（2）以痛为腧热痹灸方：热痹是指与阴痹相对而言，是以痹痛有灼热感的痹证。对此《素问·痹论》记云："其热者，阳气多，阴气少，病气胜，阳遭阴，故为痹热。"意谓机体阳气偏盛，阴气不足，偏胜的阳气，复遇偏盛的风邪，合而乘阴分，故而出现热象而成热痹。其治，基本同风痹、湿痹法，亦可施以《灵枢·经筋》篇"以痛为腧"之治。施以灸术，名"以痛为腧热痹灸方"。

（二）形体痹

1. 筋痹

（1）筋痹灸方

筋痹，病证名，痹证的一种。指筋脉拘挛，关节疼痛，屈伸不利，不能行走的病证。于病患处施以灸术，名"筋痹灸方"。

（2）筋痹行间灸方

《素问·痹论》云："风寒湿三气杂至，合而为痹也……春遇此者为筋痹。"《灵枢·本输》篇云："春取络脉诸荥大经分肉之间。"盖因五脏配属五季，肝与春合，故春天发筋痹，可取足厥阴肝经荥穴行间，施以灸术，名"筋痹行间灸方"。

（3）经筋灸方

详见"十二经筋灸方"一节。

2. 脉痹

（1）脉痹灸方

脉痹，病证名，指血脉痹阻，皮肤变色，皮毛枯萎，肌肉顽痹的病证，首见于《黄帝内经》，如《素问·痹论》云："风寒湿三气杂至，合而为痹也……以夏遇此者为脉痹。"于患处施以灸术，名"脉痹灸方"。

（2）脉痹神门灸方

《素问·痹论》云："风寒湿三气杂至，合而为痹也……以夏遇此者为脉痹。"宗《灵枢·本输》篇"夏取诸俞孙络肌肉皮肤之上"法，可取手少阴心经输穴神门。盖因五脏配属五行、五季，心与夏合。对该穴施以灸术，名"脉痹神门灸方"。

3. 皮痹

（1）皮痹灸方

皮痹，病证名，指皮肤麻木不仁，但尚能微感痛痒的病证。语出《黄帝内经》，如《素问·四时刺逆从论》有"少阴有余，病皮痹"之记。于病患处施以灸术，名"皮痹灸方"。

（2）皮痹尺泽灸方

《素问·痹论》云："风寒湿三气杂至，合而为痹也……以秋遇此者为皮痹。"宗《灵枢·本输》篇"秋取诸合，余如春法"，可灸手太阴肺经之合穴尺泽以治之。盖因五脏配属五行、五季，肺与秋合，故有尺泽之治，名"皮痹尺泽灸方"。

4. 肌痹

（1）肌痹灸方

肌痹，病证名，指寒湿之邪侵袭肌肤所致的一种病证，最早见于《黄帝内经》，如《素问·痹论》云："风寒湿三气杂至，合而为痹也……以至阴遇此者为肌痹。"于患处行灸术，名"肌痹灸方"。

（2）肌痹以痛为腧灸方

《素问·长刺节论》云："病在肌肤，肌肤尽痛，名曰肌痹，伤于寒湿刺大分小分，多发针而深之，以热为故。"肌肉会合之处为"分"，较多肌肉会合处为大分，较少肌肉会合处为小分。上述经文表述了伤于寒湿，痹阻于肌肤而成肌痹。其治灸肌肉会合之处，乃"以痛为腧"之法，名"肌痹灸方"。

（3）肌痹商丘灸方

《素问·痹论》云："风寒湿三气杂至，合而为痹也……以至阴遇此者为肌痹。"至阴乃长夏之时，五行配五脏、五季，长夏合脾土，宗"春取荥，夏取输，长夏取经，秋取合，冬取井"之法，故治肌痹有取足太阴脾经之经穴商丘，施以灸术，名"肌痹商丘灸方"。

5. 骨痹

（1）骨痹灸方

骨痹，病证名，指风寒湿邪搏于骨而致之痹证。最早的文献见于《黄帝内经》，如《素问·痹论》云："风寒湿三气杂至，合而为痹也……以冬遇此者为骨痹。"于患处施以灸术，名"骨痹灸方"。

（2）骨痹以痛为腧灸方

《素问·长刺节论》云："病在骨，骨重不可举，骨髓酸痛，寒气至，名曰骨痹。深者，刺无伤脉肉为故。其道大分、小分，骨热病已止。"意谓骨痹针刺宜深，要达到各分肉之间，以不伤血脉肌肉为度。此亦"以痛为腧"之法，施以灸术，名"骨痹以痛为腧灸方"。

（3）骨痹涌泉灸方

《素问·痹论》云："风寒湿三气杂至，合而为痹也……以冬遇此者为骨痹。"五行配属五脏、五季，则冬合肾水。宗《灵枢·本输》"冬取诸井诸俞之分，欲深而留之"之法，故有取足少阴肾经井穴涌泉之治，施以灸术，名"骨痹涌泉灸方"。

（4）骨痹昆仑灸方

《灵枢·寒热病》篇云："骨痹，举节不用而痛，汗注烦心，取三阴之经补之。"马莳注云："此言刺骨痹之法也。"骨痹已成，故肢节不能举而痛，汗注于外，心烦于内，正以肾主骨，其支脉上行至肺，络心注胸中，故病如是。盖因肾与膀胱相表里，取足太阳膀胱经之经穴昆仑，以敷布津液，通达阳气，和营卫而愈病。施以灸术，名"骨痹昆仑灸方"。

（三）脏腑痹

1. 肺痹

肺痹，病证名，脏腑痹之一。其证，《素问·痹论》记云："肺痹者，烦满喘而呕。"多由皮痹不已，复感于邪，内舍于肺而成，如《素问·玉机真脏论》有"病入舍于肺，名曰肺痹，发咳上气"之论；《素问·四时刺逆从论》有"少阴有余病皮痹隐轸，不足病肺痹"之记。"轸"，通疹。"隐轸"，即瘾疹。盖因肾足少阴之脉，从肾上贯肝膈，入肺中，肾水逆运于肺中，故有余病皮痹瘾疹，不足则病肺痹。其治可参阅"手太阴肺经病"及"皮痹灸方"。

2. 心痹

心痹，病证名，脏腑痹之一。其证，《素问·痹论》记云："心痹者，脉不通，烦则心下鼓，暴上气而喘，嗌干善噫，厥气上则恐。"多因脉痹日久不愈，重感外邪，或思虑伤心，气血亏虚，复感外邪，内犯于心，心气痹阻，脉道不通而致。如《素问·五脏生成》云："赤脉之至也喘而坚，诊曰有积气在中，时害于食，名曰心痹，得之外疾，思虑而心虚，故邪从之。"盖因心脉起于心胸之中，故病气积聚脘部，妨害进食，名曰心痹。因思虑过度，心气内虚，外邪乘之，此乃致病之由。《素问·四时刺逆从论》云："阳明有余病脉痹身时热，不足病心痹。"盖因足阳明胃经属阳土，火生土，阳明有余上归于心，"病脉痹，身时热"。阳明经乃多气多血之经，故不足则血气闭阻，心脉不畅，而发脉痹。其治可参阅"手少阴心经病"与"脉痹灸方"。

3. 脾痹

脾痹，病证名，痹证之一。其证，《素问·痹论》云："脾痹者，四肢解堕，发咳呕汁,上为大塞。"多因肌痹日久,复感外邪,或饮食不节,脾气受损而致。如《素问·四时刺逆从论》云:"太阴有余病肉痹寒中,不足病脾痹。"盖因脾主肌肉,故病如是。其治可参阅"足太阴脾经病"及"肌痹灸方"。

4. 肝痹

肝痹,病证名,脏腑痹之一。其证,《素问·痹论》记云:"肝痹者,夜卧则惊,多饮数小便,上为引如怀。"多因筋痹不已,复感外邪,内舍于肝而成。《素问·五脏生成》云:"青脉之至也,长而左右弹,有积气在心下支胠,名曰肝痹。"《素问·四时刺逆从论》云:"少阳有余,病筋痹胁满,不足病肝痹。"盖因少阳与厥阴互为表里,且肝体阴而用阳,若疏泄太过耗阴,肝络、筋脉失濡而病如是。其治可参阅"足厥阴肝经病"及"筋痹灸方"。

5. 肾痹

肾痹,病证名,脏腑痹之一。其证,《素问·痹论》记云:"肾痹者,善胀,尻以代踵,脊以代头。"多因骨痹不已,复感外邪,内舍于肾而成。如《素问·四时刺逆从论》云:"太阳有余病骨痹身重,不足病肾痹。"盖因太阳与少阴两经互为表里,故有余、不足病皆归于肾。其治,可参阅"足少阴肾经病"与"骨痹灸方"。

(四)其它

1. 众痹

众痹,痹证的一种,是指病在一处,痛亦在一处,随发随止,随止随起的一种病证。《灵枢·周痹》云:"黄帝问于岐伯曰:周痹之在身也,上下移徙,随脉其上下,左右相应,间不容空,愿闻此痛,在血脉之中邪?将在分肉之间乎?何以致是?其痛之移也,间不及下针,其慉痛之时,不及定治而痛已止矣,何道使然?愿闻其故。岐伯答曰:此众痹也,非周痹也。黄帝曰:愿闻众痹。岐伯对曰:此各在其处,更发更止,更居更起,以右应左,以左应右,非能周也,更发更休也。"马蒔注云:"此因帝问周痹而伯指为众痹也。周痹者,周身上下为痹也;众痹者,痹在各所谓痛也。"痹者,风、寒、湿邪杂合于皮肤分肉之间,邪在于皮肤而流溢于大络者为众痹;在于分肉而厥逆于经脉者为周痹。"慉痛",动而痛也。"不及定治",意谓邪客于左则右病,右盛则左病,左右移易,故不及下针,而痛已止。"各在其处",盖因邪客于大络与经脉缪处,故有更发更止、左痛未已右脉先病之候。即以右应左,以左应右,左盛则右病,右盛则左病。

众痹灸方

鉴于其病"各在其处,更发更止,更居更起,以右应左,以左应右""更发更休"

的病机特点，故众痹之治，岐伯有"刺此者，痛虽已止，必刺其处，勿令复起"之对。亦乃"以痛为腧"之法，即其病痛虽已止，亦当灸疗原痛之处，可令其痛不复再起之法，名"众痹灸方"。

2. 周痹

周痹，痹证一种，是指风、寒、湿邪流溢于分肉而厥逆于血脉之中，血气痹阻而发痹痛，其病循行于上下的一种病证。对此，《灵枢·周痹》记云："周痹者，在于血脉之中，随脉以上，随脉以下，不能左右，各当其所。"对其病因，该篇有"风寒湿气，客于外分肉之间"之记。对其病机，该篇有"此内不在脏，而外未发于皮，独居分肉之间，真气不能周，故命曰周痹"之论。

周痹灸方

《灵枢·周痹》云："周痹者……刺之奈何？岐伯对曰：痛从上下者，先刺其下以过之，后刺其上以脱之。"意谓手足三阴三阳之脉，从下而上，从上而下，交相往还，故周痹在于血脉中，随脉气上下，而不能左之右而右之左。大凡痛从上而下者，当先刺其下之痛处以遏绝之，后刺其上之痛处，以脱其病根而不使之复下；其痛从下而上者，当先刺其上之痛处以遏绝之，后刺下之痛处，以脱病根而不使之复上。其仍属"以痛为腧"之法，宗此法，施以灸法，名"周痹灸方"。

十一、痿证

痿证，是指肢体筋脉弛缓，软弱无力，不能随意运动而致肌肉萎缩的一种病证。最早的文献见于《黄帝内经》，其有"痿论"专篇，并有痿躄、脉痿、筋痿、肉痿、骨痿之分。今就其证因分述如下：

（一）分类

1. 痿躄

痿躄，病证名，五痿之一，又称肺痿、皮毛痿。《素问·痿论》云："肺者，脏之长也，为心之盖也，有所失亡，所求不得，则发肺鸣，鸣则肺热叶焦，故曰：五脏因肺热叶焦，发为痿躄。"意谓因肺志不伸，则气郁生火，致喘息有声，发为肺鸣。金脏肺失其清肃之化，故热而叶焦；又因肺主气以行营卫，而调阴阳，若肺气热，则五脏之阴皆不足，故《素问·痿论》有"五脏因肺热叶焦，发为痿躄"之论。对痿躄之成因，《素问·痿论》记云："肺主身之皮毛……故肺热叶焦，则皮毛虚弱急薄，著则生痿躄也。"张景岳注云："肺痿者，皮毛痿也。盖热乘肺金，在内则为叶焦，在外则皮毛虚弱而为急薄。若热气留著不去，而及于筋脉骨肉，则病痿躄。躄者，足弱不能行也。"

2. 脉痿

脉痿，病证名，五痿之一，又称心痿。《素问·痿论》云："悲哀太甚，则胞络绝，

胞络绝，则阳气内动，发则心下崩，数溲血也。故《本病》曰：大经空虚，发为肌痹，传为脉痿。""胞络"，心包之络。"《本病》"，古医书名。意谓过度悲哀，就会造成气机郁结，而使心包络隔绝不通，心包络隔绝不通则导致阳气在内妄动，逼迫心血下崩，发生屡次尿血。所以《本病》有"大经空虚，发为肌痹，传为脉痿"之论。究其成因，《素问·痿论》尚云："心主身之血脉……心气热，则下脉厥而上，上则下脉虚，虚则生脉痿，枢折挈，胫纵而不任地也。"张景岳注云："心痿者，脉痿也。心气热，则火独上炎，故三阳在下之脉，亦皆厥逆而上，上逆则下虚，乃生脉痿。脉痿者，如枢纽之折不能捷挈，足胫纵缓而不能任地也。"

3. 筋痿

筋痿，病证名，五痿之一，又称肝痿。《素问·痿论》云："思想无穷，所愿不得，意淫于外，入房太甚，宗筋弛纵，发为筋痿，及为白淫。故《下经》曰：筋痿者，生于肝，使内也。""《下经》"，古医书名。上述经文表述了若无穷无尽地胡思乱想，或意念受外界的影响而惑乱，加之房事不能节制，均可导致阳痿，从而形成筋痿或白淫。究其成因，《灵枢·痿论》尚云："肝主身之筋膜……肝气热，则胆泄口苦，筋膜干，筋膜干则筋急而挛，发为筋痿。"张景岳注云："肝痿者，筋痿也。胆附于肝，肝气热则胆汁溢泄，故为口苦。筋膜受热则血液干燥，故拘急而挛，为筋痿也。"

4. 肉痿

肉痿，病证名，五痿之一，又称脾痿。《素问·痿论》云："有渐于湿，以水为事，若有所留，居处相湿，肌肉濡渍，痹而不仁，发为肉痿。故《下经》曰：肉痿者，得之湿地也。"上述经文表述了有的人是受湿邪浸渍而致肉痿。盖因脾主肌肉而恶湿，湿著于肉，则卫气不荣，故肌肉顽痹，气血失濡，而发为肉痿。张景岳云："地之湿气，感则害皮肉筋脉，病于脾也。"故《下经》有"肉痿者，得之湿地也"。究肉痿之成因，《素问·痿论》尚云："脾主身之肌肉……脾气热，则胃干而渴，肌肉不仁，发为肉痿。"张景岳注云："脾痿者，肉痿也。脾与胃以膜相连而开窍于口，故脾气热则胃干而渴。脾主肌肉，今热蓄于内，则精气耗伤，故肌肉不仁，发为肉痿。"

5. 骨痿

骨痿，病证名，五痿之一，又称肾痿。《素问·痿论》云："有所远行劳倦，逢大热而渴，渴则阳气内伐，内伐则热舍于肾，肾者水脏也，今水不胜火，则骨枯而髓虚，故足不任身，发为骨痿。故《下经》曰：骨痿者，生于大热也。"意谓若长途跋涉，劳累太甚，又逢炎热天气而口渴，于是阳气化热内扰，热邪侵入肾脏，而发骨痿。盖因热甚则精髓干涸，故骨枯而为痿，乃病生于肾之谓也。对其成因，《素问·痿论》尚云："肾主身之骨髓……肾气热，则腰脊不举，骨枯而髓减，发为骨痿。"张景岳注云："肾痿者，骨痿也。腰者肾之府，其脉贯脊，其主骨髓，故肾气热则见证若此。"

综上所述，痿证是以内伤引起的肢体失养、痿软不能随意任用的一类疾病。根据痿证的病因病机及证候的不同而又有"五痿"之称。然临床上何以知五脏之热而定位，故《黄帝内经》尚有以皮色、形态来分辨五痿之法。诚如《素问·痿论》所记："肺热者，色白而毛败；心热者，色赤而络脉溢；肝热者，色苍而爪枯；脾热者，色黄而肉蠕动；肾热者，色黑而齿槁。"

（二）处方

1. 治痿九穴灸方

《素问·痿论》云："《论》言治痿者独取阳明何也？岐伯曰：阳明者，五脏六腑之海，主润宗筋，宗筋主束骨而利机关也。冲脉者，经脉之海也，主渗灌溪谷，与阳明合于宗筋，阴阳总宗筋之会，会于气街，而阳明为之长，皆属于带脉，而络于督脉。故阳明虚则宗筋纵，带脉不引，故足痿不用也。"由此可见，阳明是五脏六腑营养的源泉，能濡养宗筋，宗筋主管约束骨节，使关节活动灵活。冲脉为十二经气血汇聚之处，输送气血以渗透灌溉肌肉间隙，与足阳明经汇合于宗筋，阴经、阳经都总会于宗筋，再会合于足阳明胃经的气街穴，故阳明经为诸经的统领，而诸经又均连属于带脉，系络于督脉，所以阳明经气血不足，则宗筋失养而迟缓，带脉不能收引诸经而发痿躄。于是，气街穴为治痿第一要穴，气街即气冲穴，名"《素问》治痿方"。《灵枢·海论》篇云："胃者水谷之海，其腧上在气冲，下至三里。"盖因气冲乃足阳明胃经脉气所发，乃经气流注之要冲，为治水谷之海不足之要穴；足三里为足阳明胃经之合穴，具健脾胃，调气血，通经络之功。两穴合用，施以灸术，名"水谷之海方"。且冲脉隶属于足阳明胃经，故气冲可用于冲脉病变诸证。《灵枢·逆顺肥瘦》云："冲脉者，五脏六腑之海也，五脏六腑皆禀焉。其上者，出于颃颡，渗诸阳，灌诸精；其下者，注少阴之大络，出于气街，循阴股内廉，入腘中，伏行骭骨内，下至内踝之后属而别；其下者，并于少阴之经，渗三阴，其前者，伏行出跗属，下循跗，入大指间，渗诸络而温肌肉。"《灵枢·海论》云："胃者水谷之海，其腧上在气冲，下至三里。冲脉者为十二经之海，其腧上在于大杼，下出于巨虚之上下廉。膻中者为气之海，其腧上在于柱骨之上下，前在于人迎。脑为髓之海，其腧上在于其盖，下在风府。"此即《内经》"治痿独取阳明"之理，及"阳明"与冲脉、带脉、督脉之内在关系。盖因大杼为手、足太阳经交会穴，故有激发经气之功，又为八会穴之骨会，故有荣督，益脑，健骨之效；上、下巨虚为足阳明胃经之腧穴，又为手阳明大肠经、手太阳小肠经之下合穴，有通经脉，和气血之功。大杼、上巨虚、下巨虚三穴相伍，施以灸术，名"十二经之海方"，有疏通经络，益督补血之用，故为治疗痿证之用方。膻中乃任脉之腧穴，又为气会，有益气举陷，通脉导滞之功；人迎乃足阳明胃经之标穴，有调气血，达枢机之功，人迎与膻中相伍，施以灸术，名"气之海方"。百会为诸阳之会，有荣督益髓，升阳举陷之功；风府为督脉与阳维脉交会穴，具荣督通阳之功，而为治痿证之要穴。故百会、风府两穴相伍，施以灸术，名"髓之海方"。于是有了"水谷之海方""十二经之海方""气之海方""髓之海方"。诸方合用，形成了"独取阳明法"，从而有了"治痿九穴方"。今对诸穴施以灸术，名"治痿九穴灸方"。

2. 补荣通输治痿灸方

对痿证之治，《素问·痿论》尚云："治之奈何？岐伯曰：各补其荥而通其俞，调其虚实，和其逆顺。"诸经之所留为荥，所注为输，补者所以致气，通者所以行气。故上段经文表述了痿证之治，当调补各经之荥穴，疏通各经的输穴，达到调补气血，舒经活络之功而愈病，对荥输穴施以灸术，名"补荣通输治痿灸方"。五痿各有其治方，即肺痿者，灸手太阴肺经之荥穴鱼际、输穴太渊，名"肺痿补荣通输灸方"；心痿者，灸手少阴心经之荥穴少府、输穴神门，名"心痿补荣通输灸方"；肝痿者，灸足厥阴肝经之荥穴、输穴太冲，名"肝痿补荣通输灸方"；脾痿者，补足太阴脾经之荥穴大都、输穴太白，名"脾痿补荣通输灸方"；肾痿者，补足少阴肾经荥穴然谷、输穴太溪，名"肾痿补荣通输灸方"。

3. 四时受气治痿灸方

《素问·痿论》之末，有"筋脉骨肉，各以其时受月，则病已矣"之记。即在治疗痿证时，应根据各脏所主之季节而调之。对此高世栻注云："肝主之筋，心主之脉，肾主之骨，脾主之肉，各以其四时受气之月而施治之则病已矣。"受气者，筋受气于春，脉受气于夏，肉受气于长夏，皮受气于秋，骨受气于冬，故"以其四时受气之月"及五脏主岁之时，行"补荣通输"之法，而春灸足厥阴肝经之荥穴行间、输穴太冲，名"春时肝经荥输灸方"；夏灸手少阴心经荥穴少府、输穴神门，名"夏时心经荥输灸方"；长夏灸足太阴脾经荥穴大都、输穴太白，名"长夏脾经荥输灸方"；秋时灸手太阴肺经荥穴鱼际、输穴太渊，名"秋时肺经荥输灸方"；冬时灸足少阴肾经荥穴然谷、输穴太溪，名"冬时肾经荥输灸方"。

4. 气街灸方

《灵枢·动输》篇云有"四街者，气之径路"的记载。由此可知，气街是经气聚集通行的共同道路。其作用是十二经脉运行到四肢末端及头部时，因猝遇外部侵袭受阻时，经气会沿着气街这一通道，复还原经脉而不失终而复始之循环，故称"气之径路"。《灵枢·卫气》篇云："胸气有街，腹气有街，头气有街，胫气有街。"复云："气在头者，止之于脑。气在胸者，止之膺与背腧。气在腹者，止之背腧与冲脉于脐左右之动脉者。气在胫者，止之于气街与承山、踝上以下。"盖因十二经气血"皆上于面而走空窍"

且诸髓者，皆属于脑，乃至高之气所聚，脑为元神之府，故百会为头之街，施以灸术，名"头街灸方"，具荣督益脑，通经活络之功。取膺俞中府、背俞膈俞，施以灸术，名"胸街灸方"，具宽胸利膈之功。取五脏之背俞穴与肓俞、天枢，施以灸术，名"腹街灸方"，具安和五脏，通行中焦，斡旋上下，职司升降之功。取气冲与承山，施以灸术，名"胫街灸方"，具通达经脉，敷布阳气之功。故于痿证，诸气街之灸方合用，以其运气血，行营卫，调阴阳，通经络之功，使脉气上可达颠顶，中可贯胸膈，下达脘腹，旁及四肢，而愈痿。

5. 根结灸方，盛络灸方

《灵枢·根结》指出脉气所出为根，所归为结，若熟知经脉的根结，即知成病之由和治病之法。对此，《灵枢·根结》记云："太阳根于至阴，结于命门。命门者目也。阳明根于厉兑，结于颡大，颡大者钳耳也。少阳根于窍阴，结于窗笼，窗笼者，耳中也。太阳为开，阳明为阖，少阳为枢。故关折则肉节渎而暴病起矣，故暴病者取之太阳，视有余不足。渎者皮肉宛膲而弱也。阖折则气无所止息而痿疾起矣，故痿疾者取之阳明，视有余不足。无所止息者中，真气稽留，邪气居之也。枢折即骨繇而不安于地，故骨繇者取之少阳，视有余不足。骨繇者，节缓而不收也。所谓骨繇者摇故也，当穷其本也。"此约言足三阴之根结。"太阴根于隐白，结于太仓（胃与脾相表里，太仓即中脘穴）；少阴根于涌泉，结于廉泉；厥阴根于大敦，结于玉英（即玉堂穴），络于膻中。太阴为开，厥阴为阖，少阴为枢。故开折则仓廪无所输膈洞，膈洞者，取之太阴，视有余不足。故开折者，气不足而生病也；合折即气绝而喜悲，悲者，取之厥阴，视有余不足；枢折则脉有所结而不通，不通者，取之少阴，视有余不足，有结者，皆取之不足。"此约言足三阴经之根结。"足太阳根于至阴，溜于京骨，注于昆仑，入于天柱飞扬也；足少阳根于窍阴，溜于丘墟，注于阳辅，入于天容光明也；足阳明根于厉兑，溜于冲阳，注于下陵，入于人迎丰隆也；手太阳根于少泽，溜于阳谷，注于少海，入于天窗支正也；手少阳根于关冲，溜于阳池，注于支沟，入于天牖外关也；手阳明根于商阳，溜于合谷，注于阳溪，入于扶突偏历也。此所谓十二经者，盛络皆当取之。"此约言手足六阳经，皆自井而出，而入之于络。临证可根据肢体痿废发生部位，选用该经之治方。

（1）太阳根结灸方、盛络灸方

手、足太阳经具通达阳气，敷布津液之功，故"关折则肉节渎而暴病起矣"。《灵枢·根结》云："太阳根于至阴，结于命门。命门者目也。""足太阳根于至阴，溜于京骨，注于昆仑，入于天柱、飞扬也。"又云："手太阳根于少泽，溜于阳谷，注于少海，入于天窗、支正也。"故治之之法，取其根结，激发经气，脏腑经络功能得调，而愈疾。取足太阳膀胱经之井穴至阴，之结穴睛明，施以灸术，名"足太阳根结灸方"。取足太阳膀胱经之井穴至阴伍之原穴京骨，经穴昆仑，颈部天柱，络穴飞扬，对诸穴施以灸术，名"足太阳盛络灸方"。取手太阳小肠经之井穴少泽伍之经穴阳谷，合穴小海，颈穴天窗，络穴支正，对诸穴施以灸术，名"手太阳盛络灸方"。《灵枢》未言及"手太阳根结"，根据"足太阳根结"之取穴规律，根穴为其井穴少泽，结穴可取上行入耳中之听宫。对诸穴施以灸术，名"手太阳根结灸方"。

综上所述，"足太阳根结灸方""足太阳盛络灸方""手太阳根结灸方""手太阳盛络灸方"多用于痿证及肢体偏废之证，或小儿脑瘫肢体痿软者。

（2）阳明经根结灸方、盛络灸方

《灵枢·根结》篇云："太阳为开，阳明为合，少阳为枢……合折则气无所止息，而痿疾起矣。故痿疾者，取之阳明，视有余不足。无所止息者，真气稽留，邪气居之也。"盖因宗气为阳明而生，上出于喉而司呼吸，继而行于四肢，故合折则气无所止息而痿者起矣。《灵枢·根结》篇云："阳明根于厉兑，结于颡大，颡大者，钳耳也。""足阳明根于厉兑，溜于冲阳，注入大陵，入于人迎丰隆。"又云："手阳明根于商阳，溜于合谷，注入阳谷，入于扶突偏历也。"故治之之法，取足阳明胃经之根井穴厉兑，结穴头维，施以灸术，名曰："足阳明根结灸方"。厉兑伍之溜原穴冲阳，之注经穴解溪，入于颈穴人迎，络穴丰隆，施以灸术，名曰"足阳明盛络灸方"。取手阳明大肠经之根井穴商阳，之溜原穴合谷，之注经穴阳溪，入于颈穴扶突，络穴偏历，名曰"手阳明盛络灸方"。《灵枢》未言之"手阳明根结"，根穴当为其井穴商阳，结穴可取上夹鼻孔之迎香，对诸穴施以灸术，可名曰"手阳明根结灸方"。

综上所述，"足阳明根结灸方""足阳明盛络灸方""手阳明根结灸方"与"手阳明盛络灸方"多用于肢体痿痹，偏废，呼吸短促者，此即治痿独取阳明之谓也。或用于小儿脑瘫之五迟五软者。

（3）少阳根结灸方、盛络灸方

"太阳为开，阳明为合，少阳为枢……枢折则骨繇而不安于地，故骨繇者，取之少阳，视有余不足。骨繇者，节缓而不收也。所谓骨繇者，摇故也，当穷其本。"盖因肾主骨生髓，"少阳属肾"，故"少阳主骨"。枢机不利，则骨节缓而不收，肢体偏废不用。《灵枢·根结》篇云："少阳根于窍阴，结于窗笼，窗笼者，耳中也。"又云："足少阳根于窍阴，溜于丘墟，注于阳辅，入于天容光明。""手少阳根于关冲，溜于阳池，注入支沟，入于天牖外关。"治之之法，灸足少阳胆经之根井穴足窍阴、结穴听会，名曰"足少阳根结灸方"。灸足窍阴伍之原穴丘墟、经穴阳辅、入于颈穴天容、络穴光明，名曰"足少阳盛络灸方"。灸手少阳三焦之根之井穴关冲、溜原穴阳池、注经穴支沟、入于颈部天牖、络穴外关、名曰"手少阳盛络灸方"。《灵枢》未言及"手少阳根结"，根据取穴规律，根穴当为关冲，结穴可取耳耳门。故二穴相伍，施以灸术，名"手少阳根结灸方"。

综上所述，"足少阳根结灸方""足少阳盛络灸方""手少阳根结灸方"与"手少阳盛络灸方"多用于痿证、中风脑梗死后遗症而步履不稳、肢体震颤者，或小儿脑瘫之手足抽搐、瘛疭者。

（4）太阴根结灸方、盛络灸方

《灵枢·根结》篇云："太阴为开，厥阴为合，少阴为枢，故开折则食廪无所输膈洞，膈洞者，取之太阴，视有余不足。故开折者，气不足而生病也。"盖因脾为仓廪之官，故开折则脾失运化，而生膈洞。膈者，上不开胃不收纳，洞者，下关大势所趋而生飧泄。治之之法，《灵枢·根结》篇谓"太阴根于隐白，结于太仓"。即取足太阴脾经之根之井穴隐白，结穴中脘，施以灸术，名曰"足太阴根结灸方"。《灵枢》未言"足太阴盛络"，根据其取穴规律，当为井穴隐白，原穴太白，经穴商丘，络穴公孙，胃经之颈穴人迎，施以灸术，名"足太阴盛络灸方"。同理"手太阴根结灸方"，其根穴为少商，结穴中府；"手太阴盛络灸方"，当取井穴少商，原穴太渊，经穴经渠，络穴列缺，大肠经颈穴扶突。

综上所述，诸灸方多用于脾胃虚弱，而以纳呆便溏，肌肉松软无力见症者。痿证、中风偏瘫或小儿脑瘫患者，多以肌肉萎缩，不能站立，或扶立时，身体下坠，手软下重，不能抬举，口唇松软，不能咀嚼，少气懒言，面色无华，纳呆便溏者。

（5）厥阴根结之灸方、盛络灸方

《灵枢·根结》篇云："太阴为开，厥阴为合，少阴为枢……合折即气绝而喜悲，悲者，取之厥阴，视有余不足。"盖因肝主藏血，体阴而用阳，又主疏泄。若枢机不利，开合失司，故肝脏封藏失司，疏泄失序，生气绝而喜悲。又云："厥阴根于大敦，结于玉英，络于膻中。"玉英即玉堂穴。故治之之法，取足厥阴肝经之根井穴大敦，结穴玉堂，络穴膻中，今施以灸术，名曰"足厥阴根结灸方"。同理，取其井穴大敦，原穴太冲，经穴中封，络穴蠡沟，颈穴天容，名"足厥阴盛络灸方"。"手厥阴根结灸方"，取中冲、天池；"手厥阴盛络灸方"，取井穴中冲，原穴大陵，经穴间使，络穴内关，颈穴天牖。

综上所述，诸方多用于痿证，或中风偏瘫，或小儿自闭证者之因肝肾亏虚，神气不足，而沉默寡言，悲伤哭啼，不愿与人言者。

（6）少阴根结灸方、盛络灸方

《灵枢·根结》篇云："太阴为开，厥阴为合，少阴为枢……枢折则脉有所结而不通，不通者，取之少阴，视有余不足。有结者，皆取之不足。"盖因肾中元阳，又称命门之火，为少阳相火之原，《难经》称元阳为"五脏六腑之本，十二经脉之根，呼吸之门，三焦之原。"相火君火同气相求，命门之火盛则心气足，血脉充。若枢机不利，则脉微细或脉结不通。《灵枢·根结》篇云："少阴根于涌泉，结于廉泉。"故治之之法，取足少阴肾经之根井穴涌泉，结穴廉泉。施以灸术，名曰"足少阴根结灸方"。同理，"足少阴盛络灸方"，当为井穴涌泉，原穴太溪，经穴复溜，络穴大钟，颈穴天柱；"手少阴根结灸方"，根穴少冲，结穴极泉；"手少阴盛络灸方"，当为井穴少冲，原穴神门，经穴灵道，络穴通里，颈穴天窗。

诸灸方多用于肾阳式微，心气不足之痿证、脑瘫者，或用于小儿脑瘫之胎禀不足，肾元亏虚之五迟、五软证者。因三阴经之开、阖、枢失司者，多以不足而见证者，不可以有余视之，故均用补法。

综上所述，三阴三阳之气，合于六经，根于下而结于上，故有足三阳、足三阴之根结灸法。《灵枢》虽未表述手三阳、手三阴之根结之治，然同理而三阳三阴之气，入于手足之经，皆循颈项之天柱、天容、人迎、天窗、天牖、扶突等穴，而上出于头面，与血气留于荥，注入输，行于经，入于合者不同，而另提飞扬、光明、丰隆、支正、外关、偏历六阳经之络穴。意谓三阴三阳之气，合于六经而复出脉外。故云："此所谓十二经者，盛络皆当取之。"《灵枢》有手足三阳之盛络之治，然未言及手足三阴之盛络之治，盖因手足三阴经，交于胸而不上出于头面，今以其相表里的脏腑的"天穴"代之，故亦乃"所谓十二经者，盛络皆当取之"之意也。

6. 标本灸方

《灵枢·卫气》云："五脏者，所以藏精神魂魄者也。六腑者，所以受水谷而行化物者也。其气内于五脏，而外络肢节。其浮气之不循经者为卫气，其精气之行于经者为营气，阴阳相随，外内相贯，如环之无端，亭亭淳淳乎，孰能穷之。然其分别阴阳，皆有标本虚实所离之处。能别阴阳十二经者，知病之所生；候虚实之所在者，能得病之高下；知六腑之气街者，能知解结契绍于门户；能知虚石之坚软者，知补泻之所在；能知六经标本者，可以无惑于天下。"足见"知六经标本"在中医临床中的重要作用，同各经"根结灸方"一样，根据痿废肢体的不同部位，选用相应经脉之治方。

（1）太阳经标本灸方

足太阳膀胱经之本穴跗阳，该经脉气由此而出，具敷布足太阳膀胱经脉气，强筋濡脉之功；又为阳跷脉动之郄穴，主治"阴缓而阳急"之证，故《扁鹊神应针灸玉龙经》用治"四肢不举"之证。睛明，为足太阳膀胱经之标穴，又为足太阳膀胱经之结穴。结者、标者，部位多在上，具调节脏腑功能的作用。睛明又为手足太阳、足阳明、阴阳跷五脉之会，乃五脏六腑精华所集之处。故对跗阳、睛明两穴，施以灸术，名"足太阳标本灸方"，为治足太阳膀胱经疾病之对穴，又为治痿证、痹证、中风偏枯、眩晕证之要方。手阳明大肠经之本穴养老，又为本经之郄穴，具补益气血之功；其标穴为督脉之悬枢穴，为腰部活动之枢纽，为强腰脊之要穴，两穴相伍，施以灸术，名"手太阳标本灸方"，具通阳荣督，补益气血之功，为治痿之对穴，适用于中风偏瘫、截瘫、小儿脑瘫之证，亦为治疗腰脊痛、腰颈椎病之要伍。

（2）少阳经标本灸方

足少阳胆经之本穴足窍阴，又为其经之井穴、根穴，足少阳胆经之血气由此而出，具调达枢机，和解少阳之功；其标为足少阳胆经之听会，为治疗听觉障碍之要穴，具利咽解疼定志之功。两穴相伍，施以灸术，名"足少阳标本灸方"，为治痿证、中风偏废之对穴，又为治疗小儿脑瘫之要方。手少阳三焦经之本穴液门，又为其经之荥穴，手少阳三焦经脉气由此而出，具调达气机，透理三焦，化气布津之功；其标为丝竹空，有疏调三焦，平肝明目，止痉定搐之功。两穴相伍，施以灸术，名"手少阳标本灸方"，为治疗痿证之对穴，又为中风偏瘫、小儿脑瘫及面神经麻痹者之治方。

（3）阳明经标本灸方

足阳明胃经之本穴厉兑，又为该经之根穴。《灵枢·根结》云："阳明为阖……阖折则气无所止息而痿疾起矣。"故厉兑为治痿之要穴；其标为人迎，又为足阳明胃经、足少阳胆经之交会穴，具和脾胃，调气血之功。两穴相伍，施以灸术，名"足阳明标本灸方"，为治痿证之对穴。适用于中风偏瘫、小儿脑瘫肢、体痿废之证。手阳明大肠经之合穴曲池，又为该经之本穴，本者，犹木之根，手阳明大肠经血气由此而出，具调气血，通经络之功，为治上肢痿证之要穴；其标为足阳明胃经头维穴，该穴又为足阳明胃经之结穴，亦为足少阳胆经、足阳明胃经、阳维脉之交会穴。《灵枢·根结》云："痿疾者取之阳明。"故两穴相伍，施以灸术，名"手阳明标本灸方"，为治痿证之要穴，为治疗中风偏瘫、小儿脑瘫及肩关节周围炎、网球肘之用方。

（4）太阴标本灸方

三阴交为足太阴脾经之本穴，又为足三阴经交会穴，具养肝肾，益脾胃，补气血之功；标者，络外之径路。脾俞为足太阴脾经之背俞穴，与任脉、廉泉共为足太阴脾经之标穴。廉泉为任脉、阴维脉交会穴，又为足少阴肾经之根穴，具激发脾、肾两经脉气，调节五脏六腑功能之用，三穴相伍，施以灸术，名"足太阴标本灸方"，具调补先、后天之功，为治痿证之对穴。适用于中风脱证或半身不遂、肌肤不仁、面瘫等证，又适用于小儿脑瘫五迟、五软证者。太渊为手太阴肺经之输穴、原穴，又为八会穴之脉会。《灵枢·九针十二原》云："五脏有疾，当取之十二原。"故太渊为手太阴肺经血气及人体脉气输注之处，有宣达肺气，敷布营卫之气之功；中府为手太阴肺经之标穴、募穴，又为手、足太阴经交会穴，穴当中焦脾胃之气聚汇于肺经之处，具益气宣肺，健脾和胃之功。两穴相伍，施以灸术，名"手太阴标本灸方"。为治疗咳喘、痿痹证之要伍，为治疗中风偏瘫、小儿脑瘫、脑外伤后遗症肌肉萎缩、肢体痿软之用方。

（5）厥阴标本灸方

足厥阴肝经之本穴中封，又为该经之经穴，足厥阴肝经之血气由此而出，为治痿厥、筋挛之要穴；标为足厥阴肝经之背俞穴肝俞，具平肝息风，养血柔筋之功。两穴相伍，施以灸术，名"足厥阴标本灸方"，为治痿证之要伍，又为中风偏瘫、小儿脑瘫以手足徐动、瘛瘲见证者之治方。内关为手厥阴心包经之络穴、本穴，别走手少阳三焦经，通于阴维脉，又为八脉交会穴之一。具维络诸阴经，调达枢机，养血通脉之功。天池穴为足少阴肾经脉气转注而来，为手厥阴心包经、足少阳胆经交会穴，又为手厥阴心包经之标穴。具交泰心肾，调达枢机，养血宁神，宣发宗气之功。两穴相伍，施以灸术，名"手厥阴标本灸方"，为治痿证、中风偏瘫、小儿脑瘫之用方。

（6）少阴标本灸方

交信为足少阴肾经之本穴，足少阴肾经脉气由此而来，又为阴跷脉之郄穴，具益肾元，司气化，坚阴缓急，通经活络之功。其标为肾俞和廉泉。肾俞有益元荣肾之功，廉泉有交通督任，开窍解语之用。三穴相伍，施以灸术，名"足少阴标本灸方"，共成益肾元，调冲任，资寿解语之功，可用于治疗痿证、中风、肢体偏废及小儿脑瘫、五迟、五软证者。神门，为手少阴心经之原穴，又为手少阴心经之本穴，手少阴心经脉气由此而出，其标为其背俞穴心俞。两穴相伍，乃原俞、标本配伍法，施以灸术，名"手少阴标本灸方"，具行血益脉，宁心定搐，通经活络之功。可用于治疗痿证、中风偏瘫之证，亦可用于治疗脑梗死病之痴呆、小儿脑病之五迟、五软、小儿自闭证者。

由此可见，十二经脉的"根"与"本"，"结"与"标"位置相近或相同，它们的意义也相似。根者，本者，部位在下，皆经气始生始发之地，为经气之所出，有激发经气运行之功；结者，标者，部位在上，皆为经气归结之所，而有聚汇转注经气之用。标本、根结理论，不仅说明了人体四肢与头身的密切关系，而且强调了四肢部位为经气的根与本，在临床上施术于这部分腧穴易于激发经气，转输经气，可调节脏腑经络的功能，使气血在经脉中运行通畅，环流不息。所以四肢肘膝关节以下的腧穴主治病症的范围较远较广，不仅能治局部病，而且能治远离腧穴部位的脏腑病及头面五官病。此即居于四肢部的"五输穴""原穴""络穴""郄穴""下合穴""八脉交会穴"等特定穴，广验于临床且疗效显著的理论根据。

十二、胸痹

胸痹是指胸部闷痛，甚则胸痛彻背、短气、喘息不得卧的一种疾病。最早的文献见于《黄帝内经》。《素问·脉要精微论》云："夫脉者，血之府也……涩则心痛。"上述经文是以心痛为主症来表述的，符合现代医学冠心病之冠状动脉血液循环障碍、心肌缺血之候。

《素问·脏气法时论》云："心病者，胸中痛，胁支满，胁下痛，膺背肩胛间痛，两臂内痛；虚则胸腹大，胁下与腰相引而痛。"《灵枢·厥病》云："厥心痛，与背相控，善瘛，如从后触其心，伛偻者，肾心痛也。""厥心痛，腹胀胸满，心尤痛甚，胃心痛也。""厥心痛，痛如以锥针刺其心，心痛甚者，脾心痛也。"《素问·痹论》云："心痹者，脉不通，烦则心下鼓，暴上气而喘，嗌干。"《金匮要略·胸痹心痛短气病脉证治》记云："胸痹之病，喘息咳唾，胸背痛，短气，寸口脉沉而迟，关上小紧数。"其是以胸部闷痛，甚则胸痛彻背，短气，喘息不得卧为主症的一种病证。而胸痹的临床表现在《黄帝内经》中尚有"心痛""心病""心痹""厥心痛""真心痛""久心痛""猝心痛""心疝暴痛"的论述。

1. 心血瘀阻，心脉痹阻

临床症状：胸部刺痛，固定不移，入夜更甚，时心悸不宁，舌暗，脉沉涩。

证候分析：肝主疏泄，性喜条达，有疏通脉道之用，调谐精神情志之能。恚怒伤肝，思虑伤心。肝气郁滞，心气郁结，气滞血瘀，心脉痹阻，气机不畅，痹塞胸阳，闭阻心脉，发为胸痹、心痛。血脉凝滞，故痛处固定不移。血属阴，夜属阴，故入夜痛重。瘀血阻塞，心失所养，故心悸不宁。脉舌之象亦气滞血瘀之由也。

治法：活血化瘀，通络止痛。

处方：《素问》胸痹灸方，《灵枢》真心痛灸方，胸街灸方，《素问》心病灸方，手少阴标本灸方。

方解：

（1）《素问》胸痹灸方：《素问·气穴论》云："背与心相控而痛，所治天突与十椎及上纪，上纪者胃脘也，下纪者关元也。背胸邪系阴阳左右，如此其病前后痛涩，胸胁痛而不得息，不得卧，上气短气偏痛，脉满起斜出尻脉，络胸胁支心贯膈，上肩加天突，斜下肩交十椎下。""天突"，乃任脉之腧穴，为任脉与阴维脉之交会穴。任脉为病，主心痛，故为"背与心相控而痛"之首穴。"十椎"，张志聪注云："十椎在大椎下第七椎，乃督脉之至阳穴，督脉阳维之会。"十椎具温阳通脉之功，有"益火之源，以消阴翳"之效，主治胸胁、腰背之痛，故为胸痹之治穴。"胃脘"是指任脉之中脘穴，足阳明胃经之募穴，又为腑会，并为任脉与手太阳小肠经，手少阳三焦经、足阳明胃经之交会穴。其所受气者，泌糟粕，蒸津液，化其精微，上注于肺脉，乃化而为血，以奉心脉。关元为小肠之募穴，又为任脉与足三阴经的交会穴，具益元固本，补气壮阳之功。"邪系阴阳"，邪，通斜；系，连属之意；阴阳，系指前后。盖因督脉上贯心膈入喉，任脉入胸中、上喉咙。本条经文所述之病证，皆经脉所过之病证，故而有胸阳不振，心血瘀阻，心脉痹阻而致"背胸邪系阴阳左右""背与心相控而痛"之候，取天突、至阳、中脘、关元四穴，以成益气养阴，活血通脉之功，施以灸术，名"荣督秘任强心灸方"，又名"《素问》胸痹灸方"，为治疗胸痹之良方。

（2）《灵枢》真心痛灸方：《灵枢·厥病》篇云："真心痛，手足清至节，心痛甚，旦发夕死，夕发旦死。"真心痛而见手足凉至腕踝，乃邪入于心，心痛更甚之危证，其死在旦夕间，故《灵枢》未列治法，然亦不可束手待毙。四脏一腑之厥逆而为心痛者，乃循各自经脉而犯心脉，其主症为"背与心相控而痛"或见"厥心痛，与背相控"，可取天突、至阳、中脘、关元四穴。若兼有其他脏腑之厥痛证者，当以"《素问》胸痹方"辅以各经之荥穴、输穴共治之，今对诸穴施以灸术，名"《灵枢》真心痛灸方"。

（3）胸街灸方：《灵枢·卫气》云："胸有气街……气在胸者，止之膺与背腧。"盖因气街是经气聚集通行的共同道路。若因六淫或内生之五邪阻于胸之街，而致胸阳不振，心脉痹阻，可行"胸街灸方"。膺俞，乃中府之别名，为手太阴肺经之募穴，手足太阴经交会穴，穴当中焦脾胃之气聚汇之处，有培补后天之本，输布气血，津液之功，故有益心脉之用；膈俞，为足太阳膀胱经之腧穴，又为血之会，内应胸膈，具和血通脉，宽胸利膈之功。故两穴相伍，施以灸术，名"胸街灸方"，以其行气血，宽胸膈，益心气之效，适用胸痹之任何证型者。

（4）《素问》心病灸方：《素问·脏气法时论》云："心病者，胸中痛，胁支满，胁下痛，膺背肩胛间痛，两臂内痛。虚则胸腹大，胁下与腰相引而痛，取其经，少阴、太阳、舌下血者。"此段经文前段表述的是心实的症状，后段经文是心虚证的表现。其治当取手少阴心经之经穴灵道、手太阳小肠经之经穴阳谷及舌下廉泉穴。《采艾编》云："灵道，言心灵所行之道也。"《会元针灸学》云："灵为心灵之敦力，道为经穴之常道。手指相握，仗心意之灵，力到即能握物，故名灵道。"故对该穴施以灸法，可通心意，畅血气运行之力也。阳谷乃手太阳小肠经之经穴，具疏通手太阳小肠经脉气，畅达血气运行之功。故两穴相伍，施以灸术，名"《素问》心痛灸方"，以其活血通脉之功，而愈胸痹之候，并适用于胸痹之任何证型。

（5）手少阴标本灸方：《灵枢·卫气》云："手少阴之本，在锐骨之端，标在背腧也。"马莳注云："手少阴之本，在锐骨之端，即神门穴，标在背之心俞。"两穴相伍而灸之，名"手少阴标本灸方"，具激发、汇聚、转输手少阴心经脉气运行之功，故为胸痹之治方。

2.痰浊壅塞，阻遏心阳

临床症状：胸闷如窒而痛，或痛引肩背，气短喘促，肢体沉重，形体肥胖，痰多，苔浊腻，脉滑。

证候分析：痰湿壅盛患者，大多形盛气虚，中阳不振，斡旋无力，健运失司。水湿潴留，积水成饮，饮凝成痰，痰性阴凝，腻滞胶固，停痰伏饮，滞于胸中，阻遏心阳，壅塞气机，则膺胸痞闷，气短喘，痰多，肢体沉重，形体肥胖，苔腻脉滑。诸阳受制于胸阳而转于背，阳气不运则痛彻肩背，阻遏心阳，而发胸痹。

治则：通阳泄浊，豁痰开结。

处方：足太阴标本灸方，足太阴根结灸方，脾经原穴灸方，脾经募俞灸方，胸街灸方。

方解：

（1）足太阴标本灸方：《灵枢·卫气》云："足太阴之本，在中封前上四寸之中，标在背腧与舌本。"马莳注云："足太阴脾经之本，在中封前上四寸之中，是三阴交，标在背俞与舌本廉泉穴也。"即三阴交为足太阴脾经之本穴，本者，经脉血气所出之处，伍足太阴脾经之标穴脾俞、任脉与阴维脉交会穴廉泉，其具激发、聚汇、转输足太阴脾经脉气之运行，今施以灸术，名"足太阴标本灸方"。以其健脾渗湿之功，以杜生痰之源，且有培补后天生化之源之功，而益气养血，活血通脉，以治胸痹。

（2）足太阴根结灸方：《灵枢·根结》云："足太阴根于隐白，结于太仓。""取之太阴。"太仓，即任脉之中脘穴。根者，本也，经气始发之处；结者，经气所归之处。大凡根结乃成病之由，治病之法也。隐白为足太阴脾经之本穴，又为该经之井穴，有健脾胃，调气血，通经络，启闭开窍之功；中脘为足太阴脾经之结穴，尚为足阳明胃经之募穴、腑之会穴、任脉与手太阳、少阳、足阳明交会穴，又为回阳穴之一，具较强的健脾和胃，化痰导滞之功。两穴相伍，施以灸术，名"足太阴根结灸方，"适用于痰浊壅塞，中阳不振之胸痹证。

（3）脾经原穴灸方：《灵枢·九针十二原》云："五脏有疾也，应出十二原，而原各有所出，明知其原，睹其应，而知五脏之害矣。"原穴是脏腑的原气输注和留止之处，且与三焦关系密切。盖因三焦乃原气之别使，能导肾间动气，而输布全身，具调和内外，宣上导下之功，故对足太阴脾经原穴太白施以灸术，名"脾经原穴灸方"，可导命门之阳，上以温胸阳通心脉，中以健脾胃，通血脉，以安和五脏六腑，使心脉畅达，脾阳健运，痰浊以豁，则胸痹得愈。尚可伍手少阴心经原穴神门、手厥阴心包经络穴内关，以增其通脉开结之功。

（4）脾经募俞灸方："募"穴，是五脏六腑之气汇聚于胸腹部的腧穴，"俞"穴是脏腑之气输注于背部的腧穴。募为阴，位于腹部，是阳病行阴之处；俞为阳，位于背部，是阴病行阳之处。足太阴脾经募穴章门伍其之背俞穴脾俞，施以灸术，名"脾经募俞灸方"，以其健脾益气，渗湿豁痰，安和脏腑，补益气血之功，而为胸痹痰浊，阻遏心阳证之治方。

（5）胸街灸方：详见本节"心血瘀阻，心脉痹阻"。

3. 阴寒凝滞，心阳不振

临床症状：胸痛彻背，感寒痛重，胸闷气短，心悸，重则喘息，不能平卧，面色苍白，四肢厥冷，舌苔白，脉沉细。

证候分析：心以血为本体，以阳为用。血液运行，依赖心阳温煦，心气推动。中年以后，阳气日损，阴气日增，心肾阳衰，水邪上泛，凌心乘肺，痰饮瘀血胶固凝滞。心阳不振，心气衰馁，则心搏无力，血行迟滞，循环不周，心脉痹阻，而见诸候。甚则心阳式微，阴阳欲绝，有脱绝之虞。

治法：通阳开痹，散寒导滞。

处方：《素问》胸痹灸方，《灵枢》胸痹灸方，《灵枢》真心痛灸方，胸街灸方，手少阴标本灸方，手少阴募俞灸方。

方解：

（1）《素问》胸痹灸方：灸任脉之天突、中脘、关元，督脉之至阳，以其温阳通脉，益气养阴，活血通络之功而愈胸痹。名"《素问》胸痹灸方"。

（2）《灵枢》胸痹灸方：《灵枢·厥病》云："厥心痛，与背相控，善瘛，如从后触其心，伛偻者，肾心痛也，先取京骨、昆仑；发狂不已，取然骨。"背为阳，心为阳中之太阳，胸阳不振，故"与背相控"而痛；心脉急甚而为瘛疭；如从背触其心者，皆因肾与督二脉皆附于脊，肾气从背而上注于心；肾阳式微致心痛，而伛偻不能仰，此肾气逆于心下而为痛，故名"肾心痛"。鉴于肾与膀胱相表里，足太阳膀胱经具敷布津液，通达一身之阳之功，故先灸足太阳膀胱经之原穴京骨、经穴昆仑，从阳腑而泻其阴脏之逆气，此乃"善针者，从阴引阳，从阳引阴"之谓也。若狂躁心痛未解，再灸足少阴肾经之荥穴然骨，此乃"病在上，下取之"之谓也，使上逆之气以息，则心痛得除。今对诸穴施以灸术，名"《灵枢》胸痹灸方"，又名"《灵枢》肾心痛灸方"。

（3）《灵枢》真心痛灸方：详见本节"心血瘀阻，心脉痹阻"。

（4）胸街灸方：详见本节"心血瘀阻，心脉痹阻"。

（5）手少阴标本灸方：详见本节"心血瘀阻，心脉痹阻"。

（6）手少阴募俞灸方：手少阴心经之募穴巨阙、背俞穴心俞，两穴相伍，施以灸术，名"手少阴募俞灸方"。巨阙为手少阴心经之募穴，内应腹膜，上应胸膈，为胸腹之交关，清浊之格界，具宽胸快膈，通行脏腑，除痰化浊之功；心俞为心之背俞穴，乃心经脉气输注之处，又为手少阴心经之标穴，具通达心脉，调理心血之功。背为阳，腹为阴；心俞属阳经之穴，巨阙为阴经之穴。两穴相伍，一阴一阳，乃从阳引阴、从阴引阳之伍，故相得益彰，使心阳得振，阴寒得解而愈病。

4. 心肾阴虚，心脉瘀阻

临床症状：胸闷且痛，心悸盗汗，心烦不寐，腰膝酸软，耳鸣，头晕，舌红或有紫斑，脉细数或见细涩。

证候分析：病延日久，长期血气运行失畅，瘀滞痹阻，故胸闷且痛。气血亏虚，不能安和五脏，若心阴虚，则见心悸盗汗，心烦不寐；肾阴虚则见耳鸣，腰膝酸软；肾阴亏则水不涵木，肝阳上亢，故见头晕。脉舌之候均为心肾阴亏之象。

治法：滋阴益肾，养心安神。

处方：手足少阴募俞灸方，手足少阴原穴灸方，手少阴标本灸方，肓俞灸方。

方解：

（1）手足少阴募俞灸方：取手少阴心经之募穴巨阙、背俞穴心俞而灸之，即"手少阴募俞灸方"，此乃益心脉，养心血之法也。复取足少阴肾经之募穴京门、背俞穴肾俞，施以灸术，名"足少阴募俞灸方"，为益肾阳，滋肾阴之法。此乃《黄帝内经》"从阴引阳，从阳引阴"之大法也。今合两方之用，名"手足少阴募俞灸方"，共成益元荣肾，养血通脉之功，则心肾之阴得补，心脉得畅而愈病。

（2）手足少阴原穴灸方，手少阴标本灸方：《灵枢·九针十二原》云："五脏有疾者，应出十二原。"原，即本源、原气之意。原穴是人体原气（又称元气）作用集中的地方，故灸手少阴心经原穴神门，具扶阳益阴之效，名"手少阴原穴灸方"。神门为手少阴心经之原穴、输穴，尚为手少阴心经之本穴，手少阴心经之血气由此而出，故具益心宁神，养血通脉之功，若伍其标穴心俞，名"手少阴标本灸方"。太溪为足少阴肾经之原穴、输穴，具滋肾阴，通肾气，利三焦，补命火，强腰膝之功，施以灸术，名"足少阴原穴灸方"。故三方并施，则肾阴得滋，心气得通，虚热得除，心神得安，而心肾阴虚之证自解。此证之胸痹得解，其奥秘诚如张景岳所云："善补阳者，必于阴中求阳，则阳得阴助而生化无穷；善补阴者，必于阳中求阴，则阴得阳升而泉源不竭也。"

（3）肓俞灸方：肓俞乃足少阴肾经与冲脉交会穴，为肾气输注于腹部之处。施以灸术，名"肓俞灸方"。且因肓俞与膏肓俞、胞肓、肓门相通，故有益肾培元，荣任濡冲之功。又因膏肓俞通于厥阴俞，肓门通于三焦俞，胞肓通于膀胱俞，又具通心脉，调枢机，司气化，敷布津液之功，故一穴肓俞，具膏肓俞、胞肓、肓门、厥阴俞、三焦俞、膀胱俞诸穴之效，而为胸痹心肾阴亏证或气阴两虚证之治方，亦为虚损证之灸方。

5. 气阴两虚，心脉痹阻

临床症状：胸闷气短，甚则胸闷疼痛，倦怠懒言，头目眩晕，面色少华，遇劳则甚，舌偏红或有齿印，脉沉细无力或结代。

证候分析：气为阳，血属阴，气为血帅，血为气母。气血有阴阳互根、相互依存之用。气出入升降治节于肺，肺气贯脉而周行于心。心气不足，鼓脉无力，阴血亏耗，血府不充。心失血养，脉失血润，气虚血瘀，血行不畅，轻者心血瘀滞，发为胸痹、心痛。心脉失养，故心悸。气虚故见短气，倦怠懒言，面色少华，头目眩晕。脉舌亦气阴两虚之候。

治法：益气养阴，活血通络。

处方：手足少阴募俞灸方，手足少阴原穴灸方，手少阴标本灸方，昆仑太溪灸方，申脉照海灸方，《灵枢》肺心痛灸方。

方解：

（1）手足少阴募俞灸方：详见本节"心肾阴虚，心脉瘀阻"。

（2）手足少阴原穴灸方：详见本节"心肾阴虚，心脉瘀阻"。

（3）手少阴标本灸方：详见本节"心肾阴虚，心脉瘀阻"。

（4）昆仑太溪灸方，申脉照海灸方：《灵枢·营卫生会》云："卫气行于阴二十五度，行于阳二十五度，分为昼夜，故气至阳而起，至阴而止。"《灵枢·卫气行》云："卫气之行，一日一夜五十周于身，昼日行于阳二十五周，夜行于阴二十五周。"其行于阳，平旦从足太阳膀胱经目内眦的睛明穴开始运行，从足太阳膀胱经至手太阳小肠经、手少阳三焦经、足少阳胆经、足阳明胃经、手阳明大肠经，循六阳经一周。每一周下来，必通过跷脉会足少阴肾经一次，然后通过跷脉回来，再到足太阳膀胱经。所以行于阳二十五，从足太阳膀胱经开始，每一周都要交会足少阴肾经一次，以得到肾元的资助，方可继续进行。昼行二十五周，仍要通过跷脉到达足少阴肾经而行于阴，而入于五脏。从肾至心，沿序至肺、至肝、至脾，按五脏这个顺序运行，夜行二十五周后，至平旦，又从跷脉交于足太阳膀胱经。由此可见，只有肾元充足，太阳脉、阴跷脉、阳跷脉运行有序，则卫气行方可正常。而卫气行失序必然肾精亏虚，膀胱气化失司，于是气阴两虚，可发胸痹。宗《黄帝内经》"五脏有疾，应出之十二原"之旨，取足少阴肾经原穴太溪，以滋肾阴，壮元阳；昆仑乃足太阳膀胱经之经穴，具敷布足太阳膀胱经脉气，疏经通络之功。且肾与膀胱相表里，故两穴相伍，施以灸术，名"昆仑太溪灸方"，使卫气行得畅，心主血脉，气阴充则血行畅，而胸痹自解。卫气行尚得益于跷脉健。申脉为足太阳膀胱经之腧穴，又为八脉交会穴之一，为阳跷脉所生而通于阳跷脉；照海为足少阴肾经之腧穴，又为八脉交会穴之一，为阴跷脉所生而通于阴跷脉。故两穴相伍，施以灸术，名"申脉照海灸方"，有养肾阴，敷津液，益气养阴之功。两方合用，名"卫气行灸方"，为胸痹气阴两虚、心脉痹阻证之良方。

（5）《灵枢》肺心痛灸方：《灵枢·厥病》云："厥心痛，卧若徒居，心痛间，动作痛益甚，色不变，肺心痛也，取之鱼际、太渊。"肺主周身之气，卧若徒然居于此者，乃气逆于内而不能运行于形身也，动作则气逆内动，故痛或少间而痛益甚。心之合脉也，其荣色也，肺者心之盖，从此上而逆于下，故心气不上出于面而色不变。肺主周身之气而朝白脉，若胸阳不振，肺气逆于下，故有肺心痛之候，故取手太阴肺经之荥穴鱼际、原穴太渊，以除其逆而解厥痛，施以灸术，名"《灵枢》肺心痛灸方"。

十三、腰痛

腰痛，病证名，系指以腰部疼痛为主要症状的一类疾病。外感内伤均可致病，最早的医学文献见于《黄帝内经》，如《素问·病能论》云："冬诊之，右脉固当沉紧，此应四时，左脉浮而迟，此逆四时，在左当主病在肾，颇关在肺，当腰痛也。"此段经文，表述了通过脉象可知病腰痛之由。《素问·脉要精微论》云："腰者，肾之府，转摇不能，肾将惫矣。"表述了肾虚腰痛的临床特点，而《素问·刺腰痛》专篇根据经络，详尽论述了诸多经脉的病变所致腰痛的证治，具体可参阅"腰痛方"。

1. 寒湿腰痛

临床症状：腰部冷痛重着，转侧不利，逐渐加重，静卧痛不减，阴雨天加重。苔白腻，脉沉而迟缓。

证候分析：寒湿乃阴邪，寒性收引，侵犯腰部，痹阻经络，故络脉拘急而挛痛。湿性凝滞重着，故不可转侧。湿为阴邪，得阳运始化，静卧则湿邪更易停滞，故静卧痛不减。阴雨寒冷天气，寒湿更重，故而痛剧。脉舌亦为寒湿停滞之象。

治法：散寒行湿，温经通络，解痉定痛。

处方：足太阳脉令人腰痛灸方，阳关委中肾俞灸方。

方解：

（1）足太阳令人腰痛灸方：《素问·刺腰痛》篇云："足太阳脉令人腰痛，引项脊尻背如重状，刺其郄中。"盖因足太阳脉，别下项，循肩膊内，夹脊抵腰中，故足太阳经发病，血气留闭，脉络痹阻令人腰痛，并引项脊尻背重着不适。"郄中"：即委中。《灵枢·经别》篇云："足太阳之正，别入于腘中。"此足太阳经之委中。委中乃足太阳经之合穴，具激发，承接，枢转足太阳脉气之功，为治腰痛之要穴，故《四总穴歌》有"腰背委中求"之验。今对该穴施以灸术，名"足太阳脉令人腰痛灸方"。

（2）阳关委中肾俞灸方：腰为肾之外府，督为肾之外垣。腰阳关为督脉居腰脊之部，具益元荣督，强筋健骨，舒筋通络，缓急止痛之功，故为治腰痛之要穴；肾俞为肾气输注腰背部之穴位，具益肾强腰之功，故《通玄指要赋》有"肾俞把腰痛而泻尽"之治验；委中为足太阳膀胱经之下合穴，为治腰痛要穴，故《四总穴歌》有"腰背委中求"之治，《通玄指要赋》有"腰脚痛，在委中而已矣"之治。故委中以其具激发、承接足太阳经气之功，而为治腰痛必用之穴。而对三穴施以灸术，名"阳关委中肾俞灸方"，适用一切腰痛之候。

2. 湿热腰痛

临床症状：腰部弛痛，痛处有热感，热天或雨天疼痛加重，而活动后可减轻，小便短赤，苔黄腻，脉弦数或滑数。

证候分析：湿热之邪壅滞腰部，筋脉弛缓，故见腰弛痛而伴有热感。因热天、雨天湿热之气厚重，故疼痛加重；活动后气机舒展，故痛或有减轻。湿热下注膀胱，故小便短赤。脉舌亦湿热蕴结之象。

治法：清利湿热，舒筋止痛。

处方：地机然谷灸方，《灵枢》热邪灸方。

方解：

（1）地机然谷灸方：《素问·刺腰痛》篇云："腰痛……上热，刺足太阴。"《难经·六十八难》云："荥主身热。"郄，有空隙意，郄穴是经气深聚的地方。足太阴脾经之郄穴为地机，《类经图翼》用以治"腰痛不俯仰"之候。盖因湿热蕴伏于肌腠关节，当以健脾除湿，故取足太阴脾经之郄穴地机，以健脾渗湿，和营卫，益气血，通利关节，取"郄有空隙意，临床能救急"之谓也。腰为肾之外府，故"身热"取足少阴肾经之荥穴然谷，以其补肾荣冲，通调三焦之功，而治"身热"，此即"壮水之主以制阳光"之谓也。对两穴施以灸术，名"地机然谷灸方"。

（2）《灵枢》热邪灸方：《灵枢·刺节真邪》篇云："凡刺热邪……为开辟门户，使邪得出，病乃已。"大凡其热盛，当开辟其门户，使热邪得出。所谓泻其有余也，则病痊愈。临证多查其何经为病，则取其荥穴或输穴，以泄其热。此即《难经》"荥主身热，俞主体重节痛"之谓。而手足三阳经有热，尚可取其下合穴以灸之，此《黄帝内经》"荥输治外经，合治内腑"之谓。因腰为肾之外府，故取足少阴肾经之荥穴然谷、输穴太溪。手足三阳经具通达阳气，清利湿热之功。故可伍诸下合穴，如手太阳小肠经下合穴下巨虚、手少阳三焦经下合穴委阳、手阳明大肠经下合穴上巨虚、足太阳膀胱经下合穴委中、足少阳胆经下合穴阳陵泉、足阳明胃经下合穴足三里。故对诸穴施以灸术，名"《灵枢》热邪灸方"。

3. 瘀血腰痛

临床症状：腰痛如刺，痛有定处，日轻夜重，证轻者俯仰不便，重者不能转侧，痛处拒按。舌质暗紫或有瘀斑，脉涩。部分患者有外伤史。

证候分析：瘀血阻滞经脉，致血气运行不畅，不通则痛，故痛如刺，痛处拒按，按之则痛剧。舌脉亦瘀血内停之象。

治法：活血化瘀，理气止痛。

处方：阳关委中肾俞灸方，足少阳令人腰痛灸方，足阳明令人腰痛灸方，足少阴令人腰痛灸方，飞扬之脉令人腰痛灸方，腰痛不可转摇灸方。

方解：

（1）阳关委中肾俞灸方：详见本节"寒湿腰痛"。

（2）足少阳令人腰痛灸方：《素问·刺腰痛》云："少阳令人腰痛，如以针刺其皮中，循循然不可以俯仰，不可以顾，刺少阳成骨之端出血，成骨在膝外廉之骨独起者。"盖因胆足少阳之脉，绕毛际，入髀厌中，故经脉中血气留闭，络脉痹阻，发为腰痛。因足少阳胆经上抵头角，下耳后，循颈，故胆络不通，而见"循循然，不可以俯仰"之候。"成骨之端"，乃足少阳胆经之阳陵泉。该穴乃足少阳胆经之合穴，以其善治筋病，故又为筋之会。本穴具调达枢机，疏泄肝胆，通经活络之功，故为治胆脉痹阻腰痛之要穴，尤为西医学之腰椎病伴坐骨神经痛之治方。今施以灸术，名"足少阳令人腰痛灸方"。

（3）足阳明令人腰痛灸方：《素问·刺腰痛》云："阳明令人腰痛，不可以顾，顾如有见者，善悲，刺阳明于骭前三痏。"盖因胃足阳明之脉，起于鼻，交頞中，下循鼻外，入上齿中，还出夹口环唇，下交承浆，循颐后下廉，出大迎；其支别者，下人迎，循喉入缺盆；其支者起于胃下口，循腹里至气街中而合，以下髀。故胃脉痹阻，而见腰痛不可顾。"骭前三痏"，即足三里穴。该穴乃足阳明胃经之合穴，为该经脉气汇合之处，故有补脾胃，调气血，通经络之功，可解腰痛不可以顾，今施以灸术，名"阳明令人腰痛灸方"。

（4）足少阴令人腰痛灸方：《素问·刺腰痛》云："足少阴令人腰痛，痛引脊内廉，刺少阴于内踝上二痏。"盖因肾足少阴之脉，上股内后廉，贯脊属肾，且"腰为肾之外府"，故肾脉之血气留滞，痹阻肾府络脉，故"腰痛，痛引脊内廉"。复溜穴位于踝上二寸，故谓"内踝上二痏"。盖因复溜乃足少阴肾经之经穴，具补肾益元，畅达肾经脉气之功，故施以灸术，使血气流畅，而无痹阻之弊，名"足少阴令人腰痛灸方"。

（5）飞扬之脉令人腰痛灸方：《素问·刺腰痛》篇云："飞阳之脉令人腰痛，痛上怫怫然，甚则悲以恐，刺飞阳之脉，在内踝上五寸，少阴之前，与阴维之会。"《灵枢·经脉》云："足太阳之别，名曰飞扬。"飞扬乃足太阳膀胱经之别络，具宣发足太阳膀胱经脉气，舒筋通络之功，为足太阳膀胱经之络穴，别走足少阴肾经，故又具通达肾府之用。足太阳膀胱经，其直者"夹脊，抵腰中，入循膂""其支者，从腰中下夹背，贯臀，入腘中""其支者……别下贯胛，夹脊内，过髀枢"。若邪犯足太阳膀胱经，则血气留闭，络脉痹阻，故病如是。盖因筑宾乃足少阴肾经与阴维脉的交会穴，又为阴维脉之郄穴，具和阴通阳，化瘀散结之功。故对两穴施以灸术，名"飞扬之脉令人腰痛灸方"。

（6）腰痛不可转摇灸方：《素问·骨空论》云："腰痛不可以转摇，急引阴卵，刺八髎与痛上。八髎在腰尻分间。"盖因足太阳膀胱经"夹背，抵腰中，入循脊……属膀胱"，"其支者，从腰中下夹背，贯肾"。"督脉者，起于少腹以下骨中央"，"其络循阴器"，"至少阴与巨阳中络者，合少阴上股内后廉，贯脊属肾"，"夹脊，抵腰中，入循膂，络肾"。因督脉乃阳脉之海，故邪客督脉、足太阳膀胱经，血气留闭，络脉痹阻，而见"腰痛不可以转摇，急引阴卵"之候。八髎乃足太阳膀胱经之腧穴，具益肾荣督，畅达足太阳膀胱经脉气之功；"痛上"，即督脉之腰俞穴，乃腰肾精气所过之处，具益元荣督，强筋健骨，通经活络之功，而为腰痛之要穴。诸穴相伍，施以灸术，名"腰痛不可转摇灸方"。

4. 肾虚腰痛

临床症状：腰部酸软而隐痛，喜按喜揉，腰膝无力，遇劳则甚，卧则痛减，常反复发作。偏阳虚者，则少腹拘急，手足不温，少气乏力，舌淡，脉沉细。偏阴虚者，则五心烦热，失眠，口干咽燥，面色潮红，手足心热，舌红少苔，脉弦细微数。

证候分析：腰为肾之外府，肾主骨生髓，肾元亏虚，腰脊失濡，故酸软无力，其痛绵绵，喜按喜揉，乃肾元亏虚之候。劳则气耗，故遇劳则加剧，卧则减轻。阳虚不能温煦筋脉，故见小腹拘急；四肢不得温养，故手足不温。脉舌之候亦阳虚之象。若阴虚则津液不足，虚火上炎，故见心烦失眠，口干咽燥，面色潮红，五心烦热。舌脉之象亦阴虚有热之候。

治法：偏肾阳虚者，宜温补肾阳；偏阴虚者，宜滋补肾阴。

处方：阳关委中肾俞灸方，肾经募俞灸方。若阳虚者，可伍肾虚扶阳灸方，人中委中灸方。若阴虚者，可伍滋肾壮水灸方。

方解：

（1）阳关委中肾俞灸方：详见本节"寒湿腰痛"。

（2）肾经募俞灸方：募穴是五脏六腑之气汇集于胸腹部的腧穴。背俞穴是脏腑之气输注于背部的腧穴。足少阴肾经之募穴为京门，为肾气集聚之处；肾俞乃足少阴肾经之背俞穴，腰为肾之府，两穴均具益元荣肾壮腰之功。故对两穴施以灸术，名"肾经募俞灸方"，为治肾虚腰痛之效方。

（3）肾虚扶阳灸方：《扁鹊心书》云："为医者，要知保扶阳气为本。"故有"窦材灸法"传世，以关元为主穴，伍同经之气海、中脘，足太阴脾经之食窦。关元为任脉与足三阴经交会之穴，此即《灵枢》所谓"三结交"之穴，且冲脉起于关元，故关元有益元固本，补气壮阳之功。气，指元气；海，洋也。气海穴在脐下，乃任脉经气所发之处，为人元气之海也。气海穴又称下气海，具温补下焦，益元荣肾之功，同关元穴一样，乃"从阴引阳"之谓也。中脘，任脉之腧穴，为足阳明胃经之募穴，腑之会穴，又为任脉与手太阳小肠经、手少阳三焦经、足阳明胃经交会穴，具较强的健脾和胃之功。食窦乃足太阴脾经之腧穴，以其"能接脾脏真气"被窦材称为"命关"，与中脘穴共成健脾和胃，益气生血，培补后天生化之源之功。今对诸穴施以灸法，名"肾虚扶阳灸方"，以治阳虚之疾，尤为肾阳虚腰痛之良方。《灵枢·五音五味》云："冲脉、任脉皆起于胞中。"《素问·奇病论》云："胞络者，系于肾。"《素问·骨空论》云"督脉者""合少阴""贯脊，属肾""与太阳""夹脊，抵腰中""络肾"。由此可见，关元、气海、中脘皆任脉经气灌注之部，关元乃"三结交"之穴，且冲脉起于关元，其益肾扶阳,乃《黄帝内经》"从阴引阳"之用也。而食窦、中脘之伍,健脾和胃,以助气血生化之源,此乃"从阳引阴"之治。故该方阴阳同补,益元补肾而愈腰痛。

(4)人中委中灸方:人中又名水沟,为督脉之要穴,又为督脉与手足阳明经的交会穴,具荣督通脉之功;委中为足太阳膀胱经之合穴,具激发脉气,畅通气血之功。两穴相伍,乃益督通阳之法,施以灸术,名"人中委中灸方",为阳虚腰痛之治方。

(5)滋肾壮水灸方:然谷为足少阴肾经之荥穴,具补肾荣冲,通利三焦之功而治身热。太溪为足少阴肾经之输穴,具滋肾阴,退虚热之功。复溜为足少阴肾经之经穴,具补肾益元,促气化之功,《素问·刺腰痛》谓其为治腰痛之要穴。肓俞与膏肓俞、胞肓、肓门相通,《采艾编翼》云:"肓俞,背有肓门,言肾所注也。"且肓俞为足少阴肾经与冲脉交会穴,具益元荣肾之功。故诸穴相伍,施以灸术,名"滋肾壮水灸方"。此即"壮水之主,以制阳光"之谓也。

十四、膝痛

膝痛,多因跌扑创伤、扭伤、过度劳损,而致膝部之筋骨损伤,络脉痹阻而发疼痛。若因六淫外袭所致者,即风湿、类风湿性关节炎,可参阅痹证施治。此处要探讨的多为筋骨失养之虚损证,即西医学之退行性骨关节病。

临床症状:膝关节疼痛、肿胀、压痛,滑膜可有摩擦音,局部或见温度增高,或有关节腔积液,行走则痛,劳累加剧,舌淡红,脉沉微弦。

证候分析:《素问·脉要精微论》云:"膝者,筋之府……骨者,髓之府。"《素问·宣明五气》云:"肾主骨。"《灵枢·五色》云:"肝合筋。"《素问·痿论》云:"肝主身之筋膜。"故肝肾亏虚,筋骨失养,筋府、髓府失濡,则发膝痛,且行走劳作则痛剧。脉舌亦虚损之候。

治法:养肝肾,强筋骨,活络止痛。

处方:肝肾募俞灸方,肝肾原穴灸方,三会膝关灸方,《素问》膝痛灸方。

方解:

(1)肝肾募俞灸方:募穴、背俞穴与各自脏腑关系甚密,当某一脏腑发生病变时,常在所属的募俞穴出现疼痛。盖因其穴为各脏腑脉气灌注之处。故灸足少阴肾经募穴京门、背俞穴肾俞、足厥阴肝经募穴期门、背俞穴肝俞,施以灸术,名"肝肾募俞灸方",有养肝肾,强筋骨,通经络,养筋府之功,而为愈虚损之膝痛良方。

(2)肝肾原穴灸方:原穴是脏腑原气输注经过留止之处,能导肾间动气而输于全身,具和内调外,宣上导下,促进气化的功能。足少阴肾经原穴太溪,具益元荣督,强筋健骨之功;足厥阴肝经原穴太冲,为冲脉支别之处,肝主藏血,冲为血海,故对太冲施术,则太冲脉盛而养血荣筋,尤对膝关节肿大者乃必用之穴,且《肘后歌》有"股膝肿起泻太冲"之验。两穴相伍,施以灸术,名"肝肾原穴灸方",以养肝肾,强筋骨之效，为治疗虚损膝痛之良方。

（3）三会膝关灸方：《会元针灸学》云："阳关者，膝关节之外侧，偏重于阳，故名阳关。"以其为足少阳胆经之腧穴，居"筋府"之侧，具调达枢机，通利关节之功，故《甲乙经》用治膝外痹痛、不可屈伸、胫痹不仁之候。阳陵泉乃足少阳胆经之合穴，又以其善治筋病，而为筋之会穴，具调达枢机，化气通脉，舒筋通络之功。悬钟，又名绝骨，为八会穴之髓会，具培元益肾，健骨强髓，舒筋通络之效。大杼，乃足太阳膀胱经之腧穴，尚为手足太阳经交会穴，又为八会穴之骨会，以其补肾健骨之功，而为治虚损之要穴，《针灸大全》名曰"百劳"。膝阳关伍筋、骨、髓之会穴，施以灸术，名"三会膝关灸方"，以其强筋健骨，密髓荣血之功，为治虚损膝痛之要方。

（4）《素问》膝痛灸方：《素问·骨空论》云："蹇膝伸不屈，治其楗。坐而膝痛，治其机。立而暑解，治其骸关。膝痛，痛及拇指治其腘。坐而膝痛如物隐者，治其关。膝痛不可屈伸，治其背内。连骺若折，治阳明中俞髎。若别，治巨阳少阴荥。淫泺胫酸不能久立，治少阳之维，在外踝上五寸。"此节论膝之为病，而当治其机、楗、骸关之骨空也。

①"蹇膝伸不屈，治其楗"："蹇"，跛也，谓行走困难。"楗"，即股骨，辅骨上，横骨下为楗。"治其楗"，即取股部的腧穴治疗。意谓膝关节能伸不能屈，治疗时可取足阳明胃经之髀关穴，施以灸术，名"膝痛髀关治楗灸方"。

②"坐而膝痛，治其机"："治其机"，谓侠髋为机，乃髀股动摇如枢机也。意谓坐下而膝痛者，可取足少阳胆经之环跳穴，施以灸术，名"膝痛环跳治机灸方"。

③"立而暑解，治其骸关"："暑"，热也。"骸关"，指膝关节。意谓站立时膝关节疼痛，可取足少阳胆经之膝阳关穴，施以灸术，名"膝痛阳关解热灸方"。

④"膝痛，痛及拇指，治其腘"："指"，当为足趾。"腘"，骸为下辅，辅下为腘。意谓膝痛牵引拇趾，可取足太阳膀胱经之合穴委中，施以灸术，名"膝痛委中治腘灸方"。

⑤"坐而膝痛如物隐者，治其关"：腘上为关。意谓膝痛有如物隐藏在其中，可取足太阳膀胱经之承扶穴，施以灸术，名"膝痛承扶治关灸方"。

⑥"膝痛不可屈伸，治其背内"：意谓膝痛不可屈伸，可取足太阳膀胱经之背部腧穴，多取大杼，施以灸术，名"膝痛大杼治背灸方"。

⑦"连骺若折，治阳明中俞髎"：意谓若膝痛不可屈伸，连骺痛如折者，可取犊鼻、梁丘、阴市、髀关，以治膝痛连骺若折之候，施以灸术，名"膝痛连骺若折灸方"。梁丘、阴市、髀关三穴在膝上，犊鼻在膝下，故称"连骺"。

⑧"若别，治巨阳少阴荥"：意谓若痛而膝如别离者，可取足太阳膀胱经之荥穴足通谷、足少阴肾经之荥穴然谷，施以灸术，名"膝痛如别离灸方"。

⑨"淫泺胫酸，不能久立，治少阳之维，在外踝上五寸"：意谓浸渍水湿之邪日久

而致胫骨酸痛无力,不能久立,可取足少阳胆经之络穴光明,施以灸术,名"胫酸不能久立灸方"。

十五、胁痛

胁痛,病证名,系指以一侧或两侧胁肋部疼痛为主要表现的病证。其名首见于《黄帝内经》,如《素问·缪刺论》云:"邪客于足少阳之络,令人胁痛不得息。"就其病因,有因于寒者,如《素问·举痛论》云:"寒气客于厥阴之脉,厥阴之脉者,络阴器,系于肝,寒气客于脉中则血泣脉急,故胁肋与少腹相引痛矣。"有因于热者,如《素问·刺热》云:"肝热病者……胁满痛,手足躁,不得安卧。"有因于瘀者,如《灵枢·五邪》云:"邪在于肝,则两胁中痛……恶血在内。"故本节要论述的主要是内伤胁痛。

1. 肝气郁结

临床症状:胁痛以胀痛为主,走窜不定,且每因情志因素而增减,伴胸闷气短,纳食呆滞,嗳气频作,苔薄,脉弦。

证候分析:肝喜条达,恶抑郁,若情志不遂,肝气失于条达,阻于胁肋,肝络痹阻,故胁肋胀痛,且每因情志因素而增减。肝经气机不畅,宗气被郁,故胸闷短气。木克土,肝气横逆犯胃,故纳呆、嗳气。脉弦亦肝郁之象。

治法:疏肝理气,通脉导滞。

处方:期门舒肝达枢灸方,三里冲陵疏肝灸方。

方解:

(1)期门舒肝达枢灸方:期门为足厥阴肝经脉气汇聚之处,尚为足厥阴肝经与足太阴脾经、阴维脉交会之穴,又为足厥阴肝经之募穴,具疏肝理气,养血柔肝,除痞消结之功。支沟为手少阳三焦经之经穴,具通达三焦,调和脏腑之功。阳陵泉为足少阳胆经之合穴,具调达枢机,疏泄肝胆,活络舒筋之功。足三里为足阳明胃经之合穴,乃足阳明胃经脉气汇合之处,为健脾和胃,理气导滞,调补气血之要穴。太冲为足厥阴肝经之输穴、原穴,具疏肝理气,养血通脉之功。诸穴相伍,则疏肝理气之功倍增。五穴相伍,乃《针灸学》治胁痛实证之用方。今施以灸术,名"期门舒肝达枢灸方"。

(2)三里冲陵疏肝灸方:足三里为足阳明胃经之合穴,乃该经脉气汇合之处,为健脾和胃,理气导滞,调补气血之要穴。太冲为足厥阴肝经之输穴、原穴,具疏肝理气,养血通脉之功。足三里辅以太冲,则疏肝理气,养血柔肝之功倍增;若佐以足太阴脾经之合穴阴陵泉,有健中宫,助运化,生气血之功;伍之足少阳胆经之合穴阳陵泉,有疏肝利胆,畅达枢机之效。故四穴相伍,有方剂柴胡疏肝散之效,施以灸术,名"三里冲陵疏肝灸方"。

2. 瘀血停着

临床症状：胁肋刺痛，痛有定处，入夜更甚，胁肋下或有癥块，舌质紫暗，脉沉涩。

证候分析：肝郁已久，气滞血瘀，或跌扑损伤，致瘀血停着，痹阻肝络，故胁痛如刺，痛处不移，入夜痛甚。瘀结停滞，积久易成癥块。舌紫暗，脉沉涩，均属瘀血内停之象。

治法：疏肝通瘀，软坚散结。

处方：《灵枢》疏肝逐瘀灸方，手少阴胁痛灸方。

方解：

（1）《灵枢》疏肝逐瘀灸方：《灵枢·五邪》云："邪在肝，则两胁中痛，寒中，恶血在内，行善掣节，时脚肿，取之行间，以引胁下，补三里以温胃中，取血脉以散恶血，取耳间青脉以去其掣。"张志聪注云："肝脉循于两胁，故邪在肝则胁中痛。两阴交尽是为厥阴，病则不能生阳，故为寒中。盖邪在肝，乃病经脏之有形。寒中，病厥之气也。内，脉内也。时脚肿者，厥阴之经气下逆也。当取足厥阴肝经之行间，以引胁下之痛；补足阳明之三里，以温寒中；取血脉以散在内之恶血；耳间青脉，乃少阳之络，循于耳之前后，入耳中，盖亦从腑阳去其掣。"《黄帝内经》之文，张氏之注，提示此证当属肝脾肿大之候也，故有行间伍足三里之治。盖因行间乃足厥阴肝经之荥穴，有疏肝理气，养血柔肝之功，以成软坚散结之效。足三里为足阳明胃经之合穴，乃该经脉气汇合之处，为健脾和胃，理气导滞，调补气血之要穴。两穴相伍，施以灸术，名"《灵枢》疏肝逐瘀灸方"，为瘀血停着证之治方，故适用肝脾肿大之癥结者。

（2）手少阴胁痛灸方：《灵枢·经脉》云："心手少阴之脉……是动……目黄胁痛。"其治，该经有"盛则泻之，虚则补之""不盛不虚以经取之"之治。盖因手少阴心经之脉，"从心系却上肺，下出腋下"，若心脉之血气留闭，络脉痹阻，而发胁痛，故有灵道之治。盖因灵道乃手少阴心经之经穴，有通达手少阴心经血气之功，故"是动"之候可解，今施以灸术，名"手少阴胁痛灸方"。该方可用于肝病阴黄证者，若伍以"肝经募俞灸方""肝胆原穴灸方"则效尤佳。

3. 肝胆湿热

临床症状：胁痛口苦，胸闷纳呆，恶心呕吐，目赤或目黄，身黄，小便黄赤，舌苔黄腻，脉弦数。

证候分析：湿热蕴结于肝胆，肝络失和，胆失疏泄，故胁痛口苦。湿热中阻，升降失司，故见胸闷纳呆，恶心呕吐。湿热熏蒸，胆汁不循常道而外溢，故见目黄，身黄，小便黄赤。脉舌之候亦肝胆湿热之象。

治法：疏肝利胆，清利湿热。

处方：侠溪疏肝利胆灸方，足少阳胁痛灸方。

方解：

（1）侠溪疏肝利胆灸方：侠溪为足少阳胆经之荥穴，"荥主身热"，故侠溪具清热泻火，滋水涵木之功，而适用胸胁苦满，心烦喜呕，默默不欲饮食之症。伍足太阴脾经之募穴、脏之会穴及肝胆二经交会穴章门、足少阳胆经之合穴阳陵泉、手少阳三焦经之经穴支沟、足太阳膀胱经之合穴委中，共成清三焦，疏肝气，泻胆火，和脾胃，清湿热，活血通络之功，今施以灸术，名"侠溪疏肝利胆灸方"，为治疗肝胆湿热证胁痛之用方。

（2）足少阳胁痛灸方：《灵枢·经脉》云："胆足少阳之脉……是动则病，口苦，善太息，心胁痛不能转侧。"其治，该经有"盛则泻之，虚则补之""不盛不虚以经取之"之治。盖因足少阳胆经之脉，"下胸中，贯膈，络肝属胆，循胁里"，若足少阳胆经之血气留闭，络脉痹阻，必发胁痛，故有该经经穴阳辅之治，盖因阳辅具调达气机，疏肝利胆，活络止痛之功，而为治胁痛之要穴，今对该穴施以灸术，名"足少阳胁痛灸方"。

4. 肝阴不足，肝络失濡

临床症状：胁肋隐痛，悠悠不休，遇劳加重，口干咽燥，心中烦热，头晕目眩，舌红少苔，脉弦细。

证候分析：肝体阴而用阳，肝郁日久化热，耗伤肝阴，或久病体弱，精血亏虚，肝络失濡，故见胁肋隐痛，悠悠不休，遇劳加剧。阴虚生内热，故口干咽燥，心中烦热。肝开窍于目，脑为髓海，精血亏虚，不能上荣，故见头目眩晕。舌脉亦阴虚内热之象。

治法：育阴柔肝，养血通络。

处方：肝胆原穴灸方，肝经募俞灸方，《素问》譩譆胁痛灸方，虚证胁痛灸方。

方解：

（1）肝胆原穴灸方：原穴是脏腑之气输注、经过、留止的部位，乃三焦之别使，能导肾间动气，输布于全身，故具调和内外，宣导上下之功。足厥阴肝经之原穴太冲，具养肝血，疏肝气，调冲降逆，柔肝养肝之功；足少阳胆经之原穴丘墟，具调达枢机，舒经通络，缓急止痛之功。两穴相伍，施以灸术，名"肝胆原穴灸方"，为胁痛虚证之治方。

（2）肝经募俞灸方：募穴、背俞穴与各自的脏腑关系密切，当某一脏腑发生病变时，均可在其募穴、背俞穴处出现反应，此即募、俞穴的作用机理。肝阴不足，肝络失养而生胁痛，故取足厥阴肝经募穴期门、背俞穴肝俞。对两穴施以灸术，名"肝经募俞灸方"，为胁痛虚证之用方。

（3）《素问》譩譆胁痛灸方：《素问·骨空论》云："胁络季胁引少腹而痛胀，刺譩譆。""胁络"，即胁肋下虚软处的脉络。"少腹"，即脐下之腹部。上条经文表述了胁痛当取譩譆穴。譩譆乃足太阳膀胱经在背部的腧穴，位于督俞之旁，有通达阳气，宽胸利膈，舒筋通络，缓急止痛之功，故为胁痛之治穴，今对该穴施以灸术，名"《素问》

谵语胁痛灸方"。尚可辅以被《甲乙经》誉为"无所不治"之膏肓俞，其效尤佳。

（4）虚证胁痛灸方：治胁痛虚证可取肝俞、肾俞、期门、行间、足三里、三阴交。肝肾阴亏，阴血不足，肝络失濡而致胁痛，则取肝俞、肾俞，以补肝肾，益精血，养肝络；期门为足厥阴肝经之募穴，又为足厥阴肝经与足太阴脾经、阴维脉之交会穴，具养肝阴，疏肝气，除痞消结之功；行间为足厥阴肝经之荥穴，具疏肝理气，养血荣肝之功，故《灵枢》用其治"邪在肝""两胁中痛"；足三里乃足阳明胃经之合穴，具健脾胃，补气血之功；三阴交乃足太阴脾经之本穴，又为足三阴经之交会穴，具健脾渗湿，调补肝肾，益气养血之功。诸穴相伍，施以灸术，名"虚证胁痛灸方"，以成养血柔肝之治。

十六、胃痛

胃痛又称胃脘痛。其名首见于《黄帝内经》。如《素问·至真要大论》云："厥阴之胜……胃脘当心而痛。"《素问·六元正纪大论》云："木郁之发……民病胃脘当心而痛。"胃居膈下，上接食道，下通小肠，胃之上口为贲门，下口为幽门，胃与脾互为表里，统称中焦。贲门部称上脘，幽门部为下脘，中间称中脘，三部统称胃脘。胃属阳为腑，五行属土，故又称阳土，在经脉属足阳明经，又名二阳。胃的主要功能是受纳腐熟水谷，其精微由脾运化输布全身而周荣四肢百骸。胃禀冲和之气，多气多血，壮则邪不可干，虚则为病。胃气以降为顺，以通为和，故有饮食停滞、肝气郁结、脾胃虚弱诸证，均可造成胃失和降，胃之气机失畅而生胃痛。

1. 肝气犯胃

临床症状：胃脘胀闷，攻撑作痛，脘痛及胁，嗳气频作，大便不畅，每因情志因素而发，苔多薄白，脉沉弦。

证候分析：肝主疏泄，喜条达而恶抑郁，若情志不舒，肝气失于疏泄，横逆犯胃，气机壅滞，胃失和降，故胃脘作痛，嗳气频作。胁乃足厥阴肝经之分野，肝气横逆走窜，故疼痛及胁。气滞肠道，传导失司，故见白苔，又因湿浊不甚，故苔薄白。病在里，属肝，故脉沉弦。

治法：疏肝理气，和胃降气。

处方：肝气犯胃灸方，腹街灸方，梁丘三里愈胃灸方，水谷之海灸方。

方解：

（1）肝气犯胃灸方：取中脘、期门、内关、足三里、阳陵泉。今施以灸术，名"肝气犯胃灸方"。方中取中脘、足三里，和胃降逆，消食导积；内关宽胸解郁。期门乃足厥阴肝经之募穴；阳陵泉乃足少阳胆经之合穴，两穴共成疏肝利胆，调达气机之功。诸穴相伍，使肝气以平，胃气以降而愈病。故为肝气犯胃而致胃痛、呕吐之治方。

（2）腹街灸方：《灵枢·卫气》云："腹气有街……气在腹者，止之背腧，与冲脉于脐左右之动脉者。"背腧，即五脏之俞；脐之左右，即足少阴肾经之肓俞、足阳明胃经之天枢。五脏之俞，有安和五脏之功。肓俞与膏肓、胞肓相通，为足少阴肾经与冲脉的交会穴，具益肾培元，健脾和胃，理气止痛之功。天枢为足阳明胃经脉气所发之处，又为手阳明大肠经之募穴，故《标幽赋》有"虚损天枢而可取"之验。天枢穴当脐旁，为上下腹之界畔，通行中焦，有斡旋上下，职司升降之功。对诸穴施以灸术，名"腹街灸方"，适用于一切胃痛、呕吐者。

（3）梁丘三里愈胃灸方：梁丘为足阳明胃经之郄穴，有理气止痛，通经活络之功，为治胃腑急性疼痛之要穴，临床常配合应用郄穴、会穴、下合穴，即以梁丘伍腑会中脘、胃经下合穴足三里。以治胃痛、腹胀之候。止痛三里优于梁丘，除胀梁丘优于三里。三穴相伍，施以灸术，名"梁丘三里愈胃灸方"，适用于一切胃痛者。

（4）水谷之海灸方：《灵枢·海论》云："胃者为水谷之海，其输上在气冲，下至三里。"足三里为足阳明胃经之合穴，具健脾胃，补中气，调气血，通经络之功。气冲为足阳明胃经与冲脉交会穴，且冲脉隶属于足阳明胃经，其效上可抑上熏之胃热，降上逆之冲气，疏横逆之肝气。两穴相伍为用，施以灸术，名"水谷之海灸方"。该方适用于肝胃郁热之胃脘灼痛者，无论阴虚脘痛、胃火脘痛、火郁脘痛皆可用之。

2. 脾胃虚寒

临床症状：胃脘隐隐作痛，喜温喜按，得食痛减，泛吐清水，纳食呆滞，神疲乏力，甚则手足不温，大便溏薄，舌淡苔白，脉弱或迟缓。

证候分析：脾胃虚弱，病属正气亏虚，即脾胃虚弱，故胃脘隐隐作痛，寒得温则散，气得按则行，故喜温喜按。脾虚中寒，运化失司，而成痰饮，上逆则泛吐清水，下注肠间则大便溏薄。运化失司，则纳呆。脾主四肢，主肌肉，脾阳不振，健运失司，则肌肉失濡，故手足不温。神疲乏力，舌淡苔白，脉弱或迟缓，皆阳虚之候。

治法：温中健脾，益气通阳。

处方：温中健脾灸方，脾胃原穴灸方，脾胃募俞灸方。

方解：

（1）温中健脾灸方：治脾阳不振，中焦虚寒而致胃痛者，可取脾俞、胃俞、中脘、气海、章门、足三里。今施以灸术，名"温中健脾灸方"。方中取脾俞、胃俞伍腑会中脘、足太阴脾经募穴章门，以振奋脾胃之阳，以除中焦脾胃之虚寒；合气海、足三里助其消谷健运之功。于是诸穴合用，中阳得振，脾运得复，胃纳得健，而胃痛自愈。

（2）脾胃原穴灸方：《灵枢·九针十二原》云："五脏有疾也，应出十二原，而原各有所出，明知其原，睹其应，而知五脏之害矣。"故脾胃虚寒而致胃脘痛者，取足太阴脾经之原穴太白、足阳明胃经之原穴冲阳。两穴相伍，施以灸术，名"脾胃原穴灸方"，以其导肾间之动气，温煦中焦，益气通阳，解脾胃虚寒之证而脘痛自愈。

（3）脾胃募俞灸方：募穴、背俞穴是脏腑之气汇聚之处。今取足太阴脾经之募穴章门、背俞穴脾俞，足阳明胃经之募穴中脘、背俞穴胃俞，施以灸术，名"脾胃募俞灸方"，以其培补后天之本之功，而成健脾和胃之效。募为阴，布于腹部；俞为阳，布于背部，此乃《黄帝内经》"从阴引阳""从阳引阴"之治疗大法，亦即张景岳"善补阳者，必于阴中求阳，则阳得阴助而生化无穷；善补阴者，必于阳中求阴，则阴得阳升而泉源不竭"之谓也。

3.饮食停滞

临床症状：胃痛，脘腹胀满，或见嗳腐吞酸，或呕吐不消化食物，吐食或矢气后痛减，或大便不爽，苔厚腻，脉滑。

证候分析：暴食多饮，饮食停滞，阻碍胃之气机，胃失和降，故胃痛，脘腹胀满。脾之运化、胃之腐熟无权，谷浊之气不得下行而上逆，故嗳腐吞酸，吐不消化之食物。吐则宿食上越，矢气则腐浊下排，故吐食或矢气后痛减。食积及肠道传导受阻，故大便不爽。苔厚腻为食积之候，脉滑乃宿食之象。

治法：消食导滞，理气和胃。

处方：不容除满灸方，梁门中脘和胃灸方。

方解：

（1）不容除满灸方：不容乃足阳明胃经之腧穴，位于胃之上口，主治腹满不能受纳水谷，故名不容，具通降胃气，理气导滞之功。若腹胀、恶心呕吐，可佐以足阳明胃经之募穴中脘、背俞穴胃俞，加足阳明胃经之合穴足三里，则和胃降逆之功倍增，今对诸穴施以灸术，名"不容除满灸方"，为治心下痞之良方。若脘痛及胁，可伍内关，以其为手厥阴心包经之络穴，又通于阴维脉，具宽胸利膈，宣通上中焦之气，尤对食道炎、贲门炎有效。

（2）梁门中脘和胃灸方：梁门乃足阳明胃经之腧穴，位于上腹部，为饮食入胃之门户，能破横亘之梁，而开通敞之门，故名梁门。其具调中气，和胃肠，健中宫，消食化积之功，多用于心下痞满、胃脘疼痛之候。中脘为足阳明胃经之募穴，又为腑之会穴，为任脉与手太阳小肠经、手少阳三焦经、足阳明胃经之交会穴，具司升降，和胃气，理中焦，化积滞之功。两穴相伍，施以灸术，名"梁门中脘和胃灸方"，为脾胃虚弱之胃痛之治方。

十七、腹痛

腹痛，病证名，是指胃脘以下、耻骨毛际以上腹部发生疼痛的疾病。最早的医学文献见于《黄帝内经》，如《灵枢·五邪》云："邪在脾胃……阳气不足，阴气有余，则寒中肠鸣腹痛。"并提示了因脾胃虚寒而发腹痛。腹部内有肝、胆、脾、肾、大小肠、膀胱等脏腑，并为手足三阴经、足少阳胆经、手足阳明经、冲脉、任脉、带脉等经脉循行之处，若因外邪侵袭或内伤所致，必致气血运行不畅，血气留闭而发腹痛。本节所论多系内科的腹痛，而外科、妇科疾病不做赘述。

1. 寒邪内阻

临床症状：腹痛急暴，得温痛减，遇冷痛甚，口淡不渴，小便清利，大便自可或溏薄，舌苔白腻，脉沉紧。

证候分析：寒为阴邪，其性收引，寒邪入侵，阳气失运，血气运行被阻，络脉痹阻，故腹痛暴急，得温则寒散而痛减，遇冷则寒凝而痛剧。若中阳未伤，运化有序，则大便自可；若中阳不足，运化失序，则大便溏薄。口和不渴，乃无里热之候。小便清利，舌苔白，脉沉紧为里寒之象。

治法：温中散寒，缓急止痛。

处方：寒邪内阻腹痛灸方，府舍温中散寒灸方。

方解：

（1）寒邪内阻腹痛灸方：寒积之腹痛，可取中脘、神阙、关元、足三里、公孙。今对诸穴施以灸术，名"寒邪内阻腹痛灸方"。方中足阳明胃经募穴、腑会中脘，具升清降浊，温通胃肠之功；伍足阳明胃经之合穴足三里、足太阴脾经之络穴公孙，以健脾和胃，理气导滞；伍神阙、关元，温暖下元以消寒积。于是诸穴合用，以其温中散寒，健脾和胃，理气导滞之功而愈腹痛。

（2）府舍温中散寒灸方：府舍为足太阴脾经、足厥阴肝经、阴维脉之交会穴，五脏三阴之气舍此，具补五脏，益气血，生津液，理气导滞之功，为疝痛、积聚、厥气霍乱之治穴。关元乃手太阳小肠经之募穴，又为任脉与足三阴经交会穴，被《灵枢》称之为"三结交"之穴，且"冲脉起于关元"，故关元具益元固本，补气壮阳，回阳固脱之功。大敦为足厥阴肝经之井穴，又为足厥阴肝经之根穴，具激发、通达足厥阴肝经脉气之功。三阴交为足太阴脾经之本穴，又为足三阴经交会穴，具通达脾、肝、肾三经脉气之功。诸穴相伍，施以灸术，名"府舍温中散寒灸方"，以其具安和五脏，温补脾阳，散寒导滞之功，为寒邪内阻腹痛之治方。

2. 湿热壅滞

临床症状：腹痛拒按，胸闷不舒，大便秘结或溏滞不爽，烦渴引饮，自汗，小便短赤，舌苔黄腻，脉象濡数。

证候分析：湿热内结，气机壅滞，腑气不通，不通则痛，故腹痛拒按、胀满不适。湿热耗津伤阴，故见烦渴引饮、大便秘结或溏滞不爽。热迫津液外泄，则见自汗。尿赤、苔黄、脉数，均为实热之象。

治法：泄热通腑，理气导滞。

处方：天枢通腑灸方，手阳明募俞下合灸方。

方解：

（1）天枢通腑灸方：天枢乃足阳明胃经脉气所发之处，又为手阳明大肠经之募穴，天枢穴当脐旁，为下上腹之界畔，具通行中焦，斡旋上下，职司升降，和胃通腑之功。伍手阳明大肠经之原穴合谷、下合穴上巨虚，手太阳小肠经之募穴关元，阑尾穴，以成理气通腑之功，对诸穴施以灸术，名"天枢通腑灸方"，因常用于治疗急、慢性阑尾炎，故又名"天枢肠痈灸方"。若兼湿热壅滞之候，可佐足阳明胃经荥穴内庭、手阳明大肠经荥穴二间，此乃《难经》"荥主身热"之谓也。

（2）手阳明募俞下合灸方：上巨虚为手阳明大肠经之下合穴，主治大肠腑证；天枢乃足阳明胃经之募穴，穴当脐旁，为上下腹之界畔，可通行中焦，斡旋上下，职司升降；大肠俞乃该经脉气输注于背部之处，具通达腑气，调理三焦气化，敷布太阳经津液之功，而清利胃肠之湿热，又具司传化物之功而治大便秘结之候。故三穴相伍，施以灸术，名"手阳明募俞下合灸方"。若伍足阳明胃经、手阳明大肠经、手太阳小肠经之荥穴内庭、二间、前谷，则清利湿热之功尤佳，此即《难经》"荥主身热"之谓也。

3. 饮食积滞

临床症状：脘腹胀满、疼痛拒按，恶食，嗳腐吞酸，或痛而欲泻，泻后痛减，或大便秘结，舌苔腻，脉滑实。

证候分析：宿食停滞，邪属有形，故脘腹痛而拒按。宿食不化，浊气上逆，故恶食而嗳腐吞酸。食滞中阻。升降失司，运化无权，故腹痛而泻。泻之则积食减，故泻后痛减。宿食燥结，腑气不行，故大便秘结。脉舌之象均为食积所致。

治法：消食导滞，理气止痛。

处方：食积腹痛灸方，腹痛天枢气冲灸方，承满通腑灸方。

方解：

（1）食积腹痛灸方：饮食停滞腹痛，可取中脘、天枢、气海、足三里、内庭之治。今施以灸术，名"食积腹痛灸方"。方中中脘、足三里、天枢、气海和内庭，可通腑气，内庭乃消食导滞之验穴，诸穴相须为用，以其理气和胃，消食导滞之功而愈病。

（2）腹痛天枢气冲灸方：《灵枢·杂病》云："腹痛，刺脐左右动脉，已刺按之，立已。不已，刺气街，已刺按之，立已。"盖因胃足阳明之脉，从膺胸而下夹脐，入气街中。腹痛者，乃阳明经之经气厥逆也。足阳明胃经之天枢穴，乃足阳明胃经脉气所发之处，又为手阳明大肠经之募穴，穴当脐旁，为上下腹之界畔，通行中焦，有斡旋上下，职司升降之功，于是以其通达腑气之功而解腹痛之候，故有天枢之治。若"不已"，取气街。气街，又名气冲，为足阳明胃经脉气所发之处，乃经气流注之要冲，为治"水谷之海不足"之要穴。故两穴相须为用，今施以灸术，名"腹痛天枢气冲灸方"。使阳明之气出入经脉内外，环转无端，无有留滞，则为逆为痛之候得解也。

（3）承满通腑灸方：承满乃承胃气之满，具和胃降逆，推陈致新，疏调胃之气机之功；中脘为足阳明胃经之募穴，天枢为手阳明大肠经之募穴，上巨虚为手阳明大肠经之下合穴，故承满伍此三穴，则肠胃运化、传导之功有司。今施以灸术，名"承满通腑灸方"，乃为饮食积滞或脾胃虚弱腹痛之良方。

4. 中虚脏寒

临床症状：腹痛绵绵，时作时止，喜热恶冷，痛时喜按，饥饿劳累时痛甚，得食或休息后稍减，大便溏薄，兼神疲乏力，形寒气短，舌淡苔白，脉象沉细。

证候分析：正气不足，中焦虚寒，内失温养，故腹痛绵绵。病属正虚而非邪实，故时作时止。遇热、得食或休息，则正气得助，故腹痛稍减。遇冷、逢饥、劳累则伤正以助邪，故腹痛更甚。脾阳不振，中焦虚寒，运化无权，故大便溏薄。中阳不足，卫阳不固，故有神疲乏力、形寒气短等候。脉舌之候亦虚寒之象。

治法：温阳散寒，振奋中阳。

处方：虚寒腹痛灸方，《灵枢》腹街灸方，足阳明募合灸方，三阴三里虚寒腹痛灸方。

方解：

（1）虚寒腹痛灸方：脾阳不振之腹痛，可取脾俞、胃俞、中脘、气海、章门、足三里。今对诸穴施以灸术，名"虚寒腹痛灸方"。脾俞、胃俞，伍腑会及足阳明胃经之募穴中脘、足太阴脾经募穴章门，以振奋脾胃中焦之阳气；合元气之海气海、足阳明胃经合穴足三里，以助运化消食之功，使中虚脏寒之证得解，腹痛自愈。

（2）《灵枢》腹街灸方：《灵枢·卫气》云："腹气有街……气在腹者，止于背俞与冲脉于脐之左右动脉者。"即取五脏六腑之背俞穴及足阳明胃经之腧穴天枢、足少阴肾经之腧穴肓俞，施以灸术，名"《灵枢》腹街灸方"，该方适用于一切腹痛者，尤适用中焦脏腑之虚寒者。

（3）足阳明募合灸方：中脘为足阳明胃经之募穴，足三里为足阳明胃经之合穴及下合穴，两穴相伍，施以灸术，名"足阳明募合灸方"，以其温中散寒，健脾和胃，益元荣肾之功，而适用于中虚脏寒之腹痛者。

（4）三阴三里虚寒腹痛灸方：足三里为足阳明胃经之合穴，又为其下合穴，具健脾和胃，化食导积，行气止痛之功，而为肚腹疾患之要穴，故《四总穴歌》有"肚腹三里留"之验。三阴交为足太阴脾经之本穴，本者，经脉血气所出之处，具激发、汇聚、转输足太阴脾经脉气之功，且三阴交乃足三阴经交会之处，又具调理脾、肝、肾三脏之用。两穴相伍，一脾一胃，一表一里，一脏一腑，一纳一运，阴阳相配，表里相合，脏腑相络，使中焦得调，气化得司，中阳得振，则虚寒腹痛得除，为脘腹疼痛、胀满之治方。今施以灸术，名"三阴三里虚寒腹痛灸方"。

十八、痉证

痉证，病证名，是以项背强急为主要表现的病证，因六淫或因内生五邪，致经脉凝滞，络脉不通而成。本病首见于《黄帝内经》，如《素问·至真要大论》云："诸痉项强，皆属于湿……诸暴强直，皆属于风。"《灵枢·经筋》云："经筋之病，寒则反折筋急。"

1. 邪壅经络

临床症状：头痛，项背强直，恶寒发热，肢体酸重，苔白腻，脉浮紧。

证候分析：风寒湿邪，阻滞经络，故头痛，项背强直。外邪侵入肌表，营卫不和，则恶寒发热。湿邪闭阻经络、肌腠，故肢体酸重。苔白腻，脉浮紧，亦均属风寒湿邪在表之候。

治法：祛风散寒，和营燥湿。

处方：风痉反折灸方，列缺后溪解痉灸方，足太阳根结灸方，足太阳盛络灸方，《千金》项强灸方，后溪束骨愈痉灸方。

方解：

（1）风痉反折灸方：《灵枢·热病》云："风痉身反折，先取足太阳之腘中及血络出血；中有寒，取三里。"此段经文表述了风痉之治法。盖因足太阳膀胱经"下项""夹脊""入腘中"，风入于中，则筋脉强急而反折，故有"先取足太阳之腘中及血络出血"。"腘中"，即委中穴，乃足太阳膀胱经之下合穴，可泻血络之热邪；尚可取该经经穴昆仑，两穴相伍，可激发、输布足太阳膀胱经脉气、津液，以成扶正祛邪，解痉制挛之效。或取该经荥穴足通谷，以泄身热。盖因气血乃水谷之精微化生，足三里乃足阳明胃经之合穴和下合穴，具健脾胃，补气血，通经络之功，故有"中有寒，取三里"之治。"中有寒"，当为外邪为患之意。故取诸穴，施以灸术，名"风痉反折灸方"，乃邪壅经络而致痉证之治方。

（2）列缺后溪解痉灸方：列缺为手太阴肺经之络穴，可宣发肺气，实腠理，而祛六淫之邪，又为八脉交会穴之一，通于任脉，且通过照海穴与阴跷脉相通，有"壮水之主，以制阳光"之功，而有濡养筋脉之效。后溪为手太阳小肠经之输穴，又为八脉交会穴之一，通于督脉，又通过申脉与阳跷脉相通，有"益火之源，以消阴翳"之功，具宣通阳气，通经活络之效。故对列缺、后溪、申脉、照海四穴施以灸术，名"列缺后溪解痉灸方"，以成通调督脉、任脉、阳跷脉、阴跷脉之功，外解六淫之邪，内补气血，和营卫，以解痉定挛，以愈痉证。

（3）足太阳根结灸方，足太阳盛络灸方：《灵枢·根结》云："太阳根于至阴，结于命门。命门者，目也。"目者，睛明也。故至阴、睛明两穴相伍，施以灸术，名"足太阳根结灸方"。该篇又云："足太阳根于至阴，溜于京骨，注入昆仑，入于天柱、飞扬也。"诸穴相伍，施以灸术，名"足太阳盛络灸方"。两方之效，均具激发、输布足太阳膀胱经脉气之功。盖因足太阳膀胱经"下项""夹脊"，项背强急，乃足太阳膀胱经所过部位之病证，故两方之效，使津液得布，脉气得输，营卫得和，而项背强急自解，而痉证诸候皆除。

（4）《千金》项强灸方：《千金要方》云："少泽、前谷、后溪、阳谷、腕骨、昆仑、小海、攒竹，主项强急痛不可以顾。"《灵枢·经脉》云："小肠手太阳之脉……是动……不可以顾，肩似拔，臑似折。"少泽、前谷、后溪、阳谷、小海，乃手太阳小肠经之五输穴，具通达手太阳小肠经脉气之功，腕骨为手太阳小肠经之原穴，可导肾间动气以输全身。《灵枢·经脉》云："膀胱足太阳之脉……是动则病冲头痛，目似脱，项如拔，脊痛。"攒竹乃足太阳膀胱经之腧穴，具宣泄足太阳膀胱经热气之功；昆仑乃足太阳膀胱经之经穴，具敷布太阳经经气，疏经通络，舒筋缓节之功。太阳主表，二经之穴相伍，施以灸术，名"《千金》项强灸方"。以其输布津液，通达脉气，调和营卫之功而愈病。

（5）后溪束骨愈痉灸方：《甲乙经》云："后溪……手太阳脉所注也，为俞。"又云："颈项强，身寒，头不可以顾，后溪主之。"意谓风寒之邪外袭，寒凝经脉，致颈项强痛。后溪尚为八脉交会之穴，通于督脉，且督脉又为阳脉之海，于是对后溪施术，以其宣达手太阳小肠经脉气之功，而祛邪外出。足太阳膀胱经输穴束骨，有敷布足太阳膀胱经脉气，疏经通络之功。故对两穴施以灸术，名"后溪束骨愈痉灸方"。

2. 热甚发痉

临床症状：发热胸闷，口噤齘齿，项背强直，甚至角弓反张，手足挛急，腹胀便秘，咽干口渴，心烦急躁，甚则神昏谵语，苔黄腻，脉弦数。

证候分析：邪热熏蒸阳明气分，壅滞中焦，阳明燥热内结，腑气不通，故胸闷，腹胀，便秘。热盛伤津，筋脉失濡，则口噤齘齿、项背强直，甚则角弓反张，手足挛急，咽干口渴。热扰神明，故见心烦急躁，甚则神昏谵语。脉舌之象均为实热壅盛所致。

治法：泄热救津，养阴濡脉。

处方：通谷天柱大杼灸方，《千金》项强灸方。

方解：

（1）通谷天柱大杼灸方：《黄帝明堂灸经》谓通谷"主头重头痛，寒热汗出，不恶寒，项如拔，不可左右顾"之候。盖因通谷为足太阳膀胱经之荥穴，乃足太阳膀胱经脉气由上引下、由下引上之处，以其畅达足太阳膀胱经脉气，敷布津液之功，而濡颈筋挛急之症；天柱位于颈项双侧，若柱，有畅达足太阳膀胱经脉气之功，为疗头痛、颈项强痛之要穴；大杼为手、足太阳经交会穴，具较强的解表清热作用。故三穴相伍，施以灸术，名"通谷天柱大杼灸方"，乃热病致痉之治方。

（2）《千金》项强灸方：详见本节"邪壅经络"。

3. 阴血亏虚

临床症状：素体阴亏血虚，或在失血、汗、下太过之后，项背强急，四肢抽搐，头目昏眩，自汗出，神疲乏力，心悸气短，舌淡红，脉弦细。

证候分析：阴血亏虚，不能濡养筋脉，故见项背强急，四肢抽搐。血虚不能上奉于脑，髓海失荣，故证见头目昏眩。此乃血虚生风之故也。阴血亏虚，则营卫失和，卫外不固，故见神疲乏力，心悸气短，自汗出。脉舌之象亦均为阴血亏虚所致。

治法：滋阴濡筋，养血息风。

处方：昆仑三会血海灸方，足三阴募俞灸方，足阳明根结灸方。

方解：

（1）昆仑三会血海灸方：昆仑乃足太阳膀胱脉经之经穴，具敷布足太阳膀胱经脉气，疏经通络缓节之功。且肾与膀胱经相表里，以昆仑转输阳气，敷布精津之功而具荣骨益髓之效。阳陵泉乃足少阳胆经所入为合之穴，以其善治筋病，又为筋之会穴，具有调达枢机，舒筋通络之效。悬钟，又名绝骨，为八会穴之髓会，具培元益肾，密骨强髓，舒筋通络之功。大杼为足太阳膀胱经之腧穴，又为八会穴之骨会，具输布足太阳膀胱经脉气之功，又具密髓坚骨之效。《灵枢·海论》云："冲脉者，为十二经之海，其腧上在于大杼，下出于巨虚之上下廉。"若大杼伍上、下巨虚，乃"《灵枢》血海方"或谓"十二经之海方"。诸穴相伍，施以灸术，名"昆仑三会血海灸方"，为血不荣筋痉证之治方。

（2）足三阴募俞灸方：盖因肾为先天之本；脾为后天之本，气血生化之源；肝藏血，体阴而用阳。人身之募穴多补其所属脏腑之阴，俞穴从阳引阴，多益所属脏腑之气。故取足太阴脾经募穴章门、背俞穴脾俞，足少阴肾经募穴京门、背俞穴肾俞，足厥阴肝经之募穴期门、背俞穴肝俞，今对诸穴施以灸术，名"足三阴募俞灸方"。由此则三脏之阴得补，气血生化之源得充，则阴血亏虚之证自解，痉证得愈。

（3）足阳明根结灸方：《灵枢·根结》云："阳明根于厉兑，结于颡大。"即足阳明胃经之井穴厉兑、头穴头维。脉气所出为根、为始，所归者为结、为终。足阳明胃经乃多气多血之经，两穴相伍，具通调气血，畅达经络之功，以奏养血，解痉，定挛之效，施以灸术，名"足阳明根结灸方"。

十九、鼓胀

鼓胀，病证名。以腹部膨胀如鼓、青筋暴露为特征的疾病。最早的文献见于《黄帝内经》。如《灵枢·水胀》云："鼓胀何如？岐伯曰：腹胀，身皆大，大与肤胀等也。"《素问·腹中论》云："黄帝问曰：有病心腹满，旦食则不能暮食，此为何病？岐伯对曰：名为鼓胀。"今就其证治分述如下。

1. 气滞湿阻

临床症状：腹胀按之不坚，胁下胀满或疼痛，饮食减少，食后作胀，嗳气不适，小便短少，舌苔白腻，脉弦。

证候分析：肝气郁滞，脾运不健，胃失和降，湿浊中阻，故腹胀不坚。肝络布胁，肝失条达，络脉痹阻，故胁下胀满或疼痛。肝气横逆犯胃，故饮食减少。胃失和降，故食后作胀，嗳气不适。脾失健运，气化失司，故小便短少。脉弦乃肝气郁滞之象，苔白腻乃湿浊上犯之候。

治法：疏肝理气，健脾和胃。

处方：《灵枢》肝胀灸方，肝病井穴灸方，足厥阴根结灸方，足厥阴标本灸方，肝经五输灸方。

方解：

(1)《灵枢》肝胀灸方：《灵枢·胀论》云："肝胀者，胁下满而痛引小腹。"对其治，该篇云："凡此诸胀者，其道在一。"诚如《灵枢》肝胀之法，取"三里而泻"，"无问虚实，工在疾泻"。除治胀之通用穴足三里外，尚可取该经之原穴、经穴，实证可加取该经之郄穴，虚证可加取该经之募穴、俞穴。由此可见，肝气郁结而致肝胀者，当取足阳明胃经之下合穴足三里，此即"凡此诸胀者，其道在一"之谓也。取足厥阴肝经原穴太冲、经穴中封，痛甚者可取该经郄穴中都，无论虚实，尚可取足厥阴肝经之募穴期门、背俞穴肝俞。故对诸穴施以灸术，名"《灵枢》肝胀灸方"，适用于因肝气郁结而致气滞肝络之胀证。

(2) 肝病井穴灸方，足厥阴根结灸方：宗《灵枢》"病在脏者，取之井"，《难经》"井主心下满"，故取足厥阴肝经之井穴大敦，施以灸术，名"肝病井穴灸方"。盖因大敦尚为足厥阴肝经之根穴，若伍其结穴玉堂，名"足厥阴根结灸方"，以其养肝阴，宣发宗气，疏肝解郁之功，而除胀满。

(3) 足厥阴标本灸方：《灵枢·卫气》云："能知六经之标本者，可以无惑于天下。"故十二经脉皆有其标穴与本穴。足厥阴肝经之本穴为中封、标穴为肝俞，对两穴施以灸术，名"足厥阴标本灸方"，以其疏达足厥阴肝经经气之功，可愈肝气郁结之胀证。

(4) 肝经五输灸方：即根据五输穴的属性，实施"实则泻其子"法。肝五行属木，足厥阴肝经之荥穴为行间属火，故对行间施以灸术，乃"肝经五输灸方"，又名"肝实行间灸方"，为气滞胀证之治方。

2.寒湿困脾

临床症状：腹大胀满，按之如囊裹水，甚则颜面微浮肿，下肢浮肿，脘腹痞满，得热稍舒，神疲体困，怯寒懒动，小便小，大便溏，舌苔白腻，脉缓。

证候分析：若感受寒湿之邪，致脾之运化失司而致胀证；或因脾阳不振，运化失职，寒湿内生，水蓄不行，均可见腹大痞满，按之如囊裹水。中阳不振，故得热则舒。阳气失舒，故神疲体困，怯寒懒动。脾虚失运，痰饮形成，气化失司，故小便小，大便溏。脉舌均脾虚湿困之象。此即《素问·至真要大论》"诸湿肿满，皆属于脾"，"诸病水液，澄澈清冷，皆属于寒"之谓也。

治法：健脾渗湿，温阳化饮。

处方：《灵枢》鼓胀灸方，《灵枢》肤胀灸方，足太阴根结灸方，足太阴标本灸方，脾经井穴灸方，足太阴五输灸方。

方解：

（1）《灵枢》鼓胀灸方：《灵枢·水胀》云："岐伯曰：先泻其胀之血络，后调其经，刺去其血络也。"马莳注云："此方刺肤胀鼓胀之法也。"盖因二胀皆有血络，须先泻之，后当分经而调之。若因脾运不健，湿阻中焦而见鼓胀，可取足太阴脾经之原穴太白、经穴商丘以补之。若因脾阳不振，运化失司，内生五邪，致寒湿困脾而成鼓胀者，当兼见大便溏，小便少之候。其治重在健脾渗湿，故取足太阴脾经之原穴太白、经穴商丘以补之，尚可取足太阴脾经之募穴章门、背俞穴脾俞以施之。若因脾肾阳虚者，必兼见神倦、怯寒、肢冷之候，治法同寒湿困脾证之法，加补足少阴肾经之原穴太溪、经穴复溜、募穴京门、背俞穴肾俞。此即"后调其经"之解，今对诸穴施以灸术，名"《灵枢》鼓胀灸方"。盖因诸胀必有胃失和降之由，故必取足三里，此即《灵枢》"凡此诸胀者，其道在一"之谓也，亦即《四总穴歌》"肚腹三里留"之谓。

（2）《灵枢》肤胀灸方：《灵枢》有"胀论"专篇。对胀形成之由，该篇有"卫气之在身也，常然并脉循分肉，行有逆顺，阴阳相随，乃得天和。五脏更始，四时循序，五谷乃化。然后厥气在下，营卫留止，寒气逆上，真邪相攻。两气相搏，乃合为胀"之论。对肤胀之治，该篇有"卫气并脉循分为肤胀。三里而泻，近者一下，远者三下，无问虚实，工在疾泻"之论。此乃"急则治其标"之法，即灸足阳明胃经之下合穴足三里。此即该篇中"无问虚实，工在疾泻"之谓，今对诸穴施以灸术，名"《灵枢》肤胀灸方"。

（3）足太阴根结灸方，足太阴标本灸方：盖因脉气所起者为根，所归者为结。本者，经脉血气所出之处，标者，血气所注之所。大凡五脏六腑之疾，均可取该经之根结、标本之穴而施治之。《灵枢·根结》云："太阴根于隐白，结于太仓。"太仓者，足阳明胃经之募穴中脘也。故今取足太阴脾经之井穴、根穴隐白，以益脾胃，调气血，温阳化湿；取结穴中脘健脾和胃，以化湿浊。两穴相伍，施以灸术，名"足太阴根结灸方"。取足太阴脾经之本穴三阴交，乃足太阴脾经血气所出之处，伍足太阴脾经之标穴脾俞、廉泉，具激发、汇聚、转输足太阴脾经脉气运行之功，而成健脾渗湿之效。故本方为胀证脾虚湿困之治方，施以灸术，名"足太阴标本灸方"。

（4）脾经井穴灸方，足太阴五输灸方：宗《灵枢》"病在脏者，取之井"之大法，寒湿困脾或脾虚湿困之候，可取其井穴隐白，以激发该经脉气运行之功达脾健之效而愈病。今施以灸术，名"脾经井穴灸方"。脾五行属土，宗《黄帝内经》"虚则补其母"之法，取足太阴脾经之荥火穴大都，即"火生土"之谓，此乃脾虚湿困，内生湿邪之治方。若外感寒湿之邪，当取其经穴商丘，使脾经脉气运行得健以化寒湿。此乃足太阴五输穴应用之法，施以灸术，名"足太阴五输穴灸方"。

3. 湿热蕴结

临床症状：腹大坚满，脘腹撑急，烦热口苦，渴不欲饮，小便赤涩，大便秘结或溏垢，或面目皮肤发黄，舌边尖红，苔黄腻或兼灰黑，脉象弦数。

证候分析：由于枢机不利，脾失健运，气化失司，湿浊内生，郁久化热，湿热互结，浊水停聚，故腹大坚满，脘腹撑急。湿热上蒸，则烦热口苦，渴不欲饮。湿热阻于肠胃，故大便秘结或溏垢。湿热下注，膀胱气化失司，故小便赤涩。湿热熏蒸于肌肤，故见面目皮肤发黄。脉舌亦湿热蕴结之候。此即《素问》"诸胀腹大，皆属于热""水液浑浊，皆属于热"之谓也。

治法：透理三焦，清利湿热。

处方：脾经井荥输灸方，《灵枢》鼓胀灸方，脾经原穴灸方，胆经募俞灸方，三焦俞灸方，水道消肿灸方，《经纶》公孙黄疸灸方。

方解：

（1）脾经井荥输灸方：《灵枢·顺气一日分为四时》篇云："病在脏者，取之井。"《难经·六十八难》云："井主心下满，荥主身热，俞主体重节痛。"故取足太阴脾经之井穴隐白、荥穴大都、输穴太白，施以灸术，名"脾经井荥输灸方"。以其激发、输注足太阴脾经血气之功，而达健脾渗湿之治，无湿热蕴结之弊而病自愈。

（2）《灵枢》鼓胀灸方：详见本节"寒湿困脾"。

（3）脾经原穴灸方：《灵枢·九针十二原》篇云："五脏有疾也，应出十二原。"故脾失健运，气化失司，湿邪蕴久而成湿热，当取足太阴脾经原穴太白，使脾气化有司，则无内生湿邪之弊。施以灸术，名"脾经原穴灸方"。

（4）胆经募俞灸方：《素问·奇病论》云："口苦者……此人者，数谋虑不决，故胆虚气上溢，而口为之苦，治之以胆募俞。"即取足少阳胆经募穴日月、背俞穴胆俞，以利黄疸。施以灸术，名"胆经募俞灸方"。

（5）三焦俞灸方：三焦俞，为手少阳三焦经之背俞穴，具调达枢机，通利三焦，化气通脉，清利湿热，健脾利水之功，故为三焦经疾病之治穴，施以灸术，名"三焦俞灸方"，亦为胀证湿热蕴结之治方。

（6）水道消肿灸方：水道为足阳明胃经之腧穴，位于小肠部，又迎膀胱，属下焦，为水道之所出，具泌清别浊、通利水道之功。对此，《备急千金要方》有"三焦膀胱，肾中热气，灸水道，随年壮"之记。水分乃任脉之腧穴，为内脏分清别浊功能注于体表之穴，具健脾胃，泌清浊，利水化湿之功。足三里乃足阳明胃经之下合穴，有健脾胃，调气血，通经络之功，具泄阳明经湿热之功。三阴交乃足太阴脾经之本穴，尚为足三阴经交会穴，具健脾利湿，调补肝肾，益气养血之功，而滋下和阴，清利湿热。故对四穴施以灸术，名"水道消肿灸方"，适用于湿热蕴结之胀证。

（7）《经纶》公孙黄疸灸方：《神灸经纶》记云："黄疸，公孙、至阳、脾俞、胃俞。"黄疸乃湿热蕴结，蒸于面目肌肤而成。故健脾渗湿乃治其本，取足太阴脾经之络穴公孙、背俞穴脾俞，以健脾胃，渗湿消胀；伍足阳明胃经之背俞穴胃俞，调中和胃，消胀除满；至阳乃督脉之气自下而上汇于此，具通达阳气，宣闭开结之功，三穴相伍，使脾气机得畅，气化有序，而无湿邪蕴结之弊。故对诸穴施以灸术，名"《经纶》公孙黄疸灸方"，适用于鼓胀而见黄疸者。无论阳黄、阴黄，皆可用之。若阳黄者，可佐三焦俞以通调三焦，清利湿热，胆俞以利胆退黄。

4. 肝脾血瘀

临床症状：腹大坚满，脉络怒胀，胁腹刺痛，面色黧黑，面颈胸臂有血痣，呈丝纹状，手掌赤痕，唇色紫褐，口渴不欲饮水，大便色黑，舌质紫红，有瘀斑，舌下赤络网状，主束暗紫粗长，脉细涩。

证候分析：枢机不利，气化失司，水气内聚，故腹大坚满。肝脾络脉瘀阻，故见络脉怒胀，胁腹刺痛。瘀热蕴结下焦，邪深入肾，故面色黧黑。瘀热入血络，脉闭阻，而见血痣及手掌赤痕。水浊聚而不行，阳不布津则口渴不欲饮水。络脉之血外溢，故有舌紫诸象。血行不畅，故脉细涩。

治法：疏肝健脾，活血化瘀。

处方：《灵枢》鼓胀灸方，肝脾募俞灸方，足厥阴标本灸方，足厥阴根结灸方，《经纶》鼓胀灸方。

方解：

（1）《灵枢》鼓胀灸方：详见本节"寒湿困脾"。

（2）肝脾募俞灸方：募穴是五脏六腑之气汇聚于腹部之处，俞穴是脏腑之气输注于背部之穴。今因肝郁脾虚而致鼓胀，肝脾络脉瘀阻，故取足太阴脾经募穴章门、背俞穴脾俞，以成健脾渗湿之功；伍足厥阴肝经之募穴期门、背俞穴肝俞，以成养血柔肝之效。于是肝脾之络脉得养，则血瘀之候得除，而鼓胀之证得解。施以灸术，名"肝脾募俞灸方"。

（3）足厥阴标本灸方：《灵枢·卫气》云："能知六经标本者，可以无惑于天下。"又云："足厥阴之本，在行间上五寸所，标在背腧也。"即取足厥阴肝经之标穴中封、本穴肝俞，施以灸术，名"足厥阴标本灸方"，以其通达足厥阴肝经经气之功，而达活血化瘀之效，故适用于肝脾血瘀之鼓胀者。

（4）足厥阴根结灸方：《灵枢·根结》云："厥阴根于大敦，结于玉英，络于膻中。"玉英即任脉之玉堂穴。故对足厥阴肝经之大敦，任脉之玉堂、膻中施以灸术，名"足厥阴根结灸方"，以其调达气机，以解肝郁气滞之候，以其濡养气血之效，而愈气滞血瘀之证。

（5）《经纶》鼓胀灸方：《神灸经纶》对鼓胀有取"太白、水分、气海、足三里、天枢、中封"之治。盖因太白乃足太阴脾经之原穴、输穴，有健脾渗湿之功；水分乃任脉之腧穴，为内脏分清别浊，利水化湿之穴；气海乃任脉之腧穴，具温下焦，益元荣肾，化气通脉之功；足三里乃足阳明胃经之合穴，具健脾和胃，调补气血，培补后天之本之用；天枢穴当脐旁，为上下腹之界畔，通行中焦，有斡旋上下，职司升降之功；中封为足厥阴肝经之经穴，又为足厥阴肝经之本穴，该经之血气由此而出，故具养血柔肝之效。故诸穴合用，施以灸术，名"《经纶》鼓胀灸方"，共成健脾渗湿，调补气血，养血柔肝，软坚散结之功，为治鼓胀肝脾血瘀证之良方。

5.脾肾阳虚

临床症状：腹大胀满不舒，早宽暮急，面色萎黄，或呈㿠白，脘痞纳呆，善哕，神倦怯寒，卧不安，肢冷或下肢浮肿，体重不能胜衣，伴腰沉重时隐隐作痛，小便短少不利，舌胖质淡，脉沉弦无力。

证候分析：脾肾阳虚，气化失司，湿浊中阻，故腹胀大不舒。湿为阴邪，故入夜尤甚。脾阳不振，运化失司，完谷不化，故脘痞纳呆，善哕。阳不布津于上下内外，故神倦怯寒，肢冷，卧不安。水湿下注，流溢于下肢，故见浮肿，体重不能胜衣。肾阳亏虚，命门火衰，膀胱气化不行，故小便短少。腰为肾之外府，肾阳虚命门火衰，故见腰痛。气血失濡，故见面色、舌象、脉象不荣之候。

治法：温补脾肾，化气行水。

处方：《灵枢》鼓胀灸方，《灵枢》脾肾阳虚灸方，足太阴根结灸方，足太阴标本灸方，脾经井穴灸方。

方解：

（1）《灵枢》鼓胀灸方：详见本节"寒湿困脾"。

（2）《灵枢》脾肾阳虚灸方：《灵枢·胀论》云："脾胀者，善哕，四肢烦悗，体重不能胜衣，卧不安……肾胀者，腹满引背央央然，腰髀痛。"此即合脾胀、肾胀两方而用之。《灵枢·胀论》云："凡此诸胀者，其道在一……无问虚实，工在疾泻。"故取足阳明胃经下合穴足三里，足太阴脾经原穴太白、经穴商丘、募穴章门，背俞穴脾俞，施以灸术，名"《灵枢》脾胀灸方"。同法，取足阳明胃经之下合穴足三里，足少阴肾经原穴太溪、经穴复溜、募穴京门、背俞穴肾俞，施以灸术，名"《灵枢》肾胀灸方"。合二方而施治之，名"《灵枢》脾肾阳虚灸方"。

（3）足太阴根结灸方：详见本节"寒湿困脾"。

（4）足太阴标本灸方：详见本节"寒湿困脾"。

（5）脾经井穴灸方：详见本节"寒湿困脾"。

6. 肝肾阴虚

临床症状：腹大胀满，或见青筋暴露，面色晦暗，唇紫，口燥，心烦不欲眠，牙龈出血，鼻时衄血，小便短少，舌质红绛少津，脉弦细而数。

证候分析：肝肾亏虚，津液失布，水液停滞中焦，血瘀不行，故腹胀大，甚者青筋暴露，小便短少，面色晦暗。阴虚内热，故心烦不欲眠。热伤络脉，故见衄血。阴虚则热，灼津不能上润，故口燥。脉舌之候亦皆肝肾阴虚之候。

治法：滋养肝肾，凉血行瘀。

处方：《灵枢》鼓胀灸方，肝肾募俞灸方。

方解：

（1）《灵枢》鼓胀灸方：详见本节"寒湿困脾"。

（2）肝肾募俞灸方：鉴于募、俞穴乃各经脏腑之气聚集之处，故对足厥阴肝经之募穴期门、背俞穴肝俞，足少阴肾经之募穴京门、背俞穴肾俞，施以灸术，名"肝肾募俞灸方"。以其滋养肝肾之功，使肝肾之阴得育，而无阴虚火旺之候。

二十、呕吐

呕吐最早见于《黄帝内经》，如《素问·举痛论》云："寒气客于肠胃，厥逆上出，故痛而呕也。"《素问·脉解》云："所谓食则呕者，物盛满而上逆，故呕也。"《圣济总录》云："呕吐者，胃气上而不下也。"由此可见，呕吐是由于胃失和降，气逆于上所引起的病证。大凡任何病变，有损于胃，皆可发生呕吐。前人称有物有声谓之呕；有物无声谓之吐；无物有声谓之哕，又称干呕。今合称呕吐。

1. 外邪犯胃

临床症状：突然呕吐，伴发热恶寒，头身疼痛，胸脘满闷，苔白腻，脉濡缓。

证候分析：感受六淫之邪，内扰胃腑，浊气上逆，故突发呕吐。邪束肌表，营卫失和，故发热恶寒。湿浊中阻，气机不利，故胸脘满闷，苔白腻，脉濡缓。

治法：疏邪解表，芳香化浊。

处方：经渠大都灸方，胃经募俞灸方，和胃降逆止呕灸方。

方解：经渠乃手太阴肺经之经穴，气血运行至此，运行不绝。《难经》谓经渠主"寒热"，得益于经渠具宣发肺气，疏邪解表，消胀除满之功。大都为足太阴脾经之荥穴，有健脾和胃，下气降逆之功。故两穴相伍，有疏邪解表，健脾和胃，降逆止呕之效，施以灸术，名"经渠大都灸方"。中脘、胃俞，名"胃经募俞灸方"，具畅达胃腑受纳腐熟之功。足三里乃足阳明胃经之下合穴，有激发足阳明胃经脉气运行之功，可奏和胃降逆之效；内关乃手厥阴心包经之络穴，又与阴维脉交会，具宣通上中二焦气机之功，而成条达气机，和胃降逆之治；膈俞内应胸膈，具宽胸利膈，和胃降逆之功。诸穴合用，施以灸术，名"和胃降逆止呕灸方"。

2. 饮食停滞

临床症状：呕吐酸腐，脘腹胀满，嗳气厌食，得食愈甚，吐后反快，大便秽臭，或溏薄，或秘结，苔厚腻，脉滑实。

证候分析：食滞内阻，浊气上逆，故呕吐酸腐。胃失和降，传导失司，故大便秽臭。食滞中焦，气机不畅，故脘腹胀满，嗳气厌食。脉舌之象亦食滞内停之候。

治法：消食化滞，和胃降逆。

处方：保和降逆止呕灸方，不容除满灸方。

方解：（1）保和降逆止呕灸方：募俞穴，乃五脏六腑之气汇集之处，具安和脏腑功能之效，故足阳明胃经募穴中脘、背俞穴胃俞相伍，施以灸术，名"胃经募俞对穴灸方"，以其消食和胃之功，具方剂"保和丸"之效。下脘乃任脉与足太阴脾经的交会穴，具和肠胃，助运化，消食积之功，故为健脾和胃，降逆止呕之要穴；璇玑居胸上，使任脉经气通天街达督，伍之膈俞，具宽胸利膈，和胃降逆之功。诸穴相伍，施以灸术，共奏和胃降逆止呕之功，方名"保和降逆止呕灸方"。

（2）不容除满灸方：详见"胃痛"一节。

3. 肝气犯胃

临床症状：呕逆吞酸，嗳气频作，胸胁闷痛，舌边或红，苔薄腻，脉弦。

证候分析：肝属木，胃属土，木克土，肝郁气滞，肝气不舒，横逆犯胃，胃失和降，故见呕逆吞酸，嗳气频作，胸胁闷痛，苔腻。舌边红，脉弦乃气滞肝旺之象。

治法：舒肝和胃，降逆止呕。

处方：舒肝和胃止呕灸方。

方解：中脘、胃俞，乃募俞配穴法，具安和脏腑功能之效，施以灸术，名"胃经募俞灸方"。太冲为足厥阴肝经之原穴，以其养肝血，疏肝气，调冲降逆之功，使肝气得舒，而无横逆犯胃之弊，施以灸术，名"肝经原穴灸方"。佐足阳明胃经之下合穴足三里，以奏通降胃气之功。手厥阴心包经之络穴内关，又为该经之本穴，具激发手厥阴心包经脉气运行之功，其又与阴维脉相交会，手厥阴心包经下膈络三焦经，阴维主一身之里，故内关具宣通上中二焦气机之用。诸穴合用，施以灸术，具方剂"舒肝和胃丸"之效，故名"舒肝和胃止呕灸方"。

4. 痰饮内阻

临床症状：呕吐多为清水痰涎，胃脘痞满，纳食呆滞，头眩心悸，苔白腻，脉滑。

证候分析：脾失运化，痰饮内停，胃失和降，则脘腹痞胀满，纳食呆滞，呕吐清水痰涎。水饮上犯，清阳不展，故头眩。水气凌心则心悸。苔白腻，脉滑均为痰饮内停之候。

治法：温阳化饮，和胃降逆。

处方：健脾豁痰灸方，足太阴根结灸方。

方解：

（1）健脾豁痰灸方：本方由温中健脾灸方（脾俞、胃俞、中脘、章门、足三里、气海）减气海加膻中、丰隆而成。膻中为气之会穴，其宽胸利膈，降逆止呕之功优于气海，故取而代之。丰隆乃足阳明胃经之往返之要道，又为该经之络穴，具沟通脾胃两经之效。脾为生痰之源，故本穴伍脾俞，有健脾和胃，豁痰化浊之功。诸穴相伍，施以灸术，名"健脾豁痰灸方"，乃恶心呕吐痰饮内阻证之良方。

（2）足太阴根结灸方：详见"眩晕"一节。

5. 脾胃虚寒

临床症状：饮食稍有不慎，即易发生呕吐，时作时止，面色㿠白，倦怠乏力，口干不欲饮，四肢不温，大便溏薄，舌质淡，脉濡弱。

证候分析：脾胃虚弱，中阳不振，胃之受纳腐熟不及，故饮食稍有不慎即吐，时作时止。阳虚不能温布，故面色㿠白，倦怠乏力。中焦虚寒，气化布津失司，故口干不欲饮。脾虚失运，故大便溏薄。脉舌亦脾阳不足之象。

治法：温中健脾，和胃降逆。

处方：脾胃募俞健中灸方，温中健脾灸方，足太阴根结灸方。

方解：

（1）脾胃募俞健中灸方：取脾俞、胃俞、章门、中脘，乃脾胃经募俞之伍，以健中焦脾胃之气。《标幽赋》有"脾冷胃痛，取公孙""而立愈"之记，故为脾胃虚寒证之用穴；伍膈俞，以奏宽胸利膈，和胃降逆之功。对诸穴施以灸术，以其温中健脾，和胃降逆之功，而具方剂"建中汤"之效，故方名"脾胃募俞健中灸方"，乃脾胃虚寒证之良方。

（2）温中健脾灸方：方中中脘、胃俞，乃足阳明胃经募俞穴之穴对，以其和胃消食之功，成启痞除满之治；脾俞行健脾益气和中之效；气海乃任脉之腧穴，为元气之海，具温补中、下焦之功；足三里乃足阳明胃经之下合穴，具通降胃气之功。诸穴相伍，施以灸术，共成温中健脾，和胃止呕之功，故方名"温中健脾灸方"。

（3）足太阴根结灸方：《灵枢·根结》云："太阴根于隐白，结于太仓。"隐白既为足太阴脾经之根穴，又为该经之井穴，有益脾胃，温阳救逆之功。太仓即任脉之中脘，且为足太阴脾经之结穴，尚为足阳明胃经之募穴、腑之会穴，任脉与手太阳小肠经、手少阳三焦经及足阳明胃经交会穴，又为回阳九穴之一，有较强的健脾和胃，化痰导滞，降逆止呕之功。故隐白伍中脘，施以灸术，名"足太阴根结灸方"，乃治心下痞、胃脘痛、恶心呕吐之良方。

6. 胃阴不足

临床症状：呕吐反复发作，时作干呕，口燥咽干，似饥而不欲食，舌红少津，脉多细数。

证候分析：胃热不清，耗伤胃津，致胃失和降而致呕吐反复发作，时作干呕，似饥而不能食。胃津不能上承，故口干咽燥。舌红少津，脉细数，均乃津液耗伤，阴虚火旺之象。尚有因胃阴不足，下汲肾水，致肝肾阴亏，则口干咽燥证候尤甚，舌红或见龟裂之象。

治法：滋养胃阴，降逆止呕。

处方：胃经原穴灸方，脾经根结三三灸方，三原三里利膈灸方。

方解：

（1）胃经原穴灸方：《素问·刺法论》云："胃为仓廪之官，五味出焉，可刺胃之源。"《灵枢·九针十二原》云："五脏有疾，当取之十二原。"意谓胃腑发生异常而生疾病，可取足阳明胃经之原穴冲阳以治之。盖因冲阳乃阳气之要冲，可促进胃之受纳腐熟水谷之功，使脾气血生化之源充足，有补气血，和营卫，生津液之效。今施以灸术，名"胃经原穴灸方"。

（2）脾经根结三三灸方：取足太阴脾经根穴隐白、结穴中脘，施以灸术，名"足太阴根结灸方"。以其健脾益气，和胃降逆，生津益胃之功，而为胃阴不足证之治方。伍以足三里、三阴交，以增其健脾胃，补气血，生津液之功。对诸穴施以灸术，名"脾经根结三三灸方"，而为解胃阴不足呕吐之良方。

（3）三原三里利膈灸方：太溪，为足少阴肾经之输穴、原穴，具滋肾阴，退虚热之功；太冲乃足厥阴肝经原穴，具养肝血，滋肝阴，调冲降逆之功；太白乃足太阴脾经之原穴，具养脾阴，健脾益气之功；合足阳明胃经之下合穴足三里，以增健脾胃，补气血，培补后天之本，以助气血生化之源之功。诸穴合用，则肝、脾、肾之阴得补，胃津得充，则胃热得清，而无耗伤胃津之弊。佐之膈俞，以其宽胸利膈，和胃降逆之功，则呕吐之证得解。故对诸穴施以灸术，名"三原三里利膈灸方"。

二十一、泄泻

病证名，是指排便次数增多，粪便稀薄，甚至泻出如水样一类的疾病。最早的文献见于《黄帝内经》，其中有"濡泄""溏泄""热泄""洞泄""溏瘕泄""飧泄""注泄"的不同。如《素问·举痛论》云："寒气客于小肠，小肠不得成聚，故后泄腹痛矣。"又如《素问·阴阳应象大论》云："清气在下，则生飧泄……湿胜则濡泻。"《素问·至真要大论》云"厥阴司天""民病""冷泄腹胀，溏泄"。《素问·生气通天论》云："是以春伤于风，邪气留连，乃为洞泄。"而《难经》有五泄之分，汉唐时称为"下利"，宋以后又称为"泄泻"。今就其证治介绍如下。

1. 外感寒湿

临床症状：泄泻清稀，甚至如水样，腹痛肠鸣，脘闷食少，或有恶寒发热，鼻塞头痛，肢体酸痛，苔薄白或白腻，脉濡缓。

证候分析：《素问·阴阳应象大论》云："伤于湿者，下先受之。"又云："湿胜则濡泻。"故外感寒湿或风寒之邪，侵袭肠胃，或过食生冷，脾失健运，升降失调，清浊不分，饮食不化，传导失司，故大便清稀。寒湿内盛，肠胃气机受阻，则腹痛肠鸣。寒湿困脾，则脘闷食少。恶寒发热，鼻塞头痛，肢体酸痛乃风寒外束之征。苔白腻，脉濡缓为寒湿内盛之象。

治法：解表散寒，芳香化湿。

处方：肠实二间灸方，大肠经下合灸方，大肠经四时灸方，大肠经原穴灸方，手阳明根结灸方，手阳明盛络灸方，手阳明募俞灸方，足太阴荥经合灸方。

方解：

（1）肠实二间灸方，大肠经下合灸方，大肠经四时灸方：手阳明大肠经五行属金，阳经五输穴配属五行，为井金、荥水、输木、经火、合土。宗《灵枢》经"盛则泻之，虚则补之"之治病法则，根据五行生克乘侮原理及"实则泻其子"之法，取手阳明大肠经中属水之荥穴二间，因金生水，水为金之子，故有二间之治，施以灸术，名"肠实二间灸方"，为外感寒湿之治方。《灵枢·邪气脏腑病形》云："大肠合入于巨虚上廉……大肠病者，肠中切痛而鸣濯濯，冬日重感于寒即泄，当脐而痛，不能久立，与胃同候，取巨虚上廉。"故有取手阳明大肠经之下合穴上巨虚，施以灸术，名"大肠经下合灸方"。《灵枢·本输》云："春取络脉诸荥大经分肉之间，甚者深取之，间者浅取之。夏取诸俞孙络肌肉皮肤之上。秋取诸合，余如春法。冬取诸井诸俞之分，欲深而留之。此四时之序，气之所处，病之所舍，针之所宜。"故手阳明大肠经病候，可春取该经荥穴二间，夏取输穴三间，长夏取经穴阳溪，秋取合穴曲池，冬取井穴商阳，今施以灸术，名"大肠经四时灸方"。

（2）大肠经原穴灸方：《素问·刺法论》云："大肠者，传道之官，变化出焉，可刺大肠之源。"意谓大肠的职能犹如传导之官，变化糟粕由此而出，故取手阳明大肠经原穴合谷，可促其传导之功。今对合谷施以灸术，名"大肠经原穴灸方"，可治因大肠传导失职而致之泄泻。

（3）手阳明根结灸方，手阳明盛络灸方：《灵枢·根结》云："不知根结，五脏六腑，折关败枢，开阖而走，阴阳大失，不可复取。"盖因人之阴阳血气，有形无形，应天地五运六气，寒暑往来，如桴鼓影响之相合也。《灵枢·根结》记云："手阳明根于商阳，溜于合谷，注于阳溪，入于扶突、偏历也。"意谓商阳为手阳明大肠经之根穴，伍该经之结穴扶突，施以灸术，名"手阳明根结灸方"。若商阳伍本经之原穴合谷、经穴阳溪、络穴偏历、颈穴扶突，施以灸术，名"手阳明盛络灸方"。两方均为治疗泄泻之良方。

（4）手阳明募俞灸方：募穴是五脏六腑之气汇集于腹部的腧穴，是阳病行阴的重要处所；俞穴是脏腑之气输注于背部之处，为阴病行阳的地方。今取手阳明大肠经募穴天枢、俞穴大肠俞，两穴一阴一阳，一腹一背，乃从阴引阳，从阳引阴之伍。此即张景岳"善补阳者，必于阴中求阳，则阳得阴助而生化无穷；善补阴者，必于阳中求阴，则阴得阳升而泉源不竭"之谓。今对两穴施以灸术，名"手阳明募俞灸方"，为治疗泄泻之良方。

（5）足太阴荥经合灸方：《脉经》云："诸下利，皆可灸足大都五壮，商丘、阴陵泉皆三壮。""下利"，简称"利"。首见于《金匮要略·呕吐哕下利病脉证治》，为痢疾与泄泻的总称。方中大都乃足太阴脾经之荥穴，商丘乃该经之经穴，阴陵泉乃该经之合穴，为脾经通于荥、过经、达合之伍，今对三穴施以灸术，名"足太阴荥经合灸方"，使脾经之脉气通达，后天之本得补，中宫得健，寒湿之邪得解，而泄泻得愈。

2. 外感湿热（暑热）

临床症状：腹痛泄泻，泻下急迫，或泻而不爽，粪色黄褐而臭，肛门灼热，烦热口渴，小便短黄，舌苔黄腻，脉濡数或滑数。

证候分析：湿热之邪，或夏令暑湿伤及肠胃，传化失常，而发生泄泻。《素问·阴阳应象大论》云："清气在下，则生飧泄……湿胜则濡泄。"《素问·至真要大论》云："暴注下迫，皆属于热。"肠中有热，故泻下急迫。湿热互结，则泻而不爽。湿热下注，故肛门灼热，粪便色黄褐而臭，小便短黄。烦热口渴，舌苔黄腻，脉濡数或滑数，均为湿热内盛之征。

治法：清热利湿，除满止泻。

处方：溏瘕泄商丘灸方，《灵枢》太白霍乱灸方，《普济》意舍止利灸方，大肠经原穴灸方，大肠经下合灸方，手阳明募俞灸方。

方解：

（1）溏瘕泄商丘灸方：《灵枢·经脉》云："脾足太阴之脉……是主脾所生病者……心下急痛，溏瘕泄。""溏"，即大便稀薄。"瘕泄"，即今之痢疾。其治，宗"盛则泻之，虚则补之""不盛不虚以经取之"之法。盖因商丘乃足太阴之脉所行之经穴，具健脾渗湿，解痉镇痛之功，故其治如是，今施以灸术，名"溏瘕泄商丘灸方"，为湿热泄泻之治方。

（2）《灵枢》太白霍乱灸方：《素问·刺法论》云："脾为谏议之官，知周出焉，可刺脾之源。"意谓刺足太阴脾经原穴太白，可促进脾之功能，达到有疾治疾、无疾养生之效。今施以灸术，有健身防病之功，名"脾原太白灸方"。《灵枢·五乱》云："乱于肠胃则为霍乱。"又云："气在于肠胃者，取之足太阴、阳明，不下者，取之三里。"意谓病霍乱者，取足太阴脾经之原穴太白、足阳明胃经之原穴冲阳，不效加取足三里。霍乱，主要症见急暴吐泻、挥霍缭乱之候。《素问》"气交变大论""通评虚实论"篇亦有论述。其病因，《诸病源候论·霍乱源候》有"霍乱者，由人温凉不调，阴阳清浊，二气有相干乱之时，其乱于肠胃之间者，因遇饮食而变发"之论。由此可见，《黄帝内经》《诸病源候论》所述之霍乱，非指剧烈吐泻之传染病。故肠胃逆乱吐泻者，首选足太阴脾经之原穴太白、足阳明胃经之原穴冲阳，健脾和胃，补后天气血生化之源，而成扶正达邪之用。若邪热不下，呕吐泄泻不止者，取足阳明胃经之合穴足三里，以其健脾胃，补中气，调气血，通经络之功，清上蒸之胃热，泻下注之湿热，使呕吐泄泻之疾得除。三穴并用，施以灸术，名"《灵枢》太白霍乱灸方"，以健脾胃，清热邪，化湿浊之功，而为急、慢性胃肠炎及细菌性痢疾之治方。

（3）《普济》意舍止利灸方：《素问·水热穴论》云："五脏之俞旁五，此十者，以泻五脏之热也。"意谓五脏之俞，其旁左右十穴，可泻五脏之热。若泻脾俞旁之意舍，可清足太阴脾经之热。《普济方》云："主治大肠泻痢脓血，穴意舍，灸一百壮，又灸小肠俞七壮。"盖因意舍穴居脾俞之旁，为脾之营舍，而具健脾渗湿，除胀消满之功；小肠俞，乃足太阳膀胱经脉气转注、输布之处，具助气化，布津液，清利湿热之功。两穴相伍，施以灸术，名"《普济》意舍止利灸方"，为治疗湿热下利之良方。

（4）大肠经原穴灸方：详见本节"外感寒湿"。

（5）大肠经下合灸方：详见本节"外感寒湿"。

（6）手阳明募俞灸方：详见本节"外感寒湿"。

3. 食滞肠胃

临床症状：腹痛肠鸣，泻下粪便臭如败卵，泻后痛减，大便伴有不消化之物，脘腹痞满，嗳腐酸臭，不思饮食，舌苔垢浊或厚腻，脉滑。

证候分析：《景岳全书·泄泻》云："若饮食失节，起居不时，以致脾胃受伤，而成泄泻。"故饮食不节，宿食内停，阻滞肠胃，传化失常，故腹痛肠鸣，脘腹痞满。宿食不化，则浊气上逆，故嗳腐酸臭。宿食下注，则泻下臭如败卵。泻后腐浊外泄，故腹痛减轻。舌苔厚腻，脉滑为宿食内停之象。

治法：消食导滞，除满止泻。

处方：肠胃原穴灸方，肠胃募俞灸方，天枢六穴止痢灸方，胃肠下合灸方。

方解：

（1）肠胃原穴灸方：《灵枢·九针十二原》云："五脏有疾，当取之十二原。"《素问·六节藏象论》云："五味入口，藏于肠胃，味有所藏，以养五气。"《素问·刺法论》云："胃为仓廪之官，五味出焉，可刺胃之源。大肠者，传道之官，变化出焉，可刺大肠之源。"大凡胃肠有疾，可取其原穴以治之。今因饮食不节，宿食内停，阻滞肠胃，传化失常而致泄泻，故取足阳明胃经之原穴冲阳、手阳明大肠经之原穴合谷，今施以灸术，名"肠胃原穴灸方"，为泄泻食滞肠胃之治方。

（2）肠胃募俞灸方：募俞之穴，乃脏腑之气聚集、输注之处，故对其施术，有安和五脏之功。对食滞肠胃而致下利者，可取足阳明胃经之募穴中脘、俞穴胃俞，手阳明大肠经之募穴天枢、俞穴大肠俞，手太阳小肠经之募穴关元、俞穴小肠俞，施以灸术，名"肠胃募俞灸方"。中脘为足阳明胃经之募穴，尚为腑之会穴，为任脉与手太阳、少阳及足阳明经之交会穴，又为回阳九穴之一，具健脾和胃，消食导积之功；天枢为足阳明胃经脉气所发之处，又为手阳明大肠经之募穴，穴居脐旁，为上下腹之界畔，有通行中焦，斡旋上下，职司升降之功；关元为任脉与足三阴经的交会穴，具调补肝、脾、肾之功；胃俞、大肠俞、小肠俞，乃胃肠经脉气输注于背俞之处，以其健脾胃，和肠胃，消食导积之功而愈病。故对此六穴施以灸术，名"肠胃募俞灸方"。

（3）天枢六穴止痢灸方：《素问·六微旨大论》云："天枢之上，天气主之；天枢之下，地气主之。"张景岳注云："枢，枢机也。居阴阳升降之中，是为天枢。"脐上应天，脐下应地，天枢穴当脐旁，为上下腹之分界，通于中焦，有斡旋上下、职司升降之功，故名天枢。该穴为足阳明胃经之腧穴，又为手阳明大肠经之募穴，具调和胃肠之功。中脘为足阳明胃经之募穴，具健脾和胃之功。关元为任脉与足三阴经的交会穴，又为手太阳小肠经之募穴，具益元固本，受盛化物之用。足三里为足阳明胃经之合穴，可健脾胃，补中气，调气血，为治胃肠疾病之要穴。合谷为手阳明大肠经之原穴，具和肠腑，司气化之用。太白乃足太阴脾经之络穴，又为八脉交会穴之一，通于冲脉，具健脾胃，和肠腑，司气化，行气消胀之功。故对上述六穴施以灸术，名"天枢六穴止痢灸方"，适用于食积肠胃之泄泻。

（4）胃肠下合灸方：《灵枢·邪气脏腑病形》云：“合治内腑。”意谓临床上可按照疾病所属六腑之不同，取其所属的下合穴治疗。如因肠胃功能失调而致泄泻者，可取足阳明胃经之下合穴足三里、手阳明大肠经之下合穴上巨虚、手太阳小肠经之下合穴下巨虚。今对三穴施以灸术，名“胃肠下合灸方”，以其安和胃肠之功而愈病。不论何因所致之胃肠病，均可用之，故为泄泻常用之方。

4. 肝气乘脾

临床症状：平时多有胸胁胀闷，嗳气食少，每因抑郁恼怒之时，发生腹痛泄泻，舌淡红，脉弦。

证候分析：《景岳全书·泄泻》云：“凡遇怒气便作泄泻者，必先以怒时夹食，致伤脾胃，故但有所犯，即随触而发，此肝脾二脏之病也。盖以肝木克土，脾气受伤而然。”故七情所伤之时，气机不利，肝失条达，横逆侮脾，失其健运，故腹痛泄泻。肝失疏泄，故胸胁胀闷，嗳气食少。舌淡红，脉弦，均是肝旺脾虚之候。

治法：抑肝扶脾，除满止泻。

处方：足厥阴标本灸方，足厥阴根结灸方，肝脾募俞灸方，胃肠下合灸方。

方解：

（1）足厥阴标本灸方：《灵枢·卫气》云：“能知六经之标本者，可以无惑于天下。”故有十二经之标本之施。足厥阴肝经之本穴为中封，为该经脉气所出之处，具疏肝理气之功；标穴肝俞，乃足厥阴肝经脉气输注于背部之处，具养血柔肝之效。两穴相伍，施以灸术，名“足厥阴标本灸方”，以其通达足厥阴肝经脉气之功，而为肝气犯胃、犯脾所致脘痞腹泻之治方。

（2）足厥阴根结灸方：《灵枢·根结》云：“厥阴根于大敦，结于玉英，络于膻中。”玉英，即任脉之玉堂穴。故若对大敦、玉堂、膻中三穴施以灸术，名“足厥阴根结灸方”。大敦乃足厥阴肝经之井穴。《灵枢·顺气一日分为四时》云：“病在脏者，取之井。”肝失条达，横逆犯脾，故取足厥阴肝经之井穴，以激发、启动肝经脉气运行之功，又为足厥阴肝经之本穴，具养肝阴，疏肝解郁之效。玉堂为任脉位于心君所居之处；膻中为气会，两穴相伍，有益气举陷之功。对三穴施以灸术，名“足厥阴根结灸方”，以其养血柔肝，调达气机之功，使肝气条达，而无横逆侮脾之弊，为泄泻肝气犯脾之治方。

（3）肝脾募俞灸方：募俞穴，乃脏腑之气聚集、输注之处，故为脏腑疾病之治穴。期门乃足厥阴肝经之募穴，又为足厥阴肝经与足太阴脾经、阴维脉的交会穴，故有疏肝健脾之功；肝俞乃足厥阴肝经之背俞穴，具养血柔肝之效，此乃足厥阴肝经募俞之对穴。章门乃足厥阴肝经之腧穴，为足太阴脾经之募穴，又为八会穴之脏会，具养血柔肝，疏肝理气，健脾渗湿之功；脾俞乃足太阴脾经之背俞穴，具健脾益气，渗湿止泄之功，二穴乃足太阴脾经募俞之对穴。故对四穴施以灸之术，名"肝脾募俞灸方"，实寓"肝经募俞灸方""脾经募俞灸方"之效，故为泄泻肝气犯脾之治方。

（4）胃肠下合灸方：详见本节"食滞肠胃"。

5. 脾胃虚弱

临床症状：大便时溏时泻，水谷不化，稍进油腻之物，则大便次数增多，饮食减少，脘腹胀闷不舒，面色萎黄，肢倦乏力。舌淡苔白，脉细弱。

证候分析：《素问·灵兰秘典论》云："脾胃者，仓廪之官，五味出焉。"《素问·六节藏象论》云："脾、胃、大肠、小肠、三焦、膀胱者，仓廪之本，营之居也。名曰器，能化糟粕，转味而入出者也。"脾胃虚弱，运化无权，水谷不化，清浊不分，故大便溏泄。脾阳不振，运化失常，则饮食减少，脘腹胀闷不舒，稍进油腻之物则大便次数增多。久泻不止，脾胃虚弱，气血来源不足，故面色萎黄，肢倦乏力。舌淡苔白，脉细弱乃脾胃虚弱之候。

治法：健脾益胃，固肠止泻。

处方：《素问》脾病泄泻灸方，飧泄三阴交灸方，火旺土健灸方，脾胃募俞灸方，胃肠下合灸方。

方解：

（1）《素问》脾病泄泻灸方：《素问·脏气法时论》云："脾病者……虚则腹满肠鸣、飧泄食不化，取其经，太阴阳明少阴血者。""飧泄"，古病名，语出自《黄帝内经》，如《素问·阴阳应象大论》云："清气在下，则生飧泄。"是一种由脾胃阳气虚弱而致完谷不化之候。盖因脾足太阴之脉，从股内前廉入腹，属脾络胃，故病如是。足太阴脾经之经穴商丘，具健脾渗湿，解痉镇痛之功；足阳明胃经之经穴解溪，具补脾胃，和气血，通经活络之效；火旺则土健，故又取足少阴肾经之经穴复溜，具益元荣肾，化气通脉之效。故三穴相须为用，施以灸术，此即"取其经，太阴阳明少阴"之谓，今名"《素问》脾病泄泻灸方"，乃脾肾气虚之泄泻常用方。

（2）飧泄三阴交灸方：《灵枢·九针十二原》云："飧泄取三阴。"《灵枢·四时气》云："飧泄，补三阴之上，补阴陵泉，皆久留之，热行乃止。"此二条言飧泄之疾，可补足太阴脾经之阴陵泉。三阴者，足太阴脾经也。阴陵泉乃足太阴脾经之合穴，三阴交为足太阴脾经、足厥阴肝经、足少阴肾经之会穴，又为足太阴脾经之本穴，具激发、聚汇、转输足太阴脾经脉气运行之功，具健脾渗湿，调补肝肾之效。脾虚运化失司，而成飧泄，故有补三阴交之治。对诸穴施以灸术，名"飧泄三阴交灸方"。

（3）火旺土健灸方：《针灸甲乙经》云："食不下，肠鸣，腹胀，欲吐时泻，三焦俞主之。"盖因三焦俞具调达枢机，通利三焦，化气渗湿之功，而为脘腹胀满、不欲饮食、小便不利、大便溏泻之治穴。伍足太阴脾经之募穴章门、背俞穴脾俞、命关食窦，共成平秘阴阳，健脾益气，渗湿止泻之功。伍手阳明大肠经之募穴天枢，足阳明胃经之下合穴足三里，调和胃肠，则胃之受纳腐熟、肠之化物传道之功有序。伍肾俞、命门、关元，温壮元阳，使火旺土健，促进五脏六腑生发之机，以成温补脾肾，调达六腑之效。今对诸穴施以灸术，名"火旺土健灸方"，为治慢性泄泻之效方。

（4）脾胃募俞灸方：募俞之穴，乃脏腑之气聚集、输注之处，为各自脏腑疾病之治穴。故脾胃虚弱之泄泻，可取足太阴脾经之募穴章门、背俞穴之脾俞，足阳明胃经募穴中脘、背俞穴之胃俞，故对四穴施以灸之术，名"脾胃募俞灸方"，以其健脾和胃，渗湿止泻之功而愈病。

（5）胃肠下合灸方：详见本节"食滞肠胃"。

6. 肾阳虚衰

临床症状：泄泻多在黎明之前，腹部作痛，肠鸣即泻，泻后则安，形寒肢冷，腰膝酸软，舌淡苔白，脉沉细。

证候分析：《素问·水热穴论》云："肾者，胃之关也。"《景岳全书·泄泻》云："肾为胃关，开窍于二阴，所以二便之开闭，皆肾脏之所主。"肾阳虚衰，不能温养脾胃，运化失常，黎明之前阳气未振，阴寒较盛，故腹部作痛，肠鸣即泻，又称为"五更泻"。泻后则腑气通利，故泻后则安。形寒肢冷，腰膝酸软，舌淡苔白，脉沉细，为脾肾阳气不足之证。

治法：温肾健脾，固涩止泻。

处方：《经纶》肾泄灸方，《经纶》久泄灸方，脾肾募俞灸方，胃肠下合灸方。

方解：

（1）《经纶》肾泄灸方：《神灸经纶》云："肾泄，夜半后即寅卯之间泄者，命门、天枢、气海、关元。"施以灸术，名"《经纶》命门肾泄灸方"。命门，督脉气所发之处，以其具壮阳益肾之功，而为治肾虚证之要穴。天枢，足阳明胃经脉气所发之处，又为手阳明大肠经之募穴，穴当脐旁，为上下腹之界畔，故有通行中焦，斡旋上下，职司升降之功。关元内应胞宫、精室，为元阴元阳之气闭藏之处，乃任脉与足三阴经的交会穴，又为手太阳小肠经之募穴，亦为人身强壮之要穴，可益元固本，补气壮阳。气者，元气也。海者，海洋也。气海穴在脐下，为人身元气汇聚之处，具温补下焦，益元荣督，健脾益气，举陷固肠之功。肾泄，又名五更泄。五更泄，指因肾虚封藏失职而致之泄泻。《寿世保元·泄泻》云："人病泄，每至五更辄即利，此肾泄也。"盖肾旺于五更之时，肾气虚弱，不能应旺，闭藏失司，故有"夜半后即寅卯之间泄者"之表现。故对诸穴施以灸术，名"《经纶》肾泄灸方"，可温阳益肾，健脾和胃，举陷固脱，而为治肾泄之良方。

（2）《经纶》久泄灸方：久泄滑脱，又称久泻肠滑，指泄泻迁延不愈而致滑脱不禁的证候。多因久泻不止，或误用攻下，致脾胃虚损；或气虚下陷，不能升提固涩所致。

症见泄泻不禁，完谷不化，面㿠神疲，四肢不温，口淡食少。治当补肾健脾，升提中气。《神灸经纶》有"久泻滑脱下陷，百会、脾俞、肾俞"之治。方中百会，为手足三阳经与督脉交会于头部之穴，具荣督益肾，回阳固脱，升阳举陷之功，故为主穴。脾俞内应脾脏，为足太阴脾经脉气输注于脊背之处，具补脾阳，助运化，化湿浊之功。肾俞内应肾脏，为足少阴肾经脉气输注于背部之处，具益肾元，补命门之功。百会伍脾俞、肾俞，可益肾脾，司气化，泌清浊，补中益气，升阳举陷，施以灸术，名"《经纶》久泄灸方"，灸之则脾肾阳虚，久泻肠滑之疾得愈。

（3）脾肾募俞灸方：募穴是五脏六腑之气汇聚于胸腹部的腧穴；俞穴是脏腑之气输注于背部的腧穴。募位阴，俞位阳。故募俞穴之伍，乃从阳引阴，从阴引阳之伍，具安和五脏之功。肾阳虚衰，不能温养脾胃，运化失司而致泄泻。故取足少阴肾经之募穴京门、背俞穴肾俞，施以灸术，名"肾经募俞对穴灸方"，以成培补命门之火，温补肾阳之功。灸足太阴脾经募穴章门、背俞穴脾俞，乃"脾经募俞对穴灸方"，以成健脾益气，渗湿止泻之效。今对四穴施以灸术，名"脾肾募俞灸方"，乃肾阳虚衰、脾失健运、胃失和降之治方。

（4）胃肠下合灸方：详见本节"食滞肠胃"。

二十二、便秘

便秘是指大便次数减少，经常三五日或六七日，甚至更长时间，才能大便一次；或者虽然排便次数不减，但是粪质干燥坚硬，排出困难。也有少数患者，虽有便意，大便并不干硬，但排便困难，不能顺利排出。一部分患者，除了便秘之外，没有其他直接因便秘而引起的症状。便秘的治疗，并非单纯通下就能完全解决，而是必须根据不同的致病原因，分别采用不同的治疗方法。

（一）热秘

临床症状：大便干结，小便短赤，面红身热，或兼有腹胀腹痛，口干口臭，舌红苔黄或黄燥，脉滑数。

证候分析：胃为水谷之海，肠为传导之官，若肠胃积热，耗伤津液，则大便干结。热伏于内，脾胃之热熏蒸于上，故见口干口臭。热积肠胃，腑气不通，故腹胀腹痛。此即《素问·举痛论》"热气留于小肠，肠中痛，瘅热焦渴则坚干不得出，故痛而闭不通"之谓也。身热面赤，亦为阳明热盛之候。热移膀胱，则小便短赤。苔黄燥为热已伤津化燥。脉滑数为里实热之证。

治法：清热润肠，润燥通便。

处方：肠胃荥穴灸方，肠胃原穴灸方，照海支沟热秘灸方，八髎长强灸方。

方解：

（1）肠胃荥穴灸方：《难经·六十八难》云："荥主身热。"荥穴有和营卫，解热邪之功，故可取足阳明胃经荥穴内庭、手阳明大肠经荥穴二间、手太阳小肠经荥穴前谷，施以灸术，名"肠胃荥穴灸方"，以其清除肠胃之积热，则肠胃功能正常，津液敷布，而达润肠通便之效，故适用一切便秘。

（2）肠胃原穴灸方：《灵枢·九针十二原》云："五脏有疾也，应出十二原。"原，即本源、原气之意。原穴是人体原气作用集中的地方，也是脏腑经络作用的部位，能导原气输布于全身，可和内调外，宣上导下，主司人体的气化功能。十二经各有一原穴，足阳明胃经为冲阳，手阳明大肠经为合谷，手太阳小肠经为腕骨，故对三穴施以灸术，名"肠胃原穴灸方"，以其司气化，敷布津液之功，而达润肠通便之效。故不论虚实，适用于一切便秘者。

（3）照海支沟热秘灸方：《诸病源候论》云："下焦有热，则大便难。"《古今医鉴》云："燥气在里，耗其津液，则大便秘结。"照海为足少阴肾经之腧穴，通阴跷脉，可导肾经元气通达于八脉，且因肾开窍于二阴，血海充则肠腑得濡，则大便畅通，故《窦太师针经》谓照海主"大便不通"。支沟乃手少阳三焦经之经穴，可通利三焦而清中下焦之积热，布津于六腑而有润肠通便之功。足三里为足阳明胃经之合穴及下合穴，有健脾胃，通肠腑，调气血之功，乃治"肚腹"疾之要穴。诸穴合用，施以灸术，名"照海支沟热秘灸方"，乃为治热结肠腑证大便秘结之用方。

（4）八髎长强灸方：《千金方》云："大小便不利，灸八髎百壮。"盖因八髎（上髎、次髎、中髎、下髎）具司气化，敷津液，清解湿热之功，故灸诸穴，具通利大便之功。长强为督脉与足少阴肾经交会穴，并为督脉之络穴，以其和阴阳，益元荣督之功，而具升清降浊，润肠通便之用。故对诸穴施以灸术，名"八髎长强灸方"，适用于一切便秘，尤为热秘之良方。

（二）气秘

临床症状：大便秘结，欲便不得，嗳气频作，胸胁痞满，甚则腹中胀痛，纳食减少，舌苔薄腻，脉弦。

证候分析：盖因脾主运化，肝主疏泄，若情志失和，肝脾之气郁结，导致传导失常，则大便秘结，欲便不得。腑气不通，则气不下行而上逆，故嗳气频作，胸胁痞满。糟粕内停，气机郁滞，则腹中胀痛。肠胃气阻，则脾气不运，故纳食减少。苔薄腻，脉弦，为肝脾不和，内有湿滞之象。

治法：顺气行滞，除满通便。

处方：《经纶》章阙便秘灸方，大横通便灸方，肝脾募俞灸方，肠胃原穴灸方，八髎长强灸方。

方解：

（1）《经纶》章阙便秘灸方：《灵枢·卫气失常》云："其气积于胸中者上取之，积于腹中者下取之，上下皆满者，旁取之。"《备急千金要方》云："积聚坚满，灸脾募百壮，穴在章门。"盖因章门为足厥阴肝经之腧穴，又为足太阴脾经之募穴，八会穴之脏会，故该穴有养肝益血，疏肝解郁，健脾益气，理气导滞之功。故而《神灸经纶》治大便秘结，有章门伍巨阙、太白、支沟、照海、大都、神阙之用。巨阙，乃任脉经气汇聚于胸腹交关之处，又为手少阴心经之募穴，内应脘腹，上应胸膈，有宽胸快膈，通行脏腑之功。太白乃足太阴脾经之输穴、原穴。《素问·刺法论》云："脾为谏议之官，知周出焉，可刺脾之源。"意谓取足太阴脾经之原穴太白，可健脾土，助脾阳，使胃之和降有序，大肠之传化物有司。《窦太师针经》谓支沟"针透间使，治大便闭"。盖因支沟为手少阳三焦经之经穴，故灸支沟、间使，具通关开窍，畅达脏腑之功。照海为足少阴肾经之腧穴，又为八脉交会穴，通于阴跷脉，可导肾元之气通于八脉，使血海充盈，肠腑得濡，故《窦太师针经》谓照海主治大便秘结之候。大都，足太阴脾经之荥穴，具健脾和胃，润肠通便之功，故《普济方》有"治后闭不通，足大都"之记。神阙，任脉之腧穴，穴居脐之中心，为元神出入之庭阙。《针灸大成》有灸脐治病法，谓用之则"诸邪不侵，百病不入"。《医宗金鉴》云其"主治百病"。故对诸穴施以灸术，名"《经纶》章阙便秘灸方"，可补五脏，通六腑，润肠通便，而治大便秘结之候。

（2）大横通便灸方：大横为足太阴脾经之腧穴，位于脐旁，为足太阴脾经、阴维脉之交会穴，具通腑化浊，润肠通便之效。大肠俞为手阳明大肠经脉气敷布之处，具疏通大肠腑气之功，而为治手阳明大肠经疾病之要穴，《备急千金要方》谓大肠俞有治"大便难"的作用。天枢，足阳明胃经脉气所发之处，又为手阳明大肠经之募穴，穴当脐旁，为上下腹之界畔，可通行中焦，斡旋上下，司职升降，而有调和胃肠，益气健脾，濡养肝肾之效。《灵枢·邪气脏腑病形》云："荥输治外经，合治内腑。""大肠合入于巨虚上廉，小肠合入于巨虚下廉。"上巨虚乃手阳明大肠经之下合穴，下巨虚乃手太阳小肠经之下合穴，二穴又为足阳明胃经之腧穴，具通达肠腑之功。故大横伍手阳明大肠经之背俞穴大肠俞、募穴天枢、下合穴上巨虚及手太阳小肠经之下合穴下巨虚，施以灸术，名"大横通便灸方"，适用一切大便秘结者。实秘用泻法，虚秘用补法，寒秘加灸法。若因热结而致便秘者，可佐曲池、合谷，以泄大肠之热；气滞而致便秘者，可佐支沟以通三焦之气机，佐中脘以通降腑气，泻行间以疏肝理气。

（3）肝脾募俞灸方：募穴、俞穴是脏腑之气汇聚、输注之处，故对募、俞穴施术，对其所属脏腑有很好的治疗作用，如情志失和，肝脾之气郁结，导致大肠传导功能失司而致便秘，取足厥阴肝经募穴期门，又因其为足厥阴肝经与足太阴脾经、阴维脉之交会穴，故具疏肝理气，消胀除满，润肠通便之功。肝俞乃足厥阴肝经之背俞穴，又为该经之标穴，具养血柔肝之功。二穴相伍，乃足厥阴肝经募俞对穴之用，则养血柔肝，疏肝理气之功倍增。章门乃足太阴脾经之募穴，又为脏之会穴，《灵枢》用其治气积于腹，

"上下皆满者"，《备急千金要方》用治积聚坚满，《类经图翼》谓其治"大便秘结"，盖以其养血柔肝，健脾益气，润肠通便之功而收效。脾俞乃足太阴脾经之背俞穴，又为足太阴脾经之标穴，具补脾气，助运化，益营血之功，使传导之功有司。故章门伍脾俞，乃足太阴脾经募俞对穴之用，则健脾益气之功倍增。于是对此四穴施以灸术，名"肝脾募俞灸方"，实乃寓"肝经募俞灸方""脾经募俞灸方"之复方，共成调和肝脾，理气导滞，润肠通便之效。本方不但为气秘之良方，亦适用于任何证型之便秘。

（4）肠胃原穴灸方：详见本节"热秘"。

（5）八髎长强灸方：详见本节"热秘"。

（三）虚秘

1. 气虚

临床症状：虽有便意，临厕努挣乏力，挣则汗出短气，便后疲乏，大便并不干硬，面色㿠白，神疲气怯，舌淡嫩，苔薄，脉虚。

证候分析：脾主运化，肺主肃降，且"脾主为胃行其津液"，若气虚为肺脾功能受损。肺与大肠相表里，肺气虚则大肠传送无力，虽有便意，临厕须竭力努挣，而大便并不干硬。肺卫不固，腠理疏松，故挣则汗出短气。脾虚则健运无权，化源不足，故面色㿠白，神疲气怯。舌淡苔薄，脉虚，便后疲乏均属气虚之象。

治法：益气布津，润肠通便。

处方：肠胃募俞灸方，脾肺募俞灸方，大横通便灸方，《经纶》章阙便秘灸方，脾肺原穴灸方。

方解：

（1）肠胃募俞灸方，脾肺募俞灸方：取足阳明胃经募穴中脘、俞穴胃俞，手阳明大肠经募穴天枢、俞穴大肠俞，共成和胃润肠通便之功，施以灸术，名"肠胃募俞灸方"。取手太阴肺经之募穴中府、俞穴肺俞，足太阴脾经之募穴章门、俞穴脾俞，共成益气润肠之功，施以灸术，名"脾肺募俞灸方"。二方合用，为气虚便秘之治方。

（2）大横通便灸方：详见本节"气秘"。

（3）《经纶》章阙便秘灸方：详见本节"气秘"。

（4）脾肺原穴灸方：宗《灵枢》"五脏有疾也，应出十二原"之法，取手太阴肺经之原穴太渊、足太阴脾经之原穴太白，施以灸术，名"脾肺原穴灸方"，以其补益脾肺之气，使大肠传导之功有司，而气虚便秘之证自解。

2. 血虚

临床症状：大便秘结，面色无华，头晕目眩，心悸，唇舌淡，脉细涩。

证候分析：脾胃为后天之本，气血生化之源。若脾胃虚弱，生化之源不足，必致血虚津少，不能下润大肠，故大便秘结。血虚不能上荣，故面色无华。心失所养则心悸。

血虚不能滋养于脑，故头晕目眩。唇舌淡，脉细涩，均为阴血不足之象。

治法：养血润燥，通便开结。

处方：水谷之海灸方，十二经之海灸方，脾经募俞灸方，足太阴根结灸方，大横通便灸方。

方解：

（1）水谷之海灸方：《灵枢·海论》云："胃者水谷之海，其腧上在气冲，下至三里。"意谓水谷之海，其腧穴上在气街，下至足三里。水谷之海充，气血生化之源足，则下润大肠，而无便秘之候。故对二穴施以灸术，名"水谷之海灸方"，为气血亏虚便秘之治方。

（2）十二经之海灸方：《灵枢·海论》云："冲脉者，为十二经之海，其腧上在于大杼，下出于巨虚之上下廉。"盖因十二经之海足，则经脉中血气运行通畅。故对大杼、上巨虚、下巨虚施以灸术，名"十二经之海灸方"。

（3）脾经募俞灸方：取足太阴脾经之募穴章门、俞穴脾俞，以成健脾益气之功，对二穴施以灸术，名"脾经募俞灸方"，使气血生化之源有司，大肠无血虚津少之弊，而便秘之证可解。

（4）足太阴根结灸方：《灵枢·根结》云："太阴根于隐白，结于太仓。"太仓，即任脉之中脘穴。隐白为足太阴脾经之井穴，又为该经之根穴，有调气血，益脾胃，滋阴生津之功，故有润肠通便之效。中脘为足太阴脾经之募穴、结穴，又为腑之会穴，尚为任脉与手太阳小肠经、手少阳三焦经、足阳明胃经的交会穴，故具安和五脏六腑，通利三焦，益气血，敷布津液之功，而有润肠通便之效。故对二穴施以灸术，名"足太阴根结灸方"，适用于一切便秘之候。

（5）大横通便灸方：详见本节"气秘"。

（四）冷秘

临床症状：大便艰涩，排出困难，小便清长，面色㿠白，四肢不温，喜热怕冷，腹中冷痛，或腰脊酸冷，舌淡苔白，脉沉迟。

证候分析：《素问·灵兰秘典论》云："脾胃者，仓廪之官，五味出焉。"《素问·本病论》云："脾者，谏议之官，知周出焉。"又云："肾为作强之官，伎巧出焉。"脾肾阳气虚衰，寒自内生，肠道传送无力，故大便艰涩，排出困难。阴寒内盛，气机阻滞，故腹中冷痛，喜热怕冷。阳虚温煦无权，故四肢不温，腰膝酸冷，小便清长。面色㿠白，舌淡苔白，脉沉迟，均为阳虚内寒之象。

治法：补益脾肾，温阳通便。

处方：《经纶》章阙通便灸方，大横通便灸方，脾肾募俞灸方，冷秘灸方。

方解：

（1）《经纶》章阙通便灸方：详见本节"气秘"。

（2）大横通便灸方：详见本节"气秘"。

（3）脾肾募俞灸方：大凡脾肾阳虚，寒自内生，则肠道传化无序，故大便艰涩，排便困难。取足太阴脾经之募穴章门、俞穴脾俞，足少阴肾经之募穴京门、俞穴肾俞，今对诸穴施以灸术，名"脾肾募俞灸方"，使命门之火得助，脾肾之阳得振，且精血津液得充，而肠腑得滋，肠道传化有力，而便秘之候自解。

（4）冷秘灸方：《证治要诀》云："冷秘由于冷气横于胃肠，凝阴固结，津液不通，胃道秘塞，其人肠内气攻，喜热恶冷。"《景岳全书》云："凡下焦阳虚，阳气不行，则不能传送而阴凝于下，此阳虚而阴结也。"《素问·水热穴论》云："肾者胃之关。"《诸病源候论》云："邪在肾，亦令大便难。"《兰室秘藏》云："肾主大便，大便难者，取足少阴。"宗《黄帝内经》"五脏有疾也，应出十二原"之法，灸足少阴肾经之原穴太溪，辅以任脉之关元，可温肾阳而解阴结，益肾气而通关开结。佐灸中脘、膏肓俞、脾俞、大肠俞、足三里，以滋阴润燥，理肠通便。诸穴合用，名"冷秘灸方"。

二十三、水肿

水肿，病证名，系指体内水液潴留，泛溢肌肤，引起眼睑、头面、四肢、腹背，甚至全身浮肿，严重者尚可伴有胸水、腹水等候。《黄帝内经》中被称为水、水气、水病，并根据不同症状，又分为风水、石水、涌水。究其病因，《素问·水热穴论》有"其本在肾，其末在肺"之论。水肿初起，大都从眼睑开始，继则延及头面、四肢，以及全身，亦有从下肢开始，然后及于全身者。如病情严重，可兼见腹满胸闷，气喘不能平卧等症状。辨证论治，仍以阴阳为纲，凡感受风邪、水气、湿毒、湿热诸邪，见表、热、实证者，多按阳水论治；凡饮食劳倦或房劳过度，损伤正气，见里、虚、寒证者，多从阴水论治。兹将水肿的辨证论治，按阳水、阴水两类分述如下。

（一）阳水

1. 风水泛滥

临床症状：眼睑浮肿，继则四肢及全身皆肿，来势迅速，多有恶寒发热，肢节酸楚，小便不利等症。偏于风热者，伴咽喉红肿疼痛，舌质红，脉浮滑数。偏于风寒者，兼恶寒，发热，咳喘，舌苔薄白，脉浮滑或紧。如水肿较甚，亦可见沉脉。

证候分析：风邪袭表，内舍于肺，肺失宣降，不能通调水道，下输膀胱，以致风遏水阻，故见恶寒发热，肢节酸楚，小便不利，全身浮肿等候。风为阳邪，其性轻扬，风水相搏，推波助澜，故水肿起于面目，随即遍及全身。若风邪兼热，则咽喉红肿热痛，舌质红，脉浮滑数。若风邪兼寒，邪在肌表，卫阳被遏，肺气不宣，故见恶寒发热，咳喘。若肿势较甚，阳气内遏，则见沉脉。

治法：散风清热，宣肺利水。

处方：《内经》水病五十七穴灸方，阳水灸方，《素问》伏菟上水病灸方。

方解：

（1）《内经》水病五十七穴灸方：《灵枢·四时气》云："风疢肤胀，为五十七痏，取皮肤之血者，尽取之。"盖因汗出遇风，毛窍闭塞，风遏水阻，聚水而为肿胀，故对此五十七穴施以灸术，以行通利三焦，促气化，司决渎，利水消肿之功而愈病。取"尻上五行"，即督脉之所循：脊中、悬枢、命门、腰俞、长强五穴；夹督脉之足太阳膀胱经所循：大肠俞、小肠俞、膀胱俞、中膂俞、白环俞，左右共十穴；督脉旁足太阳膀胱经第二循行线：胃仓、肓门、志室、胞肓、秩边，左右共十穴。"伏菟上两行，行五"，指腹部任脉两旁的腧穴。其一为冲脉与足少阴肾经的交会穴：中注、四满、气穴、大赫、横骨，左右共十穴；其二为足阳明胃经之腧穴：外陵、大巨、水道、归来、气冲，左右十穴。"踝上各一行"，即足少阴肾经之穴：大钟、照海、复溜、阴谷、交信、筑宾，左右十二穴。故对上述五十七穴行灸术，又名"《内经》水病五十七穴灸方"，该方适用于一切水肿病。

（2）阳水灸方：《素问·水热穴论》云："汗出逢于风，内不得入于脏腑，外不得越于皮肤，客于玄府，行于皮里，传为胕肿，本之于肾，名曰风水。"故取三焦俞透理三焦，司气化。气海通利下焦，益元荣肾，助三焦气化之功以通利水道。水分具健脾胃，泌清浊，利水化浊之功。足三里为足阳明胃经之下合穴，胃与脾互为表里，有健脾和胃之功，使水中之清得以上输于肺，水中之浊得以下输于肾与膀胱而制水。取肺俞宣通肺气与足太阳膀胱经脉气而输布津液。手阳明大肠经与手太阴肺经互为表里，故取手阳明大肠经之原穴合谷，助肺气而通调水道。今对诸穴施以灸术，名"阳水灸方"，亦风水之治方。

（3）《素问》茯菟上水病灸方：《灵枢·决气》云："上焦开发，宣五谷味，熏肤、充身、泽毛，若雾露之溉，是谓气。"说明了肺有宣发卫气、敷布精微物质的功能。若风邪犯肺，肺之宣发肃降功能失司，毛窍闭塞，不能将代谢后的水液化为汗液排出体外，而见眼睑浮肿，恶寒发热，小便不利，当以风水论治。《素问·水热穴论》云："水病下为胕肿大腹，上为喘呼不得卧者，标本俱病，故肺为喘呼，肾为水肿，肺为逆不得卧，分为相输俱受者，水气之所留也。伏菟上各二行，行五者，此肾之街也。"即取伏菟上腹部足少阴肾经之中注、四满、气穴、大赫、横骨五穴，左右共十穴；足阳明胃经外陵、大巨、水道、归来、气冲五穴，左右共十穴。对诸穴施以灸术，名"《素问》伏菟上水病灸方"。使肾阳得充，脾阳得健，肺之宣发肃降功能有司，而风水得除。

2. 水湿浸渍

临床症状：本病起病缓慢，病程较长，全身水肿，按之没指，小便短少，身体困重，胸闷，纳呆，泛恶，苔白腻，脉沉缓。

证候分析：久居湿地，或冒雨涉水，致使水湿之邪浸渍肌肤，壅滞不行，以致肢体浮肿不退。水湿内聚，三焦决渎失司，膀胱气化失常，所以小便短少。水湿日增而无出路，横溢肌肤，所以肿势日甚，按之没指。脾为湿困，阳气不得舒展，故见身重神疲，胸闷，纳呆，泛恶等候。苔白腻，脉沉缓亦为湿胜脾弱之象。湿为黏腻之邪，不易骤化，故病程较长。

治法：健脾化湿，通阳利水。

处方：《灵枢》徒水灸方，《内经》水病五十七穴灸方，阳水灸方。

方解：

（1）《灵枢》徒水灸方：《灵枢·四时气》云："徒㽷，先取环谷下三寸，以铍针针之，已刺而筩之，而内之，入而复之，以尽其㽷……间日一刺之，㽷尽乃止。"徒，众也。土居中央，主灌四旁，土气虚则四方之众水反侮其土为水病。"筩"，通筒，直也。"铍针"为九针之一，今以灸术代之。"环谷下三寸"，杨上善注云："环谷当是脐中也。"故环谷下三寸，当为关元。关元乃任脉之腧穴，乃任脉与足三阴经交会穴，被《灵枢》称为"三结交"穴，有益肾、脾、肝之功，使气化有司，决渎有序，水道通畅，而无众水侮土之弊。故对关元施以灸术，名"《灵枢》徒水灸方"，为水湿浸渍肌肤而发水肿之治方。

（2）《内经》水病五十七穴灸方：详见本节阳水"风水泛滥"。

（3）阳水灸方：详见本节阳水"风水泛滥"。

（二）阴水

1. 脾阳虚衰

临床症状：身肿，腰以下为甚，按之凹陷不易恢复，脘腹胀闷，纳减便溏，面色萎黄，神倦肢冷，小便短少，舌质淡，苔白腻或白滑，脉沉缓或沉弱。

证候分析：脾恶湿喜燥，中阳不振，健运失司，气不化水，且其燥湿功能失司，以致下焦水邪泛滥，故身肿，腰以下尤甚，按之凹陷不起。脾虚运化无力，故脘闷纳减，腹胀便溏。脾虚则面无华色，阳不温煦，故面色萎黄，神疲肢冷。阳不化气，则水湿不行而小便短少。舌淡，苔白腻或白滑，脉沉缓或沉弱是脾阳虚衰，水湿内聚之征。

治法：温运脾阳，以利水湿。

处方：《内经》水病五十七穴灸方，《素问》伏菟上水病灸方，脾经募俞灸方，脾经原穴灸方，脾经五输灸方，阴水灸方。

方解：

（1）《内经》水病五十七穴灸方：详见本节阳水"风水泛滥"。

（2）《素问》伏菟上水病灸方：详见本节阳水"风水泛滥"。

（3）脾经募俞灸方：募、俞穴是脏腑经脉之气聚集、输注于腹背部的腧穴。足太阴脾经之募穴章门与俞穴脾俞相伍，一阴一阳，一腹一背，相须为用，以成健脾益气，化气通脉，升清降浊，温阳利水之效。今施以灸术，名"脾经募俞灸方"，乃阴水之治方。

（4）脾经原穴灸方：《灵枢·九针十二原》云："五脏有疾也，应出十二原。"盖因原穴能导肾间动气，而输布全身，调和内外，宣导上下，使温阳化气，渗湿利水之功有司，则水肿之候得除。今对足太阴脾经原穴太白施以灸术，名"脾经原穴灸方"。

（5）脾经五输灸方：五输穴是十二经脉气出入之所，主治五脏六腑经脉的病变的。宗"病在脏者，取之井"，故取足太阴脾经井穴隐白，施以灸术，名"脾经井穴隐白灸方"。鉴于大都乃为足太阴脾经之荥火穴，脾属土，太白为输土穴，宗"虚则补其母"之法，灸大都穴，名"大都补脾灸方"。诸法之用，统称"脾经五输灸方"。

（6）阴水灸方：三焦俞乃司气化之要穴；取任脉之水分，功于分清别浊而化内盛之水浊；气海透理三焦，以助气化之功；足三里乃足阳明胃经之合穴，取其健脾和胃而制水；阴陵泉、脾俞、肾俞共成温阳利水之功。诸穴合用，施以灸术，名"阴水灸方"，共奏化气通脉，温阳利水之功。

2. 肾气衰微

临床症状：面浮身肿，腰以下尤甚，按之凹陷不起，心悸，气促，腰部冷痛酸重，尿量减少或增多，四肢厥冷，怯寒神疲，面色灰滞或㿠白，舌质淡胖，苔白，脉沉细或沉迟无力。

证候分析：《素问·逆调论》云："肾者水脏，主津液。"肾气虚衰，阳不化气，水湿下聚，故见腰以下肿甚，按之凹陷不起。水气上凌心肺，故见心悸气促。腰为肾之府，肾虚而水气内盛，故腰痛酸重。肾与膀胱相表里，肾阳不足，膀胱气化不行，故尿量减少；或因下元不固而多尿，故有浮肿与多尿并见。肾阳亏虚，命门火衰，不能温养，故四肢厥冷，怯寒神疲。阳气不能温煦上荣，故面色灰滞或㿠白。舌质胖淡，苔白，脉沉细或沉迟无力，均为阳气虚衰，水湿内盛之候。

治法：温肾助阳，化气行水。

处方：《素问》水病尻上灸方，《素问》水病伏菟上灸方，《素问》水病踝上灸方，《内经》水病五十七穴灸方，肾经募俞穴灸方，肾经原穴灸方，肾经五输灸方，阴水灸方。

方解：

（1）《素问》水病尻上灸方：《素问·上古天真论》云："肾者主水，受五脏六腑之精而藏之。"《素问·逆调论》云："肾者水脏，主津液。"说明了肾的气化功能对体内津液输布和排泄起着重要的作用，故《素问·水热穴论》有"诸水皆生于肾"之论，继而有"积阴之所聚也，水所从出入也，尻上五行、行五者，此肾俞"之述。即取督脉之脊中、悬枢、命门、腰俞、长强诸穴，若"阳光普照，阴霾四散"，以冀水肿得除；取足太阳膀胱经之大肠俞、小肠俞、膀胱俞、中膂俞、白环俞及胃仓、肓门、志室、胞肓、秩边诸穴，使膀胱气化有序，胃之化源有司，此即"尻上五行，行五"共二十五穴，今施以灸术，名"《素问》水病尻上灸方"。

（2）《素问》水病伏菟上灸方：详见本节阳水"风水泛滥"。

（3）《素问》水病踝上灸方：《素问·水热穴论》云："三阴（肾、脾、肝）之所交结于脚也，踝上各一行、行六者，此肾脉之下行也。"故取踝上足少阴肾经之大钟、照海、复溜、交信、筑宾、阴谷六穴，左右计十二穴，施以灸术，名"《素问》水病踝上灸方"。

（4）《内经》水病五十七穴灸方：详见本节阳水"风水泛滥"。

（5）肾经募俞穴灸方：宗五脏六腑之疾取其募、俞穴之大法，对足少阴肾经募穴京门、俞穴肾俞，施以灸术，名"肾经募俞穴灸方"。

（6）肾经原穴灸方：宗《灵枢·九针十二原》"五脏有疾，当取之十二原"之宗旨，对足少阴肾经原穴太溪施以灸术，名"肾经原穴灸方"。

（7）肾经五输灸方：宗《黄帝内经》"病在脏者，取之井"之法，灸足少阴肾经井穴涌泉，名"肾病井穴涌泉灸方"。盖因复溜在五输为经金穴，肾五行属水，金生水，故宗"虚则补其母"法，灸足少阴肾经之复溜，名"复溜补肾灸方"。两方共施，名"肾经五输灸方"。

（8）阴水灸方：详见本节阴水"脾阳虚衰"。

二十四、淋证

淋证，病证名，是指小便频数短涩，滴沥刺痛，小腹拘急，或痛引腰腹的病证。淋之病名，首见于《黄帝内经》。《素问·六元正纪大论》称其为"淋閟"，《金匮要略》称其为"淋泌"，《中藏经》则有冷、热、气、劳、膏、砂、虚、实八种，《备急千金要方》提出了"五淋"之名，而《外台秘要》指出"五淋者：石淋、气淋、膏淋、劳淋、热淋也。"现代医家沿用五淋之名，但以气淋、血淋、膏淋、石淋、劳淋名之，亦有以热淋、血淋、石淋、膏淋、劳淋名之。鉴于气淋、热淋均属常见之证，故今多以"六淋"论治。大凡石淋者，以小便排出砂石为主症；膏淋者，小便浑浊如米泔水或滑腻如脂膏；血淋者，溺血而痛；气淋者，少腹胀满较为明显，小便艰涩疼痛，尿有余沥；热淋者，小便灼热刺痛；劳淋者，小便淋沥不已，遇劳即发。

1. 热淋

临床症状：小便短数，灼热刺痛，溺色黄赤，少腹拘急胀痛，或有寒热、口苦、呕恶，或有腰痛拒按，或有大便秘结，苔黄腻，脉濡数。

证候分析：多食辛热肥甘之品，或嗜酒太过，酿成湿热，继而湿热蕴结下焦。膀胱气化失司，是热淋的主要病机，故见小便短数，灼热刺痛，溺色黄赤。腰为肾之府，若湿热之邪侵犯入肾，则腰痛拒按。若湿热内蕴，邪正相争，可见寒热起伏、口苦、呕恶。热甚波及大肠，则大便秘结。苔黄腻，脉濡数，均系湿热之象。

治法：清热，利湿，通淋。

处方：二水三三通淋灸方，膀胱俞通淋灸方，膀胱经五输灸方。

方解：

（1）二水三三通淋灸方：水道乃足阳明胃经循行于腹部的腧穴，位当小肠部，又迎膀胱，属下焦，为水道之所出，具泌清别浊，利水通淋之功；水分乃任脉腧穴，具健脾胃，泌清浊，利水通淋之效；足三里乃足阳明胃经之合穴，有健脾胃，清湿热之功；三阴交乃足太阴脾经之本穴，又为足三阴经交会之穴，具健脾渗湿，滋下和阴之功。故四穴相伍，共成泌别清浊，清热通淋之效，施以灸术，名"二水三三通淋灸方"，尤适用于热淋之证。

（2）膀胱俞通淋灸方：膀胱俞内应膀胱之腑，为足太阳膀胱经血气聚汇、转输之处，具司气化，布津液之功，故为治足太阳膀胱经疾病之要穴。伍肾俞、三焦俞、中极、三阴交，施以灸术，名"膀胱俞通淋灸方"，使肾气充盈，三焦通利，肾与膀胱气化有司，湿热得清，而热淋得解。该方亦适用于石淋、血淋。

（3）膀胱经五输灸方：宗《黄帝内经》"五脏六腑之有疾者，皆取其原"之旨，灸足太阳膀胱经之原穴京骨，方名"膀胱经原穴灸方"。盖因膀胱五行属水，木为水之子，故宗"实则泻其子"法，取足太阳膀胱经输木穴束骨，施以灸术，名"膀胱输穴灸方"。二方合用，名"膀胱经五输灸方"，乃热淋、石淋、血淋之治方。

2. 石淋

临床症状：尿中时夹砂石，小便艰涩，或排尿时突然中断，尿道窘迫疼痛，少腹拘急，或腰腹绞痛难忍，尿中带血，舌红，苔薄黄，脉弦或数。若病久砂石不去，可伴见面色少华，精神萎靡，少气乏力，舌淡边有齿印，脉细而弱，或腰腹隐痛，手足心热，舌红少苔，脉细数。

证候分析：湿热下注，煎熬尿液，结为砂石，故为石淋。砂石不能随尿排出，则小便艰涩，尿时疼痛。如砂粒较大，阻塞尿路，则尿时突然中断，并因阻塞不通而致疼痛难忍。结石损伤脉络，则见尿中带血。初起阴血未亏，湿热偏盛，故舌质红，苔薄黄，脉弦或带数。久则阴血亏耗，伤及正气，或为阴虚，或为气虚，而表现为虚实夹杂之证。阴虚者，腰酸隐痛，手足心热，舌红少苔，脉细带数；气虚者，面色少华，精神萎靡，少气乏力，舌淡边有齿印，脉细而弱。

治法：清热利湿，通淋排石。

处方：膀胱经五输灸方，二水三三通淋灸方，膀胱俞通淋灸方，《灵枢》足太阳盛络灸方。

方解：

（1）膀胱经五输灸方：详见本节"热淋"。

（2）二水三三通淋灸方：详见本节"热淋"。

（3）膀胱俞通淋灸方：详见本节"热淋"。

（4）《灵枢》足太阳盛络灸方：井穴至阴，乃足太阳膀胱经终于此而交于足少阴肾经之处，具司气化，敷布津液，导上引下之功，故为诸淋之治穴。若伍足太阳膀胱经之原穴京骨、经穴昆仑、络穴飞扬、颈穴天柱，施以灸术，名"《灵枢》足太阳盛络灸方"，以其强化足太阳膀胱经血气运行之功，而为石淋之良方，亦为热淋、血淋之治方。

3. 气淋

临床症状：实证见小便涩滞，淋沥不尽，少腹满痛，苔薄白，脉多沉弦。虚证见少腹坠胀，尿有余沥，面色㿠白，舌质淡，脉虚细无力。

证候分析：《素问·阴阳应象大论》云："怒伤肝。"且少腹乃足厥阴肝经循行之处，若因怒伤肝，或情志怫郁，肝失条达，气机郁结，膀胱气化不利，故见小便涩滞，淋沥不尽，少腹满痛。脉沉弦为肝郁之征。此属气淋之实证。如病久不愈，或过用苦寒疏利之品，耗伤中气，气虚下陷，故见少腹坠胀。气虚不能摄纳，故尿有余沥。面色㿠白，舌淡，脉虚细，均为气血亏虚之征。此属气淋之虚证。

治法：实证宜利气疏导；虚证宜补中益气。

处方：水道益气通淋灸方，水分复溜通淋灸方，《千金》虚劳尿浊灸方。

方解：

（1）水道益气通淋灸方：水道乃足阳明胃经之腧穴，穴当下焦，具泌别清浊，通利水道之功；肾俞、膀胱俞乃肾与膀胱脉气输注之处，具益肾元，司气化之功；三阴交有健脾和胃，益气渗湿，滋下和阴之功。四穴相伍，施以灸术，名"水道益气通淋灸方"，适用于气淋、膏淋、劳淋之证。

（2）水分复溜通淋灸方：水分乃任脉之腧穴，具健脾益气，益元荣脉，泌别清浊，通淋利水之功；肾主水液，复溜乃足少阴肾经之经穴，具益肾元，通调水道之效；气海乃任脉之腧穴，为升气之海，具温补下焦，益元荣肾，益气举陷之功；三穴伍调补足三阴经之三阴交，共成益气荣肾，化气通淋之治，施以灸术，名"水分复溜通淋灸方"，为气淋、膏淋、劳淋之治方。

（3）《千金》虚劳尿浊灸方：《备急千金要方》治"虚劳尿白浊"有取脾俞、三焦俞、肾俞、章门之法。方中章门、脾俞乃足太阴脾经募俞配伍法，以成健脾益气，渗湿化浊之功；肾俞、三焦俞乃益元荣肾，化气通淋之伍。故对四穴施以灸术，名"《千金》虚劳尿浊灸方"，乃为治气淋、膏淋、劳淋之良方。

4. 血淋

临床症状：实证见小便热涩刺痛，尿色深红，或夹有血块，疼痛挛急加剧，或见心烦，苔黄，脉滑数。虚证见尿色淡红，尿痛涩滞不显著，腰酸膝软，神疲乏力，舌淡红，脉细数。

证候分析：湿热下注膀胱，热盛伤络，迫血妄行，以致小便涩痛有血。血块阻塞尿路，故疼痛挛急加剧。若心火亢盛，则可见心烦，苔黄，脉数，为实热之象。病延日久，肾阴不足，虚火灼络，络伤血溢，则可见尿色淡红，涩痛不明显，腰膝酸软，为血淋之虚证。

治法：实证宜清热通淋，凉血止血；虚证宜滋阴清热，补虚止血。

处方：膀胱经五输灸方，二水三三通淋灸方，膀胱俞通淋灸方，委中膈俞血淋灸方，《图翼》尿血灸方。

方解：

（1）膀胱经五输灸方：详见第一章"足太阳膀胱经灸方"。

（2）二水三三通淋灸方：详见本节"热淋"。

（3）膀胱俞通淋灸方：详见本节"热淋"。

（4）委中膈俞血淋灸方：委中乃足太阳膀胱经之合穴，具激发、承接足太阳膀胱经脉气，清利下焦湿热之功；膈俞乃血会，具清热凉血之功；血海乃足太阴脾经之腧穴，专走血分，能引血归经。故三穴相伍，施以灸术，名"委中膈俞血淋灸方"，乃治血淋之良方。

（5）《图翼》尿血灸方：《类经图翼》云："尿血：膈俞、脾俞、三焦俞、肾俞、列缺、章门、大敦。"今对诸穴施以灸术，名"《图翼》尿血灸方"。方中膈俞，乃八会穴之血会，具清营凉血之功；脾俞合章门乃足太阴脾经募俞对穴之伍，具健脾渗湿之效；肾俞、三焦俞共具司气化，益元荣肾，通利三焦之用；列缺宣发肺气，通达阳明经腑气，以解湿热下注之弊；大敦乃足厥阴肝经之井穴，具凉血止血之功。故不论实证、虚证，均可用之。

5. 膏淋

临床症状：实证见小便混浊如米泔水，放置则沉淀如絮状，上有浮油如脂，或夹有凝块，或混有血液，尿道热涩疼痛，舌红，苔黄腻，脉濡数。虚证见病久不已，反复发作，淋出如脂，涩痛反见减轻，但形体日渐消瘦，头昏无力，腰酸膝软，舌淡，苔腻，脉细弱无力。

证候分析：湿热下注，气化不利，脂液失于约束，故见小便混浊如米泔水，尿道热涩疼痛等。如日久反复不愈，肾虚下元不固，不能制约脂液，脂液下泄，故见淋出如脂，形瘦，头昏无力，腰酸膝软等。

治法：实证宜清热利湿，分清泄浊；虚证宜补虚固涩，泌清别浊。

处方：水道益气通淋灸方，水分复溜通淋灸方，水分膏肓通淋灸方，肾经募俞穴灸方，肾经原穴灸方，《图翼》白浊灸方。

方解：

（1）水道益气通淋灸方：详见本节"气淋"。

（2）水分复溜通淋灸方：详见本节"气淋"。

（3）水分膏肓通淋灸方：水分乃任脉之腧穴，具健脾益肾，分清别浊，利水化湿之功；关元乃任脉与足三阴经交会穴，《灵枢》称之为"三结交"穴，具益元固本，补气壮阳，回阳固脱之效；膏肓俞乃治诸虚损之要穴，故《千金方》云其"无所不治"，《明堂灸经》谓其"无不取效"；三阴交乃足太阴脾经与足少阴肾经、足厥阴肝经交会穴，故具培补脾、肾、肝三脏之功，则脾气、肾精、肝血得补，下元得固，而无脂液下泄之弊。今对四穴施以灸术，名"水分膏肓通淋灸方"，无论膏淋虚证、实证皆可用之。

（4）肾经募俞穴灸方：募、俞穴乃五脏六腑经气汇聚、输注之处，故取足少阴肾经募穴京门、背俞穴肾俞，施以灸术，名"肾经募俞穴灸方"，以其益肾固元之功，为肾虚而致膏淋之治方。

（5）肾经原穴灸方：宗《黄帝内经》"五脏有疾也，应出十二原"之旨，对足少阴肾经原穴太溪施以灸术，名"肾经原穴灸方"，为气淋、膏淋、劳淋之治。若佐以灸足太阳膀胱经之经穴昆仑，有促进卫气运行之功，使气化有序，则通淋之功倍增。

（6）《图翼》白浊灸方：《类经图翼》治"白浊"，有取"脾俞、小肠俞、章门、气海、关元、中极、中封"之治。今对诸穴施以灸术，名"《图翼》白浊灸方"。方中章门伍脾俞，乃"脾经募俞灸方"之伍，以成健脾益气，渗湿化浊之功；小肠俞乃泌清别浊之治；气海、关元、中极均具益元荣肾，化气通淋之功；中封乃足厥阴肝经之经穴，又为该经之本穴，与关元诸穴相伍，共成养肝肾，调冲任之功，使下焦通利，无湿浊之害。无论虚实，白浊膏淋之证得解。

6. 劳淋

临床症状：小便不甚赤涩。但淋沥不已，时作时止，遇劳即发，腰酸膝软，神疲乏力，舌质淡，脉虚弱。

证候分析：诸淋日久，或过服寒凉，或久病体虚，或劳伤过度，以致脾肾两虚，湿浊留恋不去，故小便不甚赤涩，淋沥不已，遇劳即发。气血不足，故舌淡脉弱。

治法：健脾益肾，泌别清浊。

处方：水道益气通淋灸方，水分复溜通淋灸方，脾肾募俞灸方，脾肾原穴灸方，《经纶》中极虚损灸方。

方解：

（1）水道益气通淋灸方：详见本节"气淋"。

（2）水分复溜通淋灸方：详见本节"气淋"。

（3）脾肾募俞灸方：募、俞穴乃脏腑经气聚集、输注之处，故取足太阴脾经募穴章门、背俞穴脾俞，足少阴肾经募穴京门、背俞穴肾俞，施以灸术，名"脾肾募俞灸方"，以其温补脾肾，益元固脱之功，使气化有序，则劳淋自愈。

（4）脾肾原穴灸方：宗《灵枢·九针十二原》"五脏有疾，当取十二原"之旨，取足少阴肾经原穴太溪、足太阴脾经原穴太白，施以灸术，以治劳淋、气淋、膏淋，名"脾肾原穴灸方"。

（5）《经纶》中极虚损灸方：《神灸经纶》记云："虚损，中极、大椎、肺俞、膈俞、胃俞、三焦俞、肾俞、中脘、天枢、气海、足三里、三阴交、长强。"任脉为阴脉之海，中极乃任脉与足三阴经交会穴，又为足太阳膀胱经之募穴，具益元育阴、化气通脉之功，而与肺俞、膈俞、胃俞、三焦俞、肾俞、气海诸穴相伍，则化气通脉，通利水道之功倍增。督脉乃阳脉之海，大椎乃督脉之腧穴，为手、足三阳经交会穴，故又称"诸阳之会"，有益元荣督之功；故与中极相伍，乃治五劳七伤、疏利三焦之对穴。中脘乃足阳明胃经之募穴、六腑之会穴，任脉与手太阳、少阳、足阳明经交会穴，具较强的健脾和胃之功。天枢乃足阳明胃经脉气所发之处，又为手阳明大肠经之募穴，穴当脐旁，为上下腹之界畔，通行中焦，有斡旋上下，职司升降之功，故《标幽赋》有"虚损天枢而可取"之谓。足三里乃足阳明胃经之合土穴，具健脾胃，补中气，调气血，通经络之功，《黄帝内经》有"合治内腑"之论，其又为该经之下合穴，故为足阳明胃经病必用之穴。三阴交乃足太阴脾经与足厥阴肝经、足少阴肾经的交会穴，故有大补足三阴之功。长强乃督脉与足少阴肾经交会穴，又为督脉之络穴，因其循环无端谓其长，健行不息谓之强，故名长强，具调和阴阳，益元荣督之功。故诸穴相伍，施以灸术，谓"《经纶》中极虚损灸方"，乃治虚损之良方，亦为治疗劳淋之良方，亦适用于气淋、膏淋之证。

二十五、癃闭

癃闭，病证名。最早的文献见于《黄帝内经》。如《素问·宣明五气》云："膀胱不利为癃。"《素问·标本病传论》云："膀胱病小便闭。"故癃闭是以小便量少，甚则小便闭塞不通为主要症状的一种疾病。其中小便不利，点滴而短少，病势缓者称为"癃"；以小便点滴不通，病势较急者称为"闭"。二者虽有区别，然均为排尿困难之候，故合称"癃闭"。

1. 膀胱湿热

临床症状：小便点滴不通，量极少而短赤灼热，小腹胀满，口苦口黏，或口渴不欲饮，或大便不畅，舌质红，苔根黄腻，脉数。

证候分析：《素问·至真要大论》云："水液浑浊，皆属于热。"《诸病源候论》云："小便不通，由膀胱与肾俱有热故也。"大凡湿热壅，积于膀胱，故小便不利而红赤，甚则闭而不通。湿热互结，膀胱气化不利，故小腹胀满。湿热内盛，故口苦口黏。津液不布，故但口渴而不欲饮。舌质红，苔根黄腻，脉数或大便不畅，均因下焦湿热所致。

治法：清热利湿，通利小便。

处方：《灵枢》癃闭通络灸方，湿热蕴结癃闭灸方。

方解：

（1）《灵枢》癃闭通络灸方：《灵枢·四时气》云："小腹痛肿，不得小便，邪在三焦约，取之太阳大络，视其络脉与厥阴小络结而血者，肿上及胃脘，取三里。"对此，马莳认为："此言刺邪在三焦者之法也。"又云："足太阳大络而刺之，即飞扬穴。又必视其络脉，与足厥阴肝经有结血者尽取之。"盖因三焦者，决渎之官，水道出焉，失司则小便不通。水谷出入之道路，故三焦气化失司，必导致膀胱气化失序，而致小腹肿痛，不得小便，故有飞扬之治。盖因飞扬为足太阳膀胱经之络穴，乃肾炎、膀胱炎之治穴。盖因肝主疏泄，疏泄失司，肝气郁结，结于厥阴之络，亦可不得小便，可取足厥阴肝经络穴蠡沟。《针灸聚英》谓蠡沟治"癃闭""小便不利"。且因三焦分属胸腹，乃水谷出入之道路，故三焦气化失司，枢机不利，腹气结滞，则致"小腹痛肿""肿上及胃脘"，而有"取三里"之治。足三里为足阳明胃经之合穴，乃该经脉气汇合之处，具健脾和胃，理气导滞，调补气血之功，且又为该经之下合穴。《灵枢·邪气脏腑病形》有"合治内腑"之论，故《四总穴歌》有"肚腹三里留"之治。三穴合用，今施以灸术，名"《灵枢》癃闭通络灸方"。

（2）湿热蕴结癃闭灸方：脾虚失运，内生湿邪，蕴之化热，下注膀胱，致气化失司，则小便闭而不通。故其治取足太阴脾经之本穴三阴交、合穴阴陵泉，且三阴交又为足三阴经交会穴，故二穴共成健脾利湿，调补肝肾，益气养血之功，具激发、汇聚、转输足太阴脾经脉气之力，而除内生之湿邪。中极乃足太阳膀胱经之募穴，膀胱俞乃其俞穴，此乃取该经募俞之伍，以疏调下焦之气，而达清利湿热之效。故对四穴施以灸术，名"湿热蕴结癃闭灸方"，为治癃闭膀胱湿热之良方，亦适用于一切癃闭之证。

2. 肝郁气滞

临床症状：情志抑郁或多烦善怒，小便不通或通而不畅，胁腹胀满，苔薄或薄黄，舌红，脉弦。

证候分析：《素问·阴阳应象大论》云："怒伤肝。"若七情内伤，气机郁滞，肝气失于疏泄，水液排出受阻，故小便不通或通而不畅。胁腹胀满，为肝气横逆之故。脉弦，多烦善怒，是肝旺之征。舌红，苔薄黄是肝郁有化火之势。

治法：疏调气机，通利小便。

处方：《灵枢》癃闭灸方，肝郁气滞癃闭灸方。

方解：

(1)《灵枢》癃闭灸方：《灵枢·热病》云："癃，取之阴跷及三毛上及血络出血。"马莳注云："此言刺癃者之法也。"小便不利名癃，乃肾与膀胱气化失司所致。照海，乃足少阴肾经穴为阴跷脉所生，又为八脉交会穴之一，通于阴跷脉，故为癃证之治穴。"三毛上"，即足大趾三毛中之大敦穴。《灵枢·经脉》云："肝足厥阴之脉……是主肝所生病者……闭癃。"宗《灵枢》"病在脏者，取之井"之法，故有取足厥阴肝经井穴大敦之治。对上述二穴，施以灸术，名"《灵枢》癃闭灸方"。

(2)肝郁气滞癃闭灸方：取足厥阴肝经之募穴期门、俞穴肝俞，以成养血柔肝，疏肝理气之功，可除肝气失于疏泄之弊；佐足太阴脾经之募穴章门、俞穴脾俞，以成健脾渗湿之功，而杜内生湿邪之源；伍足太阳膀胱经之募穴中极、俞穴膀胱俞，以其疏调下焦气机之功，而达清利下焦湿热之效；取足太阳膀胱经之下合穴委中，乃"合治内腑"之谓；取足太阳膀胱经之络穴飞扬，以其别走足少阴肾经，使膀胱津液气化有序，三焦之决渎有司。诸穴合用，施以灸术，具方剂逍遥散之治，故名"肝郁气滞癃闭灸方"。适用于癃闭肝郁气滞证，亦适用于一切癃闭之候。盖因其促进中、下焦气化之功而为治。

3. 脾肾阳衰

临床症状：小便不通或点滴不爽，排出无力，面色㿠白，神气怯弱，畏寒，腰膝冷而酸软无力，舌质淡，苔白，脉沉细而尺弱。

证候分析：命门火衰，气化不及州都，故小便不通或点滴不爽，排出无力。面色㿠白，神气怯弱乃元气衰惫之证。畏寒，腰膝酸软无力，脉沉细尺弱，舌质淡，苔白都是肾阳不足之证。

治法：温阳益气，补肾利尿。

处方：《灵枢》通溲灸方，益肾通渎灸方。

方解：

(1)《灵枢》通溲灸方：《灵枢·癫狂》云："内闭不得溲，刺足少阴、太阳与骶上以长针。"马莳注云："此言刺不得溲之法也。""内闭不得溲"，乃癃闭之闭证也。张景岳注云："内闭不得溲者，病在水脏，故当刺足少阴经之涌泉、筑宾，足太阳经之委阳、飞扬、仆参、金门等穴。骶上，即督脉尾骶骨之上，穴名长强。"盖因"肾者水脏，主津液"，肾元亏虚，气化失司而致"内闭不得溲"。宗《灵枢》"病在脏者，取之井"之法，故有取足少阴肾经井穴涌泉之治。筑宾乃足少阴肾经之腧穴，又为阴维脉之郄穴。《难经》谓"阴维维于阴""阴维起于诸阴交",故筑宾有和阴通阳,化气通脉,行瘀散结之功。委阳乃足太阳膀胱经之腧穴,又为手少阳三焦经之下合穴,宗《灵枢·邪气脏腑病形》"合治内腑"之法,故有取委阳之治。飞扬乃足太阳膀胱经之络穴,别走足少阴肾经,具宣发足太阳膀胱经、足少阴肾经脉气之功,使肾主水液,关门职守,膀胱之津液气化有序,三焦决渎有司。仆参,为阳跷脉之本,具敷布津液,转输足太阳膀胱经脉气之功。金门为足太阳膀胱经之郄穴,又为阳维脉所别属,故具通阳化气之功。故诸穴亦为"内闭不得溲"之要穴。长强,为督脉与足少阴肾经的交会穴,并为督脉之络穴。《针灸甲乙经》云:"长强,一名气之阴郄。督脉别络,在脊骶端,少阴所结。"以其循环无端谓其长,健行不息谓之强之功,故名长强。以其调和阴阳,益肾荣督之功,为"不得溲"之治穴。故诸穴合用,施以灸术,名"《灵枢》通溲灸方"。

(2)益肾通渎灸方:肾气不足,命门火衰,气化失司所致癃闭,治当培补肾元,故有肾俞之施。阴谷为足少阴肾经之合穴,具滋肾阴,疏下焦,促气化之功。三焦俞、气海,佐肾俞以增其化气通脉之功。宗《黄帝内经》"合治内腑"之法,取足太阳膀胱经之下合穴委中,以其疏通三焦气机,通调水道,清利膀胱之功,故为癃闭、水肿之治穴。诸穴相伍,共成补肾气,理三焦,司决渎,通癃闭之效,施以灸术,名"益肾通渎灸方",而为治肾虚癃闭之良方。

二十六、消渴

消渴,病证名,是以多饮、多食、多尿、身体消瘦为主症,或见尿浊、尿有甜味的病证。其名首见于《黄帝内经》。如《素问·奇病论》云:"此肥美之所发也。此人必数食甘美而多肥也。肥者令人内热,甘者令人中满,故其气上溢,转为消渴。"本病又名消瘅、膈消、肺消、消中。《灵枢·五变》云:"五脏皆柔弱者,善病消瘅。"《素问·气厥论》云:"心移热于肺,传为膈消。"又云:"心移寒于肺,肺消。"《素问·脉要精微论》云:"病成而变何谓……瘅成为消中。"对该病之治,《素问·通评虚实论》有"脉实大,病久可治;脉悬小坚,病久不可治"之论,临床当以为鉴。《金匮要略》立"消渴"专篇,提出三消症状及其治疗方药。近世医家将消渴按其"三多"症状分为上、中、下三消,诚如《证治准绳》所云:"渴而多饮为上消,消谷善饥为中消,渴而便数有膏为下消。"大凡上消《黄帝内经》谓膈消,中消《黄帝内经》谓消中,下消《黄帝内经》谓消瘅,即《黄帝内经》"五脏皆柔弱",气化失司之肾消也。

(一)上消

肺热津伤

临床症状:烦渴多饮,口干舌燥,尿频量多,舌边尖红,苔薄黄,脉洪数。

证候分析:《医学心悟》云:"三消之证,皆燥热结聚也。"《景岳全书》云:"上消者渴证也，随饮随渴，以上焦之津液沽涸，古云其病在肺。"盖因肺热炽盛，耗液伤津，故口干舌燥，烦渴多饮。肺主治节，燥热伤肺，治节失职，水不化津，直趋于下，故尿频量多。舌边尖红，苔薄黄，脉洪数为内热炽盛之象。

治法：清热润肺，生津止渴。

处方：《圣济》消渴灸方，肺经募俞荥穴灸方，消渴原穴灸方，肺热津伤灸方。

方解：

（1）《圣济》消渴灸方：《圣济总录》云"渴饮病，兼身体疼痛，灸隐白二穴"，"消渴咽喉干，灸胃脘下俞（下脘）二穴"，"消渴口干不可忍者，灸小肠俞"，"消渴咳逆，灸手厥阴（井穴中冲、荥穴劳宫、原穴大陵）"，"消渴咽喉干，灸胸膛（膻中）"，"又灸足太阳（井穴至阴、荥穴通谷、原穴京骨）"今对诸穴施以灸术，名"《圣济》消渴灸方"。具促气化，生津液，化消渴之功，为一切消渴证之治方。

（2）肺经募俞荥穴灸方：募、俞穴乃脏腑之气汇集、输注之处，对其施术，有调达该经脏腑功能之效。故上消多饮之证，取手太阴肺经募穴中府、俞穴肺俞，有清热润肺，生津止渴之功；佐手太阴肺经荥穴鱼际，以增其清肺之力。三穴共用，施以灸术，名"肺经募俞荥穴灸方"，乃上消专用处方。

（3）消渴原穴灸方：宗《黄帝内经》"五脏六腑之有疾也，皆取其原"之旨，今取上焦手太阴肺经之原穴太渊、中焦足太阴脾经之原穴太白、下焦足少阴肾经之原穴太溪，伍以肺俞、脾俞、肾俞、三焦俞、膀胱俞，对诸穴施以灸术，名"消渴原穴灸方"。肺、脾、肾三经并调，使三焦通达，气化有序，津液得布，则消渴自解。

（4）肺热津伤灸方：宗"实则泻其子"之法，盖因肺属金，尺泽为五输穴之合水穴，金生水，水为金之子，故灸手太阴肺经之合水穴尺泽，名"消渴尺泽灸方"，以其清泄肺热之功，而达顾护肺津之效，故又名"肺热津伤灸方"。

（二）中消

胃热炽盛

临床症状：多食易饥，形体消瘦，大便干燥，苔黄，脉滑实有力。

证候分析：《景岳全书》云："中消者，中焦病也，多食善饥，不为肌肉，而日加消瘦，其病在脾胃，又谓中消也。"盖因胃火炽盛，腐熟水谷力强，故多食易饥。阳明热盛，耗伤津血，无以充养肌肉，故形体消瘦。胃津不足，大肠失其濡润，故大便干燥。苔黄，脉滑实有力是胃热炽盛之象。

治法：清胃泻火，养阴增液。

处方：腹哀太白消渴灸方，胃经募俞灸方，消渴原穴灸方。

方解：

（1）腹哀太白消渴灸方：腹哀为足太阴脾经与阴维脉之交会穴，有健脾和胃，益气生津，消积导滞之功。足太阴脾经之原穴太白，乃脾经疾病必取之穴，可导肾间动气以敷布全身，调和内外，宣导上下，使气化有司，而消渴之证可解。今对二穴施以灸术，名"腹哀太白消渴灸方"。非但为消渴胃热炽盛证之治方，亦为消渴通用之方。尚可辅以足阳明胃经之荥穴内庭，以其清热泻火之功，而解胃经炽盛之热邪，而无耗伤津血之弊，且其具养阴增液之功，则消渴得除。

（2）胃经募俞灸方：募、俞穴乃脏腑之气汇集、输注之处，故为脏腑经络疾病之治穴。今对足阳明胃经募穴中脘、俞穴胃俞施以灸术，名"胃经募俞灸方"，以其和胃消积之功，可清胃热炽盛之源；且中脘乃六腑之会穴，又为任脉与手太阳小肠经、手少阳三焦经、足阳明胃经之交会穴，故又有通腑气，司气化，泌津液之功，而有养阴增液之效，故该方又为中消之效方。

（3）消渴原穴灸方：详见本节"上消"。

（三）下消

1. 肾阴亏虚

临床症状：尿频量多，混浊如膏脂，或尿甜，口干唇燥，五心烦热，舌红，脉沉细数。

证候分析：《景岳全书》云："下消者下焦病也……如膏如脂，面黑耳焦，日渐消瘦，其病在肾，故又名肾消也。"盖因肾虚无以约束小便，故尿频量多。肾失固摄，水谷精微下注，故小便混浊如膏脂，有甜味。口干唇燥，五心烦热，舌红，脉沉细数，均为肾阴亏虚，虚火妄动之象。

治法：滋阴清热，益元固肾。

处方：消渴原穴灸方，窦材命关灸方，肾经募俞穴灸方。

方解：

（1）消渴原穴灸方：详见本节"上消"。

（2）窦材命关灸方：《扁鹊心书》云："食窦能接脾脏真气，能治三十六种脾病……一切大病属脾者并皆治之。盖脾为五脏之母，后天之本，属土，生长万物者也。""食窦"即"命关"。窦材谓"常灸关元、气海、命关、中脘"，"虽未得长生，亦可保百余年寿"。盖因食窦可健脾益气，而资气血、津液生化之源；关元乃任脉与足三阴经的交会穴，具健脾益气，益元固本，补气壮阳，调补肝肾之功；气海乃升气之海，具温补下焦，益元荣肾，调补冲任，益气举陷之功；中脘为足阳明胃经之募穴、腑之会穴，又为任脉与手太阳小肠经、手少阳三焦经、足阳明胃经之交会穴，具较强的健脾和胃，泌清别浊，透理三焦，化气通脉之功。今对诸穴施以灸术，名"窦材命关灸方"，适用上、中、下焦气化失司之消渴。

（3）肾经募俞穴灸方：取足少阴肾经募穴京门、俞穴肾俞，以汇集、输注肾经之精微。两穴相伍，施以灸术，名"肾经募俞灸方"。于是肾阴得补，肾气得充，则肾与膀胱气化有司，而下消之证得解。此即"壮水之主，以制阳光"之谓。

2. 阴阳两虚

临床症状：小便频数，混浊如膏，甚至饮一溲一，面色黧黑，耳轮焦干，腰膝酸软，形寒畏冷，阳痿不举，舌淡苔白，脉沉细无力。

证候分析：肾失固藏，肾气独沉，故小便频数，混浊如膏。下元虚惫，约束无权，而致饮一溲一。水谷之精微随尿液下注，无以熏肤充身，残留之浊阴，未能排出，故面色黧黑不荣。肾主骨，开窍于耳，腰为肾之府，故肾虚则耳轮焦干，腰膝酸软。命门火衰，宗筋弛缓，故见形寒畏冷，阳痿不举。舌淡苔白，脉沉细无力乃阴阳俱虚之象。

治法：温阳益元，滋肾固摄。

处方：窦材命关灸方，消渴原穴灸方，肾经募俞灸方。

方解：

（1）窦材命关灸方：详见本节下消"肾阴亏虚"。

（2）消渴原穴灸方：详见本节"上消"。

（3）肾经募俞灸方：取足少阴肾经募穴京门、俞穴肾俞，施以灸术，名"肾经募俞灸方"。二者一腹一背，一阳一阴，乃为从阴引阳，从阳引阴之对穴，故成阴阳并调，气血并补之伍，此即张景岳"善补阳者，必于阴中求阳，则阳得阴助而生化无穷；善补阴者，必于阳中求阴，则阴得阳升而泉源不竭"之谓。方仅两穴，然寓深刻的辨证思维，故功效卓然。

二十七、遗精

遗精，是指不因性生活而精液遗泄的病证。有梦而遗精者，名为"梦遗"；无梦而遗精者，名为"滑精"。本病的记载首见于《黄帝内经》，如《灵枢·本神》云："是故怵惕思虑者则伤神，神伤则恐惧，流淫而不止。""恐惧而不解则伤精，精伤则骨酸痿厥，精时自下。"导致遗精的病因很多，然其主要病机，诚如《诸病源候论》所云："肾气虚损，不能藏精，故精漏失。"

1. 心肾不交，火扰精室

临床症状：少寐多梦，梦则遗精，伴心中烦热，头晕，目眩，精神不振，体倦乏力，心悸，怔忡，善恐，健忘，口干，小溲短赤，舌红，脉细数。

证候分析：心火内动，神不守舍，故寐少梦多，心中烦热。火扰精室，故梦则遗精。诚如《折肱漫录》所云："梦遗之证……大半起于心肾不交。"寐少神乏，故精神不振，体倦乏力。精不养神以上奉于脑，故头晕目眩。心主神志，心火旺则火耗心血，故怔忡心悸，健忘善恐。火灼阴伤，阴虚火旺，故心中烦热，口干。心火下移小肠，故小溲短赤。心主血脉，开窍于舌，心火旺则舌质红，脉细数。

治法：清心安神，滋阴清热。

处方：心肾募俞灸方，《大全》梦遗灸方，关元神门梦遗灸方。

方解：

（1）心肾募俞灸方：募、俞穴乃脏腑经脉之气汇集、输注之处，故具调整脏腑经脉功能的作用。今取心肾之募穴巨阙、京门，俞穴心俞、肾俞，施以灸术，名"心肾募俞灸方"，以成清心安神，滋阴清热之功，而成交通心肾之治，而无梦遗之候。

（2）《大全》梦遗灸方：《针灸大全》治"夜梦鬼交，遗精不禁"，取中极、照海、膏肓、心俞、然谷、肾俞，今施以灸法，名"《大全》梦遗灸方"。方中中极为任脉与足三阴经交会穴，又为足太阳膀胱经之募穴，具益元育阴之功；照海乃足少阴肾经之腧穴，为"阴脉之海"，通于阴跷脉，可导肾间动气通达于脉，使血海充盈，精关有固；然谷为足少阴肾经之荥穴，可补肾荣冲，通调三焦，以其具"壮水之主以制阳光"之能，而有泻虚火，退肾热之功，故为虚火妄动，扰乱精室致梦遗之要穴；心俞、肾俞交通心肾，以制心火内动，神不守舍之候；膏肓具益气补虚，调和气血，宁心安神之功，乃虚损诸证必用之穴，故被《备急千金要方》誉为"膏肓穴无所不治"。故而对诸穴施以灸术，名"《大全》梦遗灸方"，为治君相之火妄动，心肾不交证之要方。

（3）关元神门梦遗灸方：关元为任脉与足三阴经的交会穴，为人身元气之根本，具益元荣肾之功；大赫为足少阴肾经与冲脉的交会穴，具益肾培元，调冲任，束带脉之功，故有益肾固精之效；太溪乃足少阴肾经之原穴，乃肾病必用之穴。此三穴相伍，则益肾培元之功倍增。志室伍内关、神门，乃宁心安神之施；心俞、肾俞相伍，乃交泰心肾之对穴。故对诸穴施以灸术，名"关元神门梦遗灸方"，以其益肾培元，滋阴泻火，交泰心肾而疗梦遗。

2. 肾虚滑脱，精关不固

临床症状：梦遗频作，甚至滑精，腰膝酸软，咽干，心烦，眩晕，耳鸣，健忘，失眠，低热颧赤，形瘦，盗汗，发落齿摇，舌红少苔，脉细数。久遗精滑，可兼见形寒肢冷，阳痿早泄，精冷，夜尿多或尿少浮肿，溲色清白，或余沥不尽，面色㿠白或枯槁无华，舌淡嫩，有齿痕，苔白滑，脉沉细。

证候分析：先天不足或手淫、房劳过度、遗精日久，均可损伤肾精。肾虚不藏而见梦遗，滑精。腰为肾之府，肾虚故腰酸膝软。肾阴不足，不能生髓上盈脑海，故眩晕耳鸣，健忘失眠。阴虚生内热，而见低热颧赤，心烦，咽干。阴虚阳浮，逼液外泄，故见盗汗。肾主骨，其华在发，肾虚故发落齿摇。舌红少苔，脉细数，悉为阴虚内热之象。

滑精日久，阴虚及阳，精关不固，命门火衰，不能温养形体，故兼形寒肢冷，精冷，阳痿早泄。肾阳既衰，膀胱气化失司，固摄无权，故见尿少浮肿，或夜尿频多而色清白，或余沥不尽。阳气虚衰，不能上荣于面，故面色㿠白无华，或枯槁憔悴。舌淡嫩，苔白滑，脉沉细，悉为阳虚之征。

治法：补益肾精，固涩止遗。

处方：中极气海培元灸方，肾经募俞灸方，肾经五输灸方。

方解：

（1）中极气海培元灸方：中极乃任脉与足三阴经交会穴，又为足太阳膀胱经之募穴；三阴交亦足三阴经之交会穴，共具益元育阴，化气通脉之功；佐气海、关元以助中极益元育阴，固涩止遗之效；肾俞乃足少阴肾经脉气输注于背俞之处，具益元荣肾之功。诸穴相伍，以益元育阴之功，而成益肾固精之效。此乃"从阴引阳"之大法也，即张景岳"善补阳者，必于阴中求阳，则阳得阴助而生化无穷"之谓也。对诸穴施以灸术，名"中极气海培元灸方"，为肾虚滑脱、精关不固遗精证之良方。

（2）肾经募俞灸方：取足少阴肾经募穴京门、背俞穴肾俞，此乃募俞对穴之伍，亦从阴引阳，从阳引阴之伍，以其益元荣肾之功，而成补肾填精，固涩止遗之效，对二穴施以灸术，名"肾经募俞灸方"，为遗精肾虚滑脱证之治方。

（3）肾经五输灸方：肾五行属水，金生水，宗"虚则补其母"之法，取足少阴肾经之经金穴复溜，以其益肾培元之功，而治因肾虚所致精关不固之候，施以灸术，名"复溜固精灸方"。宗"五脏有疾也，应出十二原"之旨，取足少阴肾经之原穴太渊，施以灸术，名"肾经原穴灸方"。二方同施，名曰"肾经五输灸方"，以其补肾固精之功而收效。

二十八、阳痿

阳痿，是指男子阳事不举，或临房举而不坚之证。《黄帝内经》称为阴痿。如《灵枢·经筋》云"足厥阴之筋""其病""阴器不用"。又云："经筋之病，热则筋弛纵不收，阴痿不用。"历代医家认为本证多涉及肝、肾、阳明三经。

1.命门火衰

临床症状：阴茎萎软不举，或勃举不坚。常伴头目眩晕，面色㿠白，精神萎靡不振，心绪不畅，腰膝酸软，舌质淡红，脉细弱。

证候分析：多因房事太过，或少年误犯手淫，以致肾元亏虚，命门火衰而见诸候。

治法：补肾壮阳，益元荣筋。

处方：补肾壮阳灸方，肾经募俞灸方，命门太溪益元灸方，中极气海培元灸方，《图翼》命门阳痿灸方。

方解：

（1）补肾壮阳灸方：关元乃任脉与足三阴经交会穴，有益元固本，补气壮阳之功，故为治疗阳痿之要穴；命门乃督脉之穴，具壮阳益肾之功；督脉为阳脉之海，任脉为阴脉之海，命门与关元相伍，共成荣督任，和阴阳，调冲任之功；伍肾俞，则肾气作强之功倍增。三阴交乃足太阴脾经与足少阴肾经、足厥阴肝经交会穴，伍之具益脾肾，荣宗筋之功。诸穴合用，施以灸术，名"补肾壮阳灸方"。

（2）肾经募俞灸方：取足少阴肾经募穴京门、俞穴肾俞，施以灸术，名"肾经募俞灸方"，以成益肾壮阳之功，而成肾气作强之力，则阳痿之证可调。

（3）命门太溪益元灸方：命门以壮阳益肾之功，而为治肾虚之要穴；太溪乃足少阴肾经之输穴、原穴，可导肾间动气输布全身，故命门得太溪之助，则补肾益元之功倍增，而益肾作强之效得助。施以灸术，名"命门太溪益元灸方"，可用于肾虚阳痿者。

（4）中极气海培元灸方：详见"遗精"一节。

（5）《图翼》命门阳痿灸方：《类经图翼》云："阳不起，命门、肾俞、气海、然谷。"对诸穴施以灸术，名"《图翼》命门阳痿灸方"。盖因命门乃五脏六腑之本，十二经脉之根，呼吸之原，三焦所系，具培补肾元之功；肾俞以滋补肾元为要；气海乃升气之海，具温补下焦，益元荣肾，调补冲任，益气举陷之功；然谷乃足少阴肾经之荥穴，可补肾荣冲，通理三焦，而治宗筋萎而不举之候。故诸穴合用，施以灸术，乃一切阳痿之治方。

2. 心脾受损

临床症状：阳痿，精神不振，夜寐不安，身体疲惫，面色不华，舌质淡，苔薄腻，脉细。

证候分析：多因思虑忧郁，以致气血两虚，宗筋失濡，而致阳痿诸候。

治法：补益心脾，濡养宗筋。

处方：心脾募俞灸方，神堂意舍灸方，补肾壮阳灸方。

方解：

（1）心脾募俞灸方，神堂意舍灸方："心脾募俞灸方"由心脾之募穴巨阙、章门，俞穴心俞、脾俞组成，具补益心脾之功，施以灸术，名"心脾募俞灸方"。心为君主之官，神明出于心，神堂居心俞之旁，经气朝会于堂，故名神堂。神堂有益心宁神之效；意舍位于脾俞之旁，为脾之营舍，而具健脾解忧思之功。对二穴施以灸术，名"神堂意舍灸方"。二方相伍，以成益心脾，解忧思，补气血，濡宗筋之功而愈阳痿。

（2）补肾壮阳灸方：详见本节"命门火衰"。

3. 恐惧伤肾

临床症状：阳痿，惊恐不释，精神苦闷，心悸，失眠，舌苔薄腻，或见舌质淡青，脉弦细。

证候分析：《景岳全书》云："凡惊恐不释者，亦致阳痿。经曰恐伤肾，即谓此也。"

《素问·本病论》云："肾者，作强之官，伎巧出焉。"故惊恐伤肾，其"作强"之功失司，而致阳痿。

治法：益肾荣元，宁神定惊。

处方：肝肾募俞灸方，志室魂门灸方，补肾壮阳灸方。

方解：

（1）肝肾募俞灸方，志室魂门灸方："肝肾募俞灸方"由足厥阴肝经之募穴期门、足少阴肾经之募穴京门及肝俞、肾俞组成，具养肝肾，濡宗筋之功。施以灸术，名"肝肾募俞灸方"。魂门位于肝俞之旁，内应肝，为肝魂出入之门户，与肝俞相通，有柔肝镇惊守魂之功；肾为作强之官，伎巧出焉，肾为藏志之室，与肾俞相通，故志室有益肾宁志之功。《灵枢·九针论》云："形数惊恐，筋脉不通，病生于不仁。"故对志室、魂门施以灸术，名"志室魂门灸方"，以镇惊制恐，益肝肾，濡宗筋之功而愈阳痿。合二方之用，养肝肾，制惊恐之功倍增，而无伤肾之弊，则宗筋得濡，阳痿得愈。

（2）补肾壮阳灸方：详见本节"命门火衰"。

4. 湿热下注

临床症状：阳痿，小便短赤，下肢酸困，苔黄，脉沉滑或濡滑而数。

证候分析：《素问·厥论》云："前阴者，宗筋之所聚，太阴阳明之所合也。"若脾胃虚弱，内生湿邪，湿热下注，则宗筋弛纵而致阳痿。

治法：健脾和胃，清利湿热。

处方：膏肓关元三里灸方，脾胃肝肾募俞灸方。

方解：

（1）膏肓关元三里灸方：膏肓俞具益气补虚，扶正祛邪，调和气血之功；足三里健脾胃，调气血，并有泄阳明经郁热之功；关元乃任脉与足三阴经交会穴，故具益肾元，养肝阴，运脾湿之功。今对三穴施以灸术，名"膏肓关元三里灸方"，共成养肝肾，运脾湿，濡宗筋之功，而愈阳痿之候。

（2）脾胃肝肾募俞灸方：灸脾胃之募俞穴章门、中脘、脾俞、胃俞，以成健脾胃，运脾湿，补气血，濡宗筋之功，名"脾胃募俞灸方"。灸肝肾之募俞穴期门、京门、肝俞、肾俞，以成养肝肾，补精血，濡宗筋之功，名"肝肾募俞灸方"。合二方之效，名"脾胃肝肾募俞灸方"，则湿热得清，宗筋得濡，而阳痿之候得解。

二十九、心悸

心悸，是指患者自觉心中悸动，惊惕不安，甚则不能自主的一种病证。多呈阵发性，每因情志波动或劳累过度而发作。其致病之因，《素问·举痛论》有"惊则心无所倚，神无所归，虑无所定，故气乱矣"之记。故心悸包括惊悸和怔忡之候。惊悸与怔忡的病因不同，病情程度上又有轻重之别。所以怔忡每由内因引起，并无外惊，自觉心中惕惕，稍劳即发，病来虽渐，但全身情况较差，病情较为深重；惊悸则相反，常由外因而成，偶受外来刺激，或因惊恐，或因恼怒，均可发病，发则心悸，时作时止，病来虽速，但全身情况较好，病势浅而短暂。由此可见，惊悸与怔忡在病因、病情程度上是有明显差异的，但是二者亦有密切的联系。一方面，惊悸日久可以发展为怔忡，正如《医学入门·惊悸怔忡健忘》中所说："怔忡因惊悸久而成。"另一方面，怔忡患者又易受外惊所扰，而使动悸加重，如《石室秘录·内伤门·怔忡》所说："怔忡之证，扰扰不宁，心神恍惚，惊悸不已。"

1. 心虚胆怯

临床症状：心悸，善惊易恐，坐卧不安，少寐多梦，舌苔薄白或如常，脉象动数或虚弦。

证候分析：《济生方》云："惊悸者，心虚胆怯之所致也。"盖因惊则气乱，心神不能自主，故发为心悸。心不藏神，心中惕惕，则善惊易恐，坐卧不安，少寐多梦。脉象动数或虚弦为心神不安，气血逆乱之象。本型病情较轻者，时发时止；重者怔忡不宁，心慌神乱，不能自主。

治法：镇惊定志，养心安神。

处方：心胆募俞原内灸方，神门胆俞阳纲灸方，《大全》少海惊悸灸方。

方解：

（1）心胆募俞原内灸方：募、俞穴乃脏腑脉气汇集、灌注之处，取手少阴心经募巨阙、俞穴心俞，以成益心血，宁心神之功；取手少阴心经原穴神门，导肾间动气敷布全身，使心血得充，心脉得旺。加取足少阳胆经之募穴日月、俞穴胆俞，具疏胆气，清湿热之功；伍足少阳胆经之原穴丘墟，具调达枢机之功。加取手厥阴心包经之络穴内关，具激发心包经脉气运行之功，使心气得充，心神得宁。对诸穴施以灸术，名"心胆募俞原内灸方"，以其镇惊定志，调达气机，养心安神之功而愈心悸。

（2）神门胆俞阳纲灸方：神门乃手少阴心经之原穴，可导肾间动气敷布全身，使心血得充，心脉得旺；伍之心俞，则心神得养，以成养心安神之效；取胆俞行疏泄胆气，调达枢机之功；阳纲，为足太阳膀胱经之腧穴，伍胆俞，持肝胆之纲纪，行疏泄之职司，而定悸制恐。诸穴合用，施以灸术，名"神门胆俞阳纲灸方"，以其镇惊定志，养心安神之效而愈心悸。

（3）《大全》少海惊悸灸方：《针灸大全》治"心中悸惊"，有取少海、内关、少府、心俞、后溪之治。少海乃手少阴心经之合穴，具益心脉，宁心定惊之功；内关为手厥阴心包经之络穴，具激发心包经脉气运行之功，使心气得充，心血得旺；伍心经背俞穴心俞，则心血得充，心神得宁；少府乃手少阴心经之荥穴，具宁心益脉，安神定悸之功；

后溪为手太阳小肠经之输穴，又为八脉交会穴之一，通于督脉，具宣通诸阳经气，荣督定搐，调达枢机，镇惊安神之效。对诸穴施以灸术，名"《大全》少海惊悸灸方"。故若伍之胆俞、阳纲，则为心虚胆怯致惊悸之良方。

2. 心血不足

临床症状：心悸头晕，面色不华，倦怠无力，舌质淡红，脉象细弱。

证候分析：《丹溪心法》云："怔忡者血虚，怔忡无时，血少者多。"盖因心主血脉，其华在面，血虚故面色不华。心血不足，不能养心，故而心悸。心血亏损不能上营于脑，故而头晕。血亏气虚，故倦怠无力。舌为心苗，心主血脉，心血不足，故舌质淡红，脉象细弱。

治法：补血养心，益气安神。

处方：郄门神门宁心灸方，神门神堂灸方，《大全》阴郄宁心灸方。

方解：

（1）郄门神门宁心灸方：郄门乃手厥阴心包经脉气深集之处，具濡养心脉，宁心定悸之功；神门乃手少阴心经之输穴、原穴，可导肾间动气以贯心脉，又为手少阴心经之本穴，使心脉血气充盈而养心安神；巨阙乃手少阴心经之募穴，伍心俞乃手少阴心经募俞对穴之伍。四穴相须为用，施以灸术，名"郄门神门宁心灸方"，使心脉运行得畅。膈俞为血之会穴，脾俞乃足太阴脾经血气灌注之处，足三里乃足阳明胃经之合穴，三穴可培补后天之本，以益气血生化之源。诸穴相伍，则心血得充，而心悸之证得解。

（2）神门神堂灸方：宗"五脏有疾也，应出十二原"之旨，灸手少阴心经之原穴神门，以成宁心定悸之效。"心者，君主之官，神明出焉"，神堂位于心俞之旁，具益心脉，安心神之功。对二穴施以灸术，名"神门神堂灸方"，乃养血宁心之良方。

（3）《大全》阴郄宁心灸方：《针灸大全》治"心脏诸虚，心怔惊悸"，有取阴郄、内关、心俞、通里之法。对诸穴施以灸术，名"《大全》阴郄宁心灸方"。方中阴郄为手少阴心经之郄穴，具清心火，退虚热，安心神之功；通里又为手少阴心经之络穴，具和营益心，养血通脉之功；内关乃手厥阴心包经之络穴，络通手少阳三焦经，具透理三焦，益心通脉之效；心俞乃心脉血气输注之处，具通心脉，调理心血，安神定志之功。诸穴合用，乃为治心悸心血不足证之良方。

3. 阴虚火旺

临床症状：心悸不宁，心烦少寐，头晕目眩，手足心热，耳鸣腰酸，舌质红，少苔或无苔，脉细数。

证候分析：《素问玄机原病式》云："水衰火旺而扰火之动也，故心胸躁动，谓之怔忡。"盖因肾阴不足，水不济火，不能上济于心，以致心火内动，扰动心神，故心悸而烦，不得安寐。阴亏于下，则见腰酸。阳扰于上，则眩晕耳鸣。手足心热，舌质红，脉细数，均为阴虚火旺之征。

治法：滋阴清火，养心安神。

处方：神门太溪三阴交灸方，心肾募俞灸方。

方解：

（1）神门太溪三阴交灸方：太溪为足少阴肾经之输穴、原穴，能导肾间动气而输布全身，具滋肾阴，退虚热，理三焦之功；神门为手少阴心经之原穴，具养心安神之能，二穴相伍，具水火既济，交泰心肾之功，使心肾之虚火得清，而无心火内动之弊，则心神得宁，心悸得愈。三阴交乃足三阴经交会之穴，可补脾、肾、肝三脏之阴，此乃"壮水之主，以制阳光"之谓。故对诸穴施以灸术，名"神门太溪三阴交灸方"，为治阴虚火旺而致心悸之良方。

（2）心肾募俞灸方：即取手少阴心经之募俞穴巨阙、心俞，足少阴肾经之募俞穴京门、肾俞，对四穴施以灸术，名"心肾募俞灸方"。盖因募、俞穴乃脏腑经脉之气输注之处，募为腹、为阴，俞为背、为阳。一阴一阳，募俞相伍，乃从阴引阳，从阳引阴之伍。使心肾交泰，水火既济，则扰动心神之火得清而愈病。

三十、不寐

不寐，又称失眠、"不得眠""不得卧""目不瞑"，是指不能获得正常睡眠的一种病证。临床症状有轻重之别，轻者仅入寐不酣，重者可彻夜不寐。治疗上当以补虚泻实，调整阴阳为原则。虚者宜补其不足，益气养血，滋补肝肾；实者宜泻其有余，消导和中，清火化痰。实证日久，气血耗伤，亦可转为虚证。虚实夹杂者，应补泻兼顾为治。

（一）实证

1. 肝郁化火

临床症状：不寐，性情急躁易怒，不思饮食，口渴喜饮，目赤口苦，小便黄赤，大便秘结，舌红，苔黄，脉弦而数。

证候分析：《灵枢·本神》云："肝气虚则恐，实则怒。"《素问·举痛论》云："怒则气逆。"盖因恼怒伤肝，肝失条达，气郁化火，上扰心神则不寐。肝气犯胃则不思饮食。肝郁化火，肝火乘胃，胃热则口渴喜饮。肝火偏旺，则急躁易怒。火热上扰，故目赤口苦。小便黄赤，大便秘结，舌红，苔黄，脉弦而数，均为热象。

治法：疏肝泄热，佐以安神。

处方：育阴泻火灸方。

方解：肝体阴而用阳，罢极之本。若因恼怒伤肝，致肝失条达，气郁化火，上扰心神则见不寐之证。《灵枢·九针十二原》云："五脏有疾，当取之十二原。"《素问·刺法论》云："肝者，将军之官，谋虑出焉，可刺足厥阴之源。"太冲，乃足厥阴肝经之原穴，具养肝血，疏肝气之功，故有太冲之施。《灵枢·顺气一日分为四时》云："病在脏者，取之井。"此乃足厥阴肝经有病取其井穴大敦之理，且大敦又为足厥阴肝经之根穴，乃肝经脉气结聚之处，故有养肝阴，疏肝气之功。太溪乃足少阴肾经之输穴，又为该经之原穴，能导肾间动气输布全身，而成滋肾阴，退虚热，清肝火之功。通里为手少阴心经之络穴，《会元针灸学》云："通里者，由手少阴之络，通于手太阳也，与手厥阴邻里相通。手少阴心之经脉会于此，支走其络，连络厥阴、太阳，故名通里。"故通里具和营养心，养血通脉之功，协太冲、大敦、太溪之伍，施以灸术，名"育阴泻火灸方"。以成养肝肾，泻肝火，养血宁心之功而愈病。

2. 痰热内扰

临床症状：不寐头重，痰多胸闷，恶食嗳气，吞酸恶心，心烦口苦，目眩，苔腻而黄，脉滑数。

证候分析：《张氏医通》云："脉数滑有力不眠者，中有宿食痰火，此为胃不和则卧不安也。"盖因宿食停滞，积湿生痰，因痰生热，痰热上扰则心烦不寐。因宿食痰湿壅遏于中，故而胸闷。清阳被蒙，故头重目眩。痰食停滞则气机不畅，胃失和降，故见恶食，嗳气或呕恶。苔腻而黄，脉滑数，均为痰热、宿食内停之征。

治法：化痰清热，和中安神。

处方：心俞中脘安神灸方。

方解：心俞为手少阴心经之背俞穴，为心经之气输注于背俞之处，有益心气，补心血之功；且又因其乃足太阳膀胱经之腧穴，故又能借足太阳膀胱经之脉气，使气血近清窍而益脑髓，以成宁神安眠之效。神堂佐心俞而益心脉，补心血，增其宁心安神之功。中脘为足阳明胃经之募穴，腑之会穴，又为任脉与手太阳小肠经、手少阳三焦经、足阳明胃经之交会穴；与足阳明胃经之背俞穴胃俞相伍，乃成胃经募俞对穴之伍，施以灸术，名"胃经募俞灸方"，具健脾和胃，通达腑气，化痰导滞之功。丰隆为足阳明胃经脉气往返之要道，且为足阳明胃经之络穴，属胃络脾。脾为生痰之源，故丰隆具健脾和胃，豁痰化浊之功，使宿食得消，痰湿得除，而无痰热内扰之弊。于是诸穴相伍，施以灸术，名"心俞中脘安神灸方"，为不寐痰热内扰、心神不宁证之治方。

（二）虚证

1. 阴虚火旺

临床症状：心烦不寐，心悸不安，头晕，耳鸣，健忘，腰酸梦遗，五心烦热，口干津少，舌红，脉细数。

证候分析：《灵枢·本神》云："肝藏血，血舍魂。"又云："肾藏精，精舍志。"盖因肾阴不足，不能上交于心，心肝火旺，火性炎上，虚热扰神，魂不守舍，故心烦不寐，心悸不安。肾精亏耗，髓海空虚，志不守舍，故头晕，耳鸣，健忘。腰为肾之外府，故腰府失养，则腰酸。心肾不交，精关不固，故梦遗。口干津少，五心烦热，舌红，脉细数，均为阴虚火旺之象。

治法：滋阴降火，养心安神。

处方：交泰心肾灸方，神门太溪交泰灸方。

方解：

（1）交泰心肾灸方：五行肾属水，心属火，取手少阴心经之背俞穴，伍心俞旁之神堂，足少阴肾经之背俞穴及肾俞旁之志室，以补益心肾，使水火既济，心肾交泰，心神得宁而无惊悸不寐之候；又因心肾不交，心肝火旺，火性炎上，扰乱心神，故心烦不得眠，而有三阴交之施。《针灸甲乙经》云："惊不得眠，善断水气上下五脏游气也，三阴交主之。"盖因三阴交乃足太阴脾经之本穴，为该经血气所出之处，又为足三阴经交会穴，具激发、聚汇、转输三阴经脉气运行之功，使肾精、肝血、脾气得充，而无阴虚火旺之候。取手少阴心经之原穴、本穴神门，增其益心宁神之功。故诸穴相伍，施以灸术，名"交泰心肾灸方"。

（2）神门太溪交泰灸方：神门为手少阴心经之原穴，可导肾间动气而输布全身，具安和五脏，畅达六腑脉气之功，而可交泰心肾，宁心安神。《素问·灵兰秘典论》云："心者，君主之官，神明出焉。"《灵枢·本神》云："所以任物者谓之心。"《素问·阴阳应象大论》云："心生血。"盖因神门为手少阴心经之本穴，心经之血气由此而出，故对神门施术，可益心血，使心主任物，而息心烦之候。太溪为足少阴肾经之原穴，可导肾间动气输布全身。肾五行属水，心属火，二穴相伍，施以灸术，名"神门太溪交泰灸方"。以其水火既济，心肾交泰之功，而清虚火，除心烦，宁心神而愈不寐。

2. 心脾两虚

临床症状：少寐多梦，易醒，心悸健忘，头晕目眩，肢倦神疲，饮食无味，面色少华。舌淡，苔薄，脉细弱。

证候分析：《景岳全书》云："劳倦思虑太过者，必致血液耗亡，神魂无主，所以不眠。"盖因心主血，脾为生血之源，心脾亏虚，血不养心，神不守舍，故多梦易醒，健忘心悸。气血亏虚，不能上奉于脑，清阳不升，则头晕目眩。血虚不能上荣于面，故面色少华，舌色淡。脾失健运，则饮食无味。血少气虚，故精神不振，四肢倦怠，脉细弱。

治法：补养心脾，以生气血。

处方：补脾宁心灸方。

方解：背俞穴是脏腑之气输注于背部足太阳膀胱经的腧穴，并借足太阳膀胱经之脉气而安和其所属脏腑，通达其所属的经脉。若因心脾亏虚，则血不得养，神不守舍，故而不寐，从而有脾俞、心俞、意舍、神堂之施，则心脾得补，心神得守，而无血少气虚之弊。厥阴俞为手厥阴心包经之背俞穴，具通阳散结之功，使心脉畅通，以上奉于脑，而无头目眩晕之候。《素问·八正神明论》云："血气者，人之神。"《灵枢·平人绝谷》云："故神者，水谷之精气也。"《素问·宣明五气》云："心藏神。"手少阴心经之原穴神门，得脾俞、心俞、意舍、神堂、厥阴俞之助，导心气、心血上荣于脑，则心安神宁，而无不寐之候。故诸穴相伍，施以灸术，名"补脾宁心灸方"。

另有一证，乃因肾元亏虚，卫气之行不畅，致足太阳膀胱经之开阖失司而致不寐，今名"行卫通跷宁神灸方"。《灵枢·卫气行》云："卫气之行，一日一夜五十周于身，昼日行于阳二十五周，夜行于阴二十五周，周于五脏。"而且卫气行于阳时，每周必经跷脉而交会足少阴肾经一次，即得到肾精的支持与滋养，否则卫气不停地运行，血气就会枯竭，即所谓"阳根于阴"。"其始入于阴，常从足少阴注于肾，肾注于心，心注于肺，肺注于肝，肝注于脾，脾复注于肾为周"。昼行二十五周后，再经跷脉注入足太阳膀胱经，故平旦从足太阳膀胱经睛明穴开始运行，按序至手太阳、手少阳、足少阳、足阳明、手阳明，沿着六阳经一周。每周下来，复经跷脉交会于足少阴肾经。《灵枢·寒热病》云："阴跷、阳跷，阴阳相交，阳入阴，阴出阳，交于目锐眦。"《难经·二十九难》云："阳跷为病，阴缓而阳急。""阴跷为病，阳缓而阴急。"故肾元亏虚，必导致卫气之行失序。跷脉失捷，目之开阖失司而致不寐。故取足少阴肾经募穴京门、背俞穴肾俞，乃募俞对穴之施，补肾元以助卫气之行；申脉为阳跷脉所生，照海乃阴跷脉所生，故二穴有通跷脉之功；太溪乃足少阴肾经之输穴、原穴，可导肾间动气而输布全身；昆仑乃足太阳膀胱经之经穴，可畅达足太阳膀胱经之脉而敷布津液，使卫气畅行。于是灸京门、肾俞、申脉、照海、太溪、昆仑，名"行卫通跷宁神灸方"。使卫气之行有序，跷脉捷行，睛明之开阖应时，而致夜有所寐，昼有所寤，阴阳有序，而无不寐之证。

三十一、郁证

《丹溪心法》云："郁者，结聚而不得发越也，当升者，不得升，当降者，不得降，当变化者，不得变化也。此为传化失序，六郁之病见矣。"由此可知，郁证是由于情志不舒，气机郁滞所引起的一类病证，主要表现为心情抑郁，情绪不宁，胁肋胀痛，或易怒善哭，以及咽中如有异物梗阻，失眠等各种复杂症状。《丹溪心法·六郁》尚云："气血冲和，万病不生，一有怫郁，诸病生焉。故人身诸病，多生于郁。"由此可见，情志波动，失其常度，则气机郁滞，气郁日久不愈，由气及血，变生多端，可以引起多种症状，故有"六郁"之说，即气郁、血郁、痰郁、湿郁、热郁、食郁。

（一）实证

1. 肝气郁结

临床症状：精神抑郁，情绪不宁，善太息，胸胁胀痛，痛无定处，脘闷嗳气，腹胀纳呆，或呕吐，大便失常，女子月事不行，苔薄腻，脉弦。

证候分析：《素问·阴阳应象大论》云："怒伤肝。"《医门补要》云："善怒多思之体，情志每不畅遂，怒则气结于肝，思则气并于脾，一染杂症，则气之升降失度。"故每因情志所伤，肝失条达，故精神抑郁，情绪不宁。足厥阴肝经循少腹，夹胃，布于胸胁，因肝气郁滞，气机不畅，气滞血瘀，肝络失和，故见腹胀，胸闷，胁痛以及女子月事不行等症。肝气犯胃，胃失和降，故脘闷嗳气，纳呆，呕吐。肝气乘脾，则腹胀，大便失常。苔薄腻，脉弦，为肝胃不和之象。

治法：疏肝解郁，理气导滞。

处方：疏肝和胃达郁灸方。

方解：因情志所伤，肝失条达，故致郁证。其治诚如《证治汇补》所云："郁病虽多，皆因气不周流，法当顺气为先，开提为次。"故有中封、肝俞之施。盖因中封为足厥阴肝经之经穴，又为该经之本穴，该经血气由此而出，伍该经之标穴肝俞，施以灸术，名"足厥阴标本灸方"，以成养血柔肝，疏肝理气之功。因肝气犯胃，致胃失和降之候；肝气犯脾，而致腹胀满。故佐以中脘、胃俞二穴。盖因中脘为足阳明胃经之募穴，又为腑之会穴，合其背俞穴胃俞，施以灸术，名"胃经募俞灸方"，以其具健脾和胃，理气导滞之功，则腹胀、纳呆、呕吐之候得解。故合二方之施，名"疏肝和胃达郁灸方"，以治郁证之肝气郁结。

2. 气郁化火

临床症状：性情急躁易怒，胸闷胁胀，嘈杂吞酸，口干而苦，大便秘结，或头痛、目赤、耳鸣，舌质红，苔黄，脉弦数。

证候分析：《医碥》云："按百病皆生于郁，与凡病皆属火，及风为百病之长，三句总只一理。盖郁未有不由火者也，火未有不由郁者也，而郁而不舒则皆肝之病矣。"故气郁化火，火性炎上，循肝脉上行，则头痛，目赤，耳鸣。肝火犯胃，胃肠有热，故口干而苦，大便秘结。性情急躁易怒，舌红，苔黄，脉弦数，均为肝火有余之象。

治法：清肝泻火，解郁和胃。

处方：清肝泻火达郁灸方。

方解：《灵枢·九针十二原》云："五脏有疾，当取之十二原。"《素问·刺法论》云："肝者将军之官，谋虑出焉，可刺足厥阴之源。"故取足厥阴肝经之原穴太冲。太冲又为冲脉之别支，故具养肝血，疏肝气之功。原穴又能导肾间动气通达全身，具和内调外，宣上导下，化气通脉之功。故一穴太冲，而成养血柔肝，泻火解郁之效。因肝五行属木，宗"盛则泻之"之大法，故取足厥阴肝经属火之荥穴行间，木生火，火为木之子，此乃"实则泻其子"之治。故二穴相伍，施以灸术，名"清肝泻火达郁灸方"。

3. 气滞痰郁

临床症状：咽中不适，如有物梗阻，咯之不出，咽之不下，胸中窒闷，或兼胁痛，苔白腻，脉弦滑。

证候分析：肝郁乘脾，脾运不健，生湿聚痰，痰气郁结于胸膈之上，故自觉咽中不适，如有物梗阻感，咯之不出，咽之不下，亦称"梅核气"。气失舒展则胸中窒闷。胁为足厥阴肝经之所过，经络瘀滞，故胁痛。苔白腻，脉弦滑，为肝郁夹痰湿之征。

治法：化痰开结，利气解郁。

处方：疏肝豁痰达郁灸方。

方解：取足厥阴肝经之经穴中封，以成养血柔肝之功；取该经之原穴太冲，以成疏肝理气之伍，使肝阴得养，肝气得舒，而无肝郁气滞之弊。肝郁乘脾，脾运不健，则聚湿生痰。《医方集解》云："气郁则痰聚，故散郁必以行气化痰为先。"故取足太阴脾经之募穴章门、背俞穴脾俞，而有"脾经募俞灸方"之施，以其健脾益气之功，以杜生痰之源。加取足阳明胃经之络穴丰隆，以其和胃降逆，豁痰化浊之功，而除痰气郁结之候。诸穴合用，以成疏肝理气，化痰开结之效，而愈气滞痰郁之证。施以灸术，名"疏肝豁痰达郁灸方"。

（二）虚证

1. 心脾两虚

临床症状：多思善虑，心悸胆怯，少寐健忘，面色不华，头晕神疲，食欲不振，舌质淡，脉细弱。

证候分析：劳心思虑，心脾两虚，心失所养，故见心悸胆怯，少寐健忘等候。脾胃为气血生化之源，脾不健运，饮食减少，气血来源不足，故见面色少华，头晕，神疲，舌质淡，脉细弱等症。

治法：健脾养心，益气补血。

处方：健脾益心散郁灸方。

方解：心俞乃足太阳膀胱经循行于背部之俞穴，为心经脉气输注之处，又为手少阴心经之标穴，具益心血，达心脉，安神定志之功。《素问·阴阳应象大论》云："善用针者，从阴引阳，从阳引阴。"故取背阳之心俞，借足太阳膀胱经脉气畅达之力，以益心脉而补心血。巨阙为手少阴心经之募穴，内应腹膜，上应膈肌，为胸腹之交关，清浊之界畔，具宽胸快膈，通行脏腑，豁痰解郁之功。二穴相伍，施以灸术，名"心经募俞灸方"。章门乃足太阴脾经之募穴，又为八会穴之脏会，佐以该经之背俞穴脾俞，乃"脾经募俞方"，以成健脾和胃，疏肝理气之功。二方合用以解心脾两虚之证。《方症会要》云："郁者结聚而不散，不发越之谓。故治郁当以顺气为先，消积次之。"故当佐足阳明胃经之太乙，通达气机，消食导积，则"郁者结聚而不散"之证得解。于是诸穴合用，施以灸术，可解心脾两虚之郁证，名"健脾益心散郁灸方"。

2. 阴虚火旺

临床症状：眩晕，心悸，少寐，心烦易怒，或遗精腰酸，妇女则月经不调，舌质红，脉弦细而数。

证候分析：脏阴不足，营血暗耗，阴亏则虚阳上浮，故见眩晕，易怒。阴血亏耗，心神失养，阴虚生热，虚热扰神，则心悸少寐而烦躁。肾阴不足，腰府失养则腰酸。阴虚火旺，扰动精室，精关不固则遗精。肝肾失养，冲任不调，故月经不调。舌质红，脉弦细而数，均为阴虚有火之象。

治法：滋阴清热，镇心安神。

处方：滋阴清热达郁灸方。

方解：肝肾阴虚，营血暗耗，虚阳上浮，必致心烦易怒，且阴虚生内热，虚热扰神而发郁证。治其本，当滋养肝肾，故有肝肾募俞对穴期门、京门、肝俞、肾俞之用。期门为足厥阴肝经之募穴，又为足厥阴肝经与足太阴脾经、阴维脉之交会穴，既养血柔肝，又健脾益气，疏肝利胆，除痞散郁；京门为足少阴肾经之募穴，为肾气汇聚之所，具益元荣肾之功；肝俞、肾俞乃肝肾之气输注于背部之处，并借足太阳膀胱经脉气运行之力，将肝肾之血气敷布肝肾之经。四穴合用，使肝肾之阴得补，则阴血亏耗之证得解。三阴交为足太阴脾经之本穴，本者，经脉血气所出之处，具激发、汇聚、转输足太阴脾经脉气之功，且又为足三阴经交会穴，具健脾益气，滋养肝肾之功；内关，为手厥阴心包经之络穴，与三阴交相伍，名"三阴内关虚损灸方"。方中三阴交、内关，清上安下，平秘阴阳，交通心肾，为阴虚火旺之治方。太渊、太冲分别为足少阴肾经、足厥阴肝经之原穴，有滋补肝肾之功，而成水足肝柔之效，可除阴虚内热之弊，此即《灵枢·九针十二原》"五脏有疾也，应出十二原"之谓也。于是诸穴合用，涵盖"肝经募俞方""肾经募俞方""肝经原穴方""肾经原穴方""三阴内关虚损方"之治，今施以灸术，名"滋阴清热达郁灸方"。

三十二、癫狂

癫与狂，均属精神失常，这是共同特征。但癫者静，狂者动；癫者多喜，狂者多怒。痫证平素如常人，发则眩仆倒地，昏不知人。癫狂的主要病因病机为气郁痰火，阴阳失调。其病变在肝、胆、心、脾。临床首应区分癫证与狂证之不同。癫证表现为精神抑郁，沉默痴呆，喃喃自语。狂证表现为喧扰打骂，狂躁不宁。二者在临床表现上有所不同，但是又不能截然分开。癫证可以转化为狂证，狂证日久往往又多转为癫证。

（一）癫证

1. 痰气郁结

临床症状：精神抑郁，表情淡漠，神志痴呆，语无伦次，或喃喃独语，喜怒无常，口苦，不思饮食，舌苔腻，脉弦滑。

证候分析：《证治要诀》云："癫狂由七情所郁，遂生痰涎，迷塞心窍。"由于思虑太过，所求不得，肝气被郁，脾气不升，气郁痰结，阻蔽神明，故表现神情淡漠，神志痴呆等精神异常的证候。痰浊中阻，故不思饮食，舌苔腻，脉弦滑。

治法：理气解郁，化痰开窍。

处方：《灵枢》癫狂喜怒灸方，疏肝利胆健脾息癫灸方，太乙三原百会灸方。

方解：

（1）《灵枢》癫狂喜怒灸方：《灵枢·杂病》云："喜怒而不欲食，言益小，刺足太阴；怒而多言，刺足少阳。"暴喜伤心属癫，见不欲食，言益小；暴怒伤肝属狂，多言。临证可应用五输穴、原穴等特定穴而施之，故可取足太阴脾经之经穴商丘，行健脾益气，豁痰开窍，醒神定志之功；《灵枢·九针十二原》云："阴中之至阴，脾也，其原出于太白……凡此十二原者，主治五脏六腑之有疾者也。"故取足太阴脾经原穴太白，以健脾土，助脾阴，调和脾胃，伍商丘以杜生痰之源而解气郁痰结之候，则无神明被蔽之证，则神志痴呆之疾可愈。又可取足少阳胆经之经穴阳辅、原穴丘墟，以调达枢机，疏肝利胆，理气达郁。二穴合用，而化解转狂之势。故对诸穴施以灸术，名"《灵枢》癫狂喜怒灸方"，不分癫与狂，皆可用之。

（2）疏肝利胆健脾息癫灸方：募、俞穴可治各自脏腑经络的疾病。今因思虑太过，所求不得，致肝气郁结，脾气不升，痰郁互结，蒙蔽神明，而发癫疾，故取足厥阴肝经之募俞穴期门、肝俞，以养血柔肝，疏肝达郁；取足太阴脾经之募俞穴章门、脾俞，健脾渗湿，以杜生痰之源。"肝藏血，血舍魂"，"脾藏营，营舍意"。故四穴相伍，辅之魂门、意舍二穴，尚具安魂魄，坚意志之功，则具息癫醒神之治。《素问·奇病论》云："口苦者……此人者，数谋虑不决，故胆虚，气上溢，而口为之苦，治之以胆募、俞。"故伍以胆募日月、俞穴胆俞，调达枢机而无气机郁滞之弊。此即"胆者，中正之官，决断出焉""凡十一脏，取决于胆"之谓也。对诸穴施以灸术，名"疏肝利胆健脾息癫灸方"。

（3）太乙三原百会灸方：《针灸聚英》谓太乙"主心烦，癫狂吐舌"。《明堂灸经》云太乙"主癫疾狂走，吐舌，心烦闷"。盖因太乙乃足阳明胃经位于腹部中央之腧穴，具通达气机，消食导滞，豁痰化浊之功。伍手少阴心经之原穴神门，以调心气、安神定志；伍足少阴肾经之原穴太溪，以壮元阳，利三焦，养肝肾。故神门、太溪二穴，具交通心肾之功，而有"交泰丸"之用。大陵，又名心主、鬼心，为手厥阴心包经之原穴，以其宁心安神之功，而为息癫止狂愈痫之要穴。百会为手足三阳经与督脉交会于头颠之穴，具荣督益髓，清热开窍，平肝息风，健脑宁神之功。故诸穴合用，施以灸术，名"太乙三原百会灸方"。适用于癫狂之证，尚适用于痫证、郁证及惊悸、不寐诸证。

2. 心脾两虚

临床症状：神思恍惚，魂梦颠倒，心悸易惊，善悲欲哭，肢体困乏，饮食衰少，舌色淡，脉细无力。

证候分析：《赤水玄珠》云："狂为痰火盛实，癫为心血不足。"心血内亏，心神失养，故见心悸易惊，神思恍惚，善悲哭等候。血少气衰，脾失健运，故饮食量少，肢体乏力。舌色淡，脉细无力，均为心脾两亏，气血俱衰之证。

治法：健脾养心，益气安神。

处方：健脾益心息癫灸方，《大全》灵道达郁灸方。

方解：

（1）健脾益心息癫灸方：心俞、脾俞，乃心脾二经脉气汇聚之处，又属于足太阳膀胱经之腧穴，故又借足太阳膀胱经敷布津液之力，以增心脾二经血气运行之功，于是心神得养，而无失神痴呆之候。伍手少阴心经之输穴、原穴、本穴神门，以宁心益神。三阴交为足太阴脾经之本穴，又为足三阴经之交会穴，佐心俞、脾俞，增其健脾益气，调补肝肾，养血宁心之功。太乙为足阳明胃经位于腹部中央之腧穴，具调达气机，消食导滞，豁痰达郁之功，以解因脾胃虚弱而致饮食量少之候。于是对诸穴施以灸术，名"健脾益心息癫灸方"，共成健脾养心，益气安神之功而愈癫疾。

（2）《大全》灵道达郁灸方：《针灸大全》治"心气虚损或歌或哭"之证，多取"灵道二穴、内关二穴、心俞二穴、通里二穴"，今施以灸术，名"《大全》灵道达郁灸方"。盖因灵道为手少阴心经之经穴，具宁心安神之功；通里为手少阴心经之络穴，具和营益心，养血通脉之治；内关为手厥阴心包经之本穴，具激发心包络脉气运行之功，尚为手厥阴心包经之络穴，"循经以上系于心"，别走手少阳三焦经，又为八脉交会穴之一，通于阴维脉，故具通达气机，通理三焦，宣发宗气，宁心达郁之功；心俞乃手少阴心经之背俞穴，乃手少阴心经脉气输注之处，又位于足太阳膀胱经背俞之处，可借足太阳膀胱经脉气畅达之力，以益心血。故诸穴合用，以成养血益心，宣发宗气，达郁息癫之功。

（二）狂证

1. 痰火上扰

临床症状：病起急骤，先有性情急躁，头痛失眠，两目怒视，面红目赤，突然狂乱无知，逾垣上屋，骂詈号叫，不避亲疏，或毁物伤人，气力逾常，不食不眠，舌质红绛，苔多黄腻，脉象弦大滑数。

证候分析：《证治汇补》云："狂由痰火胶固心胸，阳邪充极，故猖狂刚暴。"盖因暴怒伤肝，肝火暴张，鼓动阳明痰热，上扰神明，故性情急躁，头痛失眠。蒙蔽清窍，则狂乱无知，骂詈不避亲疏。四肢为诸阳之本，阳盛则四肢实，实则能登高而气力逾常。肝火暴盛，上扰清窍，头痛，面红，目赤。舌绛苔黄，脉弦大滑数，均属痰火壅盛，阳气独盛之象。火属阳，阳主动，故发病急剧，狂暴不休。

治法：镇心涤痰，泻肝清火。

处方：《灵枢》因恐致狂灸方，《灵枢》癫狂喜怒灸方。

方解：

（1）《灵枢》因恐致狂灸方：《灵枢·癫狂》云："狂言，惊，善笑，好歌乐，妄行不休者，得之大恐，治之取手阳明、太阳、太阴。"马莳注云："此言刺狂之得于大恐者之法也。"《素问·阴阳应象大论》云："恐伤肾。"盖因肾伤而肾阴亏虚，虚火扰动心火，致心肾不交，故有狂证之候。心与小肠相表里，故取手太阳小肠经之经穴阳谷或络穴支正，以清心气之实；肺与大肠相表里，故取手太阴肺经之经穴经渠或手阳明大肠经之经穴阳溪，此乃金水相滋之伍。诸穴合用，施以灸术。名"《灵枢》因恐致狂灸方"，使水火既济，而达清心制狂之功。

（2）《灵枢》癫狂喜怒灸方：详见本节癫证"痰气郁结"。

2. 火盛伤阴

临床症状：狂病日久，其势渐减，且有疲惫之象，多言善惊，时而烦躁，形瘦面红，舌质红，脉细数。

证候分析：肝体阴而用阳，肝者罢极之本。若狂久不已，耗气伤阴，气不足则狂势渐减，精神疲惫。阴不足则不能制心火，虚火上炎，故见烦躁，形瘦，面红，舌红。心神失养又为虚火所扰，故多言善惊。脉细数亦为阴虚有热之象。

治法：滋阴降火，安神定志。

处方：神门太溪交泰灸方，《灵枢》癫狂喜怒灸方。

方解：

（1）神门太溪交泰灸方：神门为手少阴心经之输穴、原穴，具清心凉营，宁心定志之功，尚为手少阴心经之本穴，本者，犹树木之根本，经脉之血气由此而出，以成畅达心经血气运行之功；伍手少阴心经背俞穴、标穴心俞，增其补养心血之功，施以灸术，名"手少阴标本方"。太溪为足少阴肾经之原穴，具滋补肾阴之功，与神门、心俞相伍，共成滋阴降火，交通心肾，宁心安神，达郁除烦之功，乃为阴虚火旺证而设方，今施以灸术，名"神门太溪交泰灸方"。

（2）《灵枢》癫狂喜怒灸方：详见本节癫证"痰气郁结"。

三十三、痫证

痫证是一种发作性神志异常的疾病，又名"癫痫""羊痫风"。发作持续时间有长有短，从数秒钟、数分钟至数小时。发作间歇有久有暂，有每日发作或日发数次，乃至数日一发者，长则几年一发。发作程度又有轻重之别，轻则仅有呆木无知，不闻不见，不动不语，面色苍白，但无抽搐，病人可突然中断活动，手中物件突然落下，或头突然向前倾而又迅速抬起，或短暂时间眼睛上翻，或两目上视，经数秒钟或数分钟后即可恢复，事后对发作情况完全不知。重则来势急骤，猝倒号叫，抽搐涎涌，小便自遗，昏不知人，苏醒后对发作情况一无所知，常遗有头昏乏力等症。本证的轻重常与痰浊的深浅，正气的盛衰有关。

1. 风痰闭阻

临床症状：在发作前常有眩晕，胸闷，乏力等症（亦有无明显先兆者），发则突然跌倒，神志不清，抽搐吐涎，或伴尖叫与二便失禁，也可有短暂神志不清，或精神恍惚而无抽搐者，舌苔白腻，脉多弦滑。

证候分析：眩晕，头昏，胸闷乏力等症，均为风痰上逆之先兆症状。肝风内动，痰随风动，风痰闭阻，心神被蒙，则痫证发作。肝郁则脾不健运，痰浊内生，风痰上涌而吐涎沫。苔白腻，脉弦滑，均为肝风夹痰浊之象。

治法：涤痰息风，开窍定痫。

处方：涤痰息风定痫灸方，《大全》痫病灸方，《采艾》大杼息痫灸方，后溪人中愈痫灸方。

方解：

（1）涤痰息风定痫灸方：后溪为手太阳小肠经之输穴，又为八脉交会穴之一，通于督脉，具荣督通阳之功；伍足阳明胃经豁痰之丰隆，手少阴心经宁神之神门、养心血之心俞，敛肝阴之肝俞，杜生痰之源之脾俞，施以灸术，名"涤痰息风定痫灸方"。该方养肝阴而无风动之候，健脾气而无痰浊内生之弊，通督脉而无脊强反折之症，养心神而无心神被蒙之虞。故该方携众穴之功，以成涤痰息风，开窍定痫之治，则风痰闭阻之证得解。

（2）《大全》痫病灸方：《针灸大全》治"五痫等症，口中吐沫"，取后溪、内关、神门、心俞、鬼眼，今对诸穴施以灸术，名"《大全》痫病灸方"。后溪为手太阳小肠经之输穴，通于督脉，以解"脊强反折"之候。《灵枢·经脉》云："手心主之别，名曰内关……循经以上系于心。"说明手厥阴心包经之络穴内关，有通达心脉血气运行之功；且又为心主之本穴，具激发手厥阴心包经血气运行之功，具调达气机，宣发宗气之功。《灵枢·卫气》云："手少阴之本，在锐骨之端，标在背俞也。"即神门、心俞二穴相伍，施以灸术，名"手少阴标本灸方"，具激发、聚汇、转输手少阴心经脉气运行之功。方中内关伍后溪、神门、心俞，以其别阴出阳，别阳入阴之功，而疏通手少阴心经及手厥阴心包经之经气，奏养血安心，开窍醒神，益神息风之功而愈痫证。鬼眼，经外奇穴，位于手大指桡侧，足大趾胫侧爪甲根角处，为主治癫狂、痫证、晕厥之经验穴。诸穴合用，施以灸术，名"《大全》痫病灸方"。

（3）《采艾》大杼息痫灸方：《采艾编翼》云："治项强，大杼、列缺、京骨、大迎、曲泽；热，肝俞、脾俞、膀胱俞三穴择用；寒，谵语、京门、长强；寒热，中膂俞；张口摇头，金门；反折，飞扬；昼发，申脉；夜发，照海。"对诸穴施以灸术，名"《采艾》大杼息痫灸方"。此方当为痫证不同证候的加减方。

（4）后溪人中愈痫灸方：《窦太师针经》以后溪为治"五痫病"之要穴，盖因后溪为手太阳小肠经之输穴，又为八脉交会穴之一，通于督脉，以其荣督通阳之功，而解"脊强反折"之候；百会为手足三阳经与督脉交会于头颠之穴，具荣督益髓，清热开窍，平肝息风之功；人中为督脉、手足阳明经交会穴，有开窍醒神，解痉定搐之功。诸穴相伍，施以灸术，名"后溪人中愈痫灸方"，为癫痫发作时之良方。

2. 痰火内盛

临床症状：发作时昏仆抽搐吐涎，或有叫吼，平日情绪暴躁，心烦失眠，咯痰不爽，口苦而干，便秘，舌红苔黄腻，脉弦滑数。

证候分析：肝火偏旺，火动生风，煎熬津液，结而为痰，风动痰升，阻塞心窍，则昏仆抽搐吐涎。肝气不舒，则情绪急躁。火扰心神，则心烦失眠。舌红苔黄腻，脉弦滑数，均为肝火痰热偏盛之征。

治法：清肝泻火，化痰开窍。

处方：大敦丰隆愈痫灸方。

方解：《灵枢·顺气一日分为四时》云："病在脏者，取之井。"大敦为足厥阴肝经之井穴、根穴，以其养肝阴，泻肝火，解痉定搐之功，而适用于因肝阴不足，肝火偏旺，火动生风之候；伍手少阴心经之原穴神门，宁心气，养神明，以解心窍痹阻之证；肝俞、脾俞乃二经脉气输注之处，于是肝阴得养，肝气得舒，以解火动生风之候；脾气得健，以杜生痰之源；伍丰隆和胃降逆，豁痰化浊，以解风动痰升，阻塞心窍之候。诸穴合用，施以灸术，名"大敦丰隆息痫灸方"，以其清泻肝火，化痰开窍之功而愈痫证。

3. 心肾亏虚

临床症状：癫痫发作日久，健忘，心悸，头晕目眩，腰膝酸软，神疲乏力，苔薄腻，脉细弱。

证候分析：由于癫痫反复发作，日久不愈，导致心血不足，肾气亏虚，故健忘，心悸，头晕目眩，腰膝酸软。脾虚湿盛，故苔薄腻。精气亏耗，故见神疲乏力，脉象细弱。

治法：补益心肾，健脾化痰。

处方：太乙神门交泰灸方，涌泉丰隆愈痫灸方，照海定痫灸方。

方解：

（1）太乙神门交泰灸方：太乙为足阳明胃经位于腹部之穴，具调达气机，消食导滞，豁痰化饮之功。神门乃手少阴心经之原穴，有调心气，安心定志之效。太溪为足少阴肾经之原穴，具通利三焦，补养肝肾之功。太溪与神门相伍，共成滋阴降火，交通心肾，宁心达郁之治。若辅以心俞、肾俞，以其补养心神之功，而助太溪、神门交泰心肾之效；且心俞为手少阴心经之标穴，伍手少阴心经本穴神门，为手少阴标本灸方，增其补养心血之功。诸穴合用，施以灸术，以治痫证，今名"太乙神门交泰灸方"。

（2）涌泉丰隆愈痫灸方：《灵枢·九针十二原》云："五脏有疾，当取之十二原。"《素问·刺法论》云："肾者，作强之官，伎巧出焉，刺其肾之源。"故取足少阴肾经之原穴太溪，以成滋肾阴，育阴息风之效；涌泉为足少阴肾经之井穴，具补肾益元之功，又为回阳九穴之一，具通关开窍，醒脑苏厥之功，故为厥逆、癫、狂痫、郁诸证之治穴。神门为手少阴心经之原穴、输穴，具清心凉营，宁心益脉，定搐制痉之功，其尚为手少阴心经之本穴，伍其标穴心俞，乃"《灵枢》手少阴标本方"，为益心气，养心血，益智荣脑对穴之施。间使乃手厥阴心包经之经穴，具汇聚、转输心包经血气之功。筋缩乃督脉之腧穴，又为肝脏之气应于背部之处，具柔肝利胆，舒经通络，醒神愈痫之功；伍足厥阴肝经之背俞穴肝俞，则养血柔肝，息风定搐之功倍增。伍丰隆健脾和胃，而成和胃降逆，豁痰化浊之效。诸穴相伍，施以灸术，名"涌泉丰隆愈痫灸方"，以补益心肾，健脾化痰之功，而为愈痫证之效方。

（3）照海定痫灸方：照海为足少阴肾经之腧穴，又为八脉交会穴之一，通于阴跷脉，可导肾间动气，通达于八脉，使血海充盈，故有养血柔肝，息风定搐之效。神门为手少阴心经之原穴，有益心血，调心气，安神定志之功。二穴相伍，为心肾不交、水火失济证之对穴。间使为手厥阴心包经之经穴，具调达气机，通利三焦之功，助神门以畅达心脉。筋缩乃肝胆之气应于督脉背部之处，具荣肝利胆，息风定搐之效。鸠尾乃任脉之腧穴，具理气快膈，和胃降逆，清心安神之功。督脉为阳脉之海，任脉为阴脉之海。二穴相伍，一督一任，一背一腹，一阴一阳，从阴引阳，从阳引阴，畅达督任二脉，即《灵枢·五色》"用阴和阳，用阳和阴"之治疗大法也，亦乃《素问·至真要大论》"谨察阴阳所在而调之，以平为期"之医疗终极目的也。丰隆之用，乃健脾和胃，豁痰化浊之治。于是诸穴相伍，施以灸术，名"照海定痫灸方"，以其调阴阳，养肝肾，益心气，理脾胃，化痰浊，开窍醒神之功，而为痫证之治方。

附：安和五脏，畅达六腑，调阴阳，止痉定搐之通用方。

（1）《标幽》交五体灸方：《标幽赋》"有二陵二跷二交，似续而交五大"句。《针灸大成》云："二陵者，阴陵泉、阳陵泉也；二跷者，阴跷、阳跷也；二交者，阴交、阳交也；续者，续接也；五大者，五体也。言此六穴，递相交于接于两手、两足并头也。"阳跷，即申脉，为阳跷脉与足太阳膀胱经交会穴，由此向阳跷脉伸展，以调"阴缓而阳急"之候；阴跷，即照海，为阴跷脉与足少阴肾经交会穴，由此向阴跷脉伸展，以调"阳缓而阴急"之候。阳陵泉，为足少阳胆经之合穴，又为筋之会穴，具调达枢机，疏泄肝胆，舒筋通络之功；阴陵泉乃足太阴脾经之合穴，具健运中宫，化气通脉之功。交者，交会之义。阳交乃足少阳胆经之腧穴，足阳明胃经行其前，足太阳膀胱经行其后，足少阳胆经行前后两经分肉之间，该穴尚为阳维脉之郄穴，以四条阳经交错、交会而得名，故具有调达气机，维系阳脉之功。《会元针灸》释云："阴交者，元阳之气相交于阴，癸水之精合于阴气，上水分合于任水之精，阳气从上而下，与元阴相交注入丹田，水火既济，故名阴交。"诸穴合用，施以灸术，名"《标幽》交五体灸方"，此乃"用阴和阳，用阳和阴"之临证大法也。故临床取此六穴，使十二经脉及奇经八脉运行有序，营卫得行，经脉得濡，髓海得养，阴阳得调，非但"阳缓而阴急""阴缓而阳急"之证可解，癫、狂、痫、郁诸神志疾患可用，而痿证、痹证亦可用之。

（2）侠溪息痫愈癫灸方：人体开阖、升降、出入之枢，不动在少阴，动在少阳。故《黄帝内经》有"凡十二脏取决于胆"之论。少阳内联三阴，外出二阳，为入病之道路，出病之门户。侠溪为足少阳胆经之荥穴，具和解少阳，调达气机，宽胸化痰之功，"荥主身热"，故又具清热泻火，滋水涵木之功。伍手厥阴心包经之间使、足厥阴肝经之行间，以成养血息风之治。伍手太阴肺经之络穴列缺、足太阴脾经之络穴公孙、足阳明胃经之络穴丰隆，以成宣发宗气，健脾和胃，豁痰化浊之功。故六穴合用，施以灸术，名"侠溪息痫愈癫灸方"，以成疏肝解郁，养血荣脑，息风定搐之功，而为疗癫、狂、痫、郁诸疾之效方。

（3）《医学纲目》定痫灸方：《医学纲目》云："癫痫，鸠尾、后溪、涌泉、心俞、阳交、三里、太冲、间使、上脘。"盖因鸠尾乃任脉之腧穴，具理气快膈，和胃降逆，清心安神之功，为治痫证之要穴，《天元太乙歌》有"鸠尾独治九般痫"之验。后溪为手太阳小肠经之输穴，通于督脉，以其解搐止痉之功，可解"脊强反折"之候。涌泉乃足少阴肾经之井穴，又为回阳九穴之一，具通关开窍，醒脑苏厥之功。心俞乃手少阴心经脉气输注于背俞之处，具养心血，宁心气之功。阳交乃足少阳胆经之腧穴，尚为阳维脉之交会穴，具调达枢机，维系阳脉之功。太冲乃足厥阴肝经之原穴，具养肝血，疏肝气，调冲降逆，柔肝养筋之功。间使为手厥阴心包经之经穴，具调达气机，通利三焦之功，助心俞以畅达心脉，行养血宁神之治。足三里为足阳明胃经之合土穴，又为该经之下合穴，具健脾胃，补中气，调气血，通经络之功。中脘乃任脉与手太阳小肠经、手少阳三焦经、足阳明胃经之交会穴，又为回阳九穴之一，尚为足阳明胃经之募穴、六腑之会穴，故具较强的健脾和胃，化痰导滞之功。足三里与中脘相伍，乃足阳明募合对穴之伍，则健脾，和胃，豁痰之功倍增。诸穴合用，施以灸术，名"《医学纲目》定痫灸方"。共成畅达宗气，调达枢机，养血柔肝，健脾和胃，豁痰开窍，养血宁心，开窍醒神之功，故为诸痫证之治方。

三十四、瘿证

瘿病，多发于女性。本病主要表现为颈前发生肿块，可随吞咽动作而上下移动。初作可如樱桃或指头大小，一般生长缓慢。大小程度不一，大者可如囊如袋。触之多柔软、光滑，病程日久则质地较硬，或可扪及结节。本病以理气化痰、消瘿散结为基本治则。瘿肿质地较硬及有结节者，应适当配合活血化瘀之法。火郁阴伤而表现阴虚火旺者，则当以滋阴降火为主。

1. 气郁痰阻

临床症状：颈前正中肿大，质软不痛，颈部觉胀，胸闷，喜太息，或兼胸胁窜痛，病情的波动常与情志因素有关，苔薄白，脉弦。

证候分析：气机郁滞，痰浊壅阻颈部，故致颈前正中肿大，质软不痛，颈部觉胀。因情志不舒，肝气郁滞，故胸闷，太息，胸胁窜痛，且病情常随情志而波动。脉弦为肝郁气滞之象。

治法：理气舒郁，化痰消瘿。

处方：《大全》消瘿灸方，天府丰隆消瘿灸方。

方解：

（1）《大全》消瘿灸方：《针灸大全》云："项瘿之证，有五，一曰石瘿，如石之硬；二曰气瘿，如绵之软；三曰血瘿，如赤脉细弱；四曰筋瘿，乃无骨；五曰肉瘿，如袋之状。此乃五瘿之形也。"其治取"扶突二穴，天突一穴，天窗二穴，缺盆二穴，俞府二穴，膺俞二穴，十宣十六出血"，今名"《大全》消瘿灸方"。瘿瘤多因恚怒忧思，情志不畅，致气机壅滞，痰瘀互结。阳明经乃多气多血之经，扶突乃手阳明大肠经位于喉部之穴，具行气血，化痰结之功。天突为任脉、阴维脉交会穴，位于气管上端，通咽，连肺系，故有益肾宣肺之功，为治瘿之要穴。天窗乃手太阳小肠经之腧穴，具通达阳气，消郁散结之功，故《针灸甲乙经》有"瘿，天窗"之治。缺盆乃足阳明胃经之腧穴，与气舍、天突相平而居，故具宣发宗气之功，故《窦太师针经》有治"瘿袋"之验。俞府乃足少阴肾经精气上贯肝膈入肺脏之穴，具益肾元，温心阳，宣肺气，疏肝气，健脾胃之功。膺俞，即中府之别名，乃手太阴肺经之募穴，又为手足太阴经交会穴，乃肺脾经脉气灌注之处，故有益脾宣肺，健脾益气之功。于是诸穴合用，以其理气达郁，化痰消瘿之功，而解因痰气郁阻之瘿证。因瘿为痰阻络窍之候，故尚可加丰隆以豁痰开窍。今对诸穴施以灸术，故名"《大全》消瘿灸方"。

（2）天府丰隆消瘿灸方：天府为肺气聚集之地，具宣发肺气，畅达宗气之功。臑会为手少阳三焦经与阳维脉的交会穴，具枢转气机，通络散结之效。气舍乃足阳明胃经之腧穴，居肺系之旁，犹气之宝舍，具调肺胃之气之功。丰隆乃足阳明胃经之络穴，以其健脾和胃，豁痰开窍之效，而为痰气交阻所发瘿证之治穴。诸穴合用，施以灸术，名"天府丰隆消瘿灸方"，共成理气消郁，化痰开结之治。

2. 痰结血瘀

临床症状：颈前出现肿块，按之较硬或有结节，肿块经久未消，胸闷，纳差，苔薄白或白腻，脉弦或涩。

证候分析：气机郁滞，津凝成痰，痰气交阻，日久则血循不畅，血脉瘀滞。气、痰、瘀壅结颈前，故瘿肿较硬或有结节，经久不消。气郁痰阻，脾失健运，故胸闷，纳差。苔白腻，脉弦或涩，为内有痰湿及气滞血瘀之象。

治法：理气活血，化痰消瘿。

处方：《千金》臑会消瘿灸方。

方解：臑会为手少阳三焦经与阳维脉的交会穴，具调达气机，通络散结之功，故《明堂灸经》用以"治瘿气"。而《备急千金要方》以臑会伍合谷、足三里、天突、天鼎、天容，以治瘿气。合谷乃手阳明大肠经之原穴，具化气通脉，调气活血，扶正达邪之功；足三里乃足阳明胃经之合穴，具健脾胃，补中气，调气血，通经络之功。二穴相伍，使阳明经气血充盈，而无气滞血瘀之候，又以其健脾和胃之功，而无痰气交阻之弊。天突乃任脉与阴维脉交会之穴，有养肝肾，畅达气机之功；天鼎乃手阳明大肠经位于颈部之穴，可导手阳明大肠经之血气上达咽部，而为行气血，消瘿瘤之要穴；天容乃手太阳小肠经位于颈部之腧穴，具畅达太阳经之血气之功，而理气活血，软坚散结，故《明堂灸经》谓其"主颈项瘿"。诸穴之用，共成理气活血，软坚散结，化痰消瘿之功，今施以灸术，名"《千金》臑会消瘿灸方"，适用于痰结血瘀之瘿证。

3. 肝火旺盛

临床症状：颈前轻度或中度肿大，一般柔软、光滑，烦热，容易出汗，性情急躁易怒，眼球突出，手指颤抖，面部烘热，口苦，舌质红，苔薄黄，脉弦数。

证候分析：痰气壅结，气郁化火为本证的主要病机。痰气壅结颈前，故出现瘿肿。郁久化火，肝火旺盛，故见烦热，急躁易怒，面部烘热，口苦等候。火热迫津液外泄，故易出汗。肝火上炎，风阳内盛，则致眼球突出，手指颤抖。舌红，苔黄，脉弦为肝火亢盛之象。

治法：清泄肝火，消瘿散结。

处方：手足窍阴消瘿灸方。

方解：头窍阴为足少阳胆经与足太阳膀胱经的交会穴，足窍阴为足少阳胆经之井穴，亦为足少阳胆经之本，乃足少阳胆经脉气灌注之处。二穴相伍，共奏和解少阳，通达阳气之功。合谷为手阳明大肠经之原穴，足三里为足阳明胃经之合穴。二穴共成行气血，散郁火之功。臑会为手少阳三焦经与阳维脉的交会穴，具调达枢机，通络散结之功。天突为任脉与阴维脉的交会穴，有养肝肾，益心脾之功。天容乃手太阳小肠经之腧穴，具畅达太阳经血气之功，故天突、天容相伍共成理气活血，软坚散结之效。因肝火旺盛，宗《灵枢》"病在脏者，取之井"之法，故取大敦穴；宗"盛则泻之"之法，取足厥阴肝经之属火之荥穴行间，因肝五行属木，木生火，火为木之子，此乃"实则泻其子"之谓，且"荥治身热"，故有肝经荥穴之施。于是诸穴相伍，施以灸术，名"手足窍阴消瘿灸方"，为治瘿证之属肝火旺盛者。

4. 心肝阴虚

临床症状：瘿肿或大或小、质软，病起缓慢，心悸不宁，心烦少寐，易出汗，手指颤动，眼干，目眩，倦怠乏力，舌质红，舌体颤动，脉弦细数。

证候分析：痰气郁结颈前，故渐起瘿肿。火郁伤阴，心阴亏虚，心失所养，故心悸不宁，心烦少寐。肝阴亏虚，筋脉失养，则倦怠乏力。肝开窍于目，目失所养，则眼干目眩。肝阴亏虚，虚风内动，则手指及舌体颤抖。舌质红，脉弦细数为阴虚有热之象。

治法：滋养阴精，宁心柔肝。

处方：《经纶》天突消瘿灸方。

方解：《神灸经纶》云："瘿瘤"取"天突、通天、云门、臂臑、曲池、中封、大椎、风池、气舍、臑会、天府、冲阳"，诸穴灸之，名"《经纶》天突消瘿灸方"。天突乃任脉与阴维脉交会之穴，具养肝肾，益心脾，达宗气之功。通天为足太阳膀胱经脉气通达人之高位巅顶处，具通达太阳经脉气之效。肺主气，气为血之帅，云门、天府均为手太阴肺经之腧穴，宣发宗气，以使心脉运行有力。气舍、冲阳均为足阳明胃经之腧穴，且冲阳又为该经之原穴，乃阳气必由之要冲。曲池为手阳明大肠经之合穴，臂臑乃手阳明大肠经之腧穴，二穴伍足阳明胃经之气舍、冲阳，则有通补气血，调和营卫之功，使血气运行得畅，以成濡养心血肝阴之治。中封为足厥阴肝经之经穴，又为足厥阴肝经之本穴，以其养肝阴，濡筋脉之功，使肝阴得补，肝气得舒。风池为足少阳胆经之穴；臑会为手少阳三焦经与阳维脉交会穴。二穴相伍，以其调达气机，通利三焦之功，而成清泄肝胆郁火之效。督脉主干起于胞中，不出会阴，沿脊上行经大椎至颈后风池入巅，前行交任脉，后行支从脊柱分出属肾，前行支从小腹内直行过脐，上贯心。大椎乃督脉之穴，又为手、足三阳经交会穴，故称为"诸阳之会"，可引领诸穴，以其滋养肝肾，散火消郁，软坚散结之功而愈瘿证，故此方为瘿证通治之方。

三十五、虚劳

虚劳一证，又称虚损，最早的文献见于《黄帝内经》，是由多种原因所致的脏腑亏损，气血阴阳俱不足为主要病机的慢性衰损性疾病。《素问·通评虚实论》云："精气夺则虚。"当视为虚证的总纲。而《素问·调经论》"阳虚则外寒，阴虚则内热"论，进一步说明了虚损证分阴阳。《难经·十四难》云："损其肺者，益其气；损其心者，调其营卫；损其脾者，调其饮食，适其寒温；损其肝者，缓其中；损其肾者，益其精。此治损之法也。"表述了五脏之损之治疗大法。《诸病源候论》中详细叙述了"五劳""六极"的证候。大凡老年退行性疾病均属虚损的范畴。

（一）气虚

1. 肺气虚

临床症状：短气自汗，声音低怯，时寒时热，平素易于感冒，面白，舌质淡，脉弱。

证候分析：肺气不足，卫表不固，故短气自汗，声音低怯。肺气亏虚，营卫失和，则时寒时热。肺主皮毛，肺虚则腠理不密，故易感受外邪。肺气亏虚，不能贯心脉而通达全身，气血不能充沛于血脉，故见面白，舌淡，脉弱。

治法：补益肺气。

处方：肺经原穴灸方，手太阴募俞灸方，手太阴标本灸方。

方解：

（1）肺经原穴灸方：《黄帝内经》对原穴的应用非常重视，有"凡此十二官者，不得相失也"之论。并谓此乃"全神修真之旨，亦法有修真之道"。如《素问·刺法论》云："肺者，相傅之官，治节出焉，可刺手太阴之源。"今以灸法代针法，取手太阴肺经原穴太渊，名"肺经原穴灸方"，有调节治理一身之功。盖因太渊非但以其原穴之功，可通达肺经脉气运行之功，尚因其为肺经之本穴，具激发肺经之血气输布全身，司肺主气，卫外固表之功，使肺气充而无虚损之弊，故一穴太渊可疗肺气虚之虚劳证。

（2）手太阴募俞灸方：募穴，是五脏六腑之气汇集于胸腹部的腧穴；俞穴，是脏腑之气输注于背部之腧穴。募为阴，俞为阳，二者一阴一阳，一腹一背，一募一俞，乃《黄帝内经》"从阴引阳，从阳引阴"之应用大法，诚如宋代朱肱"阳根于阴，阴本于阳，无阴则阳无以生，无阳则阴无以长"之论。鉴于此，在"从脏腑经络论灸方"一节中有十二经募俞之灸方的介绍。今对于肺气虚之"虚劳"证，则施以"手太阴募俞灸方"，即对手太阴肺经之募穴中府、背俞穴肺俞，施以灸术，乃补益肺气之施。

（3）手太阴标本灸方：详见"肺痿"一节。

2. 脾气虚

临床症状：饮食减少，食后胃脘不舒，倦怠乏力，大便溏薄，面色萎黄，舌淡苔薄，脉弱。

证候分析：脾虚失于健运，胃肠的纳谷及传化功能失常，故饮食减少，食后胃脘不舒，大便溏薄。脾虚不能运化水谷精微，气血来源不充，形体失养，故倦怠乏力，面色萎黄，舌淡，脉弱。

治法：健脾益气。

处方：足太阴原穴灸方，足太阴标本灸方，足太阴根结灸方。

方解：

（1）足太阴原穴灸方：详见"眩晕"一节。

（2）足太阴标本灸方：详见"胸痹"一节。

（3）足太阴根结灸方：详见"眩晕"一节。

（二）血虚

1. 心血虚

临床症状：心悸怔忡，健忘，失眠，多梦，面色不华，舌质淡，脉细或结代。

证候分析：心血亏虚，心失所养为其主要病机。血不养心，心神不宁，故致心悸怔忡，健忘，失眠，多梦。血虚不能上荣头面，故面色不华，舌质淡。血虚气少，血脉不充，故脉细或结代。

治法：养血安神。

处方：手少阴原穴灸方，手少阴募俞灸方。

方解：

（1）手少阴原穴灸方：详见"胸痹"一节。

（2）手少阴心经募俞灸方：详见"胸痹"一节。

2. 肝血虚

临床症状：头晕目眩，胁痛，肢体麻木，筋脉拘急，或筋惕肉瞤，妇女月经不调甚则经闭，面色不华，舌质淡，脉弦细或细涩。

证候分析：肝血亏虚，不能上养头目，故致头晕目眩。血不养肝，肝气郁滞，故胁痛。血虚生风，筋脉失养，以致肢体麻木，筋脉拘急，或筋惕肉瞤。肝血不足，妇女冲任空虚，则致月经不调甚至闭经。面色不华，舌淡，脉弦细或细涩，为肝血不足，血脉不充之象。

治法：补血养肝。

处方：肝经原穴灸方，肝经募俞灸方，肾经募俞灸方。

方解：

（1）肝经原穴灸方：详见"眩晕"一节。

（2）肝经募俞灸方：详见"胁痛"一节。

（3）肾经募俞灸方：详见"汗证"一节。

（三）阴虚

1.肺阴虚

临床症状：干咳，咽燥，咳血，甚或失音，潮热，盗汗，面色潮红，舌红少津，脉细数。

证候分析：肺阴亏耗，肺失濡润，清肃之令不行，故干咳。脉络损伤则致咳血。阴虚，津液不能上承，故咽喉干燥，甚则失音。阴虚火旺则致潮热。虚热逼津液外泄，则致盗汗。面潮红，舌红少津，脉细数，均为阴虚有热之象。

治法：养阴润肺。

处方：太渊膏肓俞灸方，手太阴募俞肾原灸方。

方解：

（1）太渊膏肓俞灸方：方由手太阴肺经之原穴、本穴及脉会太渊与膏肓俞组成。太渊具益肺气，养肺阴之功；膏肓俞有益气补虚，扶正祛邪，调和气血之功，并借足太阳膀胱经通达阳气，敷布津液之功，而行养血润燥之功。二穴相伍，施以灸术，以成养阴润肺之功，而愈"肺阴虚"之虚劳证。

（2）手太阴募俞肾原灸方：方由手太阴肺经募俞穴合足少阴肾经之原穴太溪组成。方中手太阴肺经募穴中府、俞穴肺俞，具行益肺气，滋脾肺阴之功；足少阴肾经原穴太溪，具滋肾阴，退虚火之功。肺五行属金，肾属水，太溪与手太阴肺经募俞之穴合用，以成金水相滋之效，亦"壮水之主，以制阳光"之法。于是阴虚火旺之候得解，"肺阴虚"之虚劳证得除。

2.肝阴虚

临床症状：头痛，眩晕，耳鸣，目干畏光，视物不清，急躁易怒，或肢体麻木，筋惕肉瞤，面潮红，舌干红，脉弦细数。

证候分析：肝阴不足，肝阳偏亢，上扰清窍，故头痛，眩晕，耳鸣。肝阴不能上荣于目，故目干畏光，视物不清。阴血不能濡养筋脉，虚风内动，故肢体麻木，筋惕肉瞤。阴亏火旺，肝火上炎，则面潮红。舌红少津，脉弦细数为阴虚肝旺之象。

治法：滋养肝阴。

处方：太冲膏肓关元灸方，足厥阴募俞太溪灸方。

方解：

（1）太冲膏肓关元灸方：方由足厥阴肝经原穴太冲合膏肓俞、关元组成。方中太冲为足厥阴肝经之原穴，具养肝血，益肝阴之功；膏肓俞乃益气养血之穴，并借足太阳膀胱经敷布津液之功，而安和五脏；关元为任脉与足三阴经交会穴，被《灵枢》誉为"三结交"，具养肝血，滋肾阴，补脾津之功，故有调冲任，养肝肾，培补先后天之本之效。于是三穴相伍，则肝肾之阴得补，肺脾之津得充，五脏安和，而无肝火上炎之候，则肝阴虚之证得除，而虚劳证得愈。

（2）足厥阴募俞太溪灸方：方由足厥阴肝经募穴期门、俞穴肝俞与足少阴肾经原穴太溪组成。肝经之募俞穴行滋养肝阴之治，而肾经之原穴太溪行滋阴，退虚热之治。因精血同源，故肾精得充，则肝血足而无阴虚阳亢之候，而肝阴虚之虚劳证得愈。

3. 肾阴虚

临床症状：腰酸，遗精，两足痿弱，眩晕耳鸣，甚则耳聋，口干，咽痛，颧红，舌红，少津，脉沉细。

证候分析：腰为肾之府，肾虚失养，故感腰酸，两足痿弱。肾阴亏虚，虚火易动，精关不固，则致遗精。肾阴亏乏，髓海不足，脑失濡养，则眩晕，耳鸣。虚火上炎，故口干，咽痛，颧红。舌红，少津，脉沉细为肾阴亏乏之象。

治法：滋补肾阴。

处方：足少阴原穴灸方，肾经募俞灸方。

方解：

（1）足少阴原穴灸方：《灵枢·九针十二原》云："五脏有疾，当取之十二原。"《素问·刺法论》云："肾者，作强之官，伎巧出焉，刺其肾之源。"太溪为足少阴肾经之原穴，能导肾间动气而输布全身，故有益肾气，壮元阳，补命火，强腰膝之功，而为温补肾阳之要穴。故对该穴施以灸术，名"足少阴原穴灸方"。

（2）肾经募俞灸方：详见"汗证"一节。

（四）阳虚

1. 心阳虚

临床症状：心悸，自汗，神倦嗜卧，心胸憋闷疼痛，形寒肢冷，面色苍白，舌淡或紫暗，脉细弱或沉迟。

证候分析：心阳不足，心气亏虚，故心悸，自汗，神倦嗜卧。阳虚不能温养四肢百骸，故形寒肢冷。阳虚气弱，不能推动血液的运行，心脉瘀阻，气机滞塞，故心胸憋闷疼痛，舌质紫暗。面色苍白，舌淡，脉细弱或沉迟，均属心阳亏虚，运血无力之象。

治法：益气温阳。

处方：手少阴标本谚谞灸方。

方解：方由手少阴心经之神门及足太阳膀胱经之心俞、谚谞三穴组成。神门为手少阴心经之原穴，又为该经之本穴，乃心经脉气灌注之处；心俞乃心气灌注之处，又为心经之俞穴、标穴，二穴以手少阴标本穴之伍，共成益气、宁心、定悸之功；且汗为心之液，心气充则心阳足，则又有固津敛汗之治。谚谚位于督俞之旁，有通达阳气，敛汗固津之功。于是三穴相伍，以其益气温阳之功，而愈心阳虚之虚劳证。

2. 肾阳虚

临床症状：腰背酸痛，遗精阳痿，多尿或不禁，面色苍白，畏寒肢冷，下利清谷或五更泄泻，舌质淡胖有齿痕，苔白，脉沉迟。

证候分析：腰为肾之府，督脉贯脊络肾而督诸阳，肾阳不足，失于温煦，故腰背酸痛，畏寒肢冷。阳气衰微，精关不固，故遗精，阳痿。若肾气不固则小便不禁。气化不及，水不化气则多尿。命门火衰，火不生土，不能蒸化腐熟水谷，故下利清谷或五更泄泻。面色苍白，舌淡胖有齿痕，脉沉迟均为阳气亏虚，阴寒内盛之象。

治法：温补肾阳，兼养精血。

处方：肾原命门气海灸方，足少阴标本募俞命门灸方。

方解：

（1）肾原命门气海灸方：《灵枢·九针十二原》云："五脏有疾，当取之十二原。"《素问·刺法论》云："肾者，作强之官，伎巧出焉，刺其肾之源。"太溪为足少阴肾经之原穴，能导肾间动气而输布全身，故有益肾气，壮元阳，补命火，强腰膝之功，而为温补肾阳之要穴。故对该穴施以灸术，名"足少阴原穴灸方"，为肾阳虚之治方。若伍任脉之气海、督脉之命门，可增其壮阳益肾之功，名"肾原命门气海灸方"。

（2）足少阴标本募俞命门灸方：取足少阴肾经之本穴交信，伍该经之标穴肾俞、廉泉，而成通达肾气之功，施以灸术，名"足少阴标本灸方"。伍督脉之命门，以其具壮阳益肾之功，而为治肾元亏虚之要穴。伍足少阴肾经之募俞穴，即京门、肾俞，而成温补肾元之功，乃"从阳引阴，从阴引阳"对穴之伍。云其补阳，乃张景岳"善补阳者，必于阴中求阳，则阳得阴助而生化无穷"之谓也。诸穴合用，温补肾阳之功倍增，而肾阳虚弱之虚劳证得愈。

第二节　妇科疾病

一、月经先期

月经周期提前七天以上，甚至十余日一行者称为"月经先期"，亦称"经期超前""经行先期"或"经早"。如仅提前三五天，且无其他明显症状者，属正常现象；

或偶然超前一次者，亦不作月经先期病论。本病在历代医籍中与月经后期、月经先后无定期、经期延长、月经过多、月经过少等，同属于月经不调的范畴。本病的病因病机主要是气虚和血热，因为气能摄血，气虚则统摄无权，冲任失固；血热则流行散溢，以致血海不宁，均可使月经提前而至。

1. 气虚

临床症状：月经周期提前，经量增多，色淡，质稀，神疲肢倦，或小腹空坠，纳少便溏，舌质淡，脉细弱。

证候分析：中气虚弱，统摄无权，冲任不固，则经来先期，量多。脾虚化源不足，不能奉心化赤，则经色淡而质清稀。中气不足，失于旁达升举，则神疲肢倦，小腹空坠。脾虚运化无力，则纳少便溏。舌淡，脉细弱，均为脾气虚衰，中阳不振之候。

治法：补气益冲，摄血调经。

处方：《大全》调冲任灸方，冲阳三太调经灸方。

方解：

（1）《大全》调冲任灸方：《针灸大全》治"室女月水不调，脐腹疼痛"，取天枢、照海、气海、三阴交。对诸穴施以灸术，名"《大全》调冲任灸方"。方中天枢乃足阳明胃经之腧穴，又为手阳明大肠经之募穴，穴当脐旁，为上下腹之界畔，通行中焦，有斡旋上下，职司升降之功，故无论寒、热、虚、实之腹痛均可用之。任脉为"阴脉之海"，冲脉为"血海"。照海为八脉交会穴之一，通于阴跷脉，可导肾间动气通达十二经脉及奇经八脉，重在益元通脉，其效若"阳光普照，血海充盈"，故名照海。三阴交为足太阴脾经之本穴，又为足三阴经之交会穴，故具健脾益气，调补肝肾之功，即有培补先后天之效。气，指元气；海者，纳百川之谓。穴在脐下，当神阙与关元之间，为人元气之海，故名气海，具温补下焦，益元荣肾，调补冲任，益气举陷之功。于是诸穴合用，以成养肝肾，调冲任，补气摄血，培补先后天之本之治，故适用于气虚月经不调者。

（2）冲阳三太调经灸方：详见"月经先后不定期"一节。

2. 血热

临床症状：经来先期，量或多或少，色深红或紫，质黏稠，或少腹胀痛，或伴心胸烦躁，面红口干，小便短黄，大便燥结，舌质红，苔黄，脉数。

证候分析：邪热伏于冲任，或肝郁化火，迫血妄行，致经来先期。血为热灼，故经色鲜红或紫红而质黏稠。热邪扰心，则心胸烦躁。热伤津液，则口干，小便短，大便燥。面赤，舌红，苔黄，脉数，均为热盛于里之象。

治法：清热凉血，滋肾调经。

处方：照海三泉三俞灸方。

方解：照海为足少阴肾经之腧穴，为阴跷脉所生，故通于跷脉，而有益肾育阴之功。涌泉为足少阴肾经之井穴，具激发肾经血气运行之功。水泉为足少阴肾经之郄穴，具益肾荣冲，清泄伏于冲任之热邪。曲泉为足厥阴肝经之合穴，具养血濡肝之功，而成清泄肝经郁热之治。脾俞益气而生血。肝俞养肝阴而泻肝火。肾俞益肾而除命门之壮火，此即"壮水之主以制阳光"之谓也。于是对诸穴施以灸术，名"照海三泉三俞灸方"，为血热迫血妄行而致月经先期之良方，也适用血热妄行而发崩漏、月经量过多之候。

二、月经后期

月经周期延后七天以上，甚或四五十日一至的，称"月经后期"，亦称"经行后期""经期错后"或"经迟"。如仅延后三五天，且无其他不适者，不作月经后期病论。若偶见一次延期，下次仍然如期来潮者，或青春期初潮后数月内延期，或于更年期月经时有延后，无伴其他证候者，一般不属疾病。

本病首见于《金匮要略》，谓"至期不来"。其后在《丹溪心法》始将月经后期作为一个病证来研究，称为"经水过期"，并从不同的期、量、色、质提出了辨证要点和治疗方药，同时也将月经疾病的辨证、治疗推进了一大步。本病发病机理有虚有实。虚者或因营血亏损，或因阳气虚衰，以致血源不足，血海不能按时满溢。实者或因气郁血滞，冲任受阻，或因寒凝血瘀，冲任不畅，致使经期延后。月经后期如伴经量过少，无论虚实，常可发展成为闭经。

1. 血寒

临床症状：经期延后，量少，色暗有血块，小腹冷痛，得热减轻，畏寒肢冷，苔白，脉沉紧。

证候分析：外感寒邪或过食寒凉，血为寒凝，运行不畅，则经期延后，量少，色暗。寒邪客于胞中，与血相结，故经来有块，小腹冷痛，得热则减。寒为阴邪，易伤阳气，阳不外达，故畏寒肢冷。苔白，脉沉紧，为寒邪在里之象。

治法：温经散寒，调经通脉。

处方：三阴至阴通经灸方。

方解：三阴交为足太阴脾经之本穴，具健脾利湿，调补肝肾，益气养血之功。昆仑为足太阳膀胱经脉气所行为经之穴，具转输阳气，敷布精津之功，从而有通经脉，理胞宫之治。巨阙为手少阴心经之募穴，内应腹膜，上应膈肌，为胸腹之交关，清浊之格界，亦为通行脏腑，理气止痛之要穴。合谷为手阳明大肠经之原穴，具化气通脉，调气和血，解痉止痛之治。至阴乃足太阳膀胱经终止之处，并于此与足少阴肾经交汇，具温经脉，益气血，敷布阳气，导上引下之功。诸穴合用，共成调补肝肾，健脾益气，养血通经之功。《类经图翼》用治"胎衣不下""子鞠不下"之证。今施以灸术，名"三阴至阴通经灸方"，为血寒月经后期，寒凝胞宫致痛经之良方。

2. 血虚

临床症状：经期延后，量少，色淡红，无块，或少腹隐痛，或头晕眼花，心悸少寐，面色苍白或萎黄，舌质淡红，脉细弱。

证候分析：营血虚少，冲任血虚，血海不能如期满溢，故经期延后，量少。血虚气弱，胞脉失养，运行无力，故少腹隐痛。血虚不能上荣于头，故头晕眼花，面色苍白或萎黄。血虚不能养心，故心悸少寐，舌淡。血不充于脉，故脉细弱。

治法：调补冲任，养血通脉。

处方：外陵公孙调冲灸方，冲阳三太调经灸方。

方解：

（1）外陵公孙调冲灸方：《针灸甲乙经》云："外陵，在天枢下，大巨上，足阳明脉气所发。"又云："腹中尽痛，外陵主之。"盖因外陵乃足阳明胃经之穴，具调和肠胃，补气养血，理气导滞之功，故可疗腹痛。足三里为足阳明胃经之合穴，具健脾胃，通经脉之功；公孙乃足太阴脾经之络穴，且为八脉交会穴之一，通于冲脉，且健脾胃，调冲任，行气血，理气消胀，解痉通脉之功。三阴交为足太阴脾经之本穴，具激发、聚汇、转输足太阴脾经脉气运行之功，且又为足三阴经交会穴，又具健脾胃，养肝肾，益气血之功。关元为手太阳小肠经之募穴，为"三结交"之穴，又为任脉与足太阴脾经、足阳明胃经的交会穴，尚为任脉与足三阴经的交会穴，故有益元固本，补气壮阳，调冲任，养肝肾，暖宫止痛之效。故诸穴合用，施以灸术，名"外陵公孙调冲灸方"，于是先后天之本得补，气血生化之源得充，故为补血调经之良方，而适用于血虚之月经不调者。

（2）冲阳三太调经灸方：详见"月经先后不定期"一节。

3. 气滞

临床症状：经期延后，量少，色暗红，或有小块，小腹作胀，或胸腹、两胁、乳房胀痛，舌苔正常，脉弦。

证候分析：忧思郁怒，以致气机郁结，血为气滞，血海不能按时满溢，故月经后期，量少，色暗红或有小血块。肝郁气滞，经脉壅阻，故小腹、胸胁、乳房胀痛。病因气滞，内无寒热，故舌苔正常。弦为肝脉，肝气郁滞，故脉弦。

治法：疏肝理气，活血调经。

处方：《盘石》谷阴血气痛灸方，谷阴太冲通经灸方。

方解：

（1）《盘石》谷阴血气痛灸方：《盘石金直刺秘传》云："妇人血气痛，合谷、三阴交。"合谷为手阳明大肠经之原穴，能导肾间动气通达全身，故有化气通脉，调气活血，扶正达邪之功，又为人体四总穴之一，具疏经通络，解痉止痛之效，故可疗"经行腹痛"之候。三阴交，乃足三阴经交会穴，又为足太阴脾经之本穴，本者，经脉血气所出之处，具激发、聚汇、转输足太阴脾经脉气之功，故《针灸聚英》用其治"经脉闭塞不通"之候。于是二穴相伍，施以灸术，名"《盘石》谷阴血气痛灸方"，乃为因气滞血瘀之痛经、闭经、月经后期之治方。

（2）谷阴太冲通经灸方：该方实为调气活血之"《盘石》谷阴血气痛灸方"加太冲而成。太冲为足厥阴肝经之原穴，具养肝血，疏肝气，调冲降逆之功。故合谷、三阴交、太冲三穴相伍，施以灸术，名"谷阴太冲通经灸方"。该方主治与"血气痛灸方"同，然因加太冲一穴，而效倍增。

三、月经先后无定期

月经周期时或提前时或延后七天以上者，称为"月经先后无定期"，或称"经水先后无定期"。本病早在《圣济总录》中即有"经水无定"之说。明代万全《万氏女科》称之为"经行或前或后"。《景岳全书·妇人规》则称为"经乱"，分"血虚经乱"和"肾虚经乱"。本病的发病机理在于气血失于调节而导致的血海蓄溢失常。其病因多由肝气郁滞或肾气虚衰所致，而以肝郁为主。肝为肾之子，肝气郁滞，疏泄失调，子病及母，则使肾气封藏失司，而常发展为肝肾同病，临证时应予注意。

1. 肝郁

临床症状：月经周期不定，经量或多或少，色紫红，有块，经行不畅，或有胸胁、乳房、少腹胀痛，脘闷不舒，时叹息，嗳气食少，苔薄白或薄黄，脉弦。

证候分析：郁怒伤肝，疏泄失常，血海蓄溢失度，故经行先后无定，经量或多或少。肝络布胸胁，肝郁气滞，经脉不利，络脉痹阻，故可有胸胁、乳房、少腹等肝经循行之处胀痛。肝气欲疏，则叹息。肝气犯胃，则嗳气食少。气郁血滞，则经行不畅、有块。气郁化火，可见经色紫红，苔薄黄。脉弦为肝郁气滞之象。

治法：疏肝理气，养血调经。

处方：谷阴太冲通经灸方。

方解：详见"痛经"一节。

2. 肾虚

临床症状：经来先后无定，量少，色淡暗，质清，或腰骶酸痛，或头晕耳鸣，舌淡苔少，脉细尺弱。

证候分析：肾气虚弱，封藏失司，冲任不调，而血海蓄溢失常，以致月经错乱，先后不定。肾气不足，阴阳两虚，阴不足则经血少，阳不足则经色淡而清。肾虚则髓海不足，孔窍不利，故头晕耳鸣。腰为肾之府，而胞脉又系于肾，肾虚失养，则腰骶酸痛。

舌淡苔薄，脉细尺弱，皆为肾气不足之象。

治法：补肾调经。

处方：冲阳三太调经灸方，冲阳三太五俞灸方，滋水育阴灸方，肾俞固崩漏灸方。

方解：

（1）冲阳三太调经灸方：冲阳乃足阳明胃经之原穴，乃阳气必由之要冲，故有促进胃之受纳腐熟水谷之功，而培补后天气血生化之源，故有大补气血，调和营卫之功，并助先天之功得续。血海为足太阴脾经之腧穴，具补气，养血，荣脉之功。因其能引血归经，似导洪入江河之要路，故名血海。二穴相伍，一脾一胃，一阴一阳，增其健脾胃，调冲任，补气血，培补后天之本之功。辅之养肝阴之太冲、补脾阴之太白、补肾阴之太溪，以成大补肾精阴血之功。故对诸穴施以灸术，名"冲阳三太调经灸方"。故为肾虚、脾虚、肝虚证之治方，且具健脾胃，养肝肾，调冲任之功，而为调经治带之良方。

（2）冲阳三太五俞灸方：该方由冲阳三太调经灸方加五脏之俞组成。五俞穴乃五脏之气输注于足太阳膀胱经背俞之处，故又可借足太阳膀胱经脉气通达之力，内滋五脏，外濡经脉，以增培补先后天之本之功，故其效倍于前方。该方不失为调经、治带之良方，无论寒、热、虚、实皆可用之。本方尚适用于"面尘"之候。

（3）滋水育阴灸方：穴取膈俞、肝俞、肾俞、命门、气海、中极、间使、复溜、行间、阴谷、通里，对诸穴施以灸术，名"滋水育阴灸方"，又名"经纶血崩灸方"，详见"崩漏"一节。

（4）肾俞固崩止漏灸方：详见"崩漏"一节。

四、月经过多

月经量较以往明显增多，周期基本正常者，称为"月经过多"。亦称"经水过多"。早在《金匮要略》"温经汤方"下即有"月水来过多"的记载。其后，宋代《圣济总录·论室女经候不调》中又载："室女经水过多，连绵不绝。"但仅是作为月经不调的一个证候。清代《傅青主女科》始将"经水过多"作为一个病证来论述。本病的病因病机与月经先期基本相同。主要是气虚统摄无权或血热流行散溢，使冲任不固，血随经泄所致。此外，尚有瘀血内阻而致经量过多者。

1. 气虚

临床症状：经来量多，色淡红，质清稀，或兼见面色㿠白，气短懒言，肢软无力，或小腹空坠，或心悸怔忡，舌淡，脉细弱。

证候分析：气虚则冲任不固，经血失约，故量多。气虚火衰不能化血为赤，故经色淡而清稀。气虚阳气不布，故面色㿠白，气短懒言，肢软无力。气虚失于升举，故小腹空坠。气虚血少不能养心，故心悸怔忡。舌淡，脉虚弱，均为气血虚弱之征。

治法：补气摄血，调经固冲。

处方：《大全》调冲任灸方，冲阳三太调经灸方，关元益元荣任灸方。

方解：

（1）《大全》调冲任灸方：详见"月经先期"一节。

（2）冲阳三太调经灸方：详见"月经先后不定期"一节。

（3）关元益元荣任灸方：气海，元气之海；俞，输注之谓。气海俞，内应气海，是元气转输于后背足太阳膀胱经背俞之处，具补气益肾，温补下焦，和营卫，调冲任之功。肾俞，乃足少阴肾经脉气输注于足太阳膀胱经背俞之处，具益肾元，调冲任之效。关元为任脉之腧穴，又与足太阴脾经、足阳明胃经相交，故《灵枢》称其为"三结交"穴，具培补后天之本之功。冲脉、任脉、督脉均起于胞宫，故有"一源三歧"之说。冲脉起于关元，故该穴具调补先后天之本之治。照海，若阳光普照，血海充足，故名照海，乃足少阴肾经之腧穴，通于阴跷脉，可导肾元之气通于八脉，又具益气荣肾之功。于是诸穴合用，施以灸术，名"关元益元荣任灸方"，使先后天之气得补，肾气得充，冲任得调，则月经正常。该方尚适用于因脾虚所致带下者。

2. 血热

临床症状：经来量多，色鲜红或深红，质黏稠，或有小血块，常伴心烦口渴，尿黄，便结，舌质红，苔黄，脉滑数。

证候分析：热盛于里，扰及血海，趁经行之际，迫血下行，故经来量多。血为热灼，则色深红或鲜红而质稠。热壅气滞，经血行而不畅，故有小血块。邪热扰心则心烦，伤津则口渴，尿黄便结。舌红，苔黄，脉滑数，皆邪热内盛之象。

治法：凉血，清热，止血。

处方：照海三泉三俞灸方，肝肾荥穴灸方。

方解：

（1）照海三泉三俞灸方：详见"月经先期"一节。

（2）肝肾荥穴灸方：《难经》云："荥主身热。"因热盛于里，扰及血海而致月经过多者，取足厥阴肝经之荥火穴行间、足少阴肾经之荥火穴然谷，以泻二经火热之邪，使冲任之热得解，则月经量多之候自愈。故对二穴施以灸术，名"肝肾荥穴灸方"。

3. 血瘀

临床症状：经行量多，或持续难净，色紫黑，有血块，或伴小腹疼痛拒按，舌有瘀点或舌质紫暗，脉细涩。

证候分析：瘀血内阻，络伤血溢，故经量增多。瘀阻胞络，新血难安，则经来持续难净。瘀血凝结，则色暗有块。阻滞胞宫，则小腹疼痛拒按。舌质紫暗或有瘀点，脉细涩，亦为瘀血阻滞之征。

治法：活血化瘀，调冲止血。

处方：《盘石》谷阴血气痛灸方，谷阴太冲通经灸方。

方解：

（1）《盘石》谷阴血气痛灸方：详见"痛经"一节。

（2）谷阴太冲通经灸方：详见"痛经"一节。

五、月经过少

月经周期基本正常，经量明显减少，甚或点滴即净，或经期缩短不足两天，经量亦少者，称为"月经过少"，亦称"经水涩少"。本病在《诸病源候论·月水不调候》中有"月水乍少"的记载，说明当时的医家已对月经过少有所注意。其后历代医家如刘河间、朱丹溪、万全、李梴、王肯堂等或从治法方药，或从病因病机，不断提出新的见解，丰富了月经过少的内容。月经过少，有虚有实。虚者或因化源不足，血海亏虚；或因精血衰少，血海不盈。实者多由瘀血内停或痰湿阻滞，经脉壅阻，血不畅行。

1. 血虚

临床症状：月经量少，或点滴即净，色淡无块，或伴头晕眼花，心悸怔忡，面色萎黄，小腹空坠，舌质淡红，脉细。

证候分析：营血衰少，血海满溢不足，则经行量少色淡。血虚不能上荣于脑，则头晕眼花。血不养心，则心悸怔忡。血不荣于肌肤，则面色萎黄。血虚胞脉失养，则小腹空坠。舌淡红，脉细均为血虚之象。

治法：养血荣脉，益冲调经。

处方：外陵公孙调冲灸方，冲阳三太调经灸方。

方解：

（1）外陵公孙调冲灸方：详见"月经后期"一节。

（2）冲阳三太调经灸方：详见"月经先后不定期"一节。

2. 肾虚

临床症状：月经量少，色淡红或暗红，质薄，腰脊酸软，足跟痛，头晕耳鸣，或小腹冷，或夜尿多，舌淡，脉沉弱或沉迟。

证候分析：肾气亏虚，精血不足，故经来量少，色淡红。肾阳虚，血不化赤，则经色淡暗、质薄。肾主骨生髓，脑为髓海，督脉贯脊络肾，肾、督二脉阳虚，则头晕耳鸣，腰脊酸软，足跟痛。胞系于肾，肾阳不足，胞失温煦，故小腹冷。肾虚，膀胱之气不固，故夜尿多。舌淡，脉沉弱或沉迟，为肾虚阳气不足之象。

治法：补肾益元，养血调经。

处方：冲阳三太调经灸方，肾俞固崩止漏灸方。

方解：

（1）冲阳三太调经灸方：详见"月经先期"一节。

（2）肾俞固崩止漏灸方：详见"崩漏"一节。

3. 血瘀

临床症状：经行量少，色紫黑，有血块，小腹胀痛拒按，血块排出后胀痛减轻，舌正常，或紫暗，或有小瘀点，脉细涩或弦涩。

证候分析：瘀血内停，经隧阻滞，血不畅行，故经来量少有块，小腹胀痛拒按。血块排出则瘀滞稍通，故胀痛减轻。舌质紫暗或有瘀点，脉涩，乃瘀血内停之征。

治法：活血，化瘀，调经。

处方：《盘石》谷阴血气痛灸方，谷阴太冲通经灸方。

方解：

（1）《盘石》谷阴血气痛灸方：详见"痛经"一节。

（2）谷阴太冲通经灸方：详见"痛经"一节。

4. 痰湿

临床症状：月经量少，色淡红，质黏稠如痰，形体肥胖，胸闷呕恶，或带多黏腻，舌淡，苔白腻，脉滑。

证候分析：痰湿内停，阻滞经络，与血相结，气血运行不畅，血海满盈不足，故经量减少，色淡质黏腻。脾失健运，痰浊内停，则胸闷呕恶。痰湿下注，任、带二脉受损，则带下量多黏腻。舌淡，苔腻，脉滑，为痰湿内停之象。

治法：化痰燥湿，固带调冲。

处方：《逢源》合谷阴交调经灸方。

方解：详见"痛经"一节。

六、经期延长

月经周期基本正常，行经时间超过七天以上，甚或淋漓半月方净者，称为"经期延长"，亦称"月水不断""月水不绝""经事延长"等。若终月不尽者，则为"漏下"。

本病最早见于《诸病源候论》，称为"月水不断"，并指出其病是劳伤冲任经脉，冲任之气虚损，不能制其经血所致。《校注妇人良方》谓："或因劳损气血而伤冲任，或因经行而合阴阳，以致外邪客于胞内，滞于血海故也。"意谓本病的发病机理，有实有虚，实者多因瘀血阻滞冲任，新血不得归经；虚者多由阴虚内热，扰动血海，以致经期延长。

1. 血瘀

临床症状：经来淋漓八九日至十余日始净，量少，色暗有块，小腹疼痛拒按，舌质紫暗或有瘀点，脉弦涩。

证候分析：瘀血内停阻滞胞脉，新血不得归经而妄行，故月经淋漓八九日至十余日。血瘀于内，运行不畅，则经来量少，色暗有块，腹痛拒按。舌暗或有瘀点，脉涩，亦为瘀血阻滞所致。

治法：活血，祛瘀，止血。

处方：《盘石》谷阴血气痛灸方，谷阴太冲通经灸方。

方解：

（1）《盘石》谷阴血气痛灸方：详见"痛经"一节。

（2）谷阴太冲通经灸方：详见"痛经"一节。

2. 阴虚血热

临床症状：月经持续八九日至十余日，量少，色红，质稠，咽干口燥，或有颧红，潮热，或见手心灼热，舌质红少津，苔少或无苔，脉细数。

证候分析：阴虚内热，扰及冲任，血海不宁，故经血过期未尽。阴虚火旺则面色红。肾水亏则经量少，质稠。津液不能上承则咽干口燥。颧红潮热或手心灼热，舌红苔少，脉细数，亦为阴虚内热之象。

治法：养阴，清热，止血。

处方：照海三泉三俞灸方。

方解：详见"月经先期"一节。

七、痛经

妇女正值经期或行经前后，出现周期性小腹疼痛，或痛引腰骶，甚则剧痛昏厥者，称为"痛经"，亦称"经行腹痛"。本病以青年妇女较为多见。有关痛经的记载，最早见于《金匮要略》。《诸病源候论》则首立"月水来腹痛候"，为研究痛经奠下了理论基础。后世医家为探索痛经的辨证规律做了进一步的论述，如《景岳全书·妇人规》云："凡妇人经行作痛，夹虚者多，全实者少，即如以可按、拒按及经前、经后辨虚实，固其大法也，然有气血本虚而血未得行者亦每拒按，故于经前亦常有此证，此以气虚血滞无力流通而然。"

1. 气滞血瘀

临床症状：每于经前一二日或月经期小腹胀痛，拒按，或伴胸胁乳房作胀，或经量少，或经行不畅，经色紫暗有块，血块排出后胀痛减轻，经净疼痛消失，舌紫暗或有瘀点，脉弦或弦滑。

证候分析：肝司血海，又主疏泄，肝气条达，则血海通调。因情志怫郁，冲任气血郁滞，气血流行欠畅通，故经前一二日或经期少腹胀痛，拒按，或经量少，或行而不畅。经血瘀滞，故色暗有块。血块排出，瘀滞减轻，气血暂通，故疼痛缓解。瘀滞随经血而外泄，故经后疼痛自消。若瘀滞之因未除，则于下次月经周期又复发作。舌紫暗有瘀点，脉弦，为瘀滞之征。

治法：理气化瘀，活血止痛。

处方：《盘石》谷阴血气痛灸方，谷阴太冲通经灸方。

方解：

（1）《盘石》谷阴血气痛灸方：《盘石金直刺秘传》云："妇人血气痛，合谷、三阴交。"合谷为手阳明大肠经之原穴，可导肾间动气通达全身，故有化气通脉，调气活血，扶正达邪之功，又为人体四总穴之一，具疏经通络，解痉止痛之效，故可疗"经行腹痛"之候。三阴交，乃足三阴经之交会穴，又为足太阴脾经之本穴，本者，经脉血气所出之处，具激发、聚汇、转输足太阴脾经脉气之功，故《针灸聚英》用治"经脉闭塞不通"之候。于是二穴相伍，施以灸术，名"《盘石》谷阴血气痛灸方"，乃为气滞血瘀之痛经、闭经、月经后期之治方。

（2）谷阴太冲通经灸方：该方实为调气活血之"《盘石》谷阴血气痛灸方"加太冲而成。太冲为足厥阴肝经之原穴，具养肝血，疏肝气，调冲降逆之功。故合谷、三阴交、太冲三穴相伍，施以灸术，名"谷阴太冲通经灸方"，主治与"血气痛灸方"同，然因增太冲一穴，而功效倍增。

2. 寒凝胞中

临床症状：经期或经后小腹冷痛，喜按，得热则舒，经量少，经色暗淡，腰腿酸软，小便清长，苔白润，脉沉。

证候分析：肾为冲任之本，胞脉系于肾而络于胞中，肾阳虚弱，虚寒由生，冲任、胞宫失煦，虚寒滞血，故经期或经后小腹冷痛，经少色暗淡。寒得热化，故得温则舒。非实寒所凝聚，故喜揉按。肾阳不足，故腰腿酸软，小便清长。脉沉，苔白润，为虚寒之象。

治法：温经通脉，暖宫止痛。

处方：三阴至阴通经灸方。

方解：详见"月经后期"一节。

3. 湿热下注

临床症状：经前小腹疼痛拒按，有灼热感，或伴腰骶胀痛，或平时少腹时痛，经来疼痛加剧，低热起伏，经色暗红，质稠有块，带下黄稠，小便短黄，舌红苔黄腻，脉弦数或濡数。

证候分析：外感或内蕴湿热之邪，犯及下焦，盘踞冲任、胞中，经前血海气血充盈，湿热与血胶结，故下腹疼痛拒按，或痛连腰骶，或小腹灼热。湿热缠绵，故低热起伏，或平时小腹亦痛。经色暗红有块，乃瘀热扰血所致。湿热留连冲任，可有月经失调。湿热壅遏下焦，故带下异常，小便短黄。舌红苔黄而腻，脉弦数，均为湿热之象。

治法：清热除湿，化瘀止痛。

处方：《逢源》合谷内庭调经灸方。

方解：《针灸逢源》云："经正行，头晕，小腹痛，合谷、阴交、内庭。"盖因合谷为手阳明大肠经之原穴，与三焦关系甚密，有化气通脉，调气活血，扶正祛邪之功。内庭为足阳明胃经之荥穴，有清热泻火，理气止痛之效。二穴相伍，共成清热除湿，化瘀止痛之治。《会元针灸学》云："阴交者，元阳之气相交于阴，癸水之精合于阴气，上水分合于任水之精，阳气从上而下，与元阴相交注入丹田，水合既济，故名阴交。"阴交乃任脉之腧穴，且为任脉与足少阴肾经、冲脉的交会穴，具调冲任，养肝肾之功，为调经治带之要穴。故与合谷、内庭相伍，《针灸逢源》用治经行腹痛之候。今施以灸术，名"《逢源》合谷内庭调经灸方"，以治因湿热下注之痛经、带下诸疾。

4. 气血虚弱

临床症状：经后一二日或经期小腹隐隐作痛，或小腹及阴部空坠，喜揉按，月经量少，色淡质薄，或神疲乏力，或面色不华，或纳少便溏，舌质淡，脉细弱。

证候分析：气血不足，冲任亦虚，经行之后，血海更虚，血虚濡养不足，气虚运行无力，血行迟滞，故经后一二日小腹隐隐作痛而喜揉按。经后数日，冲任气血渐复，故隐痛自消。若体虚而未复，遇经期失血伤气，则经净腹痛复作。气虚阳气不充，血虚精血不荣，故经量少而色淡质薄，面色萎黄不华。气血虚弱，脾阳不振，故神疲，纳少，便溏。舌淡，脉细弱为气血两虚之象。

治法：益气，补血，止痛。

处方：外陵公孙调冲灸方，冲阳三太调经灸方。

方解：

（1）外陵公孙调冲灸方：详见"月经后期"一节。

（2）冲阳三太调经灸方：详见"月经先后不定期"一节。

5. 肝肾虚损

临床症状：经行后一二日内小腹绵绵作痛，腰部酸胀，经色暗淡，量少，质稀薄，或有潮热，或耳鸣，苔薄白或薄黄，脉细弱。

证候分析：肝肾不足或亏损，则冲任俱虚，精血本已不足，经行之后，血海空虚，胞脉更失濡养，故经后小腹绵绵作痛，经量少而色暗淡，质稀薄。肾虚故腰酸耳鸣。阴虚生内热，可见潮热，苔薄黄。脉细弱为精血有亏之象。

治法：益肾，养肝，止痛。

处方：冲阳三太调经灸方，谷阴太冲通经灸方。

方解：

（1）冲阳三太调经灸方：详见"月经先后不定期"一节。

（2）谷阴太冲通经灸方：详见"痛经"一节。

八、闭经

女子年逾 18 周岁尚未初潮，或已行经而又中断达 3 个月以上者，称为闭经。妊娠期、哺乳期暂时性的停经，经绝期的绝经，或有些少女初潮后，一段时间内有停经现象等，均属生理现象，不作闭经论。也有妇女由于生活环境的突然改变，偶见一两次月经不潮，又无其他不适者，亦可暂不作病论。至于因先天性生殖器官发育异常或后天器质性损伤而无月经者，非药物治疗而能奏效，不属本节论述范围。闭经最早记载于《黄帝内经》，称为"女子不月""月事不来"。其后历代医家对闭经的论述颇多，《景岳全书·妇人规》以"血枯""血隔"分虚实立论，言简理明。本病的病因病机较复杂，按"辨证求因"原则可分为虚、实两端。虚者精血不足，血海空虚，无血可下；实者邪气阻隔，脉道不通，经血不得下行。虚者多因肝肾不足，气血虚弱，阴虚血燥而成经闭；实者多由气滞血瘀，痰湿阻滞导致闭经。

1. 肝肾不足

临床症状：月经迟迟不潮，或天癸虽至而不持续，来潮而又中断，或月经逐渐延后，量少而至停闭，腰酸，头晕，耳鸣，舌淡红，苔少，脉沉弱涩。

证候分析：禀赋素弱，肾气不足，天癸未至，冲任未通，故月经迟迟不潮。或天癸虽至而不持续，则来潮而又中断。或损伤冲任，故月经逐渐延后，量少而至停闭。腰酸，头晕，耳鸣，舌淡红苔少，脉沉弱涩，均为肝肾不足之征。

治法：补肾益冲，养肝调经。

处方：冲阳三太调经灸方。

方解：详见"月经先后不定期"一节。

2. 气血虚弱

临床症状：月经逐渐后延，量少，经色淡而质薄，继而停闭不行，或头昏眼花，或心悸气短，神疲肢倦，或食欲不振，毛发不泽或易脱落，肢体羸瘦，肤色萎黄，舌淡，苔少或白薄，脉沉缓或虚数。

证候分析：屡伤于血，或心脾受损，化源不足，血虚气弱，冲任失养，血海空虚，以致月经停闭。余症均为血虚不荣，气虚不布所致。

治法：补气养血，调冲通经。

处方：《盘石》谷阴血气痛灸方，谷阴太冲通经灸方，《大全》调冲荣任灸方，外陵公孙调冲灸方，冲阳三太调经灸方。

方解：

（1）《盘石》谷阴血气痛灸方：详见"痛经"一节。

（2）谷阴太冲通经灸方：详见"痛经"一节。

（3）《大全》调冲荣任灸方：详见"月经先期"一节。

（4）外陵公孙调冲灸方：详见"月经后期"一节。

（5）冲阳三太调经灸方：详见"月经先后不定期"一节。

3. 气滞血瘀

临床症状：月经数月不行，精神抑郁，烦躁易怒，胸胁胀满，少腹胀痛或拒按，舌边紫暗或有瘀点，脉沉弦或沉涩。

证候分析：气以宣通为顺，气机抑郁，不能行血，冲任不通，则经闭不行。气滞不宣，则精神郁闷，烦躁易怒，胸胁胀满。瘀血内停，积于血海，冲任受阻，则少腹胀痛拒按。舌紫暗或有瘀点，脉沉弦或沉涩，均为瘀滞之象。

治法：理气活血，祛瘀通经。

处方：《盘石》谷阴太冲通经灸方。

方解：详见"痛经"一节。

4. 痰湿阻滞

临床症状：月经停闭，形体肥胖，胸胁满闷，呕恶痰多，神疲倦怠，或面浮足肿，或带下量多色白，苔腻，脉滑。

证候分析：肥胖之体，多痰多湿，痰湿阻滞，气血不畅，冲任壅塞，故月经停闭。痰湿困脾，故胸闷呕恶，神疲倦怠。湿浊下注，则带下量多色白。脾湿不运，痰湿内停，故面浮足肿，苔白腻，脉滑。

治法：豁痰除湿，活血通经。

处方：《逢源》合谷阴交调经灸方。

方解：详见"痛经"一节。

九、崩漏

崩漏是指经血非时暴下不止或淋漓不尽，前者称崩中或经崩，后者称漏下或经漏。崩与漏出血情况虽不同，但二者常交替出现，故概称崩漏。《诸病源候论》云："非时而下，淋漓不断，谓之漏下……忽然暴下，谓之崩中。"崩漏既是妇科常见病，亦是疑难重症。早在《黄帝内经》便有"阴虚阳搏谓之崩"的记载。《金匮要略》有"漏下""崩中下血"的记述，并指出有漏下、半产后续下血不绝、妊娠下血的不同情况。至《诸病源候论》专设有"崩中漏下候"，指出"冲任之脉虚损，不能约制其经血，故血非时而下"。《圣济总录》亦说："夫冲任之脉，所至有时，非时而下，犹器之津泄，故谓之漏下。"《景岳全书·妇人规》云："崩漏不止,经乱之甚者也。"这些论述明确指出了崩漏属月经病的范畴。本病的发病机理主要是冲任损伤,不能约制其经血,故经血从胞宫非时妄行。常见的病因有血热、肾虚、脾虚、血瘀等。本病可突然发作,亦可由月经失调发展而来。

(一)血热

临床症状:经血非时突然而下,量多势急或量少淋漓,血色鲜红而质稠,心烦潮热,或小便黄少,或大便干结。苔薄黄,脉细数。

证候分析:阴虚失守,冲任不固;或阴虚血热,热迫经血,故经血非时妄行。阴虚血量可少,热炽则血量增多。尿黄便结,苔黄脉细数均为虚热之象。

治法:滋阴清热,止血调经。

处方:《普济》三阴崩中灸方。

方解:《普济方》云："女子漏下赤白及血,灸三阴交……治妇人经血过多不止,并崩中者,穴三阴交、行间、通里。"三阴交为足太阴脾经之本穴,乃足太阴脾经脉气所出之处,其激发、聚汇、转输足太阴脾经脉气运行之功;且本穴又为足太阴脾经与足少阴肾经、足厥阴肝经的交会穴,故又具健脾胃,养肝肾,调冲任,益气养血之治。行间乃足厥阴肝经所溜之荥穴,具疏肝理气,滋阴泻火之功。《会元针灸学》云："通里者,由手少阴之络,通于太阳也,与手厥阴邻里相同。手少阴心之络脉会于此,支走其络,连络厥阴太阳,故名通里。"故通里有和营益心,养血濡脉之功。心主血脉,脾统血,肝藏血,肾主冲任,于是三穴合用,则经血得统、得藏、得固,血热得清,冲任得调,故无崩漏、月经过多之弊,今对诸穴施以灸术,名"《普济》三阴崩中灸方",适用于因血热而致崩中、月经过多之候。

(二)肾虚

1. 偏肾阳虚

临床症状:经来无期,出血量多或淋漓不尽,色淡质稀,畏寒肢冷,面色晦暗,腰腿酸软,小便清长,舌质淡,苔薄白,脉沉细。

证候分析:肾气不足,肾阳虚弱,封藏不固,冲任失约,故经来无期量多或淋漓。阳虚则真火不足,经血失煦,故色淡质稀。余症均为阳虚失煦之象。

治法:温肾固冲,止血调经。

处方:冲阳三太调经灸方,肾俞固崩止漏灸方。

方解:

(1)冲阳三太调经灸方:详见"月经先后不定期"一节。

(2)肾俞固崩止漏灸方:肾俞为足少阴肾经之背俞穴,具益元荣肾之功。关元为任脉之穴，故有调补足三阴经之功，又为"三结交"之穴，为任脉、足太阴脾经、足阳明胃经交会穴，有调补气血之功。关元伍肾俞，同走下焦，以增培补先后天之本之功，而方名"关元肾俞益元方"。三阴交为足太阴脾经之本穴，具激发、转输、灌注足太阴脾经脉气之功，且又为足三阴经交会穴，有健脾，益肾，养肝之功。照海乃足少阴肾经之穴，且又为八脉交会穴之一，通于阴跷脉，可导肾间动气通于八脉，故又具调达经脉运行而达调冲任之功。太溪为足少阴肾经之原穴，具益元荣肾之功。于是三阴交、照海、太溪三穴，共成培补脾肾之功，以增关元、肾俞培补先后天之本之功。百会为诸阳之会，与手足三阳经交会于头颠之处，具益督益脑，升阳举陷之功，其与关元、肾俞诸穴相伍，增其调经摄血之功。今对诸穴施以灸术，名"肾俞固崩止漏灸方"，而为肾虚所致崩漏之良方。

《针灸大全》治"室女月水不调，淋漓不断，腰腹痛"，取肾俞、照海、关元、三阴交，名曰"《大全》肾俞室女漏下灸方"。家父吉忱公加百会、太溪二穴，以增其补肾益元，升阳固摄之功，故立"肾俞固崩止漏灸方"。又因诸穴功于补气血，调冲任，培补先后天之本之功，而适用于脾肾气虚之月经不调者，今施以灸术，又名"益肾补脾调经灸方"。诸穴尚适用于脾肾气虚之带下者，故又名"益肾补脾止带灸方"。

2. 偏肾阴虚

临床症状：经乱无期，出血淋漓不尽或量多，色鲜红，质稍稠，头晕耳鸣，腰膝酸软，或心烦，舌质偏红，苔少，脉细数。

证候分析：肾阴亏虚，冲任失调，故经乱无期，量多或淋漓不尽。阴虚血热，则色鲜红，质稍稠。肾阴不足，不能上荣于脑，故头晕耳鸣。精亏则腰腿酸软。水不济火，故心烦。舌、脉为肾阴亏虚之象。

治法：滋肾益阴，止血调经。

处方：《经纶》血崩灸方。

方解：《神灸经纶》云："血崩不止，膈俞、肝俞、肾俞、命门、气海、中极、间使、血海、复溜、行间、阴谷、通里。"血会膈俞，内应胸膈，具清营凉血，宽胸利膈，清热除烦之功。肝俞、肾俞，乃肝肾之脉气灌注之处，故具养肝肾，调冲任之功。肾藏精，为生命之根、先天之本，命门乃督脉之腧穴，穴位两肾之间，有壮阳益肾之功，主治肾虚诸证。气海为任脉之腧穴，为升气之海，具温补下焦，益元荣肾，调补冲任，益气举陷之功。故气海与命门，一督一任，一阴一阳，以增益元荣肾，调补冲任之功，此即《黄帝内经》"从阴引阳，从阳引阴"之治疗大法。对此，宋代朱肱尚有"阳根于阴，阴本于阳，无阴则阳无以生，无阳则阴无以长"之论。故命门、气海与膈俞、肝俞、肾俞相伍，名"调经固冲止带灸方"，乃为益督任，养肝肾，调冲任，固带调经之伍，为妇科诸病常用之良方。中极为足太阳膀胱经之募穴，尚为任脉与足三阴经的交会穴，具益元育阴之功，伍气海以增其效。心为君主之官，心包为臣使之官。通里为手少阴心经之络穴，具和营益心之功。间使为手厥阴"所行为经"之穴，为君使兼行治事，具聚汇、转输心包经气血之功，调达枢机，透理三焦，与通里共成养心宁神，清热除烦之治。血海以其能引血归经，似导洪入江河之要路，故名血海。故该穴专走血分，能引血归经，故为月经过多、崩漏、带下之治穴。复溜为足少阴肾经之经穴，具补肾益元之功。故通里、间使与复溜、肾俞相伍，以成心肾交泰、水火既济之剂，名"通里复溜除烦灸方"，为心烦、耳鸣证之用方。阴谷为足少阴肾经合水之穴，《卫生宝鉴》在"灸妇人崩漏诸疾"中谓阴谷"主女子如妊娠，赤白带下，妇人漏血不止"，故具滋肾阴，清虚火，疏下焦，促气化之功。行间为足厥阴肝经之荥穴，具清泻肝火之功，故行间、阴谷与肝俞、肾俞相伍，乃养肝肾、清虚热、滋水益阴之剂。该方穴位之多，可谓极致，然各有所主，各行其治，井然有序。虽名"《经纶》血崩灸方"，然非但为治崩漏之效方，大凡肝肾阴虚之妇科疾病均可用，故又名"滋水益阴灸方"。

（三）脾虚

临床症状：经血非时而至，崩中继而淋漓，血色淡而质薄，气短神疲，面色㿠白，或面浮肢肿，手足不温，或饮食不佳，舌质淡，苔薄白，脉弱或沉弱。

证候分析：脾虚气陷，统摄无权，故忽然暴下，或日久不止，遂成漏下。气虚火不足，故色淡而质薄。中气虚故气短，神疲。脾阳不振，故四肢不温，纳差，面色㿠白。脾虚不运，可有浮肿。舌、脉为气虚脾阳不足之象。

治法：补气摄血，养血调经。

处方：外陵公孙调冲灸方，隐白关元止崩灸方。

方解：

（1）外陵公孙调冲灸方：详见"月经后期"一节。

（2）隐白关元止崩灸方：《灵枢·顺气一日分为四时》篇云："病在脏者，取之井。"井穴乃五脏脉气所出之处，具激发血气运行之功，当疾病发在五脏时，可取其井穴。今脾气虚，统血之功失司，取足太阴脾经之井穴隐白。三阴交，乃足太阴脾经与足少阴肾经、足厥阴肝经的交会穴，具健脾益气之功，兼有养肝肾，调冲任之治。阴谷为足少阴肾经之合穴，具滋肾阴，促气化之功。关元为任脉之腧穴，任脉为"阴脉之海"，故该穴有养肝肾，益心脾，调冲任之功，且关元又被《灵枢》誉为"三结交"之穴，即任脉交于足太阴脾经、足阳明胃经，故又有补脾胃，益气血，培补后天之本之功。于是关元伍隐白、三阴交重在培补后天之本，伍阴谷以补先天之本。于是脾阳得助，肾阳得振，脾气得补，冲任得调，则崩中漏下之证自愈。施以灸术，名"隐白关元止崩灸方"，本方尚适用于脾肾气虚之带下。

（四）血瘀

临床症状：经血非时而下，时下时止，或淋漓不净，或停闭日久又突然崩中下血，继而淋漓不断，色紫黑有块，小腹疼痛或胀痛，舌质紫暗，苔薄白，脉涩。

证候分析：胞宫瘀滞，新血不安，于是经乱无期，离经之血时瘀时流，故经血时来时止。若冲任阻隔，则经水不至；蓄极而满，但瘀血不去，新血难安，故血又暴下。血瘀故血色紫暗有块，瘀阻则气血不畅，故作痛。舌质紫暗，苔薄白，脉涩，为有瘀之征。

治法：活血化瘀，止血调经。

处方：《盘石》谷阴血气痛灸方，谷阴太冲通经灸方。

方解：

（1）《盘石》谷阴血气痛灸方：详见"痛经"一节。

（2）谷阴太冲通经灸方：详见"痛经"一节。

十、经行乳房胀痛

每于行经前或正值经期、经后，出现乳房作胀，或乳头胀痒疼痛，甚至不能触衣者，称"经行乳房胀痛"。本病多由七情内伤，肝气郁结，气血运行不畅，脉络欠通，或因肝肾精血不足，经脉失于濡养所致。

1. 肝气郁结

临床症状：经前乳房胀痒作痛，胸闷胁胀，精神抑郁，时叹息，苔薄白，脉弦。

证候分析：胸胁、乳房为肝胃二经所布之处，肝郁气滞，克伐脾胃，则乳房胀硬作痛，胸闷胁胀。肝郁不舒，则精神抑郁，时叹息。苔薄白，脉弦为肝郁之象。

治法：舒肝解郁，理气止痛。

处方：《盘石》谷阴血气痛灸方，谷阴太冲通经灸方。

方解：

（1）《盘石》谷阴血气痛灸方：详见"痛经"一节。

（2）谷阴太冲通经灸方：详见"痛经"一节。

2. 肝肾阴虚

临床症状：经行或经后两乳作胀，腰膝酸软，两目干涩，咽干口燥，五心烦热，舌红少苔，脉细数。

证候分析：因精血不足，乳络失于滋养，故经行或经后两乳作胀。腰为肾之府，肝开窍于目，肝肾精血不足，则腰膝酸软，两目干涩。阴津不足，津液不能上承咽喉，则口燥咽干。阴虚不能敛阳，故五心烦热。舌红少苔，脉细数，为肝肾阴虚之候。

治法：滋肾濡肝，养血通络。

处方：冲阳三太五俞灸方，滋水益阴灸方。

方解：

（1）冲阳三太五俞灸方：详见"月经先后无定期"一节。

（2）滋水益阴灸方：详见"崩漏"一节。

十一、绝经前后诸证

部分妇女在绝经期前后，出现一些与绝经有关的证候，如眩晕耳鸣，烘热汗出，心悸失眠，烦躁易怒，潮热；或面目、下肢浮肿，纳呆，便溏；或月经紊乱，情志不宁等候，称为"绝经前后诸证"，亦称"经断前后诸证"。这些证候往往轻重不一，交叉出现，持续时间或长或短，短者一年半载，长者迁延数年，甚者可影响生活和工作。

妇女在绝经期前后，肾气渐微，冲任二脉虚衰，天癸渐竭，月经将断而至绝经，生殖能力降低而至消失。此本是妇女正常的生理变化，但有些妇女由于素体差异及生活环境等的影响，不能适应这个阶段的生理过渡，使阴阳二气不调，脏腑气血不和，因而出现一系列证候。

1. 肾阴虚

临床症状：头目晕眩耳鸣，头部面颊阵发性烘热，汗出，五心烦热，腰膝酸疼，月经先期或先后不定，经色鲜红，量或多或少，或皮肤干燥，瘙痒，口干，大便干结，尿少色黄，舌红少苔，脉细数。

证候分析：肾阴虚不能上荣于头目脑髓，故眩晕耳鸣。阴不维阳，虚阳上越，故头面烘热，汗出，五心烦热。肾虚则腰膝酸痛。肾阴虚冲任失调，则月经先期或先后，多少不定。阴虚血燥生风，故皮肤干燥或瘙痒。阴虚内热，故口干，便秘，溺短赤。舌红少苔，脉细数均为阴虚之象。

治法：滋养肾阴，佐以平肝潜阳。

处方：冲阳三太五俞灸方，滋水益阴灸方。

方解：

（1）冲阳三太五俞灸方：详见"月经先后不定期"一节。

（2）滋水益阴灸方：详见"崩漏"一节。

2. 肾阳虚

临床症状：面色晦暗，精神萎靡，形寒肢冷，腰膝酸冷，纳呆腹胀，大便溏薄，或经行量多，或崩中暴下，色淡或暗，有块，面浮肢肿，夜尿多或尿频失禁，或带下清稀，舌淡，或胖嫩，边有齿印，苔薄白，脉沉细无力。

证候分析：肾阳虚惫，命门火衰，阳气不能外达，经脉失于温煦，故面色晦暗，精神萎靡，形寒肢冷，腰膝酸冷。肾阳既虚，则不能温煦脾阳，脾失健运，故纳呆腹胀，大便溏薄。肾虚冲任不固，则经行量多或崩中暴下。肾与膀胱相表里，肾阳虚则膀胱气化无力，而水道莫制，故小便频或失禁，夜尿多。面浮肢肿，舌质淡或胖嫩，苔薄白，脉沉细无力，均为肾阳虚之象。

治法：温肾扶阳，佐以温中健脾。

处方：冲阳三太血海灸方。

方解：原穴是脏腑之原气输注、经过、留止之处。三焦是原气别使，可导肾间动气输布于全身，具调和内外，宣导上下，化气通脉之功，故《灵枢·九针十二原》云："五脏有疾，当取之十二原。"《勉学堂针灸集成》有"原者，三焦所行之源也"之论。若肾阳虚愈，命门火衰，致冲任失固而致崩漏，其治宜温肾扶阳。故方有足阳明胃经原穴冲阳之施。该穴乃阳气必由之要冲，以促进胃之受纳腐熟水谷之功，使后天生化之源充，故有调补气血，和营卫，益冲任之效。太白为足太阴脾经之原穴，故有健脾土，助脾阳之功。故足太阴脾经之原穴太白伍足阳明胃经之原穴冲阳，则培补后天气血生化之源，使先天之本得充，则命门火得助，肾阳得生。太冲乃足厥阴肝经之原穴，太溪为足少阴肾经之原穴，为肝肾二脏脉气灌注之处，故二穴有益元气，养肝肾，调冲任之功。于是冲阳得太白、太冲、太溪之助，则扶阳之效倍增，以成调冲益任，固崩止漏之效。此即《黄帝内经》"从阴引阳，从阳引阴"之施治大法。实乃张景岳"善补阳者，必于阴中求阳，则阳得阴助而生化无穷；善补阴者，必于阳中求阴，则阴得阳升而泉源不竭"之谓也。佐之足太阴脾经血海，引血归经，固崩止漏而愈病。故对诸穴施以灸术，方名"冲阳三太血海灸方"，亦适用于脾肾气虚之带下。

十二、阴挺

妇女子宫下脱，甚则挺出阴户之外，或阴道壁膨出，前者为子宫脱垂，后者为阴道壁膨出，统称阴挺，又称"阴菌""阴脱"。因本病多发生在产后，故又有"产肠不收"之称。《诸病源候论》中有"阴挺下脱"的记载，以后妇科医籍补充了一些临床资料。中华人民共和国成立后，实施新法接生，注意产后保健，大大降低了阴挺的发病率。加强妇女劳动保护，履行"四期"卫生，对预防子宫脱垂具有重要的作用。本病的主要病机是气虚下陷与肾虚不固，致胞络损伤，不能提摄子宫。

1. 气虚

临床症状：子宫下移或脱出于阴道口外，劳则加剧，小腹下坠，四肢无力，少气懒言，面色少华，小便频数，带下量多，质稀色白，舌淡苔薄，脉虚细。

证候分析：脾主中气，脾虚则中气不足而易下陷，故小腹下坠，子宫下脱。脾主四肢，脾虚中阳不振，则四肢无力，少气懒言，面色少华。下元气虚则膀胱失约，故小便频数。脾虚不能运化水湿，湿浊下注，则带下量多，质清稀。舌淡苔薄，脉虚细，均为气虚之象。

治法：补气升提。

处方：《大全》调冲任灸方，三海二泉脾俞灸方。

方解：

（1）《大全》调冲任灸方：详见"月经先期"一节。

（2）三海二泉脾俞灸方："任脉为阴脉之海"，冲脉为"血海"。照海穴通于八脉之跷脉，若阳光普照，血海充盈，故名照海。照海为足少阴肾经之腧穴，具益气荣脉，调冲任之功。气海为升气之海，具调冲任，益气举陷之功。血海为足太阴脾经之腧穴，专走血分，能引血归经，益气升阳。脾俞为足太阴脾经脉气输注于足太阳膀胱经背部之处，具补脾益气之功，且借足太阳膀胱经脉气运行之力，用后天生成之气血荣脏腑，与血海共成益气举陷之治。水泉为足少阴肾经之郄穴，具益肾荣冲之功。《素问·奇病论》云："胞络者，系于肾。"故水泉与照海相伍，以其益元荣肾之功，使肾气充而系胞有力。《灵枢·经脉》云："肝足厥阴之脉……循股阴，入毛中，环阴器，抵少腹。"足厥阴肝经之合穴曲泉，具养血濡肝之功而荣阴器。故《针灸资生经》有照海伍水泉、曲泉以治阴挺之验。诸穴合用，施以灸术，名"三海二泉脾俞灸方"，以其培补先后天之本，调冲任，益气举陷之功，而为治阴挺之良方。尚适用于气虚所致月经不调、带下之候。

2. 肾虚

临床症状：子宫下脱，腰酸腿软，小腹下坠，小便频数，夜间尤甚，头晕耳鸣，舌淡红，脉沉弱。

证候分析：腰为肾之府，肾藏精而系胞，肾虚则冲任不固，带脉失约，而致子宫脱出，腰酸腿软，小腹下坠。肾与膀胱相表里，肾虚则膀胱气化失司，故小便频数，夜间尤甚。肾精不足，清窍失养，故头晕耳鸣。舌淡红，脉沉弱，均为肾虚所致。

治法：补肾固脱。

处方：益元荣任固宫灸方，《资生》照海水泉阴挺灸方，五枢关元益坤灸方，维道关元暖宫灸方。

方解：

（1）益元荣任固宫灸方：肾俞为足少阴肾经之脉气灌注之处，具益元荣肾之功。气海俞为元气输注于背部足太阳膀胱经之处，具益肾元，温下焦，和营卫，调冲任之效。关元为任脉之穴，且任脉为"阴脉之海"，故具调补三阴，益冲任之功，且该穴又为任脉与足太阴脾经、足阳明胃经的交会穴，被《黄帝内经》称为"三结交"之穴，故又具补脾胃，益气血，培补后天之本之功，于是一穴关元，具培补先后天之本之治。元气，又称原气，系指人体脏腑经络、气血精神等所有的生命活动的基本动力和物质基础，源于先天之精气和后天水谷之精微。故关元与肾俞相伍，名"关元肾俞益元方"。照海，为足少阴肾经之腧穴，为阴跷脉所生，故其脉气通于阴跷脉，为八脉交会穴之一，名曰跷会，可益肾气，荣跷脉，使卫气行有司，肾元之气得充。三阴交为足太阴脾经与足少阴肾经、足厥阴肝经的交会穴，故具健脾胃，养肝肾，调冲任，益气血之功，且因冲、任、督脉均起于胞宫，故诸穴合用，有益肾荣督，调补冲任，益气升阳之功，而愈胞宫下脱之候。施以灸术，名"益元荣任固宫灸方"。

（2）《资生》照海水泉阴挺灸方：《针灸资生经》有照海伍水泉，以治阴挺之候，今施以灸术，名"《资生》照海水泉阴挺灸方"。盖因照海乃足少阴肾经之腧穴，又为阴跷脉所生，故有益元荣肾，调达气机，通行营卫之气之功。水泉为足少阴肾经之郄穴，有益元荣冲之功。盖因肾"开窍于二阴"，二穴相须为用，施以灸术，名"《资生》照海水泉阴挺灸方"，使肾气得充，冲任得调，胞脉得固，而阴挺之候自愈。

（3）五枢关元益坤灸方：详见"带下病"一节。

（4）维道关元暖宫灸方：详见"带下病"一节。

十三、带下病

带下量明显增多，色、质、味异常，或伴全身或局部症状者，称带下病。正常带下乃为肾气充盛，脾气健运，由任、带所约束而润泽于阴户的一种无色、质黏、无臭的阴液，其量不多。而经间期、经前期以及妊娠期带下稍有增多者，均属正常现象，不作疾病论。

带下病首见于《素问·骨空论》，其云："任脉为病……女子带下瘕聚。"明清时期的妇产科著作对此记载尤详。如《傅青主女科》以此列为首篇，根据带下颜色的变化，详细分析了白、黄、赤、青、黑五色带下的证治。临床上以白带、黄带、青带为常见。本病主要由于湿邪影响任、带脉，以致带脉失约，任脉不固而发病。湿邪有内外之别，外湿指外感之湿邪；内湿，一般指脾虚失运，肾虚失固所致。

（一）脾虚

临床症状：带下色白或淡黄，质黏稠，无臭气，绵绵不断，面色㿠白或萎黄，四肢不温，精神疲倦，纳少便溏，两足跗肿，舌淡，苔白或腻，脉缓弱。

证候分析：脾气虚弱，不能运化水湿，水湿之气下陷而为带下。脾虚中阳不振，则面色不荣而呈㿠白或萎黄，四肢不温，精神疲乏。脾虚失运，则纳少便溏，两足跗肿。舌淡，苔白或腻，脉缓弱，均为脾虚中阳不振之象。

治法：健脾益气，升阳制带。

处方：关元益元荣任灸方，外陵公孙调冲灸方，《集成》曲骨带脉灸方。

方解：

（1）关元益元荣任灸方：详见"月经过多"一节。

（2）外陵公孙调冲灸方：详见"崩漏"一节。

（3）《集成》曲骨带脉灸方：《勉学堂针灸集成》谓"曲骨""太冲、关元、复溜、三阴交、天枢""治赤白带下"。盖因曲骨为任脉与足厥阴肝经交会穴，有调冲任，养肝肾之功，故为泌尿生殖系统疾病之用穴。太冲为足厥阴肝经之原穴，为肝经脉气输注之处，故有益元荣肝之功。复溜为足少阴肾经之经穴，具补肾益元之治。天枢为足阳明胃经脉气所发之处。《素问·六微旨大论》云："天枢之上，天气主之；天枢之下，地气主之。"张景岳注云："枢，枢机也。居阴阳升降之中，是为天枢。"枢者，枢纽也，脐上应天，脐下应地，穴当脐旁，为上下腹之界畔，通于中焦，有斡旋上下，职司升降之功，故名天枢，故有顾护中气之功。三阴交为足太阴脾经之本穴，为足太阴脾经脉气所出之处，具健脾益气之功，而行升阳除湿之治。对诸穴施以灸术，名"《集成》曲骨带脉灸方"，以其培补先后天之本，养肝肾，健脾气，升阳除湿之功而愈带下之候。

（二）肾虚

1. 肾阳虚

临床症状：白带清冷，量多，质稀薄，终日淋漓不断，腰酸如折，小腹冷感，小便频数清长，夜间尤甚，大便溏薄，舌质淡，苔薄白，脉沉迟。

证候分析：肾阳不足，阳虚内寒，带脉失约，任脉不固，故带下清冷，量多，滑脱而下。肾阳不足，命门火衰，不能下暖膀胱，故小便频数清长；不能上温脾阳，故大便溏薄。腰为肾之外府，肾虚失养，则腰酸如折。小腹为胞宫所居之处，胞络系于肾，肾阳虚衰，不能温煦胞宫，则小腹有冷感。舌淡，苔薄白，脉沉迟，亦为肾阳不足之征。

治法：温肾培元，固涩止带。

处方：肾俞固崩止漏灸方，维道关元暖宫灸方。

方解：

（1）肾俞固崩止漏灸方：详见"崩漏"一节。

（2）维道关元暖宫灸方：维道为足少阳胆经与带脉的交会穴，具调达枢机，通利三焦，维系诸脉之功。肾俞为足少阴肾经脉气灌注之处，具益元荣肾之效。三阴交为足太阴脾经与足少阴肾经、足厥阴肝经的交会穴，故具益气健脾，养肝肾之功。关元为任脉之穴，又为"阴脉之海"，故具养肝肾，调冲任之功，且该穴又名"三结交"之穴，为任脉与足太阴脾经、足阳明胃经的交会穴，故又有健脾胃，补中益气之功。于是诸穴合用，施以灸术，名"维道关元暖宫灸方"，使枢机得调，三焦通利，肝肾得养，中气得补，胞宫得暖，带脉得固，而无带脉失束之候。依其理，适其治，尚可用于肾虚胞宫失系之阴挺。

2. 肾阴虚

临床症状：带下赤白，质稍黏无臭，阴部灼热，头昏目眩，或面部烘热，五心烦热，失眠多梦，便艰尿黄，舌红少苔，脉细略数。

证候分析：肾阴不足，相火偏旺，损伤血络，任、带失固，故带下赤白，质黏，阴部灼热。阴虚不能潜阳，虚阳上扰则头昏目眩，面部烘热，五心烦热。肾水亏损，不能上济于心，则失眠多梦。便艰尿黄，舌红少苔，脉细数，均为肾阴亏损之象。

治法：益肾滋阴，清热止带。

处方：照海三泉三俞灸方。

方解：详见"月经先期"一节。

（三）湿热

临床症状：带下量多，色黄或黄白，质黏腻，有臭气，胸闷口腻，纳食较差，或小腹作痛，或带下色白、质黏如豆腐渣状，或见阴痒等，小便黄少，舌苔黄腻或厚，脉濡略数。

证候分析：湿热蕴积于下，损伤任、带二脉，故带下量多，色黄或黄白，质黏腻，有臭气。湿热内阻，则胸闷口腻，纳食较差。湿热伤津，则小便黄少。舌苔黄腻或厚，脉濡略数，均为湿热之象。偏于湿重者，可见带多色白，质稠如豆腐渣状，或见阴痒。

治法：清利湿热。

处方：《逢源》合谷内庭调经灸方，五枢关元益坤灸方。

方解：

（1）《逢源》合谷内庭调经灸方：详见"痛经"一节。

（2）五枢关元益坤灸方：五枢为足少阳胆经与带脉的交会穴，又为人身中部枢要之处，具益气健脾，调经固举之功。伍足少阴肾经之原穴太溪，以成益肾元，养肾阴之功；伍足厥阴肝经之合穴曲泉，有养血濡肝之效；伍足厥阴肝经原穴太冲，具养肝血，疏肝气，调外和内，宣上导下，化气通脉，清理三焦湿热之功。关元为任脉之穴，具养肝肾，调冲任之功，又因其为"三结交"之穴，为任脉与足太阴脾经、足阳明胃经的交会穴，故又具健脾胃，渗脾湿，固带脉之功。于是对诸穴施以灸术，名"五枢关元益坤灸方"，以其养肝肾，调冲任，健脾胃之功，而成清三焦之火邪，渗脾家之湿热之治，则湿热下注之证自愈、带下之候得愈。此即"养肝肾即是调冲任，健脾胃就是治带"之谓也。本方尚可用于因肝肾亏虚、冲任失调、带脉不束而致之阴挺。

第三节　外科疾病

一、脱肛

脱肛又称肛管直肠脱垂，是直肠黏膜、肛管、直肠和部分乙状结肠向下移位，脱出肛门外的一种疾病。多见于小儿和老年人。

临床症状：病起缓慢，无明显全身症状，早期大便时直肠脱出，便后能自行回纳；或有时不易回复，须用手推回或卧床休息方能回纳。病人常有大便不净，大便不畅，或下腹坠痛感。

证候分析：由于气血不足，气虚下陷，不能收摄，以致肛管直肠向外脱出。如小儿气血未旺，老年人气血衰退，中气不足，或妇女分娩用力耗气，气血亏损，以及慢性泻痢，习惯性便秘，长期咳嗽均易致气虚下陷，固摄失司。

治法：益气举陷，升提固摄。

处方：长强百会举肛灸方，《经纶》百强提肛灸方，百强承里八髎灸方，百会神阙关元举肛灸方。

方解：

（1）长强百会举肛灸方：方由长强、百会、大肠俞组成。方中长强为督脉、足少阴肾经的交会穴，又为督脉之络穴，以其循环无端谓其长，健行不息谓之强，故名长强。该穴具调和阴阳，益元荣督之功，而成益气举陷之效。故《圣济总录》有"脱肛，灸龟尾"之施。百会乃诸阳之会，又为督脉及手、足三阳经之交会穴，具荣督益髓，益气举陷之功，故《铜人》《针灸大全》《针灸大成》《神灸经纶》《世医得效方》皆用治脱肛。大肠俞为手阳明大肠经脉气输注于背部之处，具调理肠胃，敷布津液之功。故对三穴施以灸术，共成益气举陷，升提固肠之治，方名"长强百会举肛灸方"，为气陷脱肛之良方。

（2）《经纶》百强提肛灸方：方由百会、胃俞、长强组成，乃《神灸经纶》治脱肛之方。方取长强益元固肛，伍百会益气举陷，胃俞调中益气。三穴相伍，共成益气举陷，和中固肛之功。施以灸术，名"《经纶》百强提肛灸方"，乃中气下陷所致脱肛之治方。

（3）百强承里八髎灸方：方中百会温阳通脉，益气举陷；长强益气固脱。《黄帝内经》谓"胃者，五脏六腑之海""五脏者，皆禀气于胃。胃者，五脏之本"。盖因足三里乃足阳明胃经之合穴，下合穴，具健脾胃，补中气，调气血之功。承山乃足太阳膀胱经之腧穴，具敷布阳气，疏经通脉之功。八髎（上、次、中、下髎左右八穴之简称）亦足太阳膀胱经之腧穴，具益元荣督，通达腑气之功。诸穴相伍，施以灸术，名"百强承里八髎灸方"，以其益气举陷，通达腑气之功而愈脱肛。

（4）百会神阙关元举肛灸方：方由百会、关元、神阙、中脘、足三里组成。方中百会益气举陷，以成升提固摄之效。"胃者，五脏六腑之海"，故有足阳明胃经之合穴足三里之施，以健脾胃，补气血。中脘乃足阳明胃经之募穴，又为腑会，有安和五脏六腑之功。神阙乃元神出入之阙庭，有益元荣任之功。故《千金方》《圣济总录》均有"寒冷脱肛""灸脐中随年壮"之验。关元为任脉与足三阴经的交会穴，且"冲脉起于关元"，故关元有益肾固本，补气壮阳之功。《素问·金匮真言论》谓"肾，开窍于二阴"。今以关元伍神阙，以其补肾之功而涩肠固脱。今对诸穴施以灸术，名"百会神阙关元举肛灸方"。

二、风瘙痒

风瘙痒为一种以皮肤瘙痒剧烈，搔抓后引起抓痕、血痂、皮肤肥厚、苔藓样变等皮损表现的常见皮肤病。中医文献早在《黄帝内经》中就有"诸痛痒疮，皆属于心"的记载。《备急千金要方》中有具体描述，其云："痒症不一，血虚皮肤燥痒者，宜四物汤加防风……妇人血虚，或通身痒，或头面痒，如虫行皮中。缘月水来时为风所吹，不然则是产褥中食动风物致之……有脾虚身痒，本无疥癣，素非产褥，洁然一身，痒不可任，此乃脾虚所困。"

本病临床上有泛发性、局限性两种。局限性者以阴部、肛门周围最为多见，这里只叙述泛发性者。

临床症状：阵发性瘙痒，往往以晚间为重，难以遏止，患者多要连续强烈地搔抓至皮破血流，发生疼痛时方才住手。瘙痒时间短则只有数分钟，长者可达数小时。由于过度频繁地搔抓，皮肤常见抓痕、血痂、色素沉着、湿疹化、苔藓样变等继发损害。患者除自觉瘙痒及搔抓所引起的继发皮损外，多无原发皮损。患者常因瘙痒而致失眠或夜寐不安，白天精神不振。

证候分析：临床辨证可分为两种。①风热血燥证：一般以年轻者为多，病属新起，如被褥太暖，可以引起发作或使瘙痒加剧，苔薄黄，脉滑或滑数。②血虚肝旺证：一般以老年人为多见，病程较久，如情绪波动可以引起发作或瘙痒加剧，舌质红苔薄，脉细数或弦数。

治法：风热血燥证，宜疏风清热凉血。血虚肝旺证，宜养血平肝、祛风润燥。

处方：池海谷里止痒灸方，天府血海止痒灸方。

方解：

（1）池海谷里止痒灸方：《备急灸法》云："皮肤瘙痒，灸曲池。"盖因曲池乃手阳明大肠经之合穴，又为该经之本穴，手阳明经血气由此出，具激发其脉运行之功。合谷为手阳明大肠经之原穴，具健胃肠，补气血之功。《马丹阳天星十二穴主治杂病歌》有

"曲池合谷接"对穴之句,意谓二穴相须为用,可增其通行气血之效。血海,为治风之要穴,又名血郄、百虫窝,为足太阴脾经之脉气所发之处,为脾血归聚之海,专走血分,具行血活血,清热凉血,祛风止痒之功,乃"治风先治血"之义。曲池与血海相伍,共成调气和血,祛风润燥之效。足三里乃足阳明胃经之合穴,具健脾胃,补中气,调气血,通经络之功。阳明经乃多气多血之络,曲池与足三里相伍,乃手、足阳明经合穴之伍,增其调补气血之功;而足太阴脾经之血海与曲池、足三里三穴相伍,共成培补后天之本之功,以成补气血,清热凉血,祛风润燥之效,故适用于风热血燥证之风瘙痒病。今施以灸术,名"池海谷里止痒灸方"。

(2)天府血海止痒灸方:《素问·痿论》云:"肺主身之皮毛。"《灵枢·九针论》云:"皮者,肺之合也。"若肺失宣发肃降,久则热郁肌肤,血行不畅,而发瘙痒。天府为肺气聚集之地,具宣发肺气之功,而达清热凉血之效。曲池为手阳明大肠经之合穴,又为该经之本穴,具激发该经血气运行之功。足三里乃足阳明胃经之合穴,具健脾胃,行气血,清热凉血之功。曲池、足三里二穴相须为用,乃手、足阳明经合穴之伍,故功效倍增。血海乃足太阴脾经之穴,其功专走血分,具活血通络,通营开腠,祛风止痒之功,而为治皮肤病之要穴。三阴交,为足太阴脾经之本穴,又为足三阴经的交会穴,故具健脾利湿,调补肝肾,益气养血之功。二穴相须为用,则养血平肝,祛风润燥之功倍增。五穴相伍,施以灸术,名"天府血海止痒灸方",共成宣肺开腠,通行气血,滋养三阴,清营润燥之功,无论风热血燥之证或血虚肝旺证,均可用之。

按:大凡诸皮肤病见皮疹者,均可参阅本讲之证治而施之。

三、风癣

本病是指皮肤出现斑疹、脱屑如糠秕之状,四周呈淡红玫瑰色的急性皮肤病。本病在中医文献中早有记载,如《外科秘录》中称"风热疮",《外科正宗·顽癣第八十四》中云:"风癣如云朵,皮肤娇嫩,抓之则起白屑。"《医宗金鉴》称为"血疳",其云:"此证由风热闭塞腠理而成,形如紫疥,痛痒时作,血燥多热。"本病好发于中、青年人,以春、秋两季最为多见。

临床症状:皮疹多在躯干和四肢近端,也可泛发全身,但一般不累及头面部。初发多在躯干部先出现一个指甲大小的玫瑰红色斑片,逐渐增大,1周后可达五分硬币大小,斑疹中央可见浅棕色糠秕样鳞屑,称为原发斑或母斑。然后在1~2周内,迅速分批出现数目较多、形态相仿而较小的红斑,称为子斑。子斑虽也逐渐增大,但范围不超过母斑,皮损颜色不一,自鲜红色至褐色、褐黄色或灰褐色不等。母斑因出现较早,颜色亦较暗淡。斑片排列常与皮肤纹理一致,在胸部者,可沿肋骨线分布,表面均附有糠秕样鳞屑。

病程一般为4~6周,也有迁延2~3个月,甚至更长时间才能痊愈的。愈后不遗留任何痕迹，通常不再复发。

自觉有不同程度的瘙痒，部分患者初起可伴有全身不适，轻度发热，头疼，咽喉干痛，苔薄白，舌质红，脉滑数等症状。

证候分析：本病多因外感风热之邪，闭塞腠理；内因热伤阴液，血热化燥，外泛肌肤所致。

治法：疏风开腠，清热凉血。

处方：天府血海止痒灸方，曲池风门风癣灸方，二池血海愈癣灸方。

方解：

（1）天府血海止痒灸方：详见"风瘙痒"一节。

（2）曲池风门风癣灸方：曲池为手阳明大肠经之合穴，又为该经之本穴，具激发该经血气运行之功，而疏风清热，活血通络。风池为足少阳胆经与阳维脉的交会穴，具通行气血，调达枢机，清热息风之效。风门为足太阳膀胱经之腧穴，本穴为风邪侵入之处，亦为风邪之治穴，故名风门，故具疏风清热之功。委中为足太阳膀胱经之合穴、下合穴，以其能敷布足太阳膀胱经脉气之功，而具凉血活血，清热解毒之效。血海为治血之要穴，具养血息风之功。足三里乃足阳明胃经之合穴，具调气血，和营卫之功。故诸穴合用，施以灸术，名"曲池风门风癣灸方"，疏风清营凉血而愈病。

（3）二池血海愈癣灸方：取风池、曲池，以调达气机，疏风通络。宗"治风先治血，血行风自灭"之理，而取养血息风之血海；实腠理，和营卫，补气血之足三里。今对诸穴施以灸术，名"二池血海愈癣灸方"，以其实腠理，和营卫，养血息风而愈风癣，亦适用于皮肤病起皮疹者。

四、瘾疹

本病是因皮肤出现鲜红色或苍白色风团，时隐时现，故名瘾疹。中医文献早有记载，如《素问·四时刺逆从论》云："少阴有余，病皮痹隐轸。"其特征是瘙痒性风团，突然发生，迅速消退，不留任何痕迹。如发生在眼睑、口唇等组织疏松部位，水肿特别明显，则称"游风"，性质与"瘾疹"相同。本病可发生于任何年龄，男女皆可患病。

根据病程的长短，可分为急性和慢性两种，急性者经1周左右即可痊愈；慢性者可反复发作数月，甚至数年。

1. 感受风寒

临床症状：皮疹色白，遇冷或风吹则加剧，得热则减轻，多冬季发病，苔薄白或薄白而腻，脉迟或濡缓。

证候分析：此证多因风寒之邪外袭，蕴积肌肤，致使营卫失和，而发瘾疹。

治法：疏风散寒，调和营卫。

处方：《经纶》曲池瘾疹灸方。

方解：《神灸经纶》云："瘾疹，曲池、阳溪、天井。"盖因曲池乃手阳明大肠经之合穴，又为该经之本穴，故具激发该经血气运行之功，以其调和营卫之功，外可解皮肤之风寒，内可清肌腠之蕴热，而瘾疹自愈。阳溪乃手阳明大肠经之经穴，具通调气血，疏经通络之功，而成和营卫，疏风解肌之效。天井为手少阳三焦经之合穴，具调达枢机，宣肺止痒之功。于是对三穴施以灸术，名"《经纶》曲池瘾疹灸方"，以成疏风散寒，调和营卫，通行气血之效，而愈瘾疹。

2. 感受风热

临床症状：皮疹色赤，遇热则加剧，得冷则减轻，多夏季发病，苔薄黄，脉浮数。

证候分析：此乃风热之邪，客于肌表，营卫失调而致。

治法：疏风清热，调和营卫。

处方：池海谷里止痒灸方，《盘石》曲池瘾疹灸方。

方解：

（1）池海谷里止痒灸方：详见"风瘙痒"一节。

（2）《盘石》曲池瘾疹灸方：《盘石金直刺秘传》云："中毒风，遍身麻痒如虫啮，极爪之皮肤随手脱落，先灸曲池，更泻委中出血妙。""风毒起从皮外，瘾疹，遍身瘙痒，抓扒成疮，治法同上，更灸绝骨。"盖因曲池乃手阳明大肠经之合穴，本穴有调补气血，和营卫，祛风热之功，使疹毒得解而愈病。委中为足太阳膀胱经之合穴，具激发、承接、输布足太阳膀胱经脉气之功，使营卫畅行，二穴合成凉血活血，清热解毒之功，使风毒外解。施以灸术，名"《盘石》曲池瘾疹灸方"。"更灸绝骨"，乃取其调达少阳枢机之功，使营卫得和，血行得畅。故加髓会绝骨，又具培元益肾之功，使卫气得健，则风热得清，瘾疹得愈。

3. 气血亏虚

临床症状：风疹块反复发作，延续数月或数年，劳累后则发作加剧，神疲乏力，舌淡苔薄质，脉濡细。

证候分析：素体虚弱，气血不足，或久病气血耗伤，致血虚生风，气虚卫外不固，风邪乘虚侵入而致。

治法：调补气血，和营达卫。

处方：天府血海止痒灸方。

方解：详见"风瘙痒"一节。

按：大凡诸般皮肤病，皮疹发于上半身者，可取穴曲池、内关；发于下半身者，可取穴血海、足三里、三阴交。

第四节　耳鼻喉科病证

一、耳鸣、耳聋

耳鸣、耳聋，是听觉异常的病证。最早的文献见于《黄帝内经》，如《灵枢·海论》云："髓海不足，则脑转耳鸣。"《灵枢·决气》云："精脱者，耳聋……液脱者……耳数鸣。"该病是以病人自觉耳内鸣响，如闻潮声，或如闻蝉鸣，或如闻雷声，或细或暴，妨碍听觉的称为耳鸣；若听力减弱，妨碍交谈，甚至听觉丧失，不闻外声，称为耳聋。从临床所见，大凡风热所致者，暴然耳鸣或耳聋，兼有表证；肝火者耳窍轰鸣，攻逆阵做，怒则加甚；痰浊者耳鸣眩晕，时轻时重，烦闷不舒；肾虚者耳鸣声细，如蝉持续，腰酸面悴；气虚者耳鸣时作，将息稍轻，劳则加重；阴虚者午后加重。

1. 肝胆火盛

临床症状：突然耳鸣或耳聋，头痛面赤，口苦咽干，心烦易怒，怒则更甚，或夜寐不安，胸胁胀闷，大便秘结，小溲短赤，舌质红，苔黄，脉多弦数。

证候分析：暴怒郁遏，肝火不泻，循少阳经脉上扰，清窍失灵，故耳鸣，耳聋，头疼面赤，口苦咽干。肝胆火旺，扰动心神，故心烦易怒，夜寐不安。肝胆经之络脉布胁，肝气郁结，络气不畅，故胸胁胀闷。怒则气逆，故耳鸣、耳聋更甚。肝火内郁，肠中津液被灼，故大便秘结，小溲短赤。舌红，苔黄，脉弦数，均为肝胆火盛之征。

治法：调达枢机，清肝泻火。

处方：清肝泻火益听灸方，《百症》听会益耳灸方。

方解：

（1）清肝泻火益听灸方：肝胆火盛，故有侠溪、中渚之施。盖因侠溪为足少阳胆经之荥穴，且"荥主身热"，故具和解少阳，调达气机，清热泻火，滋水涵木之功。中渚为手少阳三焦经之输穴，具通利三焦，清利头目之功，故与侠溪同为治耳聋、耳鸣之要穴。伍脾募、脏会及肝脾二经交会穴章门，成健脾柔肝之治，以解肝郁脾虚，肝火亢盛之候。听会为足少阳胆经之穴，《会元针灸学》记云："司听之神系，会和肝脏之魂，会意甚若何，所知其所为，故名曰听会。"故听会具通达肝胆经之气机、清泻肝胆之郁火之功，而为开窍益聪之治穴。于是诸穴合用，施以灸术，名"清肝泻火益听灸方"，乃为耳鸣耳聋肝胆火盛证之效验良方。

（2）《百症》听会益耳灸方：《百症赋》云："耳聋气闭，全凭听会翳风。"盖因听会乃足少阳胆经之腧穴，具通达肝胆经之气机、清泻肝胆经之郁火之功。翳风为手、足少阳经交会穴，具疏肝利胆，开窍醒神之功。二穴相须为用，以解肝胆火旺，循经上扰所致清窍失灵之耳鸣、耳聋之证，施以灸术，名"《百症》听会益耳灸方"。

2. 痰火郁结

临床症状：两耳蝉鸣，时轻时重，有时闭塞如聋，胸中烦闷，痰多，口苦，或胁痛，喜太息，耳下胀痛，二便不畅，舌苔薄黄而腻，脉弦滑。

证候分析：素有痰火郁结，壅阻清窍，故耳鸣如潮，时轻时重，甚则气闭失聪。痰浊中阻，气机不运则胸闷，痰多，喉中不爽，喜太息。痰火中阻，影响健运，则口苦，二便不畅。痰火壅阻，肝胆经络不畅，故耳下胀痛。苔黄腻，脉弦滑，均为湿热痰火之征。

治法：化痰清火，和胃降浊。

处方：谷里募俞聪耳灸方。

方解：合谷乃手阳明大肠经之原穴，具化气通脉，通利三焦，清热利窍之功。足三里为足阳明胃经之合穴，具健脾胃，调气血，理气导滞，豁痰开结之功。中脘乃足阳明胃经之募穴，又为腑会，佐胃俞乃胃经募俞对穴之施，而具健脾胃，化痰浊之功，与合谷、足三里合用，以成健脾和胃，化痰清火之用，而解痰火郁结，壅阻清窍之候。方加足少阳胆经之听会，以调达枢机，清利头目；加肾俞补肾精而荣清窍；加肝俞滋肝阴而清虚火，共成聪耳之治。诸穴合用，施以灸术，名"谷里募俞聪耳灸方"，使痰火得清，虚火得退，无湿热痰火之证而愈病。

3. 肝肾亏虚

临床症状：耳鸣或耳聋，多兼见眩晕，腰酸膝软，颧赤口干，手足心热，遗精等，舌红，脉细弱或尺脉虚大。

证候分析：肝肾亏损，精血不足，不能上充清窍，邪火转而上乘，所以耳鸣耳聋，甚则眩晕。肾阴亏虚，虚火上浮，故颧赤口干，手足心热。相火妄动，扰动精室，故遗精。肾亏精髓不足，故腰酸膝软。舌红，脉细弱均为肾精不足之征，间有阴虚火旺则尺脉虚大。

治法：滋肾降火，收摄精气。

处方：听会太溪聪耳灸方。

方解：听会为足少阳胆经之腧穴，翳风为手、足少阳经之交会穴，二穴相伍，可增其调达枢机，聪耳益听之功。中渚为手少阳三焦经之输穴，具通行三焦，清利头目之效。角孙为手少阳三焦经、手阳明大肠经的交会穴，可清利头目，以解相火妄动、扰动清窍之候。太溪为足少阴肾经之输穴、原穴，可导肾间动气输布全身，既可疏肝利胆，也可滋肾阴，退虚热。佐足少阴肾经之俞穴肾俞，共成滋肾降火，收摄精气之功。太冲为足厥阴肝经之原穴，肝俞为该经之背俞穴，二穴相须为用，共成养肝血，疏肝气，调冲降逆之功。协太溪、肾俞，共成滋补肝肾而荣耳窍之功，又解相火妄动、上扰耳窍之弊。故诸穴合用，施以灸术，名"听会太溪聪耳灸方"，适用于肝肾亏虚、精气不足之耳鸣耳聋之证。

二、伤风鼻塞

伤风鼻塞是由外感风邪引起的，主要症状为鼻窍不通、流涕、喷嚏，甚至不闻香臭。本病四时均可发生，尤以冬、春两季为多，病程较短，一般数日可愈。由于所感之邪毒有别及侵犯之途径不同，故有风寒、风热之分。对伤风所致鼻塞，古代文献早有认识，但单独立病、专论的较少，多散载于伤风、嚏、流涕、窒塞等病证范畴内。本病相当于急性鼻炎，多由气候多变、寒热不调，或生活起居失慎、过度疲劳，致使正气虚弱，肺卫不固，风邪乘虚侵袭而致病。因风邪为百病之长，常夹寒邪、热邪侵袭人体，故本病有风寒、风热之分。

1. 外感风寒

临床症状：鼻黏膜肿胀淡红，鼻塞较重，喷嚏频作，涕多而清稀，讲话鼻音重，头痛，项强，恶寒，发热轻，口淡不渴，舌质淡，苔薄白，脉浮紧。

证候分析：风寒邪毒外侵，肺气失宣，寒郁气道，鼻窍不利，故鼻内黏膜肿胀淡红，鼻塞声重，即《医学正传》所谓"寒邪伤于皮毛，气不利而壅塞"之候。寒邪束于表，阳气不宣，故喷嚏频作。寒凝津停，津气不行，故涕多而清稀。寒为阴邪，阳气不宣，故恶寒重发热轻，头痛，项强，口不渴等。脉浮紧，舌苔薄白，此为风寒外束之证。

治法：宣肺通窍，发散风寒。

处方：风寒鼻塞灸方。

方解：迎香为手阳明大肠经与足阳明胃经交会之穴，具疏通阳明经经气，通达肺窍之功。风池为足少阳胆经与阳维脉的交会穴，具调达枢机，疏散风邪之要穴。天柱为足太阳膀胱经之腧穴，太阳主一身之表，太阳经气由此而上达头颠，故可疏散风寒，敷布津液，通达脉气，以荣头项而解鼻塞、头项痛之候。风门为足太阳膀胱经之腧穴，乃疏散风邪之要穴。通天为足太阳膀胱经之腧穴，借太阳之经气，可敷布津液，上达颠顶，至鼻旁目内眦而荣鼻窍。于是对诸穴施以灸术，方名"风寒鼻塞灸方"，为外感风寒而致鼻塞之治方。

2. 外感风热

临床症状：鼻内黏膜红肿，鼻塞时轻时重，鼻痒气热，喷嚏，涕黄稠，发热，恶风，头痛，咽痛，咳嗽，咯痰不爽，口渴喜饮，舌质红，苔白或微黄，脉浮数。

证候分析：风热上犯，壅滞鼻窍，故黏膜红肿，鼻塞气热。邪热伤津则涕黄稠，口渴。邪热犯肺，肺失清肃，故有咳嗽，咯痰不爽，咽痛，喷嚏。热蒸于表，则见身热恶风，头痛。舌质红，苔微黄，脉浮数，为风热在表之证。

治方：宣肺通窍，疏散风热。

处方：风热鼻塞灸方。

方解：《玉龙经》云："不闻香臭从何治，须向迎香穴内攻。"盖因迎香为手阳明大肠经与足阳明胃经的交会穴，具疏调阳明经气，通达肺窍之功，而有宣肺通鼻窍之治。合谷为手阳明大肠经之原穴，具通利三焦，舒筋通络，清泄风热之效。二穴相伍，一上一下，乃上下经穴配伍法，以成通接经气，开窍启闭之功。风池为足少阳胆经与阳维脉的交会穴，具调达枢机，和解少阳，疏风通络之效。风门穴居风邪易入之处，并为祛风之要穴。故二穴相伍，增其疏风通络之治。通天为足太阳膀胱经脉气自此直达人之高颠之处，具宣通太阳经脉气之功，具通鼻窍之治。今对诸穴施以灸术，名"风热鼻塞灸方"，以治伤风鼻塞之候。

三、鼻鼽

鼻鼽，或称鼽嚏，是指以突然或反复发作的鼻痒、喷嚏、流清涕、鼻塞等为特征的鼻病。《素问玄机原病式》曰："鼽者，鼻出清涕也……嚏，鼻中因痒而气喷作于声也。"

本病主要由肺气虚，卫表不固，腠理疏松，风寒乘虚而入，犯及鼻窍，邪正相搏，肺气不得通调，津液停聚，鼻窍壅塞，遂致喷嚏，流清涕。《证治要诀》云："清涕者，脑冷肺寒所致。"

肺气的充实，有赖于脾气的输布，脾气虚则肺气虚。气之根在肾，肾虚则摄纳无权，气不归原，阳气易于耗散，风邪得以内侵致病。本病是临床较为常见、多发的鼻病，与过敏性鼻炎相似。

临床症状：本病症状发作突然，先有鼻腔发痒，酸胀不适，继则喷嚏频作，鼻塞不通，流涕清稀量多，嗅觉暂时减退。检查见鼻内黏膜肿胀湿润，其色淡白或灰白，鼻涕清稀。此外，全身还可能出现头痛、耳鸣、听力障碍等症状。诸候来去迅速，症状消失后，则如常态。

证属肺气虚，全身症状尚可见倦怠懒言，气短，音低，或有自汗，面色㿠白，舌淡，苔薄白，脉虚弱。若兼脾虚，则可见纳呆，腹胀，肢困，便溏，舌质淡有齿印，苔白，脉濡弱。若兼肾虚，则可见腰膝酸软，遗精早泄，形寒怕冷，夜尿多，舌质淡嫩，苔白润，脉沉细。

证候分析：鼻为肺之窍，肺气虚，风寒之邪外袭，内伤于肺，正邪相争，格邪外出，故突发鼻痒，喷嚏频作。寒邪遏肺，肺失清肃，气不摄津，津水外溢，则清涕自流。津水停聚则鼻内黏膜肿胀苍白，呈水肿样，鼻塞不通，嗅觉暂时减退。肺气虚，精微无以输布，则倦怠懒言，气短音低。气虚则卫表不固，腠理疏松，故有汗出。舌质淡，苔薄白，脉虚弱为气虚之证。

脾气虚，纳运失职，湿浊内停，气血精微生化不足，肌体失养，故见纳呆腹胀，肢困便溏，舌淡有齿印，苔白，脉濡缓等。肾阳虚，温煦生化失职，气不摄纳，故见腰膝冷痛，遗精早泄，形寒怕冷，夜尿多，舌质淡嫩，苔白湿润，脉沉细等。

治法：疏风通窍，宣肺健脾益肾。

处方：风池三俞鼻齆灸方，百会中脘鼻齆灸方。

方解：

（1）风池三俞鼻齆灸方：风池为足少阳胆经与足阳明胃经的交会穴，具调达气机，疏散风邪之功。迎香、禾髎均乃手阳明大肠经脉气所发，上行鼻翼，具调气血，通经络之功，为治鼻塞不通之要穴。肺俞、脾俞、肾俞均为足太阳膀胱经之腧穴，又为肺经、脾经、肾经脉气灌注之处，具宣肺，健脾，益肾之功，且具培补先后天之本之治。故对诸穴施以灸术，名"风池三俞鼻齆灸方"，为治鼻齆之良方。

（2）百会中脘鼻齆灸方：头为诸阳之会，百会为手、足三阳经与督脉交会之穴，具荣督益脑，疏风开窍之功。上星为五脏精气所聚，督脉经气所发之处，具疏风开窍之功。太阳主一身之表，天柱为足太阳膀胱经脉气所注之处，故具通达气机，敷布津液之功，以濡鼻窍。曲池为手阳明大肠经之合穴，乃手阳明经脉气所汇之处，可将阳明经之脉气输注于迎香处，而成通窍之功。《备急千金要方》云："膏肓俞无所不治。"《明堂灸经》谓其"无不取效"。故该穴有益气补虚，调补气血，扶正达邪之功，治虚损而致诸证甚效。《医宗金鉴》谓神阙"主治百病"，盖因其调补气血，具培补先后天之本之功。气海乃任脉之腧穴，为升气之海，具温补脾肾，益气通脉之功。中脘为足阳明胃经之募穴，腑之会穴，任脉与手太阳小肠经、手少阳三焦经、足阳明胃经之交会穴，具健脾和胃，培补气血之功。足三里为足阳明胃经之合穴，具健脾胃，调气血，通经络之功。三阴交为足太阴脾经之本穴，且为足太阴脾经与足少阴肾经、足厥阴肝经的交会穴，故具健脾胃，养肝肾，补气血之功。其与膏肓俞、神阙、气海、中脘、足三里相伍，以成培补先后天之本之治，并借此辅百会、上星、天柱，名"百会中脘鼻齆灸方"，可司气化，敷津液而通达鼻窍，则鼻齆自愈。

四、鼻渊

鼻渊，是指以鼻流浊涕，如泉下渗，量多不止为主要特征的鼻病。《素问·气厥论》曰："胆移热于脑，则辛颏鼻渊。鼻渊者，浊涕下不止也。"本病常伴有头痛，鼻塞，嗅觉减退，久则虚眩不已等，是鼻科的常见病、多发病之一。根据《黄帝内经》对其病机、病位、症状及"脑渗为涕"的论述，故又有"脑漏""脑渗""历脑""控脑痧"

等病名，与急、慢性鼻窦炎相类似。本病有实证与虚证之分，实证起病急，病程短；虚证病程长，缠绵难愈。因本病发病率高，影响工作、学习，甚至可引起严重并发症，导致不良后果，故应积极防治。

1. 肺经风热

临床症状：涕黄或黏白而量多，从鼻道上方流下，间歇或持续鼻塞，嗅觉减退，鼻内黏膜红肿，眉间或颧部有叩压痛。全身症状可见发热恶寒，头痛，胸闷，咳嗽，痰多，舌质红，苔微黄，脉浮数。

证候分析：风热邪毒，袭肺犯鼻，邪毒蒸灼鼻内黏膜，肌腐为涕，故见鼻流黄涕而量多。风热初袭，热势不甚，故亦可为白黏涕。风热邪毒，瘀滞鼻道，燔灼肌膜，故鼻内黏膜红肿，兼之涕液壅阻，鼻道不通，故鼻塞，嗅觉减退。眉间及颧里部为鼻窦所处部位，风热内郁，气血壅阻，故该处有疼痛及叩压痛。风热犯肺，肺失清肃，卫失宣畅，清窍不利，故见发热，恶寒，头痛，咳嗽，痰多等候。舌质红，苔薄黄，脉浮数，为风热在表，尚未传里之征。

治法：疏散风邪，清热通窍。

处方：迎香通天鼻渊灸方，《大全》曲差鼻渊灸方，通天宣肺利窍灸方。

方解：

（1）迎香通天鼻渊灸方：迎香为手、足阳明经之交会穴，具通达阳明经脉气，敷布津液之功，以濡鼻窍。通天为足太阳膀胱经之腧穴，其借太阳经之脉气，敷布津液上达鼻旁目内眦部，而濡鼻窍。风池为足少阳胆经之腧穴，具调达枢机，清解胆经郁热之功，以解胆热上移于脑之弊，又具疏泄风热之治。合谷为手阳明大肠经之原穴，具通利三焦，清解郁热之功。曲池乃手阳明大肠经之合穴，足三里为足阳明胃经之合穴，为足阳明经脉气汇聚之处，可输注阳明经脉气上达迎香之处，濡鼻窍而通鼻塞之候。于是诸穴相伍，以成疏风清热之治，施以灸术，名"迎香通天鼻渊灸方"。

（2）《大全》曲差鼻渊灸方：《针灸大全》云："鼻流浊涕，名鼻渊。"并有取曲差、照海、上星、风门之治。曲差为足太阳膀胱经脉气上达清窍之地，具透达阳气，宣通鼻窍之功。上星乃督脉之穴，并为五脏精气汇聚之处，具疏散风热，开通鼻窍之治。风门为足太阳膀胱经之腧穴，以其借太阳经阳气通达之力，敷布津液之效，而濡鼻窍。照海为足少阴肾经之腧穴，又为阴跷脉所生，通于阴跷脉，故具滋养肾阴之功。鼻为肺窍，肾五行属水，肺属金，故照海又有滋肾润肺之功，以成"金水相滋"之效，而达通鼻窍之治。故对诸穴施以灸术，名"《大全》曲差鼻渊灸方"，以成滋肾润肺，清热通窍之治。

（3）通天宣肺利窍灸方：通天为足太阳膀胱经之腧穴，可借足太阳膀胱经之脉气，上颠濡脑。伍手少阴肺经之络穴列缺，宣肺气以祛风邪。佐手太阳小肠经之合谷、迎香，以通达阳气而濡鼻窍。足三里为足阳明胃经脉气输注之处，具调补气血之功。诸穴合用，施以灸术，名"通天宣肺利窍灸方"，以其清热宣肺利窍之功而愈病。

2. 胆腑郁热

临床症状：鼻涕黄浊黏稠如脓样，量多，从鼻腔上方流下，有臭味，嗅觉差，鼻黏膜肿胀，红赤尤甚，头痛剧烈，眉间及颧部叩压痛明显。全身症状可伴有发热，口苦，咽干，目眩，耳鸣耳聋，寐少梦多，急躁易怒，舌质红，苔黄，脉弦数。

证候分析：胆腑郁热，循经上扰，攻犯脑窍，蕴结于鼻窦，燔灼气血，熏腐肌膜，故见涕黄黏稠如脓样，量多而有臭味。火热较盛，蒸灼鼻内黏膜。瘀阻脉络，故肿胀，红赤尤甚，鼻塞及嗅觉减退等症状也较甚。热毒灼伤窦壁，故叩压眉间或颧部，则疼痛剧烈。胆经火热，上攻头目，清窍不利，故头痛剧烈，发热，目赤，耳鸣，耳聋。火热蒸迫，胆汁外溢，故口苦，咽干。胆热内蕴，扰乱神明，故失眠梦多，急躁易怒。舌质红，苔黄，脉弦数皆为胆经火热之象。

治法：清泄胆热，利湿通窍。

处方：上星丘墟通鼻灸方。

方解：上星、囟会、百会为督脉之腧穴，为五脏精气所聚之处，其位自头顶直对鼻中央，故有开窍通鼻之效。通天为足太阳膀胱经脉气通达于头颠之处，有通达肺窍之功。《素问·气厥论》云："胆热移于脑，则辛頞鼻渊，鼻渊者，浊涕下不止也。"中渚为手少阳三焦经之输穴，具通利三焦，清解少阳郁热之功。丘墟为足少阳胆经之原穴，具调达枢机，清泄胆热之功，使胆腑之郁热无循经上炎于窦窍之弊。于是诸穴合用，施以灸术，名"上星丘墟通鼻灸方"，乃疗因胆腑郁热而致鼻渊者之良方。

3. 肺气虚寒

临床症状：鼻涕白黏，鼻塞或重或轻，嗅觉减退，鼻内黏膜淡红、肿胀，鼻甲肥大，遇风冷等刺激，鼻塞及流涕加重。全身可见头昏脑胀，形寒肢冷，气短乏力，咳嗽有痰，舌质淡，苔薄白，脉缓弱。

证候分析：肺气虚弱，邪滞于鼻，结聚窦窍，侵蚀黏膜，津败为涕，故见鼻涕白黏而无臭味。鼻内黏膜失养，故肿胀淡红。肺气不足，卫表不固，御邪力弱，外邪易于侵袭，故遇风冷则鼻塞、流涕症状加重。肺虚则清阳之气不升，体失充养，肌腠疏松，故头昏脑胀，自汗恶风，气短乏力，懒言声低。肺气虚弱，宣降失职，故咳嗽痰稀。舌淡苔薄白，脉缓弱皆为肺气虚寒之象。

治法：温补肺气，疏散风寒。

处方：迎香肺俞通天灸方，神庭太渊通鼻灸方。

方解：

（1）迎香肺俞通天灸方：迎香为手、足阳明经交会之穴，使阳明经之脉气通于鼻窍，以愈鼻塞。攒竹为手太阳小肠经、足太阳膀胱经、足阳明胃经、阳跷脉与阴跷脉交会之穴，故有调达卫气运行，以阳和之功而通鼻窍。通天乃足太阳膀胱经脉气上达颠顶所过之处，续至鼻旁，以通窦窍，风池为足少阳胆经与阳维脉之交会穴，可调达枢机，疏风通络，使窦窍畅通而无胆热上移于脑之弊。合谷为手阳明大肠经之原穴，可导肾间动气通达全身经脉，故有温阳通脉通鼻窍之治。上星位颅上直对鼻中央，为督脉之穴，可借督脉之阳气以开窍通鼻。中府为手太阴肺经之募穴，又为手、足太阴经交会之穴，穴当中焦脾胃之气汇聚于肺经之处，而成益气宣肺之功。肺俞为手太阴肺经脉气汇聚之处。鼻为肺窍，故中府伍肺俞，乃手太阴肺经募俞之伍，共成益肺通窍之功。于是对诸穴施以灸术，名"迎香肺俞通天灸方"，为愈鼻渊肺气虚寒之良方。

（2）神庭太渊通鼻灸方：神庭为督脉、足太阳膀胱经、足阳明胃经的交会穴，具开窍醒神之治。太渊为手太阴肺经之原穴，宣发肺气，具益气润肺之治。肺俞为手太阴肺经之气输注于背俞之处，故以其借足太阳膀胱经脉气之力，而益气宣肺，与太渊共成宣肺通窍之功。足三里乃足阳明胃经之合穴，手足阳明经相连，故足三里可借阳明经之脉气上达迎香部，而通鼻窍。任脉为"阴脉之海"，照海为足少阴肾经之穴，通于跷脉，可导肾经之元气通达全身，其功若"阳光普照"，血海充盈，故名照海，故有滋肾而育肺津，通脉而益气之功，使肺气得通，肺窍得滋，而鼻塞自已。诸穴合用，施以灸术，名"神庭太渊通鼻灸方"。以其温阳益气，宣肺通窍之功而愈鼻渊。

五、乳蛾

乳蛾，又名喉蛾，其发病部位为咽喉两侧喉核处。本病分实火、虚火两种。

（一）邪热传里

临床症状：咽部疼痛剧烈，痛连耳根及颌下，吞咽困难，有堵塞感，或有声嘶。检查时见喉核红肿，表面或有黄白色脓点，逐渐连成伪膜，甚者咽峡红肿，颌下有臖核，压痛明显。全身症见高热，口渴引饮，咳嗽痰稠黄，口臭，腹胀，大便秘结，小便黄，舌质红赤，苔黄厚，脉洪大而数。多属急性扁桃体炎。

证候分析：火为阳邪，火毒蒸腾，灼伤肌膜，则有黄白色脓点，甚至形成伪膜。热灼津液成痰，痰火郁结，故颌下有臖核。邪热传里，胃腑热盛，则发热增高，口臭，腹胀。热盛伤津，则口渴引饮，痰稠而黄。热结于下，则大便秘结，小便黄赤。舌质红，苔黄厚，脉洪数为肺胃热盛之象。

治法：泄热利咽，消肿止痛。

处方：合谷曲池乳蛾灸方。

方解：合谷为手阳明大肠经之原穴，有化气通脉，调气活血，扶正达邪之治。曲池为手阳明大肠经之合穴，有通腑气，调气血，疏风邪，清郁热之功。合谷伍曲池，合谷升而能散，曲池走而不守，共成清热散郁之治。内庭为足阳明胃经之荥穴，具清热泻火，消肿利咽之功。少泽为手太阳小肠经之井穴，具通达经络，清热利咽之功。鱼际为手太阴肺经之荥穴，具清肺利咽，消肿止痛之功。天突为任脉、阴维脉的交会穴，部位气管上端，通咽连肺系，故有清利咽喉之治。诸穴合用，施以灸术，名"合谷曲池乳蛾灸方"，以其清热利咽，消肿止痛之功，而愈喉蛾。

（二）虚火乳蛾

因脏腑亏损，虚火上炎所致的乳蛾，称为虚火乳蛾。本病属慢性虚损性疾病，易反复发作，病程较长，常影响健康，且能诱发痹证、水肿、心悸、怔忡等疾病，故应积极防治。

1. 肺阴亏虚

临床症状：咽部干燥不适，微痛，微痒，干咳无痰，或痰少而黏，哽哽不利，喉核肥大、潮红，连及周围，喉核上或有黄白色脓点。一般以午后症状明显，并可有午后颧红，精神疲乏，手足心热，讲话乏力，舌质红或干，少苔，脉细数等症。

证候分析：虚火上炎于咽喉，故喉核肥大，周围潮红，干燥不适。肺阴受伤，肺气上逆，则咽痒，咳嗽无痰或少痰。上炎之火为虚火，故只有微痛，哽哽然感。午后阳明经气旺盛，因此症状明显。阴虚肺燥津少，故颧红，手足心热。精神疲乏，讲话乏力，舌质红或干，脉细数，此皆为肺阴不足之证。

治法：养阴清肺，生津润燥。

处方：合谷阴谷乳蛾灸方。

方解：合谷为手阳明大肠经之原穴，具通气活血，扶正达邪之功。曲池为手阳明大肠经之合穴，有通达腑气之效。足三里为足阳明胃经之合穴，具健脾胃，调气血，通经络之功。三穴相互为用，共成散火消郁之治。阴谷为足少阴肾经之合穴，具滋肾阴，清虚热之功。盖因肾阴充则肺阴足，此乃"金水相滋"之谓。中府为手太阴肺经之募穴，与肺俞相伍，乃肺经募俞对穴之伍，以其益肺气，滋肺阴之功，而解肺火灼津成痰之证，则虚火乳蛾得解。于是诸穴合用，共成养阴清肺，生津润燥，化痰散结之治，今施以灸术，名"合谷阴谷乳蛾灸方"。

2. 肾阴虚损

临床症状：咽喉干燥不适，微痛，哽哽不利，口干不喜多饮，喉核及喉核前后潮红，喉核上或有黄白色脓点，或当喉核被挤压时有黄白色脓样物溢出。全身并有头晕眼花，耳鸣，耳聋，腰膝酸软，虚烦失眠，舌红少苔，脉细数等症。

证候分析：肾阴亏损无以制火，虚火上炎于咽喉，故见咽喉微红微肿，痛亦轻微，哽哽不利。精不上奉，故而头晕，眼花，耳鸣，耳聋，口干。肾阴虚，肾水不能上济心火，故虚烦失眠。腰为肾之府，肾虚故见腰膝酸软。舌红少苔，脉细数也为阴虚火旺之象。

治法：滋阴降火，清利咽喉。

处方：合谷太溪喉蛾灸方。

方解：合谷为手阳明大肠经之原穴，曲池为该经之合穴，足三里为足阳明胃经之合穴，三穴为手、足阳明经原合穴之伍，增其和血通脉，散火消肿之功。京门为足少阴肾经之募穴，其与肾俞相伍，为足少阴肾经募俞对穴之方，以其滋补肾阴之功而制阴虚火旺之证。太溪为足少阴肾经之输穴，又为肾经之原穴，可导肾间动气而输布全身，故而有滋肾阴，退虚热之功。此即唐代王冰"壮水之主以制阳光"之谓。故对诸穴施以灸术，名"合谷太溪喉蛾灸方"，为肾阴亏虚所致乳蛾之治方。

六、喉痹

喉痹一名，最早见于《素问·阴阳别论》，其云："一阴一阳结谓之喉痹。"痹者，闭塞不通也。大凡咽喉疾病的形成，都具有不同程度的气滞血瘀、经脉痹阻的病理变化，又多出现咽喉红肿疼痛、阻塞等现象，故古人所称喉痹，实为多种疾病的总称，包括喉痈、乳蛾、白喉，以及部分口腔疾病在内，范围广泛，界限混淆不清，不易辨识。后世医家将喉痹作为一种独立疾病，而与喉痈、喉风、乳蛾等分开来，如《喉科心法·单蛾双蛾》记云："凡红肿无形为痹，有形是蛾。"因此把喉痹范围缩小，专指咽部红肿痛或微红咽痒不适等为主要症状的咽部急性实证或慢性虚证的咽病。由于本病的病因病机有风热与阴虚之不同，故将风热邪毒引起的喉痹，称为风热喉痹；由脏腑亏损，虚火上炎而致的喉痹，称为虚火喉痹。

（一）风热喉痹

由风热邪毒而致的喉痹，称风热喉痹，以咽部红肿痛为其主要症状，又有风热喉、红喉之称。此处专论风热喉痹，相当于急性咽炎。

1. 风热侵肺

临床症状：初起时，咽部干燥灼热，微痛，吞咽感觉不利，其后疼痛逐渐加重，有异物阻塞感。检查见咽部微红，微肿，随症状加重，悬雍垂色红、肿胀、喉底红肿，或有颗粒突起。全身有发热，恶寒，头痛，咳嗽痰黄，苔薄白或微黄，脉浮数等症状。

证候分析：风热邪毒侵犯，伤及咽部，邪尚在肺卫，病情较轻，故出现咽部微红，微肿，微痛，干燥灼热感，吞咽不利等症。发热恶寒，是邪正相争，抗邪外出的表现。肺失肃降，则咳嗽有痰。苔薄白或微黄，脉浮数为风热表证。

治法：疏风清热，解毒利咽。

处方：风热侵肺喉痹灸方。

方解：《灵枢·顺气一日分为四时》篇云："病在脏者，取之井。"《难经·六十八难》云："荥主身热。"故手太阴肺经之井穴少商，具通肺气，敷津液，利咽喉之功。鱼际为手太阴肺经之荥穴，具宣肺清热，利咽消肿之功。合谷为手阳明大肠经之原穴；曲池为该经之合穴；足三里为足阳明胃经之合穴。三穴为手、足阳明经原合对穴之伍，具和血通脉，散火消肿之功。故五穴相伍，施以灸术，名"风热侵肺喉痹灸方"，以其疏风清热，解毒利咽之效而建功。

2. 邪毒传里

临床症状：咽部疼痛逐渐加剧，痰涎多，吞咽困难，言语艰涩，咽喉梗塞感。检查见咽部及喉核红肿，悬雍垂肿胀，喉底滤泡肿大，颌下有臖核，压痛。全身症状见高热，口干喜饮，头痛剧，痰黄而黏稠，大便秘结，小便黄，舌赤苔黄，脉数有力。

证候分析：邪热壅盛传里，火邪蒸灼咽喉，则咽喉红肿，疼痛加剧，吞咽困难。风热邪毒结于颌下，则颌下起臖核，压痛明显。邪热灼烁津液，则痰黄而黏稠。高热，口干，头痛，大便秘结，小便黄，舌赤苔黄，脉洪数等症，均是阳明热盛之征。

治法：清热解毒，利咽消肿。

处方：邪毒传里喉痹灸方。

方解：方由合谷曲池乳蛾灸方（曲池、合谷、内庭、少泽、天突、鱼际）加足三里而成。以增其清热解毒，利咽消肿之功。

（二）虚火喉痹

由于脏腑亏损，虚火上炎所致的喉痹，称为虚火喉痹，为喉科常见病之一。若见喉底颗粒增多，状如帘珠者，称"帘珠喉痹"。本证与慢性咽炎相类似。

临床症状：本证症状较轻，病情较缓，自觉咽中不适，微痛，干痒，灼热感，异物感，常有"吭喀"的动作，因咽痒而引起咳嗽，易受刺激而引起恶心、干呕，且多于早晨较轻，午后及入夜加重。检查时，咽部敏感，易引起恶心，咽部微暗红，喉底处血络扩张，有散在颗粒，或融合成片状如帘珠。少数病人悬雍垂肥厚增长，亦有喉底肌膜干燥、萎缩或有痂皮附着。

全身辨证可分肺阴虚证和肾阴虚证，与虚火乳蛾同。

证候分析：虚火上炎，阴虚津少，故咽中不适，微痛，干痒，灼热感，异物感。肺失肃降，肺气上逆，则咳嗽，易引起恶心干呕。证属阴虚，早上阳初升，故症轻；中午阳盛，故症重。黄昏阳明经气旺，阴分受克制，故症状更重。虚火炼津，兼以气郁不舒，疏泄不畅，出现帘珠状颗粒，甚则成片。虚火久灼黏膜，气血滞留，咽喉失于濡养，故黏膜干燥而萎缩。

治法：清利咽喉。肺阴虚者，养阴清肺；肾阴虚者，滋阴降火。

处方：合谷阴谷喉痹灸方，合谷太溪喉痹灸方。

方解：

（1）合谷阴谷清喉灸方：适用于肺阴虚者。详见"乳蛾"一节。

（2）合谷太溪清喉灸方：适用于肾阴虚者。详见"乳蛾"一节。

七、喉暗

（一）急喉暗

急喉暗，又称暴暗，为喉暗的一种，因其喉声不畅，甚则嘶哑失音，发病较急而短，故名。本病与现代医学急性喉炎相牟。

1. 风热侵袭

临床症状：病初起，喉内不适，干痒而咳，音低而粗，声出不利，或喉内有灼热疼痛感，并见发热，恶寒，头痛，肢体怠倦，骨节疼痛等，舌边微红，苔白或兼黄，脉浮数。若邪热传里，胃腑热盛，则症状加重，声嘶，甚则语音难出，喉痛增剧，吞咽困难，身壮热，口渴引饮，口臭，腹胀，痰黄稠，小便黄赤，大便秘结，舌质红，苔黄厚，脉洪大而数。检查时见喉关及关外红肿不明显，但见喉部红肿，声带色淡红。若邪热传里，则喉部红肿加剧，声带呈鲜红色，或有黄白色点状分泌物附于其上，发音时声门闭合不全。

证候分析：喉为肺系，声音之门户，风热邪毒壅滞于肺，肺气不降而上逆，故干痒而咳。邪热蕴结于喉，脉络痹阻，使声门开阖不利，则音低而粗，声出不利，甚至声嘶，语音难出。热灼肌膜，气血瘀阻，不通则痛，故见喉部灼热疼痛而红肿，甚则喉痛增剧，声带由淡红转至鲜红。喉部有黄色点状分泌物，乃里热炽盛，煎炼津液而成。吞咽困难，为喉部红肿波及咽部之故。由于病在咽喉之深处，故喉关及关外红肿不明显。病初起，风热之邪在肺卫，以致营卫不调，故见发热恶寒，头痛，肢体怠倦，骨节疼痛。舌边微红，苔白或兼黄，脉浮数，为风热在表之象。邪热传里，胃腑热盛，则身壮热，口臭，腹胀。热伤津液，则口渴引饮，痰稠而黄。热结于下，则小便黄赤，大便秘结。舌红苔黄厚，脉洪大而数，为里热炽盛之象。

治法：疏散风热，宣肺开音。

处方：合谷尺泽通暗灸方。

方解：合谷乃手阳明大肠经之原穴，足三里为足阳明胃经之合穴。二穴相伍，为手、足阳明经原合之对穴，以增其调补气血，扶正祛邪之功。《灵枢·经别》云："手阳明之正……上循喉咙。"《灵枢·经脉》云："足阳明之脉……循喉咙。"故二穴又有清利咽喉之治。尺泽为手太阴肺经之合穴，具疏调上焦气血之功，而有清肺热，泻肺火之效。肺俞为手太阴肺经之脉输注于背俞之处，又可借足太阳膀胱经敷布津液之功，而增其润肺之效。《灵枢·经别》云："手太阴之正……循喉咙。"故尺泽、肺俞又有润肺利咽之治。《灵枢·忧恚无言》云"悬雍垂者，音声之关也"，"会厌者，音声之户也"。《素问·骨空论》云"任脉者"，"循腹里"，"至咽喉"。天突为任脉、阴维脉的交会穴，位于气管上端，通咽连肺系，故有益肾宣肺，清利咽喉之功，以治声嘶音喑之候，且尺泽伍天突，则宣肺利咽之功倍增。于是诸穴合用，施以灸术，名"合谷尺泽通喑灸方"，为治急喉喑之良方。

2. 风寒外袭

临床症状：猝然声音不扬，甚则嘶哑，或兼有咽喉微痛，吞咽不利，咽喉痒，咳嗽不爽，鼻塞流清涕，恶寒，发热，头痛，无汗，口不渴，舌苔薄白，脉浮。检查见喉关及关外可无红肿，喉部微红肿，声带色淡白或淡红，闭合不全。

证候分析：风寒邪毒，壅遏于肺，肺气失宣，寒邪凝聚于喉，致其声门开阖不利，故猝然声音不扬，甚则音哑。气血遇寒则凝滞，故见喉部微红肿，声带色淡。寒邪波及于咽，则咽喉微痛，吞咽不利。肺气不利而上逆，故见咳嗽不爽。鼻为肺窍，风寒犯肺，故鼻窍不利而鼻塞流清涕。肺合皮毛，寒束肌表，卫阳被郁，不得宣泄，故见恶寒发热，无汗，头痛，口不渴等风寒表证。舌苔薄白，脉浮均为风寒在表之象。

治法：疏散风寒，宣肺开音。

处方：合谷列缺通喑灸方。

方解：合谷为手阳明大肠经之原穴，可导肾间动气而通达全身；足三里为足阳明胃经之合穴，二穴乃手、足阳明经原合对穴之用，而具补气血，和营卫之功。列缺为手太阴肺经之络穴，有疏风通络，宣肺利咽之治；尺泽为手太阴肺经之合穴，具疏通上焦气血之功。肺俞为手太阴肺经脉气输注于足太阳膀胱经背俞之处，并借足太阳膀胱经通达脉气之功而疏散风寒，宣肺利咽。于是对诸穴施以灸术，名"合谷列缺通喑灸方"，共成补气血，和营卫，扶正以祛邪之治，使风寒之邪得解，咽喉得清，喉喑自已。

（二）慢喉喑

慢喉喑，是指久病声音不扬，甚至嘶哑失音而言，故又称久喑，属喉喑的一种。本病与慢性喉炎颇为相似。

1. 肺肾阴虚

临床症状：以声音低沉费力，讲话不能持久，甚则嘶哑，日久不愈为主要症状。每因劳累、多讲话而症状加重。喉部微痛不适，干燥，喉痒，干咳痰少，常有"清嗓"习惯，当"吭喀"动作后，喉间自觉舒适。检查见声带微红肿，边缘增厚，喉关、喉底或红或不红。全身或有颧红唇赤，头晕耳鸣，虚烦少寐，腰酸膝软，手足心热，舌红少苔，脉细数等症状。

证候分析：肺肾阴虚，喉失濡养，功能衰弱兼以虚火上炎，而致声户开阖不利，故见声音低沉费力，甚则声音嘶哑。话多则气阴受耗伤，故讲话不能持久。喉部微痛不适，干燥，喉痒，干咳痰少，乃虚火客于喉咙之故。虚火灼烁津液而成痰，故见声带及喉间常有少许痰涎附于其上，通过"吭喀"动作后，将其附着之痰涎清除，故喉间自觉舒适。脉、舌亦肺肾阴虚之候。

治法：滋养肺肾，利喉开音。

处方：谷里二太愈喑灸方。

方解：《灵枢·经脉》云："胃足阳明之脉……循喉咙。"《灵枢·经别》云："手阳明之正……上循喉咙。"合谷乃手阳明大肠经之原穴，曲池为手阳明大肠经之合穴，足三里为足阳明胃经之合穴，三穴相伍，乃手、足阳明经原合之伍，具化气通脉。调补气血之功，使喉咙部络脉得养，声户开启自如。《灵枢·经别》云："手太阴之正……循喉咙。"《灵枢·经脉》云："肾足少阴之脉……循喉咙。"故有肺俞、肾俞、太溪、太渊之取。肺俞为手太阴肺经脉气输注之处，肾俞为足少阴肾经脉气灌注之部，以二穴滋养肺肾之功，而成润喉开音之效。太溪为足少阴肾经之输穴、原穴，太渊为手太阴肺经之输穴、原穴，二穴相伍，能导肾间动气输布全身，具养肺肾，退虚热之功，而除喉喑之疾。诸穴相伍，施以灸术，名"谷里二太愈喑灸方"。以其补气血，养肺肾，清虚热，通喉络之功而愈病。

2. 肺脾气虚

临床症状：声嘶日久，劳则加重，上午明显，语音低微，讲话费力，不能持久。检查咽喉黏膜色淡，声带松弛无力，闭合不良。全身可见少气懒言，倦怠乏力，纳呆便溏，唇舌淡红，舌体胖，苔白，脉虚弱。

证候分析：因肺脾气虚，气不足以鼓动声门，声带松弛无力，闭合不良，故语言低微，讲话费力不能持久，甚则声嘶。劳则耗气，气更亏虚，故劳则加重。上午为阳气初升而未盛，故气虚者以上午症状明显。气少不达四肢，故倦怠乏力。脾运不健，故纳呆便溏。唇舌淡红，舌体胖，苔白，脉虚弱均为肺脾气虚之证。

治法：补益脾肺，益气开音。

处方：谷里二俞开喑灸方。

方解：该方组方之理与"谷里二太愈喑灸方"同。取手阳明大肠经之原穴合谷、手足阳明经之合穴曲池、足三里，共成调补气血，濡养喉络之功。取肺俞、脾俞以补脾肺之气，既可宽胸利膈，又能化痰开结，以除痰结喉咙之弊。太白、太渊，乃脾肺二经之原穴，以其导肾间动气，输布于喉咙之处，而润喉开音。对诸穴施以灸术，名"谷里二俞开喑灸方"，以治肺脾气虚证之喉喑。

八、梅核气

本证是指咽喉中的异常感觉，如有梅核塞于咽喉，咯之不出，咽之不下，故名梅核气。其病与七情郁结，气机不利有关，以妇女为多见。《金匮要略·妇人杂病脉证并治》最早描述了"妇人咽中如有炙脔"的症状。本病相当于咽部神经官能症或癔球。

临床症状：患者自觉咽喉中有异常感觉，如有物梗，咯之不出，吞之不下，没有疼痛，不碍饮食。其症状每随情志之波动而变化，时轻时重。检试咽喉，并无异常，或虽有变异，亦甚轻微。全身症状，患者每见精神抑郁，诸多疑虑，胸胁胀满，纳呆，困倦，消瘦，便溏，妇女常见月经不调，舌质暗滞，脉弦。

证候分析：足厥阴肝经经脉上行于咽喉，情志抑郁则伤肝，以致肝郁气滞，经络之气不舒，随经上逆，结于咽喉，故有如梅核之气而无其形。肝病及脾，以致肝郁脾滞，津液不得输布，积聚成痰，痰气循经互结于咽喉，故咽喉中如物梗阻，咯之不出，吞之不下，且不碍饮食。肝喜条达而恶抑郁，故其症状每随情志之波动而变化，时轻时重。因其为无形之气，故检查时并无异常。情志所伤，肝失调达，故见精神抑郁，诸多疑虑。足厥阴肝经之脉，循经胁肋，肝气郁滞，故见胸胁胀满。肝气乘脾，脾虚失于健运，故见纳呆，困倦，消瘦，便溏。肝藏血，肝郁气滞，则血脉瘀阻，故见妇女月事不调。舌质暗淡，脉弦，是肝气郁结，气机不利的表现。

治法：疏肝解郁，行气导滞，化痰散结。

处方：合谷冲关梅核气灸方。

方解：合谷为手阳明大肠经之原穴，导脐下肾间动气输布全身，具和内调外，宣上导下之功，故有通达三焦，健脾胃，化气通脉，调补气血，化痰开结，疏经通络之治。内关为手厥阴心包经之络穴，又为该经之本穴，该穴承足少阴肾经脉气转注而来，故具交泰心肾，调达气机，宣发宗气之功。三焦内含五脏六腑，为人身之大腑，又为原气之别使。太冲为足厥阴肝经之原穴，具养肝血，疏肝气，调冲降逆之功。于是三穴相伍，施以灸术，名"合谷冲关梅核气灸方"，以疏肝解郁，理气导滞，化痰散结之功，而梅核气之疾自愈。

第五节　口腔科病证

一、牙痈

牙痈，是指发于牙龈的痈肿，疼痛溢脓。《疡医大全》说："牙痈……初起一小块，生于牙龈肉上，或上或下，或内或外，其状高肿红燉，寒热疼痛者是也。"

临床症状：多发于龋齿周围牙龈，初起齿龈红肿，坚硬，焮热疼痛，遇冷则痛稍减，咀嚼时痛甚，渐渐形成脓肿，有牙齿高起的感觉。叩诊患牙疼痛难忍，脓肿溃后肿痛减轻。严重者可使红肿连及腮颊、下颌等处。全身症状可有寒热，头痛，口苦，舌红苔黄厚，脉洪数。若久治不愈，疮口不收，经常溢脓者，形成牙漏。

证候分析：风热邪毒，引动胃火循经上炎，伤及牙齿，犯及龈肉，致牙龈气血壅滞不通，聚而作肿，故齿龈肿胀坚硬，焮热疼痛。风火阳邪，遇冷则痛减，火热灼腐牙龈，则化脓形成脓肿，脓肿溃后，火毒随脓而泻，故疼痛减轻。因痈肿起于牙根尖，故患牙有高起感觉，咀嚼及叩击时疼痛剧烈。火性上炎，扰清窍，而见头痛，口苦。正邪交争，故见寒热。火盛则舌红苔黄，脉洪数。久治不愈，疮口不收，乃是气血虚也。

治法：清热解毒，消肿止痛。

处方：合谷颊车内庭灸方。

方解：合谷为手阳明大肠经之原穴，具化气通脉，调气活血，扶正达邪之功。内庭为足阳明胃经之荥穴，有清热泻火，理气止痛之治。二穴相伍，名"合谷内庭方"，适用于胃火牙痛、牙痛及咽喉肿痛之证。颊车为手、足阳明经上达于头面部之穴，故该穴可使面部之经气畅达，具调气血，通经络之功。伍合谷乃手足经之配伍，伍内庭乃上下腧穴之配伍，均为治口齿病之要伍。下关为足阳明胃经、足少阳胆经之交会穴，具调气血，通经络，达枢机之功，为治气血失调，枢机不利，经络凝滞证之要穴，多用于五官病。本穴伍合谷乃手足同经之配伍法，乃调和胃肠，升清降浊，泄热止痛之对穴，且因口面部为手足阳明经循行之部位，故多用于口齿、颜面、咽喉之疾病。诸穴合用，以其通达经络，调补气血，畅达枢机，清热泻火之功，而解风热邪毒引动胃火，循经上炎而致牙痈，今对诸穴施以灸术，名"合谷颊车内庭灸方"。

二、牙皶痈

牙皶痈是指发于尽牙处齿龈（龈咬合处）的痈肿，除红肿疼痛、溃脓外，常有开口困难的特点。《重订囊秘喉书》卷上有："其脓结于盘牙尽处者，为牙皶，结于腮边外，为托腮。结于牙根，为牙痈。如不急治，俱转变为骨槽风。"《重楼玉钥》中有"合架风""角架风"，也指本病。本病发于尽牙处，也即真牙处，真牙一般在二十岁左右时萌出，由于萌出较迟，常因位置不够，萌出受到影响，容易造成异位或阻生，风热邪毒易于乘机侵袭，或胃火循经上炎，以致牙龈气血壅滞，火热灼腐肌膜，则化脓成痈。

临床症状：一侧尽牙处疼痛，咀嚼时疼痛更甚，牙关紧急，开阖不利。检查见一侧下颌真牙牙龈（偶见于上牙）红肿，压之疼痛，溢脓。真牙多呈异位或阻生，严重者腮颊也有红肿疼痛。全身症状有发热憎寒，头痛，口渴引饮，口气臭秽，或有大便秘结，舌红苔黄厚，脉洪数。

证候分析：风热外邪侵袭，阳明胃火上炎，风火循经上壅真牙龈肉，致气血壅滞而作肿。风火为阳邪，故而红肿热痛，火毒盛则易引起腮颊红肿疼痛。因红肿在上下牙床两根尽头勾合之处，故见牙关开阖不利，咀嚼困难。火毒化腐而生脓，故见溢脓。正邪交争而见全身发热憎寒。邪扰清窍则头痛。热灼津伤则口渴引饮。胃腑热盛则口臭，大便秘结。舌红苔黄，脉洪数为火热之象也。

治法：清胃泻火，理气导滞。

处方：合关颊车三里灸方。

方解：本方实由合谷颊车内庭灸方（合谷、颊车、下关、内庭）加足三里，而成清胃泻火，理气导滞之治。足三里乃足阳明胃经之合穴，又为该经之下合穴，乃该经脉气汇合之处，为健脾胃，调气血，理气导滞，散郁泻火之要穴。《灵枢·邪气脏腑病形》云："合治内腑。"意谓在临床上按照疾病所属不同的六腑，即可采用相应的下合穴治疗。故牙龂痛取足阳明胃经之下合穴足三里，此即《素问·至真要大论》"上之下之"之义，即病在上下取之之谓也。故诸穴相伍，施以灸术，名"合关颊车三里灸方"，以其清胃泻火，理气导滞之功，为治胃火上炎之牙龂痛之良方。

三、牙宣

牙宣是指以龈肉萎缩，牙根宣露，牙齿松动，经常渗出血液或脓液为特征的病证。若不及时治疗，日久牙齿失去气血濡养，以致脱落。在历代医书中有齿龂宣露、齿牙根摇、齿间出血、齿挺、食床等病名。《医宗金鉴·外科心法要诀》云："此证牙龈宣肿，龈肉日渐腐颓，久则削缩，以致齿牙宣露。"齿为肾所主，而上下牙床属手阳明大肠经和足阳明胃经所属，齿及齿龈均需气血的濡养。故本病可由胃火上蒸、精气亏虚、气血不足等原因引起。

1. 胃火上蒸

临床症状：牙龈红肿疼痛，出血，出脓，口臭，烦渴多饮或喜冷饮，多食易饥，大便秘结，舌质红，苔黄厚，脉洪大或滑数。胃火蒸灼日久，龈肉渐渐腐颓，积垢如烂骨状，而致牙根宣露。此即《医宗金鉴·外科心法要诀》所云："牙宣初起肿牙龈，日渐腐颓久露根。"

证候分析：胃火循经上炎，故牙龈红、肿、痛；龈肉被灼腐，伤及脉络则出血，出脓；灼腐日久，龈肉腐颓而牙根宣露；火热伤津，故烦渴多饮；胃内积热盛，腐熟水谷之功能旺盛，易消谷善饥；口臭，大便秘结，舌红苔黄，脉洪大或滑数，均为胃腑热盛之证。

治法：清热泻火，消肿止痛。

处方：合关颊车三里灸方。

方解：详见"牙龋痛"一节。

2. 肾阴亏损

临床症状：牙齿疏豁松动，牙龈溃烂萎缩，牙根宣露，溃烂边缘微红肿，或有头晕，耳鸣，手足心热，腰酸，舌质微红，苔少，脉细数。

证候分析：肾阴虚则精髓少，骨失濡养，故齿松动，咀嚼无力；牙龈为虚火久熏，溃烂萎缩根露。证属虚火，故溃烂边缘微红肿；腰为肾之府，肾虚则腰酸；阴虚生内热，而见手足心热；阴虚肾精不能上奉，而头晕耳鸣；舌微红，脉细数为阴虚有热之象。故《外科大成》云："肾经虚者，血则点滴而出，齿亦悠悠然而痛，口不臭而齿动或齿落，治宜安肾。"

治法：滋阴补肾，清退虚热。

处方：颊车谷里太溪灸方。

方解：颊车乃手足阳明经脉气上达于头面部之穴，故该穴可畅通面部之经气，以达调气血，通经络之治；合谷为手阳明大肠经之原穴，可清热达郁，以解牙龈之郁热；足三里为足阳明胃经之合穴，具和脾胃，调气血，通经络之功。《灵枢·经脉》云："胃足阳明之脉……入上齿中。""大肠手阳明之脉……入下齿中。"故合谷、足三里治疗牙齿病功虽相同，细论之尚有上下之不同。太溪乃足少阴肾经之输穴，又为该经原穴，具益肾阴，利三焦，退虚热，凉血解毒之功，为肾阴亏虚所致牙宣之要穴。故对颊车、合谷、足三里、太溪诸穴施以灸术，名"颊车谷里太溪灸方"，为治肾阴亏虚证之良方。

四、悬旗风

口腔内突然发生血泡，血泡发生在悬雍垂处者，名悬旗风；发生于上腭者，名飞扬喉。此病多因嗜食辛辣厚味，脾胃积热，火热上炎，热伤脉络，血液外溢而积于口腔肌膜之下，形成血泡。或因进食粗硬食物，不慎擦伤，或呛咳刺激，伤及口腔血络而致。《图注喉科指掌》云："悬旗风……此因多食厚味燥酒，以致胃火郁盛而发。"

临床症状：本病发病突然，常在进食中或呛咳后发生。血泡迅速胀大，大小不一，小者如葡萄子，大者如核桃，呈紫色或暗红色，泡壁薄如纸，容易溃破，破后流出血水，如不染毒，可自愈。如有染毒，则创面糜烂呈灰黄色，疼痛加剧，涎液增多。有胀痛，妨碍饮食，甚者影响伸舌及语言。舌红，苔黄，脉数。

证候分析：阳盛体质，脾胃积热，蕴于血分，血热上炎，热伤口腔脉络，迫血外溢，或偶受损伤、刺激伤及血络，则生紫色血泡，血泡大小，视溢血的多少而定，血泡大则胀痛并妨碍饮食；血泡破溃，感染邪毒则腐烂，疼痛加剧；火热煎炼津液，则痰涎增多；脉舌之候亦火热所致。

治法：清热泻火，凉血解毒。

处方：颊车谷里太溪灸方。

方解：详见"牙宣"一节。

五、口疮

口疮是指口腔肌膜上发生的表浅、如豆大的小溃疡点。又称口疳。临床上分为实证与虚证两类，实证多为心脾积热而致，与阿弗他口炎相似；虚证多由阴虚火旺而致，常易反复发作，故又称复发性口疮。

1. 心脾积热

临床症状：生于唇、颊、齿龈、舌面等处，如黄豆或豌豆大小呈圆形或椭圆形的黄白色溃烂点，中央凹陷，周围黏膜鲜红、微肿、溃点数目较多，甚者融合成小片，有灼热疼痛感，说话或进食时加重，可兼见发热，口渴，口臭，溲赤，舌质红，苔黄，脉数等症。

证候分析：心脾积热，循经上炎于口腔，则肌膜鲜红微肿，热腐肌膜则溃烂凹陷；热邪较盛，故溃点多，甚者融合成小片；热灼肌膜，故灼热疼痛，讲话或进食时，因受外来刺激故疼痛更甚；热伤津液，故发热，口渴，小便黄，舌质红，脉数为热盛之象。故《医宗金鉴·外科心法要诀》云："口疮实火者，色艳红，满口烂斑，甚者腮舌俱肿，脉实口干。"

治法：清热泻火，消肿止痛。

处方：二冲三阴交三里灸方。

方解：少冲为手少阴心经之井穴，有清泻心火之功，此即《黄帝内经》"诸痛痒疮，皆属于心"之谓也；关冲乃手少阳三焦经之井穴，具通达三焦，清解少阳相火之功，相火、君火同气相求，故关冲与少冲相伍，以增清泻心火之效。三阴交为足太阴脾经之本穴，具激发、聚汇、转输足太阴脾经脉气之功，尚为足之三阴经交会之穴，具健脾渗湿，调补肝肾，益气养血之治。足三里为足阳明胃经之合穴，且因其又为足阳明胃经之下合穴，具调补气血，清泄脾胃湿热之效，而解足太阴脾经之积热；太溪为足少阴肾经之输穴、原穴，故具滋肾阴，泻虚火之功，以制心火上炎之势，此即"壮水之主，以制阳光"之谓。对诸穴施以灸术，名"二冲三阴交三里灸方"，以其清热泻火，消肿止痛之功，而解因心脾积热而致口疮之证。

2. 阴虚火旺

临床症状：口腔肌膜溃烂成点，溃点数量较少，一般 1～2 个，溃面呈灰白色，周围肌膜颜色淡红或不红。溃点不融合成片，但易于反复发作，或此愈彼起，绵延不断。

微有疼痛，饮食时疼痛较明显，口不渴，舌质红，无津少苔，脉细数。

证候分析："阴虚生内热"，心肾阴虚，虚火上炎，熏灼于口，久则肌膜受伤而溃烂；因属虚火，为不足之证，故溃点较少，灰白色，周围肌膜颜色淡红或不红；素体虚弱，真阴不足，劳碌易引起虚火上炎，故口疮反复发作，或此愈彼起；舌质红，无津，口不渴，脉细数等为阴虚火旺之证。

治法：滋阴降火，消肿止痛。

处方：颊车谷里太溪灸方，内庭太溪行间灸方。

方解：

（1）颊车谷里太溪灸方：详见"牙宣"一节。

（2）内庭太溪行间灸方：内庭为足阳明胃经之荥穴，具和胃降逆，理气导滞，清热泻火之功；合谷为手阳明大肠经之原穴，具化气通脉，调补气血，扶正达邪之功。手足阳明之脉均循于齿中，若阳明经郁而化火，均可上犯口齿，而口齿病，故有内庭、合谷之施。行间为足厥阴肝经之荥穴，具疏肝气，滋肝阴，泻肝火之功；太溪为足少阴肾经之原穴，具滋肾阴，退虚热之治。故二穴相伍，使肝肾之阴得养，使无阴虚火旺之证。对诸穴施以灸术，名"内庭太溪行间灸方"。于是虚火得解、胃火得清，而口疮得愈。

六、牙痛

牙痛是口齿科疾病常见症状之一，无论是牙齿或牙周的疾病都可发生牙痛。牙痛原因很多，其表现有所不同。因此，对牙痛的患者必须仔细询问病史，根据牙痛不同的病因病机，临床辨证施治之。大致可分为风热牙痛、胃火牙痛及虚火牙痛等类型。

1. 风热牙痛

临床症状：牙齿疼痛，呈阵发性，遇风发作，患处得冷则痛减，受热则痛增，牙龈红肿，全身或有发热，恶寒，口渴，舌红，苔白干，脉浮数。

证候分析：风热侵袭，火郁牙龈，瘀阻脉络，故牙齿疼痛，遇风发作，牙龈红肿；风热为阳邪，得冷则痛减，受热则更助风火而痛增。风邪外袭在表，与热相搏，故见发热、恶寒、口渴、舌红、苔白干、脉浮数。

治法：疏散风热，解毒消肿。

处方：合谷颊车内庭灸方，《大成》谷庭牙痛灸方。

方解：

（1）合谷颊车内庭灸方：详见"牙痛"一节。

（2）《大成》谷庭牙痛灸方：《针灸大成》云："牙痛，针合谷、内庭、浮白、阳白、三间。"合谷乃手阳明大肠经之原穴，具化气通脉，调补气血，清热散郁，扶正达邪之功；三间为手阳明大肠经之输穴，具清热消肿，活血止痛之效；内庭为足阳明胃经之荥穴，有清热泻火，理气止痛之治。《灵枢·经脉》篇谓"胃足阳明之脉"，"入上齿中"；"大肠手阳明之脉""入下齿中"，故合谷、内庭、三间，为疗齿病之要穴。《素问·阴阳离合论》云："太阳为开，阳明为阖，少阳为枢。"若枢机不利，必开阖失司，经脉运行受阻，火郁牙龈、牙齿疼痛，故《针灸大成》有浮白、阳白之施。浮白为足少阳胆经与足太阳膀胱经交会穴，可调达枢机，散火消郁，并借足太阳膀胱经之脉气以敷布津液，而养血通脉；阳白为足少阳胆经与阳维脉交会穴，乃和解少阳，交会诸阳，使枢机得利，开阖有司，故阳明经络脉得通，火郁之候得解，则牙痛自已。诸穴合用，施以灸术，名"《大成》谷庭牙痛灸方"。

2. 胃火牙痛

临床症状：牙齿疼痛剧烈，牙龈红肿较甚，或出脓渗血，肿连腮颊，头痛，口渴引饮，口气臭秽，大便秘结，舌苔黄厚，脉洪数。

证候分析：足阳明胃经循行入齿，胃火炽盛，循经上蒸齿龈，"人身之火，惟胃最烈"，火既升于齿牙，故牙齿痛，牙龈红肿较甚。火盛伤及脉络则渗血，伤及肌膜则化腐成脓。若火热结聚不散，则肿连腮颊；邪热上扰则头痛；热伤津液，故口渴引饮，大便秘结，口有臭气；舌苔黄厚，脉洪数均为胃腑热盛之象。

治法：清泻胃热，凉血止痛。

处方：合关颊车三里灸方，《大成》曲池牙痛灸方。

方解：

（1）合关颊车三里灸方：详见"牙齘痛"一节。

（2）《大成》曲池牙痛灸方：《针灸大成》云："牙痛，曲池、小海、阳谷、阳溪、二间、液门、内庭、吕细（太溪）。"今名"《大成》曲池牙痛灸方"。方中曲池乃手阳明大肠经之合穴，具激发、汇聚该经之血气上达头面之处，以荣口齿；阳溪为手阳明大肠经之经穴，具通调气血之功；二间为手阳明大肠经之荥穴，具清热泻火之功。故曲池伍阳溪、二间，共成通达手阳明大肠经脉气之功，以成调补气血，疏经通络，清热泻火之治。内庭为足阳明胃经之荥穴，与二间相伍，为手足阳明经荥穴之伍，增其清泻阳明经热邪之功；阳谷为手太阳小肠经之经穴，小海为手太阳小肠经之合穴，二穴均具通达阳气，清热泻火，消肿止痛之功；太溪为足少阴肾经之输穴、原穴，具益肾气，利三焦，清热凉血之功。于是对诸穴施以灸术，共成清泻阳明经之热邪，而成凉血消肿之功，而为胃火牙痛之良方。

3. 虚火牙痛

临床症状：牙齿隐隐作痛或微痛，牙龈微红，微肿，久则龈肉萎缩，牙齿浮动，咬物无力，午后疼痛加重。全身可兼见腰酸痛，头晕眼花，口干不欲饮，舌质红嫩，无浊苔，脉多细数。

证候分析：肾阴虚，虚火上炎，结于齿龈，故牙齿隐隐作痛或微痛，牙龈微红，微肿。虚火长时灼烁，龈肉受损而失于濡养，发生萎缩。肾主骨，齿为骨之余，肾虚失于濡养，牙龈萎缩则牙齿不固，而牙根浮动，咬物无力。午后阳明经气旺盛，更助虚火上炎，因此午后疼痛较重。腰为肾之府，肾阴虚则腰酸痛。阴虚髓海不足，故头晕眼花，虚火伤津，故咽干但不多饮。舌质红嫩，无浊苔，脉多细数，此为阴虚之表现。

治法：滋阴益肾，降火止痛。

处方：颊车谷里太溪灸方，《大全》二溪牙痛灸方。

方解：

（1）颊车谷里太溪灸方：详见"口疮"一节。

（2）《大全》二溪牙痛灸方：《针灸大全》谓"牙痛"，取阳溪、外关、承浆、颊车、太溪。施以灸术，今名"《大全》二溪牙痛灸方"。方中阳溪为手阳明大肠经之经穴，具通调气血，疏经活络之功，以解牙齿作痛、牙龈红肿之症；颊车为手足阳明经气上达头面部之穴，故能调达头面部络脉之功，而具调补气血，通经活络之功。二穴相伍，共成清泻阳明经郁火之功，而达消肿止痛之效。因其牙痛、龈肿不甚，伴有龈肉萎缩之候，知其乃肾阴亏虚，虚火上炎而致牙痛。《素问·痿论》云："肾主身之骨髓。"《灵枢·五味论》云："齿者，骨之所终也。"此即齿病调肾之谓也。故方取足少阴肾经之原穴太溪，以其益肾阴，利三焦，清退虚热之功，而为虚火牙痛之治穴。承浆为任脉与足阳明胃经交会穴，具调补气血，濡养冲任之功；外关为手少阳三焦经之络穴，又为八脉交会穴，通于阳维脉。鉴于少阳为枢，少阳经脉内联三阴，外络二阳，为入病之道路，出病之门户。今取外关，意在导三焦经之原气引领阳明经之血气、少阴经元气上达口齿，以解阴虚火旺之证。故而诸穴合用，则借阳明经之血气上滋，得肾经精血得补，则先后天之本得补，无虚火上炎之势，而牙痛之候自己。

第六节　眼科病证

一、针眼

本病是指胞睑生小疖肿，形似麦粒，易于溃脓之眼病。《诸病源候论》称之为针眼。又名偷针、土疳、土疡。它类似于西医学之麦粒肿。本病为常见多发病。患者以青少年较多见，一般素体虚弱，或有近视、远视及不良卫生习惯。初起，胞睑微痒微痛，近睑弦部皮肤微红微肿，继之形成局限性硬结，并有压痛。若病变发生于近眦部者，红肿焮痛较剧，并可引起眦部白睛赤肿。部分患者可于耳前或颌下触及肿核，并有压痛，甚至伴有恶寒发热、头痛等全身症状。本病轻者数日内可自行消散；重者经 3～5 日后，于睑缘睫毛根部出现黄白色脓点，形如麦粒。待溃后脓出肿消始愈。其发于睑内者，可在睑内溃破出脓。若久不溃破而遗留肿核者，可按胞生痰核处理。

1. 风热外袭

临床症状：病初起，局部微有红肿痒痛，并伴有头痛、发热、全身不适等候，舌苔薄白，脉浮数。

证候分析：风与热邪皆能作痒，风胜、热胜亦皆致肿。今风热之邪客于胞睑，故胞睑红肿而痒。所见全身症状，均为风热袭表之候。

治法：疏风清热，消肿止痒。

处方：谷庭列缺少商灸方。

方解：合谷为手阳明大肠经之原穴，与三焦关系甚密，有化气通脉，调气活血，扶正达邪之功。《四总穴歌》有"面口合谷收"之句，以其清热泻火之功，而为清热利咽，明目通窍，疏经通络，解痉止痛之治；内庭为足阳明胃经之荥穴，具清热泻火，理气导滞之功。眼睑五轮属脾，足阳明胃经与足太阴脾经互为表里连接，而手足阳明经为手足相连，故取合谷、内庭之施，以其调补气血，畅达经脉，使脾经无瘀滞之弊，眼睑无肿痒之疾。少商为手太阴肺经之井穴，具通肺气，敷津液，通营卫之功；列缺为手太阴肺经之络穴，具宣发肺气，通达手阳明大肠经腑气之功，以成疏风清热，消肿止痒之治。故二穴相伍，则发散风热之功倍增。今对四穴施以灸术，名"谷庭列缺少商灸方"。尚可辅以灸眼周之睛明、瞳子髎、攒竹、丝竹空、承泣，以其通达眼络之功，使针眼红肿痒痛之候潜消。

2. 热毒上攻

临床症状：胞睑局部红肿，硬结较大，灼热疼痛，伴有口渴喜饮，便秘溲赤，苔黄脉数等。

证候分析：脾胃蕴热，上攻胞睑，阻滞脉络，营卫失调，故疖肿红赤焮痛。内蕴热毒，以致口渴喜饮，便秘溲赤，苔黄脉数等症。

治法：清热泻火，消肿解毒。

处方：隐白二间身柱灸方。

方解：隐白为足太阴脾经之井穴，又为足太阴脾经之本穴，有益脾胃，调气血，滋阴生津之功；大都为足太阴脾经之荥穴，具益脾气，清湿热之功；二间为手阳明大肠经之荥穴，具清热消肿之效；合谷为手阳明大肠经之原穴，有化气通脉，调补气血，扶正祛邪之治；足三里为足阳明胃经之合穴，具健脾胃，补中气，调气血，通经络之功。于是隐白、大都共成健脾渗湿之功，而成清利湿热之治；二间、合谷、足三里，以其通达阳明经脉气之功，而成清泄阳明经郁热之治。于是脾胃湿热得清，而无蕴热上攻胞睑之弊。《素问·刺热》云："热病气穴，三椎下间主胸中热。"身柱位于督脉三椎之下，肺俞在其旁，故主清解肺经郁热，使肺之宣发功能有司，而上焦无蕴热之弊，而无胞睑红肿之候。诸穴合用，施以灸术，名"隐白二间身柱灸方"，为治热毒上攻而致针眼之良方。

3. 脾胃伏热或脾胃虚弱

临床症状：针眼反复发作，但诸症不重。

证候分析：原患针眼，余邪未清，脾胃伏热，不时上攻胞睑，阻滞脉络；或脾胃虚弱，气血不足，正气不固，时感外邪，以致本病反复发作。由于正气虚，邪气不盛，故诸症不重。

治法：清解脾胃伏热，或扶正祛邪。

处方：加减隐白二间身柱灸方。

方解：此类针眼因脾胃郁热而成，故有"隐白二间身柱灸方"之施。因其热毒非炽盛，故去合谷，而加中脘、脾俞、胃俞，佐隐白、足三里以健脾胃、调气血之功，而成培补后天气血生化之源，故名"加减隐白二间身柱灸方"。此乃扶正祛邪合用之法。

二、上胞下垂

本病指上胞不能自行提起，掩盖部分或全部瞳神而影响视物者。此病属《素问·痿论》"肌肉不仁，发为肉痿"之证。在《诸病源候论》中称睢目，又名侵风、目睑垂缓。症重者，《目经大成》称为睑废。有先天与后天之分，可单眼或双眼发病。本病相当于西医学之上睑下垂。究病之因，多为先天禀赋不足，命门火衰，致脾阳不足；或脾虚中气不足，筋肉失养，睑肌无力；或肝虚血少，风邪客于胞睑，阻滞经络，气血运行不畅，筋肉失养而上睑下垂。

1. 命门火衰，脾阳不足

临床症状：自幼双眼上胞下垂，无力抬举，视物时仰首、抬额、张口，或以手提睑。

证候分析：命门乃五脏六腑之本，十二经脉之根，元气之所系。先天禀赋不足，命门火衰，则脏腑、经络阳气不足。脾阳不足，约束失养，睑肌无力，则胞睑垂缓难睁。

治法：温补肾阳，益气化源。

处方：命门关元二太灸方，足少阴太阴标本灸方，足少阴太阴根结灸方。

方解：

（1）命门关元二太灸方：命门乃督脉之穴，穴位两肾中间，肾藏精，为生命之根，先天之本。因其具壮阳益肾之功，主治肾虚命门火衰之证，喻此穴关乎生命之门，故名命门。任主任养，任脉为"阴脉之海"。关元为任脉之穴，具安和五脏之功；该穴被《灵枢》称为"三结交"穴，盖因关元为任脉与足太阴脾经、足阳明胃经交会穴，故具健脾胃，补气血，培补后天之本之功；又因"冲脉起于关元"，"冲脉为血海"，故关元一穴，有益元固本，补气壮阳，调补冲任，荣筋治痿之效。气，指元气；海，喻海洋，穴在脐下，为人之元气之海，故名气海。气海为任脉之腧穴，为升气之海，具调补冲任，益元荣肾，益气举陷，养血通络之治。太溪为足少阴肾经之原穴，具壮元阳，补命火之功；太白为足太阴脾经之原穴，具健脾胃，助脾阳，补气血之功。《灵枢·九针十二原》云："五脏有疾也，应出十二原。"命门火衰，脾阳不足，故有脾肾原穴之取。故对诸穴施以灸术，名"命门关元二太灸方"，以其温肾阳，益化源之功而愈病。

（2）足少阴太阴标本灸方：《灵枢·卫气》云："足少阴之本，在内踝下上三寸中，标在背俞与舌下两脉也。"即该经之本穴为交信穴，其标为肾俞与廉泉。三穴相伍，施以灸术，名"足少阴标本灸方"，以其通达肾气之功，而成培补命门之火之治。该篇又云："足太阴之本，在中封前上四寸之中，标在背俞与舌本也。"即本穴为三阴交，标穴为脾俞、廉泉。三穴相伍，名"足太阴标本灸方"，以其健脾胃，益气血之功，而为脾阳不足证之治方。合二方之效，共成温脾肾，益化源之治，为通治"肉痿"之良方，故适用"上胞下垂"之病。

（3）足少阴太阴根结灸方：《灵枢·根结》云："不知根结，五脏六腑，折关败枢，开阖而走，阴阳大失，不可复取。"盖因脉气所起者为根，所归者为结。大凡针灸、推拿必知根结。继而该篇又云："太阴根于隐白，结于太仓。""少阴根于涌泉，结于廉泉。"即取足太阴脾经之井穴、根穴隐白，以成健脾胃，调气血，升举下陷之功；其结穴为任脉之中脘，具健脾胃，化痰湿之效。二穴相伍，施以灸术，名"足太阴根结灸方"，以成培补后天之本之治。而取足少阴肾经之根穴涌泉，具补益肾元之功，廉泉乃足少阴肾经之结穴，又为任脉与阴维脉交会穴，具激发肾气，安和五脏之功，二穴合用，施以灸术，名"足少阴根结灸方"，以成温肾元，培补先天之本之治。今合二方之功，成温肾阳，益化源之治，名"足少阴太阴根结灸方"，为命门火衰、脾阳不振"肉痿"之治方。

2. 脾虚失运，中气不足

临床症状：上胞下垂，晨起病轻，午后加重。症重者，眼珠转动不灵，视一为二，并有周身乏力，甚至吞咽困难等。

证候分析："约束"为肌肉之精，脾主肌肉。今脾虚中气不足，脾阳不升，睑肌无力故上胞下垂，眼带失养则眼珠转动不灵。因脾不转输精气于四肢，故神疲乏力。咽主通利水谷，脾胃阳气虚，故吞咽无力。午后阳气衰，故症状较午前加重。

治法：升阳益气，健脾荣肌。

处方：《素问》肉痿灸方，足太阴根结灸方，足太阴标本灸方，命关关元扶阳灸方，治痿九穴灸方。

方解：

（1）《素问》肉痿灸方：《素问·痿论》云："肌肉不仁，发为肉痿。"其治，有"各补其荥而通其俞"之论。大都为足太阴脾经之荥穴，具健脾和胃之功；太白为足太阴脾经之原穴、输穴，具健脾和胃，益气养血，化气通脉之效。二穴相伍，施以灸术，方名"《素问》肉痿灸方"，或名"脾经荥输灸方"，以其培补后天之本，调气血，补中气之功，而成升阳益气，健脾荣肌之治，故为肉痿之治方，亦适用于脾虚失运、中气不足所致"上胞下重"之良方。

（2）足太阴根结灸方：详见本节"命门火衰、脾阳不足"。

（3）足太阴标本灸方：详见本节"命门火衰、脾阳不足"。

（4）命关关元扶阳灸方：《扁鹊心书》云："故为医者，要知保持阳气为本。"而有灸关元、气海、命关、中脘之施。名"命关关元扶阳灸方"。盖脾为五脏之母，后天之本，属土，生长万物者也。命关，即食窦穴，窦材谓其"能接脾脏真气"，"一切大病属脾者并皆治之"。关元乃任脉之穴，任主任养，为"阴脉之海"，且"冲脉起于关元"，故具安和五脏之功；关元被《灵枢》称为"三结交"之穴，为任脉与足太阴脾经、足阳明胃经交会穴，又有补脾胃，益气血之功。故一穴关元，具培补先后天之本之治。气海为任脉之穴，为升气之海，具益元荣肾，益气举陷之功；中脘为足阳明胃经之募穴，腑之会穴，任脉与手太阳小肠经、手少阳三焦经、足阳明胃经交会穴，鉴于"治痿者，独取阳明"之理，故中脘为治痿者之要穴。于是对四穴施以灸术，故名"命关关元扶阳灸方"，为治痿证之良方，验之临床，尤适用于"上胞下垂"者。

（5）治痿九穴灸方：《素问·痿论》云："阳明者五脏六腑之海，主闰宗筋；宗筋主束骨而利机关也。冲脉者，经脉之海也，主渗灌溪谷，与阳明合于宗筋，阳明揔宗筋之会，会于气街，而阳明为之长，皆属于带脉，而络于督脉，故阳明虚则宗筋纵，带脉不引，故足痿不用也。"同理，阳明虚，"宗筋纵，带脉不引"可发"上胞下垂"之候，仍属"治痿独取阳明"之大法也。《灵枢·海论》云："胃者水谷之海，其腧上在气街，下至三里。"气街即气冲穴，盖因气冲乃足阳明胃经脉气所发，乃经气流注之要冲，为治水谷之海不足之要穴；足三里为足阳明胃经之合穴，具健脾胃、调气血、通经络之功，故二穴相伍，名"水谷之海方"。该篇复云："冲脉者为十二经之海，其腧上在于大杼，下出于巨虚之上下廉。膻中者为气之海，其腧上在于柱骨之上下（风府），前在于人迎。"此即《黄帝内经》"治痿独取阳明"之理，以及阳明与冲脉、带脉、督脉的内在关系。盖因大杼为手足太阳经交会穴，故有激发、输注太阳经脉气而输布全身，且又为骨会，具益肾之效；上、下巨虚为手阳明大肠经、手太阳小肠经之下合穴，有和气血，通经脉之功。故大杼、上巨虚、下巨虚三穴相伍，名"十二经之海方"，有益元荣督，调补气血之功。膻中为气之会穴，有益气举陷之功；"柱骨之上下"有风府、百会穴。百会为诸阳之会，有荣脑益髓，升阳举陷之功；风府为督脉与阳维脉交会穴，具荣督通阳之功；人迎，又名天五会，乃足阳明、少阳之会，具调脾胃，和气血，通经络之功。故膻中、百会、风府、人迎四穴相伍，名"气之海方"。于是有了"水谷之海方"之气冲、足三里，"十二经之海方"之大杼、上巨虚、下巨虚，"气之海方"之膻中、风府、百会、人迎之施。故对三方九穴施以灸术，名"治痿九穴灸方"，为治痿证通用之方，亦适用于"上胞下垂"之候。

三、胞轮振跳

胞睑不能自控的搐惕瞤动，称胞轮振跳，见于《眼科菁华录》，又名脾轮振跳、目瞤，俗名眼皮跳。《备急千金要方》对本病早有记载。本病相当于西医学之眼轮匝肌抽搐引起的症状。上胞或下睑跳动，时疏时频，不能自控。一般过劳、久视、睡眠不足等，则跳动更加频繁，休息之后症状可以减轻或消失。若胞睑跳动时，连同半侧面部肌肉及眉毛、口角皆瞤动者，日久不愈，恐有㖞偏之变。若久病过劳损伤心脾，心脾血虚，筋肉失养而瞤动。或肝脾血虚，日久生风，虚风内动，牵拽胞睑而振跳。

1. 心脾血虚

临床症状：胞睑振跳，时疏时频，劳累加重。兼心烦失眠，怔忡健忘，食少体倦，舌淡红，苔薄白，脉沉缓。

证候分析：心脾血虚，血不养筋，筋肉拘挛自瞤，劳累后气血亏耗，故瞤动加重。心血虚而虚火上扰，故心烦失眠。血不养心则怔忡健忘。脾虚食少则体倦。脉舌之候亦心脾血虚之象。

治法：补养心脾，止痉定搐。

处方：二俞胞轮振跳灸方。

方解：风池为足少阳胆经与阳维脉交会穴，具通达枢机，解痉息风之功；神门为手少阴心经之输穴、原穴，伍心俞共成宁心定搐，益脉解痉之效；三阴交为足三阴经之交会穴，具健脾益气，养血息风之治。又为足太阴脾经之本穴，伍足太阴脾经之标穴脾俞、廉泉，名"足太阴标本灸方"，具激发、转输足太阴脾经血气运行之功；关元为任脉之腧穴，且"冲脉起于关元"，"冲为血海"，故三阴交具安和五脏之治；关元被《灵枢》称为"三结交"之穴，即为任脉与足太阴脾经、足阳明胃经之交会穴，故又具培补后天之本之效。今对诸穴施以灸术，名"二俞胞轮振跳灸方"，而为治心脾血虚证之良方。

2. 血虚生风

临床症状：胞睑振跳不休，或与眉、额、面、口角相引，不能自控。舌淡红，苔少，脉沉缓。

证候分析：肝脾气血亏虚，则血虚生风，虚风上扰头面，故胞睑、眉毛、面颊、口角皆眴动不休。脉、舌亦血虚之候。

治法：养血息风，止痉定搐。

处方：三风胞轮振跳灸方。

方解：风池乃足少阳胆经与阳维脉交会穴，具调达枢机，解痉息风之功；风门乃风邪易侵之处，亦为治风之要穴，盖因其乃足太阳膀胱经之腧穴，故可借太阳经脉气之力，而通达经络，息风定搐；风府为督脉之穴，具荣督益髓，缓急息风之功。脾俞、肝俞、肾俞以其益气，养肝，填精之功，而养血息风；足三里乃足阳明胃经之输穴，有健脾胃，补中气，调气血，通经络之功，以成养血息风之治；侠溪乃足少阳胆经之荥穴，具调达气机之功；行间为足厥阴肝经之荥穴，具疏肝理气之功，二穴相伍共成滋水涵木之功，养血息风之治。于是，对诸穴施以灸术，名"三风胞轮振跳灸方"，以其养血息风，止痉定搐之治，而疗胞轮振跳之疾。

四、近视、远视

（一）近视

近视是以视近清楚，视远模糊为特征的眼病。古称能近怯远症，至《目经大成》始称近视。其中，由先天生成，近视程度较高者，又有近觑之称，俗名觑觑眼。古代医籍对本病多有论述。一般近视力良好，视远处目标则模糊不清。高度近视者，眼珠较为突出，远视力显著减退，为了视物清晰，不得不移近所视目标，且常眯目视物；且容易并发云雾移睛，甚至引起视衣脱离，以致严重损害视力。本病常由青少年学习、工作时不善使用目力，劳瞻竭视，或禀赋不足，先天遗传所致。本病病机多系心阳衰弱，神光不得发越于远处；或为肝肾两虚，精血不足，以致神光衰微，光华不能远及。

1. 心阳不足

临床症状：视近清楚，视远模糊。全身无明显不适，或面色㿠白，心悸神疲，舌淡，脉弱。

证候分析：火在目而为神光，心阳不足，神光不得发越于远处，故视近尚清，视远模糊。面色㿠白，心悸神疲，舌淡，脉弱等皆心阳虚弱，气血不足的表现。

治法：补心益气，安神定志。

处方：益心视明灸方。

方解：内关为手厥阴心包经之本穴，具激发心包经脉气运行之功；伍其标穴天池，承足少阳胆经脉气，又为手厥阴心包经、足少阳胆经交会穴，故二穴相伍，名"手厥阴标本灸方"，具调达枢机，宣发宗气而益心阳之治。心俞乃手少阴心经之背俞之穴，为心脉之血气灌注之处，故有益心血，通心阳之功；伍之内关，有养血通络，宁心安神之治。神门为手少阴心经之输穴、原穴，具宁心安神之功，又为手少阴心经之本穴，伍其标穴心俞，名"手少阴标本灸方"，适用于"脉微细，但欲寐"之心阳不足证。《灵枢·寒热病》云："阴跷阳跷，阴阳相交，阳入阴，阴出阳，交于目锐眦，阳气盛则瞋目，阴气盛则瞑目。"《难经·二十九难》云："阳跷为病，阴缓而阳急……阴跷为病，阳缓而阴急。"照海为足少阴肾经之穴，且为阴跷脉所生，具益肾阴，补肾阳之功；申脉为足太阳膀胱经之穴，且为阳跷脉所生，具通达阳气，敷布津液之功。对二穴施以灸术，则卫气得行，目之开阖有施。睛明为足太阳膀胱经之结穴与标穴，又为手足太阳经、足阳明经，阴跷脉、阳跷脉之会，故睛明为五脏六腑精华之所集之处，故有填精明目之功，为远视、近视、弱视之要穴。对诸穴施以灸术，名"益心视明灸方"，乃为视力不足之治方。

2. 肝肾两虚

临床症状：视近怯远，眼前黑花渐生。全身症状可有头晕耳鸣，夜眠多梦，腰膝酸软，脉细。

证候分析：肝肾两虚，精血不足，神光衰微，以致光华不能远及，故视近而不能远视。目窍失养，则黑花渐生。头晕耳鸣，夜眠多梦，腰膝酸软，脉细等候皆由肝肾精血亏虚所致。

治法：滋补肝肾，益精养血。

处方：养血益睛灸方。

方解：募穴、俞穴，是各自脏腑脉气汇聚之处。若脏腑发生病变，对其穴施术，具通达经络，安和脏腑之功。今因肝肾亏虚而致近视、远视、弱视，故有期门、肝俞之施，名"肝经募俞方"。京门伍肾俞，名"肾经募俞方"。二方四穴，共成滋补肝肾，益精养血之治。任脉为阴脉之海，关元为任脉之腧穴，故具安和五脏，益气养血之功。关元又为"三结交"之穴，为任脉与足太阴脾经、足阳明胃经的交会穴，故又有健脾胃，生气血之功。于是一穴关元，具培补先、后天之本之功。三阴交为足太阴脾经之本穴，又为足三阴经之交会穴，故三阴交伍关元，以助其培补先、后天之本之效。照海、申脉之施，使跷脉健，卫气畅行，则睛明开阖有司。睛明为手足太阳经、足阳明经、阴跷脉、阳跷脉之交会穴，故汇诸经之脉气，而将精气灌注与睛，而有睛明之名，故为一切目疾必用之穴。今对诸穴施以灸术，名"养血益睛灸方"，适用于肝肾两虚之目疾，尤适用于近视、远视、弱视患者。

（二）远视

本病轻者视远较视近清楚，故古称能远怯近症，至《目经大成》始名远视。实际上，病重者视远亦不清楚。一般外眼无异常，远视力尚好，近视力减退。远视程度高者，视远近目标皆模糊。持续近距离使用目力时，常感眼胀、头痛、视昏，休息片刻可以缓解。小儿患本病者，容易引起通睛。盖因阴主敛，肾阴亏损，目中光华不能收敛视近；或禀赋不足，或肝肾俱虚，目中光华散漫不收，以致不能视近。

临床症状：视远清楚，视近模糊，或视远近皆模糊不清。全身可无明显不适，或见肝肾亏虚之脉症。

证候分析：视远尚清，视近模糊者，多由肾阴不足，目中光华不能收敛视近引起。视远近皆模糊者，多由先天禀赋不足或肝肾亏虚，目中光华散漫不收所致。

治法：补益肝肾，益精濡目。

处方：益心视明灸方，养血益睛灸方。

方解：

（1）益心视明灸方：详见"近视"一节。

（2）养血益睛灸方：详见"近视"一节。

跋

　　家父吉忱公立"三知 —— 知方药，知针灸，知推拿"，乃柳门弟子必须掌握的诊疗技术，此亦中医师所必备的知识结构。诚如元代窦桂芳所云："昔孙公真人有曰：为医知药而不知针，知针而不知灸，不足以为上医。必也药与针灸三者俱通，始可与言医已矣。"此亦吉忱公提示不可将针灸、推拿视为"雕虫小技"，当提高到中医学科的高度去传承。于是余践行之，既重视方药的临床应用，又重视针灸、推拿等非药物疗法的研究及临床应用，先后将学研撰文结集，有《经络腧穴原始》《〈黄帝内经〉针法针方讲记》《〈扁鹊心书〉灸法讲解》《医经学派推拿术讲稿》《小儿推拿讲稿 ——"广意派"传承录》，由中国中医药出版社出版发行。故于去年入冬后，找出旧稿，补充新识而撰之。因春节居家二月余，又不出诊，加之均为熟知的东西，故不紧不慢的于今年"五一"节前完稿，名曰《柳氏灸方发微》。昨天永前将打印稿并原稿交我校之，尽管年迈且目疾近盲，为传道计，仍须伏枥。表述数语，以为后记。

柳少逸于三余书屋

2020 年 8 月 8 日